AF610913

DES

MALADIES CHRONIQUES

PRATIQUE D'UN MÉDECIN DE PROVINCE

CORBEIL, typogr. et stéréot. de CRÉTÉ.

DES

MALADIES CHRONIQUES

PRATIQUE D'UN MÉDECIN DE PROVINCE

OU

RECHERCHES ET OBSERVATIONS

SUR LA GASTRITE ET LA GASTRO-ENTÉRITE CHRONIQUES,
LES COLIQUES GASTRO-INTESTINALES ET LA DIARRHÉE CHRONIQUE CHEZ LES ENFANTS;
LA MÉTRITE CHRONIQUE ET LA MÉTRORRHAGIE;
LES NÉVRALGIES LOMBAIRE, SACRÉE, DU PLEXUS BRACHIAL,
FACIALE, DU CUIR CHEVELU ET CERVICALE;
ET LE VERTIGE NERVEUX.

PAR F. NEUCOURT, D. M. P.

CHIRURGIEN ADJOINT DES HÔPITAUX DE VERDUN,

Ancien Interne des hôpitaux de Paris,
Membre et ancien Président de la Société philomatique de Verdun,
Associé libre de la Société médicale de Clermont-Ferrand, membre correspondant
de la Société anatomique de Paris, de la Société médicale d'observation
de la même ville, de la Société des Sciences médicales
de la Moselle, etc., etc.

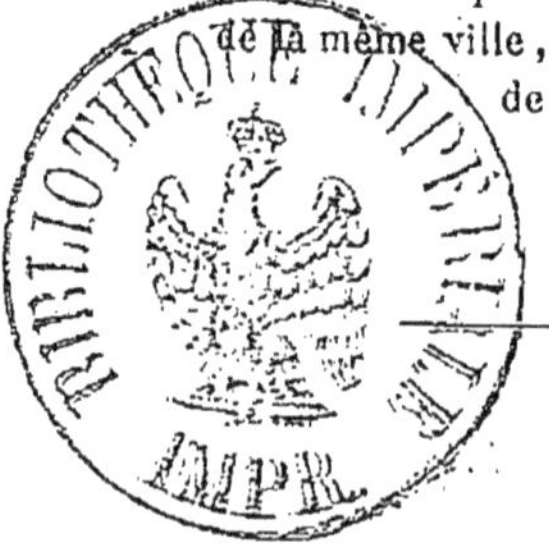

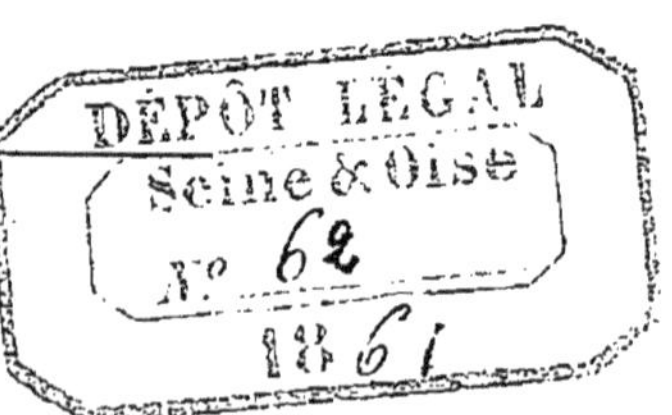

PARIS

J. B. BAILLIÈRE ET FILS,

LIBRAIRES DE L'ACADÉMIE IMPÉRIALE DE MÉDECINE,
rue Hautefeuille, 19.

LONDRES	NEW-YORK
HIPP. BAILLIÈRE, 219, REGENT-STREET.	BAILLIÈRE BROTHERS, 440, BROADWAY.

MADRID, C. BAILLY-BAILLIÈRE, CALLE DEL PRINCIPE, 11.

1861

A MONSIEUR E. LITTRE

MEMBRE DE L'INSTITUT DE FRANCE,
ASSOCIÉ LIBRE DE L'ACADÉMIE DE MÉDECINE, DE LA SOCIÉTÉ DE BIOLOGIE DE PARIS,
DE LA SOCIÉTÉ D'HISTOIRE NATURELLE DE HALLE, ETC.

MONSIEUR ET VÉNÉRÉ MAITRE,

Lorsque vous m'avez fait l'honneur de me donner des conseils sur la conduite que doit suivre un médecin praticien, vous m'avez fortement engagé à ne pas abandonner le travail de cabinet, « qui entretient l'activité de l'esprit et le rend incessamment docile aux nouvelles instructions; » puis vous ajoutiez : « La nécessité de recueillir les faits, de les rédiger, de les élaborer, donne plus de fermeté au jugement et assure la pratique quotidienne par la réflexion; un pareil travail oblige à lire, et la lecture est un complément indispensable à l'expérience personnelle. » — Ce livre est le résultat de vos conseils; le peu qu'il vaut, c'est à vous qu'il le doit; permettez-moi de vous le dédier. J'aurais voulu qu'il fût plus digne de vous être offert, je l'avais espéré un moment, mais l'exercice de la médecine ne permet pas les loisirs, et la tâche de chaque jour m'a trop souvent fait interrompre le travail commencé. Heureux si cette excuse vous rend indulgent pour les fautes de l'auteur.

Votre très-dévoué et bien reconnaissant élève,

F. NEUCOURT.

PRÉFACE.

Au début de la carrière médicale, les premiers malades qui se présentent à l'observation du jeune praticien sont tous les infirmes de sa circonscription, tous les malades incurables, tous ceux qui affectés de maladies chroniques invétérées ont usé de toutes les ressources de la médecine et même du charlatanisme ; en un mot, on subit au début l'épreuve la plus difficile, celle du traitement des maladies chroniques. Cette manière de procéder, qui est naturelle, présente pour le débutant des inconvénients et des avantages ; des inconvénients en ce sens que, n'ayant pour ainsi dire à traiter que les cas les plus rebelles, ceux qui ont mis en défaut la sagacité de ses confrères, il a peu de chances d'obtenir lui-même des résultats satisfaisants ; des avantages parce qu'un cas de guérison obtenue dans ces circonstances fera plus pour sa réputation que ceux, plus nombreux et regardés comme plus faciles, des confrères qui l'entourent. Il y a sans doute du hasard dans cette épreuve, quelques cas heureux peuvent se rencontrer qui favorisent le débutant ; mais qu'il se rappelle qu'on doit dire de la faveur du public ce qu'Ovide disait de celle des femmes : elle est plus facile à acquérir qu'à conserver.

Un grand avantage que trouvera dans cette première

épreuve un jeune médecin instruit et judicieux, c'est qu'il perdra bientôt cette haute opinion qu'un élève qui sort des bancs a, en général, de ses connaissances fraîchement acquises. Si, pour le diagnostic précis, pour la vivacité des conceptions, pour la nouveauté des remèdes, il se croit supérieur aux confrères avec lesquels il va se trouver en contact, il ne tardera pas à reconnaître qu'il y a pour le praticien toute une nouvelle éducation qu'on n'acquiert qu'avec le temps, l'observation, la méditation et la lecture : c'est la sûreté du pronostic, une marche ferme dans la médication ; qualités pour lesquelles il sera forcé de se reconnaître inférieur, pour peu qu'il ne soit pas doué de cette présomption imperturbable qui s'allie parfois au talent, mais qui le plus souvent est un excellent masque pour dissimuler l'impuissance.

Comme presque tous mes confrères, j'ai eu à traiter au début de ma carrière médicale un assez grand nombre de maladies chroniques. Le vif désir de réussir dans la pratique, le temps que j'y pouvais consacrer firent que je m'occupai avec sollicitude de ces maladies. Je recueillis des observations, j'en eus bientôt quelques collections intéressantes dont je cherchai à tirer des préceptes généraux propres à me guider dans ma pratique. Peu à peu j'y pris goût, je m'astreignis à consigner l'observation détaillée de toutes les maladies chroniques intéressantes qui étaient soumises à mon examen, et c'est ainsi que pendant un grand nombre d'années j'amassai les matériaux dont une partie a servi à former l'ouvrage actuel. Ceci n'est pas un livre de découvertes médicales ; celui qui a vieilli dans la pratique sait tout ce qui s'y trouve ; mais peut-être éprouvera-t-il en le parcourant le plaisir d'y reconnaître quelques-uns des résultats qu'on rencontre peu dans les livres, qu'il a acquis par une longue observation, et qu'il considère comme dérivant de l'exercice de la médecine. C'est surtout au jeune médecin que la lecture en pourra être profitable, en le dirigeant, pour le traitement des maladies chroniques, vers ces connaissances spéciales, peu brillantes, mais utiles, qui sont le partage du praticien.

Il y a loin de la coupe aux lèvres, et je suis loin aussi d'avoir atteint le but que je me suis proposé; mais j'ai fait de mon mieux, et si d'autres se mettaient à l'œuvre avec moi pour le même but, peut-être en condensant ces éléments épars arriverait-on à produire un ouvrage utile que les débutants consulteraient avec fruit.

J'avais, comme tous les élèves de l'École de Paris, une prédilection marquée pour les travaux qui s'appuient sur l'anatomie pathologique, et les premiers mémoires que je publiai autrefois sont des études de cette nature. Mais, exerçant la médecine dans une ville de province, je fus forcément détourné de ce genre de recherches, et il ne me fut plus possible, à mon grand regret, de rectifier ou d'assurer mon diagnostic par les nécropsies. Une autre voie se présenta naturellement à moi, que je n'avais pour ainsi dire pas soupçonnée et que je trouvais d'autant plus intéressante qu'elle est relativement moins explorée. Je ne tardai pas à m'apercevoir que, dans la pratique médicale, les cas graves, compromettant la vie ou mortels, sont tout à fait hors de proportion avec les maladies fâcheuses, rarement dangereuses, mais tenaces, pour lesquelles on est constamment appelé. Je sentis bientôt combien mes connaissances sur ce sujet étaient incomplètes, attendu que ces maladies se présentent rarement dans les hôpitaux, qui avaient été jusque-là mon seul champ d'observation. Mais si, d'une part, je fus obligé de travailler à nouveau pour arriver à une connaissance suffisante de ces affections, je constatai avec une certaine satisfaction, qu'en raison de leur peu de fréquence dans les hôpitaux, théâtre presque exclusif des travaux scientifiques modernes, elles n'avaient pas été, dans ces derniers temps, soumises à une investigation aussi sévère et aussi répétée que beaucoup d'autres maladies, ce qui m'engagea à y donner une attention particulière.

Je trouvai encore à cette étude un autre avantage que je vais indiquer. Dans les premières années d'exercice médical, lorsqu'on est plein d'activité et animé du désir de se faire une clientèle, on s'occupe des cas de maladies chroniques avec autant de sollicitude que de tous les autres. Mais à mesure que les occupations se multiplient et qu'on est forcé de consacrer à chaque malade un temps plus court, soit pour les soins qu'on lui donne, soit pour l'étude et la réflexion qu'on lui consacre, après avoir employé d'une manière infructueuse les principales ressources de l'art pour arriver à la guérison, on ne tarde pas à se fatiguer, à s'impatienter même de ces affections. On évite ces sortes de malades, on les interroge avec une certaine indifférence, on reste dans un même cercle de médicaments à la rigoureuse administration desquels on ne prête pas toute l'attention nécessaire, dans la persuasion où l'on est qu'il y a peu de chose à en attendre. Les malades, du reste, poussent le médecin dans cette voie, perdent toute confiance, ne persévèrent point dans l'emploi des moyens indiqués, ou en usent avec une indifférence qui est incompatible avec un traitement méthodique et efficace. Cependant on sait que dans les maladies chroniques il est fort rare d'obtenir un succès rapide et durable. La guérison ou une notable amélioration, si la guérison est impossible, ne provient généralement que d'un emploi judicieux des médicaments et surtout du régime, modifiés suivant de nombreuses circonstances très-variables, après des tâtonnements souvent fort longs, et exige le plus souvent l'emploi très-persévérant d'une médication complexe. Pour cela il faut de la docilité et une grande confiance de la part du malade ; de la ténacité et une observation attentive de la part du médecin. J'ai dit que, dans l'état ordinaire des choses, ce résultat était très-difficile à obtenir ; mais si le médecin s'occupe avec intérêt des individus affectés de maladies chroniques, s'il prend des observations particulières, sa situation ainsi que celle du malade se trouve tout à fait changée. La nécessité de consigner par écrit toutes les circonstances de la maladie et les phases qu'elle parcourt, force le médecin à un examen plus complet et plus répété. L'intérêt scientifique vient stimuler l'intérêt médical, et le malade, voyant le soin et l'attention que son médecin donne à sa maladie, satisfait de se voir écouté avec bienveillance, reprend courage, conserve sa confiance à celui qui la justifie ainsi, et persévère plus volontiers dans la médication et le régime qui lui sont prescrits.

Il n'a rien moins fallu que ces motifs pour me décider à continuer la tâche ingrate que j'avais entreprise. J'avoue que bien souvent j'ai maudit l'idée qui m'en était venue. Le découragement me prenait en comparant mon labeur avec le mince résultat que j'en pouvais attendre, et je me disais comme Alceste à Oronte :

Et qui diantre vous pousse à vous faire imprimer ?

Ainsi va l'esprit humain, toujours flottant entre des idées contraires, car dans d'autres moments je me rappelais ces paroles de Montaigne : « Et quand personne ne me

« lira, ay-je perdu mon temps, de m'estre entretenu tant « d'heures oisifves à des pensemens si utiles..... combien « de fois m'a cette besogne diverty de cogitations ennu- « yeuses, et doibvent estre comptées pour ennuyeuses « toutes les frivoles. » (*Essais* de Montaigne, *du Desmentir*.)

VERDUN, 15 décembre 1860.

CORBEIL, typ. et stér. de CRÉTÉ.

DES

MALADIES CHRONIQUES

PREMIÈRE PARTIE

MALADIES DU TUBE DIGESTIF

CHAPITRE Ier

DE LA GASTRITE ET DE LA GASTRO-ENTÉRITE CHRONIQUES

L'étude de la gastrite a été tellement obscurcie par l'esprit de système, que, malgré les nombreux travaux dont elle a été l'objet, elle est encore mal définie au point de vue pratique. On pourrait presque dire qu'il n'y a pas deux médecins qui envisagent ce sujet de la même manière pour le diagnostic et le traitement. Ballotté, comme tant d'autres, pendant mes études médicales, entre les idées de Broussais et la réaction violente contre ces idées, j'ai dû demander à l'observation les éléments d'une conviction : je vais en donner ici le résultat.

Symptômes de la gastrite chronique.

Dans le plus grand nombre des cas, la langue est rosée, tout à fait naturelle ; dans d'autres, elle a de la tendance à se sécher, ce qui est une présomption en faveur de la phlegmasie ; parfois aussi elle est lisse, sans être ni sèche ni sensiblement plus rouge qu'à l'état normal. Si on examine le malade à plusieurs reprises, surtout s'il a été quelque temps sans boire, on trouve parfois la langue très-sèche mais s'humectant facilement : c'est alors un symptôme assez fugitif, qui échappe à un examen superficiel et peu répété. D'autres fois la langue est d'un rouge vif partout, avec ou sans tendance à la sécheresse : cette rougeur a une valeur plus grande si, en même temps, la langue est parcourue par des sillons longitudinaux et profonds, lorsque, comme disent les malades, elle est toute découpée, ou bien qu'elle est hérissée de papilles saillantes d'un rouge plus vif que le fond. La langue en pointe au lieu d'être large, couverte d'un enduit blanc ou jaunâtre d'autant plus prononcé qu'on se rapproche de la base, d'un rouge vif et granulée à la pointe, s'observe dans les gastrites chroniques chez les femmes qui n'ont pas usé des alcooliques et des irritants, et chez lesquelles la maladie est venue sans cause connue, par suite d'une prédisposition individuelle, le plus souvent aussi après des veilles, par épuisement provenant d'une alimentation incomplète, de grossesses et d'allaitements répétés, d'une vie trop sédentaire, ou encore par suite de vifs chagrins qui ont commencé par troubler les digestions. Dans ce cas, il y a presque toujours complication nerveuse, gastralgie, hypochondrie, névralgies diverses, névrose générale. Dans certains cas, la langue est couverte d'un enduit plus ou moins épais, au-dessous duquel la rougeur est très-prononcée; c'est alors que les bords de la langue conservent l'impression des dents (Obs. X); parfois cet enduit n'existe que le matin et disparaît dans la journée. Comme conséquence de cet état de la langue, il existe une saveur âpre ou pâteuse, de la sécheresse, quelque chose de râpeux, d'astringent, qui se communique au pharynx. D'ordinaire, les gencives sont saines, mais assez souvent elles sont rouges, congestionnées, quelquefois fongueuses et saignantes. Cet état se complique de diphthérite, de muguet, lorsque l'inflammation est très-intense, ou vers la fin de la maladie, lorsque l'issue doit être fatale (Obs. I et VIII). Dans un grand nombre de cas, il y a de la difficulté dans la déglutition due à un peu de phlegmasie du pharynx et de l'œsophage. Ce phénomène, qui n'est pas constant, disparaît en général par l'emploi des adoucissants; mais parfois il est très-tenace, et c'est sur lui que quelques malades fixent particulièrement l'attention; de sorte qu'on croirait avoir plutôt affaire à une angine qu'à une gastrite. Il existe habituellement une douleur vive à la pression de la région épigastrique à l'exclusion des parties voisines, à moins que les intestins ne participent à la phlegmasie. Parfois la douleur à la pression est nulle dans tous les temps, tandis que, chez certains malades, la plus légère pression du doigt fait pousser un cri. Les douleurs spontanées se font souvent sentir à la région épigastrique avec une plus grande intensité que les douleurs à la pression. Il est fréquent de voir des malades chez lesquels les douleurs spontanées sont presque nulles ou sourdes, être pris tout à coup, soit sans cause, soit à la suite d'un repas même ordinaire, de douleurs atroces dans la région épigastrique; ces douleurs, qui durent une demi-heure, une heure, quelquefois toute la journée, sont parfois telles que les malades poussent des cris, se roulent à terre et ne savent quelle posture tenir. Dans d'autres cas, c'est un sentiment de pesanteur, d'ardeur épigastriques : les malades disent que cette région est plus chaude que le reste du corps; l'ingestion des aliments et même des boissons détermine une sensation de brûlure comme si de l'eau bouillante avait été introduite, ou bien il semble que les aliments passent sur une plaie (Obs. IV et X). Les douleurs s'irradient sur les parties voisines et ont leur siége très-habituel sous les cartilages des fausses côtes, tantôt fixes, tantôt passant d'un côté à l'autre. Le ventre tout entier est souvent le siége des douleurs spontanées; de sorte que, sans le secours de la palpation, qui fait voir que la région épigastrique est seule douloureuse à la pression, on ne saurait quel est, dans le ventre, le point de départ des souffrances. Un autre siége de la douleur, qui paraît fort singulier et qu'on retrouve fréquemment dans les névroses pures de l'estomac, c'est la partie antérieure du thorax, dans laquelle il existe parfois un sentiment de constriction très-pénible avec anxiété et oppression. Il est probable qu'alors la douleur se propage du plexus cœliaque aux plexus pulmonaires par sympathie. Lorsqu'il y a fièvre, dépérissement, l'appétit est faible ou nul; mais lorsque la forme est franchement chronique sans réaction générale, l'appétit est souvent très-vif, plus vif même qu'en santé. Du reste, il y a à cet égard des nuances très-nombreuses, que l'on ne peut étudier qu'à l'aide des observations particulières. Dans certains cas, comme je l'ai dit, l'appétit est complétement nul; mais cela n'a lieu d'ordinaire que lors du retour à l'état aigu; cependant, j'ai observé quelques cas, chez des femmes principalement, où, pendant un temps fort long, souvent plus d'une année, on peut dire que la dyspepsie était complète. Dans quelques cas, où j'ai la certitude qu'on ne m'a pas trompé et où il n'y avait aucune raison de le faire, j'ai vu, chose presque incroyable, des malades vivre de quelques cuillerées de lait froid, d'un peu de bouillon froid, de quelques tisanes, encore le plus souvent ces aliments étaient-ils rejetés. Je parle des cas qui ne doivent pas être confondus avec ceux si fréquents de gastralgie, surtout chez les jeunes filles, où les aliments, pris en quantité ordinaire, souvent avec plaisir, sont rejetés immédiatement, comme chez les femmes enceintes: on comprend que, dans ce cas, une partie reste et digère. Mais je parle de cas de gastrite véritable, où les aliments répugnent à tel point que des malades s'en privent presque complétement, et cependant conservent une assez bonne apparence (Obs. XIV). Ces cas, du reste, sont tout à fait exceptionnels, et, malgré les assertions des malades, il faut toujours s'en méfier. En général, les douleurs se font plus vivement sentir après le repas, soit immédiatement, soit une heure ou deux après. La région épigastrique est tendue, une pression quelconque, celle d'un cordon, le contact de la chemise, sont douloureux. Le malade sent son estomac, il est abattu, incapable d'agir; il se tient immobile, redoutant tout mouvement, se demandant si les aliments passeront ou s'il sera obligé de les rejeter par le vomissement (Obs. II). On comprend que cette digestion ne se fait pas sans éructations abondantes acides ou nidoreuses, ayant la saveur des aliments ingérés. Elles sont quelquefois si abondantes et s'accompagnent d'une telle fatigue, que les malades fixent exclusivement sur elles l'attention (Obs. X), demandant à en être débarrassés à tout prix. Assez souvent quelques parcelles d'aliments arrivent jusque dans la bouche. S'il n'y a ni vomissement ni régurgitation, les malades se plaignent d'une salivation qui est évidemment un léger degré de nausée. C'est l'accompagnement le plus désagréable de leur digestion, surtout parce que le liquide sécrété est tiède. Lorsque l'estomac seul est affecté, il y a constipation alternant avec de la diarrhée, ce qui contraste d'une manière frappante pour le malade avec la facilité des selles qui existait antérieurement.

La gastrite chronique s'accompagne fréquemment de toux. Ce symptôme a été signalé depuis longtemps, et les anciens médecins, qui le désignaient sous le nom de toux gastrique, s'en étaient beaucoup plus occupés que les modernes, qui nient ou qui regardent comme exagéré tout ce qu'on trouve à ce sujet dans les anciens auteurs.

L'habitude de considérer l'altération des organes comme l'unique étude, dans le diagnostic médical, a conduit à ce résultat. Comme la toux était dite gastrique, elle fut considérée comme ne devant pas exister, ou bien c'était une erreur de diagnostic : on avait pris une maladie de la poitrine pour une gastrite. Cependant la toux est très-fréquente dans la gastrite, c'est un fait d'observation : sa signification pathologique est une autre question à examiner; mais, de quelque manière qu'on la résolve, le fait en lui-même n'en peut recevoir aucune atteinte. Généralement cette toux est sèche, par saccades, et ne consiste pour ainsi dire qu'en une expiration brusque et peu bruyante, sans expectoration, ayant lieu en quelque sorte à l'insu du malade, qui en paraît à peine gêné : elle n'est pas précédée de l'effort d'inspiration par lequel, dans la toux ordinaire, le malade se prépare à expectorer. D'autres fois elle est beaucoup plus intense, bruyante, par quintes qui ont quelque analogie avec la coqueluche ; enfin, dans quelques cas, elle existe avec tous les caractères d'une bronchite, toux grasse, expectoration muqueuse. On l'observe rarement pendant toute la durée de la gastrite ; elle paraît, disparaît, et suit en général les phases d'augmentation ou de diminution de la phlegmasie de l'estomac ; si la maladie s'aggrave, il est fréquent de voir augmenter les signes de la bronchite. J'ai observé plusieurs cas, terminés par la mort, dans lesquels l'affection des bronches avec râles sibilants, dyspnée, toux, expectoration, devenait plus fatigante que la gastrite elle-même, paraissait être l'affection principale, et, quoique ayant paru longtemps après la maladie de l'estomac, aurait détourné l'attention de ce dernier organe, si on n'avait observé dès le début.

Cette inflammation simultanée se comprend facilement, car les ingesta, avant d'arriver à l'estomac, passent près du larynx et peuvent y déterminer de l'inflammation qui, de là, se propage aux bronches lorsque ces ingesta sont irritants. Ne sait-on pas que les alcooliques, qui sont une des causes déterminantes de la gastrite, provoquent facilement une laryngite caractérisée par la raucité de la voix, de la chaleur au larynx avec expuition de mucosités, notamment le matin (1).

Il y a des nuances très-nombreuses dans la gastrite chro-

(1) La toux sympathique d'un état de souffrance de l'estomac, difficile à apprécier lors d'une maladie chronique, est parfois extrêmement manifeste dans certains états très-aigus, notamment dans l'indigestion. Or, une observation, souvent répétée, m'a fait voir que le vomissement, dans ce cas, était souvent précédé d'une toux quinteuse, très-fatigante, durant parfois plus d'une heure avec expuition de mucosités filantes, chez des individus qui n'étaient nullement enrhumés, et chez lesquels ces accidents disparaissaient à la suite du vomissement alimentaire.

nique, suivant lesquelles la circulation générale est plus ou moins affectée. D'ordinaire, tout se passe à l'estomac; le pouls reste calme, la peau est fraîche, les urines limpides, le sommeil tranquille; les forces, l'embonpoint, la coloration du visage n'ont subi aucun changement. La gastrite chronique réagit difficilement sur l'organisme, de manière à lui communiquer une impulsion anormale. Cependant il n'en est pas toujours ainsi : parfois, soit par une certaine prédisposition, comme cela arrive principalement aux sujets sanguins, chez lesquels la phlegmasie est arrivée par excès dans la quantité et la qualité des aliments, soit par la violence de l'inflammation, le pouls s'anime. En général, sauf le cas de débilitation et d'amaigrissement excessifs de la période ultime, il présente de la largeur, de la souplesse, bien que donnant au doigt une sensation particulière de brusquerie qui s'observe surtout lorsqu'il doit survenir une transpiration abondante. Il y a des moments de la journée où le pouls et la peau sont à l'état normal, mais d'après les indications du malade et les observations qu'on peut faire, on s'aperçoit que la circulation est accélérée à la suite des repas : les artères battent avec force, ce dont les malades ont la sensation, la peau s'humecte, la soif se fait sentir. Les mêmes phénomènes se présentent pendant la nuit ou par un exercice un peu prolongé. En même temps il y a un sentiment de faiblesse générale, de l'embarras dans la tête; les urines sont rouges et rares, rendues avec un sentiment d'ardeur, de chaleur pénible, puis une fois la réaction passée, elles donnent un dépôt rougeâtre abondant. Chez les femmes j'ai vu assez souvent des fleurs blanches qui n'existaient pas auparavant apparaître en même temps qu'une gastrite chronique. Je ne parle pas des gastralgies, dont c'est, comme on sait, l'accompagnement presque obligé.

L'habitude générale est très-variable; ainsi la gastrite chronique peut exister très-longtemps sans que le sujet perde les apparences d'une bonne santé, cet état peut même se prolonger ainsi pendant des années. Il n'en est pas de même lorsque la fièvre s'allume; alors le malade maigrit, les traits s'altèrent, le teint est terreux avec coloration foncée des joues. Lorsque la maladie prend cette fâcheuse tournure, il est rare qu'elle reste bornée à l'estomac, elle s'étend le plus souvent aux intestins, se complique de péritonite, d'hépatite ou de bronchite intense.

La gastrite pure s'observe beaucoup plus rarement que la même maladie compliquée d'entérite, ce qui constitue la gastro-entérite des auteurs. L'entérite bornée aux intestins grêles paraît très-rare : on peut dire que son histoire est tout à faire, faute d'observations. Je n'ai pas la prétention de combler cette lacune, je ne veux pas non plus traiter de l'entérite bornée aux gros intestins ou colite, affection très-commune, très-importante, bien étudiée et sur laquelle je n'ai aucune remarque particulière à présenter. Je me contenterai donc de parler de l'entérite qui complique la gastrite chronique. Dans les cas de cette nature il arrive fréquemment que les deux phlegmasies sont simultanées : dans d'autres circonstances elles sont consécutives, c'est-à-dire que la gastrite existe pendant un certain temps, puis apparaît l'entérite. Alors, outre les signes indiqués plus haut comme propres à la gastrite, on observe les suivants : au lieu d'une constipation opiniâtre il y a diarrhée alternant avec la constipation : rarement on observe des selles naturelles pour la quantité et la nature. Lorsque la maladie prend une tournure plus favorable, les selles deviennent plus fréquentes, moins copieuses : elles sont plus douces, c'est-à-dire moulées, molles, jaunâtres, ne s'accompagnant plus de ténesme comme dans le cas de diarrhée prononcée, ni d'un sentiment d'ardeur, de brûlure, d'âcreté. La diarrhée présente beaucoup de nuances : elle peut dans le plus haut degré être comme purulente, mêlée de sang, ou bien composée d'une eau noirâtre dans laquelle nagent des matières fécales arrondies et dures, d'une odeur fétide. Parfois la diarrhée est très-liquide avec des mucosités abondantes que l'on compare à des raclures de boyaux ; ou bien elle contient des flocons tout à fait semblables à de la graisse. Dans d'autres cas les matières rendues sont formées par des aliments à demi digérés qu'on peut réconnaître facilement. Il existe fréquemment des selles jaunes ou jaunâtres alternant avec les selles blanches et liquides. En même temps on observe des coliques dans diverses parties du ventre. La pression est douloureuse tantôt sur un point, tantôt sur un autre, elle est souvent générale et ne reste plus bornée à la région épigastrique comme dans la gastrite simple.

La gastrite et la gastro-entérite aiguës se terminent généralement par la guérison. Je commence par écarter cette forme de la maladie qui ne rentre pas dans mon sujet, afin qu'il soit bien entendu que ce qui suit s'applique à la maladie sous sa forme chronique. Nonobstant le pronostic fâcheux porté par Broussais sur les entérites dans lesquelles la diarrhée existe depuis plusieurs mois, on trouve encore assez souvent dans la pratique des cas de diarrhée datant de plusieurs mois et même de plusieurs années qu'on peut guérir radicalement sans qu'il en résulte rien de fâcheux pour l'état général, lors même que les symptômes tels que la soif vive, un léger mouvement fébrile, la langue rouge et sèche, les douleurs abdominales spontanées et à la pression, les urines rouges, indiquent clairement la nature inflammatoire de la maladie. Quelque léger que soit le cas, si la diarrhée existe depuis plusieurs mois et à plus forte raison depuis plusieurs années, il est rare qu'on obtienne une guérison rapide. Comme nous le verrons à l'article du traitement, les moyens employés pour la guérison ne doivent pas être de nature à supprimer brusquement la diarrhée, et si on obtenait d'emblée ce résultat par les astringents et les opiacés, ce serait le plus souvent avec un grand dommage pour les malades; car lorsqu'on a fait disparaître les accidents même par un traitement convenable, et à plus forte raison si on a employé des moyens proprès à supprimer brusquement la diarrhée, elle ne tarde pas à reparaître soit sans cause appréciable, soit sous l'influence des causes les plus légères, telles qu'un écart de régime, un refroidissement, une impression morale, une fatigue plus grande qu'à l'ordinaire, etc. Le traitement repris avec exactitude et sévérité ne tarde pas à faire justice de cette recrudescence, mais le plus souvent des rechutes successives viennent décourager le malade. Le médecin doit être bien pénétré de cette marche habituelle de la maladie afin de ne pas partager lui-même ce découragement; il doit chercher à faire passer sa conviction dans l'esprit du malade, seul moyen efficace de faire suivre avec exactitude et persévérance le traitement nécessaire, qui est fort long et pénible. Dans les cas favorables cette persévérance finira par être couronnée de succès, c'est-à-dire qu'au bout de plusieurs mois, quelquefois de plusieurs années, les rechutes s'éloigneront de plus en plus et finiront par disparaître complétement. Chaque rechute sera moins durable et cessera plus facilement sous l'influence de moyens moins énergiques. La guérison une fois consolidée, le malade pourra d'abord avec prudence prendre des habitudes qui autrefois auraient amené infailliblement une rechute : il pourra manger de tout presque indifféremment, et parfois outre-passer à l'occasion les limites du nécessaire, se fatiguer et résister aux intempéries qui lui étaient autrefois pernicieuses (Obs. II). Mais si la maladie est trop ancienne, si les désordres sont trop prononcés, si la constitution acquise ou congéniale est mauvaise, si surtout, ce qu'on observe trop souvent, le malade ne veut pas s'astreindre pendant le temps nécessaire au régime et au traitement convenables, s'il ne veut pas renoncer aux habitudes qui sont souvent le point de départ de la maladie, la guérison devient impossible et on voit se dérouler la série des symptômes par lesquels passe la maladie avant sa terminaison fatale.

Nous avons vu plus haut la gastrite exister seule : si les symptômes s'aggravent, à la gastrite viennent se joindre d'autres phénomènes morbides, parmi lesquels on doit distinguer la congestion hépatique, l'hépatite, l'altération de la sécrétion biliaire, l'ictère. C'est surtout lorsque l'inflammation est bornée à l'estomac, qu'on voit surgir les complications du côté du foie, probablement parce que quand l'entérite s'y joint, la diarrhée qui l'accompagne favorise le dégorgement du foie. Dans le cas de gastro-hépatite après plusieurs atteintes successives de gastrite simple, la bouche se sèche, la soif devient plus vive, l'appétit se perd, il y a constipation opiniâtre, gonflement de la région épigastrique avec sensibilité à la pression, douleur s'irradiant sous les hypocondres, quelquefois aussi intense des deux côtés, d'autres fois invariable, occupant l'hypocondre droit, le flanc et quelquefois le côté droit de la poitrine. Lorsque les douleurs augmentent, il y a insomnie, le malade s'agite, ne trouve pas une bonne place, se couche souvent sur le ventre, mais sans angoisses, ni cris, ni agitation violente comme dans la véritable colique hépatique dont cependant cet état se rapproche beaucoup. Le teint est vineux, la circulation calme, les urines rares, jaune brun et épaisses. Lorsque les accidents du côté du foie doivent éclater, le malade sans être alité s'aperçoit qu'il a le teint jaune. L'ictère atteint son summum d'intensité vers le quatrième ou le cinquième jour : alors les douleurs aiguës se calment ou diminuent très-sensiblement; l'ictère est d'un jaune tirant sur le brun; les selles sont rares, parfois d'un jaune safrané, rarement grises, c'est-à-dire qu'en général le cours de la bile n'est pas complétement interrompu. Les accidents mettent toujours longtemps à se dissiper, trois semaines, quelquefois plusieurs mois. Le moindre écart de régime amène des rechutes avec une extrême facilité. Lorsque la terminaison doit être fatale, ce qui se voit assez souvent, après un certain nombre de rechutes, les malades dépérissent peu à peu et on observe les symptômes de ce qu'on appelait autrefois fièvre adynamique. Lorsque l'entérite se joint à la gastrite, il en résulte un défaut d'assimilation des aliments, l'altération de ceux qui sont absorbés, la spoliation par ces diverses causes des éléments nécessaires à une hématose convenable : d'où amaigrissement général, hydrohémie, perte de forces; peau sèche et comme résultat le plus habituel de la maladie arrivée à ce degré, anasarque avec ou sans péritonite (OBS. V, VI, VII, VIII).

Cette complication ou si on veut cette terminaison fréquente de la gastro-entérite chronique mérite une attention particulière, d'abord parce qu'elle présente une des formes les plus redoutables de la maladie qui nous occupe, ensuite parce qu'il arrive très-souvent qu'on n'est appelé auprès des malades que quand ces accidents apparaissent, ce qui peut dérouter le praticien qui croira avoir affaire à une péritonite pure ou qui sera en peine de découvrir la cause de l'anasarque; tandis que les renseignements qu'il provoquera lui feront voir comme point de départ des symptômes qu'il observe actuellement, des désordres du tube digestif sur lesquels on n'attire pas son attention, soit par négligence ou ignorance de leur véritable valeur, soit parce que ces accidents ont parfois leur point de départ dans des habitudes d'ivrognerie ou de gloutonnerie que l'on veut cacher.

Dans ce cas les symptômes du côté de l'estomac sont très-manifestes, ainsi on trouve la langue d'un rouge vif, souvent sèche, soif ardente, vomissements fréquents, perte d'appétit, constipation très-opiniâtre alternant avec la diarrhée. Cette forme de gastro-entérite s'observe principalement chez les individus adonnés aux alcooliques qui perdent à peu près complétement l'appétit, mangent des mets salés, épicés, du fromage, etc., rien de véritablement substanticl. Après un temps plus ou moins long de ce régime, quelques mois et souvent plusieurs années, le sang privé en grande partie de ses éléments plastiques se défibrine; il n'est pas rare, comme je l'ai observé plusieurs fois, de voir le sang s'échapper avec une extrême facilité et donner lieu à des suintements séro-sanguins, à des hémorrhagies interminables, par l'anus, les narines, les gencives, les bronches. Par le même motif les éléments séreux du sang eu excès n'étant plus retenus par la plasticité normale de ce fluide, se séparent et déterminent ces accumulations de sérosité dans les cavités et dans le tissu cellulaire qui forment une des terminaisons de la gastro-entérite. On trouvera aux observations particulières plusieurs faits qui me dispensent de m'étendre plus longuement sur ce sujet.

La pathologie comparée nous montre les mêmes altérations du tube digestif déterminant les mêmes phénomènes morbides. M. Bouilly, vétérinaire à Verdun, considère ces faits comme très-communs. Il m'a fait assister à des autopsies de chevaux dans lesquelles, outre la sérosité épanchée dans le péricarde, le péritoine et le tissu cellulaire, nous constations pour toute lésion organique des plaques rouges dans les intestins avec épaississement considérable des tissus au niveau des parties enflammées, et dans d'autres régions le même épaississement avec teinte ardoisée de la muqueuse tranchant sur les parties saines voisines. Ces animaux pendant la vie étaient maigres, ayant peu d'appétit ou de la diarrhée, la muqueuse de l'œil était très-pâle ; palpitations avec essoufflement au moindre trot, enfin tous les signes d'une anémie très-prononcée.

Parfois la gastrite chronique, après avoir duré un certain temps, se complique de douleur de tête, de vertiges, et les malades succombent à une attaque d'apoplexie. La répétition fréquente de ces sortes de cas me fait penser qu'il n'y a pas simple coïncidence, mais rapport de cause à effet, ce qui a une grande importance pour le pronostic. Cette question sera discutée plus longuement lorsque je parlerai du vertige. Cependant je ferai déjà remarquer que les causes qui produisent la gastro-entérite, comme les alcooliques, la bonne chère, les chagrins, provoquent également les affections cérébrales et que dans une foule de maladies aiguës ou chroniques du tube digestif il y a de fréquentes complications du côté du cerveau. Je crois donc, et dans la pratique j'ai eu souvent occasion d'utiliser cette manière de voir au point de vue du pronostic, que quand une gastro-entérite se complique de douleurs persistantes à la tête, de vertiges; lorsque les malades ont les idées plus lentes, sont plus impressionnables, il y a lieu de craindre une altération organique de l'encéphale et surtout un ramollissement.

Nous avons vu plus haut que la toux et même une bronchite intense pouvaient compliquer la gastrite simple. Toutefois il ne faut pas perdre de vue la possibilité d'un élément tuberculeux, surtout si les parents ont été atteints de cette affection ou si la constitution générale du malade est faible, car il n'est pas rare, après plusieurs années de diarrhée avec dyspepsie, de mauvaises digestions avec des signes de gastro-entérite, de voir apparaître les symptômes de la phthisie pulmonaire qui vient terminer la scène.

Les complications précédentes sont-elles les seules que l'on observe dans la gastrite chronique ? Non, sans doute, et soit que l'on consulte l'observation, le raisonnement ou l'analogie, on voit que la maladie est loin de se renfermer dans ce cercle étroit. Ainsi on remarque souvent qu'aux phénomènes franchement inflammatoires avec suractivité de l'organe atteint succède un état tout contraire d'atonie qui a frappé de tout temps les observateurs et qu'on a désigné sous le nom de dyspepsie. Je ne prétends pas dire que toutes les dyspepsies ont pour point de départ une gastrite chronique; la proposition contraire serait plus soutenable, mais il est incontestable que dans certains cas aux phénomènes inflammatoires succède un dégoût pour les aliments avec langue blanchâtre, digestions laborieuses, éructations, vomituritions tous les matins de matières demi-transparentes, malaise à la région épigastrique, surtout après avoir mangé, douleurs sourdes dans les hypocondres, appétit variable, digestion laborieuse, surtout lorsque le malade mange un peu plus que d'ordinaire, sensation de chaleur brûlante de l'œsophage, dépérissement général. Celte forme de dyspepsie apparaît habituellement chez les individus qui ont fait longtemps des excès, surtout de femmes et d'alcooliques : elle est aussi produite par la surabondance des sucs nutritifs, si je puis m'exprimer ainsi, chez des individus bien constitués, sanguins, doués d'un excellent estomac qui, amis de la bonne chère et du repos, en ont usé de façon que le corps nourri avec excès refuse les aliments trop copieux qu'on s'obstine à y ingérer (Obs. XI).

Les névroses gastro-intestinales compliquent fréquemment la gastro-entérite et peuvent persister lorsque les symptômes inflammatoires sont presque complétement effacés, de manière à ce qu'il soit difficile de distinguer le point de départ. Comme je ne traite ici que de la gastro-entérite, on sera peut-être disposé à croire que je considère l'inflammation comme constituant l'essence de la plupart des maladies chroniques du tube digestif ; ce serait se méprendre complétement sur ma pensée : je crois les névroses gastro-intestinales infiniment plus nombreuses que les phlegmasies du même organe ; cependant me mettant en garde autant que possible contre toute idée systématique, j'ai étudié scrupuleusement les faits soumis à mon observation afin de ne pas méconnaître l'inflammation lorsqu'elle existe. Je ne suis certes pas à l'abri de reproche sous ce rapport, puisque dans plusieurs des faits particuliers on remarquera que j'ai parfois employé avec persévérance des moyens dirigés contre l'état nerveux et qui nuisaient manifestement, tandis que le traitement antiphlogistique a amené des résultats satisfaisants. Ces faits du reste m'ont souvent éclairé, et en présence de signes douteux et complexes, c'est en tâtant l'estomac par des moyens contraires que je suis arrivé à distinguer la véritable nature du mal, et en cas de complication à dégager l'élément dominant, celui contre lequel on devait diriger la médication.

Il faut remarquer en effet que s'il y a des cas de névroses

franches et d'autres cas de gastro-entérites pures, il en est de très-nombreux, et ce sont de beaucoup les plus embarrassants pour le diagnostic et le traitement, dans lesquels les phénomènes nerveux se combinent avec l'élément inflammatoire, de telle sorte qu'il est fort difficile de savoir auquel des deux on doit rapporter les accidents et appliquer le traitement, continuellement partagé entre le désir d'attaquer l'élément nerveux au moyen des antispasmodiques et des toniques, et la crainte d'augmenter par leur emploi l'inflammation déjà existante ; d'autre part, partagé entre le désir de calmer par les antiphlogistiques l'élément inflammatoire et la crainte de débiliter l'organisme par leur emploi et d'aggraver les accidents nerveux. Cette préoccupation est d'autant plus grande que cette forme de la maladie se présente d'ordinaire chez les jeunes filles ou chez les jeunes femmes (Obs. XI et XIII), chez les religieuses, enfin chez les personnes du sexe à l'âge où le système nerveux est prédominant et dans des circonstances telles que la maladie doit être considérée comme produite par la débilité, par un régime trop sobre ou par une vie trop sédentaire.

Lorsqu'on observe avec attention, on s'aperçoit que les affections si distinctes dans les livres se relient par des cas intermédiaires, qui font qu'au lit du malade on ne sait plus à laquelle rapporter les exemples qu'on a sous les yeux, parce que les symptômes participent des unes et des autres. Bien plus, on voit s'opérer journellement des transformations soit subites soit graduelles, et tel malade que l'on croyait atteint d'une gastralgie bien franche présente peu après des signes d'inflammation : et réciproquement après avoir combattu et fait disparaître les phénomènes inflammatoires, on voit souvent persister des phénomènes gastralgiques très-manifestes. C'est dans ce cas, pour le dire en passant, que triomphent parfois les méthodes exclusives, qu'un traitement tonique produit merveille après un traitement antiphlogistique prolongé ; et que d'autre part les partisans des antiphlogistiques récriminent amèrement contre un traitement tonique employé exclusivement et à outrance pour des accidents qui avaient ou qui ont pris par la suite de ce traitement un caractère inflammatoire.

Diagnostic différentiel.

Les maladies chroniques de l'estomac présentent pour phénomènes principaux : l'inflammation, la douleur, la sécrétion exagérée des liquides, la sécrétion exagérée des gaz ou vapeurs, le vomissement, la dyspepsie ou difficulté des digestions, l'anorexie ou dégoût pour les aliments.

Ces symptômes étant plus ou moins prédominants suivant les cas, pouvant se succéder ou exister simultanément chez le même malade, ont attiré plus ou moins l'attention des observateurs. Les uns, s'attachant surtout à la sécrétion exagérée des liquides, ont considéré ce trouble des sécrétions comme la cause principale de l'état morbide et ont rangé la grande majorité des maladies chroniques de l'estomac parmi les affections bilieuses, comme Stoll, ou les ont décrites sous le nom d'embarras gastrique, comme Pinel. D'autres, remarquant que la sécrétion très-abondante des gaz coïncide très-souvent avec les mêmes maladies, les ont considérées comme ayant dans cette sécrétion leur principal point de départ et les ont décrites sous les noms de vapeurs, maladies vaporeuses, comme Pomme, Whytt, etc. Pour d'autres, l'asthénie, l'atonie constituaient le fond de ces mêmes maladies, comme Brown. Les phénomènes inflammatoires, qui en sont parfois l'essence et qui compliquent souvent les autres formes, ayant fixé l'attention de Broussais, lui firent attribuer tout à l'inflammation. Barras (1) vint quelque temps après, et, s'apercevant que la douleur existait très-fréquemment avec le caractère névralgique sans inflammation, rapporte la plupart de ces affections à la gas-

(1) *Traité sur les gastralgies et les entéralgies, ou maladies nerveuses de l'estomac.* 2e édition.

tralgie. Enfin tout récemment le professeur Chomel, ne partageant pas les opinions de ceux qui attribuent tout aux vapeurs et aux sécrétions des liquides, considérant l'inflammation comme d'une importance secondaire, s'apercevant que la douleur manquait souvent, s'attacha à un autre symptôme très-fréquent, la difficulté des digestions, et décrivit la plupart des maladies chroniques, non organiques de l'estomac sous le nom de dyspepsies.

Les faits observés par ces différents auteurs sont vrais, à mon avis; chacun d'eux a fait voir un côté de la question. Ce qu'on peut leur reprocher, c'est d'avoir exagéré l'importance du phénomène morbide, objet de leur principale étude et d'en avoir voulu faire la base de toutes ou de presque toutes les maladies chroniques de l'estomac. Encore faut-il dire que cette impression résulte souvent d'un examen trop superficiel de leurs écrits, fait par leurs sectateurs et leurs détracteurs, chez lesquels il y a toujours tendance à forcer les traits. Tout esprit sincère qui lira ces divers auteurs, dans le seul but de s'instruire, en retirera, certes d'utiles leçons, qui l'éclaireront au lit du malade, surtout s'il ne se borne pas à l'un d'eux, mais s'il les étudie successivement, de manière à corriger par les contraires, ce qu'un seul aurait pu offrir de trop exclusif.

Dans l'étude actuelle je n'ai non plus étudié qu'un côté de la question, je ne me suis occupé que des cas dans lesquels il existe de l'inflammation, non parce que je les crois plus fréquents, loin de là, mais parce qu'après être déchus de leur importance exagérée, il me semble qu'ils ont été trop dédaignés dans ces derniers temps.

Après l'étude des symptômes je vais chercher à établir le diagnostic différentiel avec les autres formes.

Diagnostic différentiel avec l'embarras gastrique.

Il se tire des symptômes, des causes, de la marche de la maladie, de l'effet du traitement.

Certaines formes de gastrite et de gastro-entérite présentent, comme nous l'avons vu, des symptômes analogues à ceux de l'embarras gastrique et de l'embarras intestinal, tel qu'il est décrit par Pinel, c'est-à-dire : langue large avec un enduit blanc jaunâtre, goût amer, perte d'appétit, surtout dégoût pour les viandes, sentiment de pesanteur, de plénitude à l'estomac, nausées et vomissements de matières jaunes et amères. Si l'embarras devient intestinal, on observe des coliques, des borborygmes, la tension de l'abdomen, une alternative de constipation et de diarrhée. Mais dans la gastrite on trouve en outre un piqueté rouge de la langue ou bien une rougeur uniforme avec tendance à la sécheresse, la langue pointue, de la soif, de la douleur à la pression de l'épigastre, des douleurs spontanées plus ou moins vives. Si la maladie se propage aux intestins, il y a des alternatives de diarrhée avec ténesme et de constipation opiniâtre, des douleurs spontanées et à la pression dans tout le ventre, enfin les symptômes variés qui ont été signalés plus haut comme caractérisant la phlegmasie de l'estomac et des intestins.

La marche de la maladie pourra aussi donner des indices, car les symptômes de l'embarras gastrique ont une durée généralement limitée à quelques septénaires, tandis que la phlegmasie gastro-intestinale chronique persiste beaucoup plus longtemps. C'est tout à fait par exception que l'embarras gastrique dure quelques mois : il y en a cependant des exemples, comme on peut les voir dans ma dissertation inaugurale (1).

Les causes des deux maladies aident également au diagnostic différentiel. L'embarras gastrique est produit par une vie sédentaire ; l'usage d'aliments indigestes ou de mauvaise qualité ; le froid humide, en général par une cause débilitante : tandis que la gastrite est le plus souvent amenée par les excès d'aliments, par les épices, les alcooliques, la pléthore constitutionnelle ou acquise, les purgatifs drastiques, une vie sédentaire jointe à une alimentation succulente ;

(1) *De la médication vomitive*. Paris, 1844.

c'est-à-dire en général par les excitants et les toniques.

Enfin, lorsqu'il y aura doute sur la véritable nature du mal ou lorsque les deux éléments se combineront comme cela n'est pas rare, on sera parfois obligé de s'adresser au traitement pour établir le diagnostic différentiel. Si les symptômes de douleur épigastrique, de rougeur de la langue, de soif dominent, on essaiera une application de sangsues à l'épigastre, laquelle parfois fera disparaître rapidement l'état morbide, ou du moins en diminuera l'intensité dans le cas de phlegmasie, tandis que si les symptômes saburraux prédominent, un vomitif déterminera des évacuations relativement très-copieuses et le malade éprouvera un mieux très-rapide, ce qui démontrera l'existence de l'embarras gastrique.

Diagnostic différentiel avec le cancer de l'estomac.

Dans les cas de cancer déclaré de l'estomac, la présence de la tumeur à l'épigastre, les vomissements répétés de matières alimentaires, ne laissent aucune incertitude sur le diagnostic. Le vomissement marc de café a également une grande importance sous ce rapport, cependant elle n'est pas absolue, car si en général ce signe caractérise le cancer, il y a quelques cas, comme M. Andral en a cité, où il existe des vomissements noirs sans qu'à l'autopsie on trouve aucune tumeur cancéreuse. J'ai observé un cas dans lequel un homme fort et robuste, faisant souvent des excès, fut pris d'un vomissement marc de café à la suite d'une orgie, sans que ce malade observé plusieurs années de suite ait présenté aucun symptôme de cancer. Il y avait eu évidemment congestion inflammatoire avec exsudation sanguine dans l'estomac. M. Cruveilhier, dans un travail très-remarquable sur l'ulcère simple de l'estomac (1), dit que le vomissement noir et les selles de même nature n'ont rien de caractéristique quant au cancer de l'estomac et qu'ils appartiennent au

(1) *Arch. gén. de méd.*, févr. et avril 1856.

moins autant à l'ulcère simple. Dans cette dernière affection il existe des signes analogues à ceux que j'ai signalés plus haut comme marquant le début du cancer de l'estomac. J'avoue que la sensation de douleur vive, de brûlure circonscrite au niveau de l'appendice xiphoïde, ayant lieu plus ou moins longtemps après l'ingestion des aliments, m'a paru exister dans tant de cas qui ne sont pas des ulcères simples de l'estomac, que je ne puis, comme le veut M. Cruveilhier, considérer ce symptôme comme un élément important de diagnostic. Lorsque les vomissements et les selles noires manquent, M. Cruveilhier reconnaît que le diagnostic est incertain entre la gastrite simple et l'ulcère simple qu'il considère comme une gastrite ulcéreuse. Je n'ai pas la prétention de résoudre la difficulté qui a arrêté l'habile professeur et qu'il considère comme de peu d'importance parce que le traitement est le même. Pour lui les caractères différentiels entre l'ulcère simple de l'estomac, c'est-à-dire la gastrite parvenue à son plus haut degré et le cancer de l'estomac, se tirent : 1° de la tumeur qui existe dans le cancer et non dans l'ulcère simple ; 2° de la marche de la maladie qui est régulière dans le cancer, qui présente dans l'ulcère simple des alternatives d'amélioration et d'aggravation : fait contestable, puisque, comme je l'ai dit plus haut, il existe quelques cas de cancer bien avérés pour lesquels ces alternatives existent au début ; 3° enfin de la différence des effets du régime qui sont nuls dans le cancer, tandis qu'une alimentation légère, surtout le régime lacté, produisent une amélioration des plus rapides dans l'ulcère simple. On voit donc que le diagnostic différentiel entre la gastrite chronique, l'ulcère simple et le cancer de l'estomac peut présenter d'assez grandes difficultés surtout au début. Ainsi j'ai vu plusieurs fois des malades éprouver pendant une année ou deux les symptômes d'une gastro-entérite avec bouche pâteuse, perte d'appétit, digestions laborieuses, soif, vives douleurs épigastriques, coliques, diarrhée, sentiment de brisement dans les membres, léger mouvement fébrile sans vomissement ni tumeur, avec des alternatives qui pouvaient faire croire à un rétablissement, finir par succomber à un cancer de l'estomac. En général, lorsque ces symptômes persistent longtemps chez une personne qui a dépassé l'âge de quarante-cinq ans et qui avait eu jusque-là un bon estomac, il ne faut pas perdre de vue la possibilité de la dégénérescence cancéreuse. J'attache aussi dans ce cas une grande importance aux vomissements *alimentaires* fréquents comme présomption pour l'existence du cancer, et je suis surpris que M. Cruveilhier n'ait pas insisté sur ce point dans le diagnostic différentiel avec l'ulcère simple de l'estomac.

Diagnostic différentiel avec les Névroses Gastro-intestinales.

Des volumes ont été écrits sur ce sujet, je n'ai pas l'intention de le traiter avec détail, ni l'espoir de donner une solution aux divergences qui ont de tout temps passionné les esprits ; je me contenterai de faire quelques remarques basées autant que possible sur mon observation personnelle.

Les phénomènes principaux des névroses gastro-intestinales sont : la dysphagie, la cardialgie, les vapeurs, le vomissement, la douleur, la dyspepsie ; ils peuvent exister isolément ou se combiner ; nous avons vu qu'ils peuvent tous compliquer la gastro-entérite chronique. Le problème à résoudre est de distinguer dans quel cas ils existent seuls, dans quel cas ils sont subordonnés à une phlegmasie gastro-intestinale. Nous utiliserons ici comme dans les discussions précédentes, pour arriver à une solution : les symptômes, la marche de la maladie, les causes, les résultats du traitement. Étudions à ce point de vue les principaux symptômes des névroses gastro-intestinales.

De la Dysphagie.

Dans la dysphagie nerveuse, les malades éprouvent une extrême difficulté à faire descendre le bol alimentaire, il y a pendant la déglutition un resserrement à la gorge, comme s'il existait un morceau qui ne veut pas descendre ; l'appétit est en général très-vif, il semble aux malades qu'ils vont beaucoup manger, mais aussitôt qu'ils ont pris quelques bouchées tout s'arrête dans la gorge, le visage devient très-coloré, il existe une douleur vive sous le sternum avec sentiment d'oppression, d'étouffement, anéantissement complet du malade comme s'il venait de se livrer à un travail au-dessus de ses forces. Ces phénomènes disparaissent dans l'intervalle des repas et les malades affirment que s'ils ne mangeaient pas, ils se porteraient bien. En même temps ils sont très-effrayés, il leur semble manger des épines, on les voit éplucher les mets dans la crainte d'y trouver quelques parcelles plus dures, se bornant à des soupes, à des aliments mous, et, malgré tout, soit en buvant, soit en mangeant, ils sont parfois pris d'un spasme, d'un sentiment si pénible qu'ils craignent d'étouffer. J'en ai vu en proie à des frayeurs telles qu'ils mangeaient à peine et devenaient d'une maigreur excessive. La dysphagie nerveuse dure souvent très-longtemps et présente des alternatives fréquentes de guérison apparente complète et de spasmes qui empêchent presque toute déglutition. Elle peut persister des mois, des années, puis disparaître tout à coup sans cause appréciable. Elle a lieu chez des personnes nerveuses, disposées à s'inquiéter de leur santé et s'accompagne de craintes exagérées. La dysphagie liée à la gastrite chronique est assez rare, elle a une marche régulière ; ce ne sont pas des spasmes momentanés suivis de facilité de la déglutition, mais une difficulté habituelle d'avaler avec sentiment d'étouffement comme si les aliments étaient restés dans la gorge : il y a fréquemment expuition de mucosités le matin, et à la suite du repas, les malades rejettent des parcelles d'aliments, surtout de pain. Cette dysphagie est produite le plus souvent par une véritable inflammation du pharynx, parce que la cause irritante qui a agi sur l'estomac, alcooliques, aliments, épices, etc., a porté d'abord son action sur le larynx et le pharynx. On observe parfois un peu de toux, voix moins timbrée, des traces d'inflammation chronique et surtout des granulations au pharynx. La constitution générale est différente, au lieu d'un état nerveux avec tendance à l'hystérie et à l'hypocondrie, on observe une constitution pléthorique : les malades rendent compte de ce qu'ils éprouvent sans exagération, sans crainte particulière, ils accusent simplement une difficulté de la déglutition sans croire qu'ils vont étouffer. La maladie disparaît peu à peu, mais jamais d'une manière brusque comme dans la dysphagie nerveuse.

Du vomissement nerveux.

Lorsqu'il existe un vomissement opiniâtre, incoercible, la première chose à faire est de s'assurer s'il n'est pas sympathique de la grossesse ou de quelque état morbide de l'utérus, du cerveau, du foie ou des reins, comme cela est assez fréquent. Ces causes écartées et le vomissement étant reconnu idiopathique, il faut voir s'il ne tient pas au cancer de l'estomac, à l'ulcère simple ou au ramollissement de cet organe : ce diagnostic différentiel a fait l'objet d'un des précédents chapitres; reste le vomissement nerveux et celui qui tient à la gastrite chronique : je laisse de côté les empoisonnements.

Le vomissement nerveux devra être établi par exclusion, c'est-à-dire qu'on ne doit en reconnaître l'existence que quand aucune autre cause appréciable n'a pu l'expliquer d'une manière satisfaisante : c'est le vomissement idiopathique par excellence. On doit le considérer comme tenant à une exaltation morbide du système nerveux de l'estomac telle, que cet organe rejette, comme lui étant nuisibles, toutes les substances ingérées. Il y a des cas où cette exaltation morbide est parfaitement appréciable : ainsi, sans qu'il y ait de traces de fièvre, sans perte d'appétit, la langue étant nette, les urines limpides, le malade ou plutôt la malade, car cette affection se présente surtout dans le sexe féminin, éprouve une soif vive sans chaleur à l'estomac ; il y a souvent douleur excessive à la pression de la région épigastrique, paraissant et disparaissant avec une promptitude singulière. L'ingestion d'une substance quelle qu'elle soit, aliment, boisson, médicament, provoque à l'instant même le vomissement.

Je pourrais citer un grand nombre d'observations se rapportant au vomissement nerveux idiopathique, je me contenterai du cas suivant qui aidera à établir le diagnostic différentiel. Je fus appelé en consultation pour une jeune religieuse qui était réduite au dernier degré du marasme par suite d'un vomissement opiniâtre datant de plus de six mois. On ne constatait l'existence d'aucune tumeur à l'épigastre ni dans l'abdomen, pas de fièvre, langue nette, maigreur presque squelettique. Les potions de Rivière, le bismuth, le colombo, la glace, les opiacés, les douches froides, les bains, les ventouses, les moxas épigastriques et bien d'autres moyens furent essayés sans succès. J'appris que cette personne avait été guérie tout à coup à la suite d'une neuvaine. Je demandai au docteur Lespine, de regrettable mémoire, des renseignements à ce sujet. Il me dit qu'en effet tous les traitements employés avaient échoué, la maigreur était excessive, la faiblesse telle que la malade pouvait à peine être levée un quart d'heure dans son fauteuil; tous les aliments et même les boissons étaient vomis. On fit une neuvaine et on lui dit que de cette neuvaine dépendait la guérison, qu'il ne fallait plus penser à la mort et avoir foi dans l'intervention divine. Quoi qu'il en soit, influence de l'imagination, révolution salutaire produite par l'espoir de l'intervention d'en haut, terme naturel de la maladie, toujours est-il que le neuvième jour, le docteur Lespine de qui je tiens ces détails fut fort surpris de voir venir la malade au-devant de lui disant qu'elle était guérie. A partir de ce moment, l'appétit revint, les digestions se firent sans vomissements et la malade ne tarda pas à reprendre la direction de sa classe. Il y a plusieurs années de cela et la guérison ne s'est pas démentie. Cette modification subite dans l'état morbide, quoique remarquable, n'est pas absolument rare dans le vomissement nerveux ; mais ce qui surprenait le docteur Lespine qui a suivi jour par jour la maladie, c'est le retour rapide des forces. La seule consolation que nous ayons pour nous, n'ayant pas guéri, c'est que notre diagnostic a été confirmé par l'événement : nous avions considéré le vomissement comme nerveux et nous avions écarté toute idée d'une lésion organique.

On distingue le vomissement nerveux de celui qui est produit par la gastrite, en ce que dans le premier cas il y a absence des signes propres à l'inflammation : la langue est nette et rose, les urines sont limpides; dans le second cas la langue est rouge ou piquetée ou sèche, la douleur épigastrique est plus continue et ne cesse pas brusquement, le vomissement n'est pas aussi opiniâtre, il n'a pas lieu quelle que soit la substance ingérée ; mais les aliments ou les médicaments doux sont beaucoup mieux supportés et ne déterminent pas de douleur aiguë. Cet accident cesse graduellement, s'exaspère par les écarts de régime, mais ne disparaît pas brusquement et sans retour comme parfois le vomissement nerveux. On observe fréquemment de la diarrhée, un mouvement fébrile pendant la nuit, des urines rouges et briquetées, tous symptômes qui révèlent l'inflammation. Le vomissement nerveux est beaucoup plus fréquent dans la jeunesse, chez les jeunes filles et les jeunes femmes; le vomissement de la gastrite arrive indifféremment à tout âge et dans les deux sexes.

De la Cardialgie.

Autrefois on désignait sous le nom de cardialgie toutes les douleurs dont on rapportait le siége au ventricule : restituant à ce mot son véritable sens, je comprendrai sous ce nom les douleurs généralement aiguës qui se font sentir au niveau de l'appendice xiphoïde, s'irradiant vers le sternum ou l'un des côtés de la poitrine, s'accompagnant fréquemment d'un bruit de gaz. Dans les cas ordinaires, le diagnostic de la cardialgie se combine avec celui de la gastralgie ; mais parfois cette douleur complétement nulle dans l'intervalle des repas se fait sentir seulement au moment de la déglutition. Il semble que chaque bouchée d'aliments, que chaque gorgée de liquide descende avec peine, s'arrête au niveau de l'appendice xiphoïde et ne franchisse ce passage qu'avec de cruelles douleurs que les malades comparent à ce qu'ils éprouveraient si les aliments passaient sur une plaie. Ce sentiment de souffrance persiste quelque temps après le repas, puis cesse complétement pour reparaître au repas suivant. Ce sont là des signes qui paraissent établir le caractère inflammatoire de la maladie; cependant ils peuvent être nerveux ou spasmodiques, ou bien ne tenir qu'à une simple congestion sanguine et disparaître du jour au lendemain, comme dans le cas suivant.

Le jeune D..., âgé de quatorze ans, d'une constitution nerveuse sanguine, ayant été affecté de mouvements choréiques, sujet à des migraines avec vomissements; né d'une mère ayant de fréquentes angines dont on ne peut la débarrasser que par des applications de sangsues au cou, fut pris en novembre 1857 d'une douleur très-vive en avalant, siégeant à la partie inférieure du sternum et s'irradiant sur le côté gauche de la poitrine. Lorsqu'il mange, à la suite de chaque bouchée il sent que les aliments s'arrêtent à la partie indiquée, puis passent avec douleur comme s'il y avait une plaie : cette douleur est telle que le malade hésite à manger. En même temps on entend un bruit comme de déglutition intérieure ayant lieu le long de l'œsophage et perceptible pour les assistants : du reste, santé générale, appétit. Je fais prendre des boissons adoucissantes, cataplasmes émollients, pilules d'assa fœtida, pensant à un spasme de l'œsophage. Au bout d'une quinzaine de jours, voyant la continuation de ces souffrances qui sont nulles dans l'intervalle des repas, et sachant que les maux de gorge de la mère ne peuvent être guéris que par des sangsues, auxquelles je n'arrive qu'après avoir essayé infructueusement plusieurs autres moyens, je fais mettre huit sangsues à l'épigastre. La perte de sang est abondante, le malade est très-faible. A partir de ce moment, toute douleur cesse pendant les repas et dans l'intervalle. Je vois de temps en temps ce jeune homme dont la guérison s'est maintenue.

Des vapeurs.

Dans des cas nombreux d'affections gastro-intestinales chroniques, des gaz se développent en quantités énormes dans l'estomac et s'échappent par la bouche avec un hoquet convulsif accompagné d'une éructation bruyante dont le malade n'est pas maître et qui détermine des suffocations, des difficultés de respirer avec sentiment de brisement dans les membres. J'ai vu un cas dans lequel la malade prétendait avoir compté dans une heure mille de ces éructations. J'ai connu plusieurs jeunes femmes forcées de renoncer au monde à cause de cette pénible incommodité. Ces vapeurs sont presque constamment insipides et inodores, ce qui contraste avec la saveur âcre des éructations qui surviennent accidentellement dans les indigestions. Lorsque les gaz se développent dans les intestins, ils donnent lieu à un ballonnement excessif du ventre avec grondements sourds et bruyants. Le mot *vapeurs* entraîne avec lui l'idée de maladie nerveuse, cependant il faut se mettre en garde contre une préoccupation exclusive à cet égard. Si, dans l'immense majorité des cas, ces sécrétions abondantes de gaz doivent être considérées comme l'indice d'un état nerveux, parfois aussi, comme dans l'Observation XI, des vapeurs très-abondantes, incommodes et opiniâtres ont leur point de départ dans une phlegmasie chronique du tube digestif avec langue pointue, d'un rouge vif, conservant l'empreinte des dents, douleur à la région épigastrique, appétit vif et digestions très-laborieuses, sentiment de chaleur, de brûlure le long de l'œsophage, dépôt briqueté dans les urines. Quoique ces symptômes soient caractéristiques de la gastrite, la prédominance des vapeurs, la mélancolie qui en est la suite peuvent faire prendre le change, comme cela m'est arrivé dans l'Observation en question. C'est dans ces circonstances que les effets du traitement et de l'alimentation sont d'un grand secours et demandent à être examinés avec attention. On voit alors, comme dans l'Observation citée, les toniques, les stomachiques, le vin, les viandes rôties aggraver à plusieurs reprises les accidents, augmenter les vapeurs et la sensation d'ardeur, de brûlure à l'œsophage et à l'épigastre, tandis que le petit-lait, les cataplasmes émollients, les bains, le régime alimentaire très-doux amenaient constamment de l'amélioration.

De la Dyspepsie.

La dyspepsie idiopathique reconnaît surtout pour cause la vie sédentaire, les grandes contentions d'esprit sur le même sujet, une alimentation trop peu variée et composée d'aliments féculents qui ne stimulent pas suffisamment l'estomac. J'ai journellement occasion d'observer cette forme de la dyspepsie chez les élèves du grand séminaire de Verdun où elle est véritablement endémique. Je l'attribue aux causes que je viens d'indiquer : ce qui le prouve, c'est que, lorsque la maladie se prolonge, le séjour pendant un mois ou deux à la campagne avec de l'exercice et la suppression des travaux intellectuels fait disparaître cet état morbide. Dans ce cas on observe la langue blanchâtre ou pâle, quelquefois couverte d'un enduit muqueux, pas de soif, nulle appétence pour les aliments sans dégoût prononcé, nausées et parfois vomissement des aliments ingérés, pesanteur d'estomac sans douleur vive, selles difficiles, pouls lent et faible, peau plutôt froide que chaude, pesanteur de tête, parfois céphalalgie, anéantissement général, impossibilité de se livrer à un travail habituel sans une extrême fatigue.

Ces symptômes nous permettent d'établir le diagnostic différentiel avec la gastrite. Ainsi les symptômes de la dyspepsie idiopathique sont en quelque sorte négatifs, c'est-à-dire que la langue est pâle au lieu d'être rouge et sèche ; il n'y a pas dégoût pour les aliments ou appétit très-vif comme dans la gastrite, mais inappétence simple. Les digestions sont lentes, pénibles, mais non douloureuses : les vomissements ont lieu sans effort, l'estomac rejette les aliments en quelque sorte parce qu'il ne peut les digérer, mais non parce qu'ils se trouvent en contact avec une surface enflammée et douloureuse comme dans la gastrite. Il n'y a pas de soif, pas de fièvre, tout indique l'atonie, non l'inflammation. Les causes servent également au diagnostic. Ainsi, dans la dyspepsie, ce sont des causes débilitantes qui ont produit la maladie, les aliments toujours les mêmes, une trop grande sobriété, la vie sédentaire combinée avec une trop grande contention d'esprit. Enfin le traitement achève de fixer le diagnostic, puisque l'exercice, le changement d'air et de nourriture suffisent le plus souvent pour faire disparaître la maladie.

De la Gastralgie.

Les affections nerveuses de l'estomac dans lesquelles prédomine la douleur ont depuis longtemps fixé l'attention des observateurs. Dans ces derniers temps on a même désigné ainsi toutes les névroses de l'estomac, douloureuses ou non. Même renfermée dans ses limites naturelles, la gastralgie présente des nuances infinies, elle est caractérisée par des douleurs aiguës, lancinantes, sourdes, par des crampes, un sentiment de brûlure, de chaleur, de cuisson, de torsion, de constriction, etc. Elle change souvent de nature : il y a sensation de tiraillement, de vacuité, de faim canine, de contusion à l'épigastre. Chez d'autres c'est une anxiété affreuse qui revient par instants ; les malades disent qu'ils éprouvent une sensation comme si un malheur venait de leur arriver, comme s'ils avaient commis une mauvaise action, ou comme s'ils voyaient quelqu'un tomber par la fenêtre ; c'est de cette dernière façon qu'une malade cherchait à me rendre compte de son malaise.

Cette singularité des souffrances, leur mobilité, leur succession rapide sont déjà une présomption pour la névrose et servent à distinguer la gastralgie de la gastrite dans laquelle la douleur est plus continue, plus précise, moins sujette à disparaître momentanément et ne présentant pas de caractère bizarre. En outre, l'état de la langue, des urines, du pouls, les digestions, la constitution du sujet servent à confirmer le diagnostic différentiel dont les éléments sont les mêmes que pour les autres névroses gastriques. Il vient d'en être suffisamment question dans les paragraphes précédents pour que je n'y insiste pas.

Traitement de la gastro-entérite.

Des antiphlogistiques.

Par suite de l'incertitude dans le diagnostic de la gastro-entérite chronique, le traitement de cette affection a été l'objet de controverses telles qu'ici plus que jamais il faut s'adresser avant tout à l'observation.

Dans l'Observation I, nous voyons une disposition à l'irritation gastrique se convertir en une gastrite très-violente avec diphthérite, sous l'influence des purgatifs drastiques, du vin, des aliments substantiels, d'une inflammation avec escarres de la région épigastrique. Ces symptômes diminuent rapidement sous l'influence d'un régime très-doux, du lait de beurre pour aliment et pour boisson, de grands bains prolongés, de cataplasmes émollients.

Dans l'Observation IV, une saignée du bras débarrasse la malade de ses douleurs épigastriques.

Dans l'Observation III, une application de sangsues à l'épigastre, des cataplasmes émollients, la cessation des boissons alcooliques guérissent rapidement le malade. Il retombe dans les mêmes écarts et se trouve bien des eaux de Sermaise, mais de temps en temps, surtout après quelques excès par les alcooliques, il est obligé de se mettre au régime émollient qui le guérit toujours.

Dans l'Observation II, nous voyons la gastrite persister et revenir à l'état aigu sous l'influence du vin pris fréquemment entre les repas, quoiqu'en petite quantité. Comme il existait un état de débilité naturelle de l'estomac avec digestion difficile, je crus devoir employer le vin de quinquina, mais il survint une aggravation manifeste à la suite de son administration. A plusieurs reprises je mis le malade aux boissons gommeuses, à l'eau de veau, aux cataplasmes émollients, grands bains, bismuth, opium, eau de Seltz, aliments légers, et toujours l'amélioration suivit ce mode de traitement. Je l'y maintins longtemps, il supprima le vin entre les repas, se méfia des bons dîners, et actuellement, quoique l'estomac soit toujours délicat, il ne souffre plus, digère bien et peut se permettre de temps en temps un extra sans en rien ressentir, ce qu'il ne pouvait faire autrefois.

Dans des cas nombreux que je n'ai pas voulu ajouter aux précédents pour ne pas multiplier outre mesure les observations particulières, on voit les alcooliques, le vin pur, le café redoubler les souffrances, les substances dites stomachiques comme la rhubarbe, le quinquina en poudre produire le même effet, tandis que les bains, les cataplasmes, le petit-lait, un régime alimentaire très-doux produisent une amélioration rapide.

Dans l'Observation XI, le dégagement considérable de gaz et la tristesse qui l'accompagnait tendaient à faire considérer la maladie comme une névrose. Je me suis opiniâtré à diriger le traitement dans ce sens et j'y suis revenu plusieurs fois, malgré la rougeur de la langue, la soif, le sentiment de chaleur brûlante, de douleur à l'épigastre, les urines rouges et briquetées ; cependant force m'a été de me rendre à l'évidence, puisque le mal s'aggravait constamment sous l'influence des toniques et des antispasmodiques, se modérait par le traitement et le régime antiphlogistiques.

Ces faits sont précieux au point de vue qui nous occupe, parce qu'ils ont présenté tous des circonstances qui ont permis d'étudier comparativement l'effet des toniques, des irritants, des émollients, des antiphlogistiques. Ceux qui suivent n'emportent pas avec eux une démonstration aussi complète, parce que l'on a employé le traitement antiphlogistique pur, sans qu'il y ait de point de comparaison avec une autre médication lorsque les malades ont guéri comme dans l'Observation V; et lorsque les malades ont succombé malgré le traitement on ne peut en accuser que la violence de l'inflammation et l'étendue des surfaces malades. Toutefois je ferai remarquer que dans l'Observation VIII, la maladie étant arrivée à un degré qui ne permettrait plus l'espoir de la guérison suivait lentement son cours, lorsque l'administration d'un remède irritant, le vin blanc avec la cendre de genêt, détermina rapidement une gastro-entérite aiguë avec diphthérite, sécheresse de la langue, diarrhée violente, et le malade succomba en quelques jours.

Dans les autres cas compliqués d'ascite, chaque fois qu'on a employé les substances irritantes désignées sous le nom de diurétiques chauds, on a aggravé la maladie.

Dans l'Observation XII, toutes les fois qu'en raison des phénomènes nerveux, gastralgiques, on a essayé les toniques, les ferrugineux, les antispasmodiques, on a constamment aggravé la maladie, tandis que les saignées du bras, les grands bains, les boissons adoucissantes, le petit-lait, longtemps continués ont seuls fini par dompter le mal.

Ces faits incontestables doivent servir à éclairer les cas plus complexes dans lesquels la gastrite se complique de phénomènes gastralgiques ou autres qui viennent masquer l'élément inflammatoire.

La médication antiphlogistique est donc d'une extrême importance dans le traitement de la gastro-entérite chronique. Examinons les principaux moyens à l'aide desquels cette indication sera remplie.

Les boissons jouent ici un rôle très-important, puisque l'eau par elle-même est déjà un antiphlogistique. L'eau de gomme, la limonade sans l'écorce, les boissons édulcorées avec les sirops acides de groseilles, de cerises, de framboises, sont d'un usage général et l'on pourrait dire exclusif pour cet objet. J'y joins, lorsque la saison le permet, la décoction des mêmes fruits à l'état frais qui plaît davantage. Ces boissons dont le cercle est assez restreint finissent par dégoûter le malade. Parmi celles qui peuvent y suppléer, il en est deux qui m'ont été d'une grande ressource, c'est l'eau de veau et le petit-lait.

L'eau de veau, que l'on prépare avec cent vingt grammes seulement de veau pour un litre d'eau, du sel et des légumes, est une boisson qui plaît à un grand nombre de malades, qui les rechange des substances sucrées et gommées par lesquelles leur estomac est affadi, qui font perdre au palais toute saveur, toute aptitude gustative ; en même temps c'est un aliment très-doux et d'une digestion très-facile. L'eau de veau facilite les garde-robes chez ceux qui sont constipés en enlevant l'inflammation gastrique; mais ce qu'on ne sait pas généralement, ce qui surprend beaucoup les gens du monde, c'est que cette boisson arrête fréquemment la diarrhée avec une facilité singulière. On comprend qu'il en soit ainsi dans la gastro-entérite bien caractérisée, mais ce que je puis affirmer pour l'avoir observé journellement dans ma pratique, c'est que deux fois sur trois au moins, ce moyen si simple arrête les diarrhées qui incommodent tant de personnes, ce qui tend à faire penser qu'elles ont fréquemment pour cause une inflammation gastro-intestinale. En tout cas on peut l'essayer lorsqu'on est consulté pour la diarrhée en général : ce traitement ne peut qu'être utile en préparant le tube digestif aux traitements ultérieurs, purgatifs, opiacés, astringents, etc., et j'ose promettre que dans un bon nombre de cas il rendra les autres moyens inutiles.

Comme autre boisson propre à rechanger les malades fatigués des substances sucrées, il faut mettre au premier rang le petit-lait, auquel on substitue plus tard le lait caillé. Cette préparation éminemment antiphlogistique par l'acide lactique qu'elle contient, ne plaît généralement pas beaucoup aux malades, cependant ils s'y habituent pour la plupart, le prennent même quelquefois avec plaisir, et l'on a vu aux observations particulières que son administration longtemps continuée a parfois amené un résultat plus satisfaisant que tous les autres moyens.

Il y a une remarque à faire au point de vue des boissons, de quelque nature qu'elles soient, et qui a trait à la soif des malades. Nous avons vu que dans quelques cas de gastrite il y a une soif inextinguible, une polydipsie qui constitue un des symptômes les plus pénibles. Écartant tous les cas de polydipsie nerveuse qui ne sont pas de mon sujet, ceux qui ont trait à certaines maladies spéciales indépendantes de l'inflammation du tube digestif, telles que le diabète, l'albuminurie, etc., j'ai observé dans plusieurs cas de soif excessive avec gastrite que cette sensation, ce besoin coïncidait avec la rougeur, la sécheresse du pharynx, se propageait parfois à la langue, aux gencives et aux lèvres. Cette soif est véritablement inextinguible parce que les liquides, en quelque quantité qu'ils soient, ne font que glisser rapidement sur les surfaces enflammées et s'accumulent dans l'estomac, d'où résulte une distension considérable de cet organe, la fatigue d'une digestion continuelle de liquides non alimentaires, l'inappétence pour les aliments. Cette soif excessive porte les malades à boire beaucoup, et comme peu d'individus s'astreignent à ingurgiter continuellement de l'eau ou des tisanes, il en résulte une appétence morbide pour la bière, le vin, l'eau-de-vie; ce qui aggrave encore l'inflammation du pharynx et de l'estomac et augmente le dégoût pour les aliments solides. La connaissance de cette cause m'a fait plusieurs fois trouver un remède efficace. Je conseillais aux malades de se gargariser dix ou douze fois dans la journée avec de l'eau fraîche, de manière à enlever les mucosités épaisses qui adhèrent au pharynx, et de garder ensuite pendant quelques minutes de l'eau fraîche dans la bouche. Dans plusieurs cas j'ai fait disparaître ainsi la soif qui tourmentait les malades et j'ai obtenu une amélioration rapide du côté de l'estomac qui ne se trouvait plus fatigué par la présence continuelle des liquides. Les grands bains prolongés plusieurs heures de suite, les cataplasmes émollients, les lavements de même nature font partie essentielle de la médication antiphlogistique et concourent au but qu'on se propose en faisant pénétrer les émollients par le plus grand nombre de points possible.

Les émissions sanguines, locales et générales, sont d'un grand secours dans le traitement de la gastrite chronique. Les ventouses scarifiées agissent dans le même sens que les applications de sangsues, et dans plusieurs cas qui s'accompagnaient de vomissements opiniâtres, les ventouses sèches appliquées plusieurs jours de suite ont triomphé de cet accident. Depuis la faveur accordée aux applications de sangsues à l'épigastre, on avait complétement négligé la saignée générale. Broussais la considérait comme convenant rarement, cependant elle est souvent utile comme le démontrent les observations particulières citées plus loin ; elle a même paru dans plusieurs cas et à plusieurs reprises le seul secours efficace (Obs. XII et XIII). Ses indications sont les mêmes que dans les phlegmasies en général, mais certains cas de gastrite chronique la réclament plus particulièrement. Je citerai entre autres la gastrite avec pléthore générale chez les jeunes filles. Cette forme est surtout fréquente chez les personnes qui viennent en ville pour être domestiques (Obs. XIII), et en général chez celles qui passent d'une vie active au grand air à une vie sédentaire et renfermée, d'une alimentation peu succulente à une alimentation très-animalisée. De ces personnes, les unes robustes et sanguines, les autres pâles et anémiques étaient habituées à une nourriture grossière, c'est-à-dire contenant peu d'éléments nutritifs sous un grand volume. La digestion de ces aliments se faisait bien cependant sous l'influence d'un travail continu au grand air ; mais une fois arrivées à la ville, il n'y a plus la même dépense de forces musculaires, l'air est moins vif, l'alimentation plus azotée. Sous cette influence l'embonpoint et la coloration du visage augmentent et la santé se maintient très-bonne chez un grand nombre, surtout lorsque les règles ne sont pas dérangées. Mais souvent l'évacuation menstruelle se fait difficilement ou se supprime malgré la santé florissante des jeunes filles. Dans ces circonstances, de même que chez les jeunes filles fortes et vigoureuses qui n'ont pas changé d'habitation et de régime et chez lesquelles par diverses causes que je n'ai pas à examiner ici, les règles se suppriment ou sont presque nulles ; on voit survenir (Obs. XII) une pléthore générale qui produit divers accidents au nombre desquels et au premier rang on doit placer la gastrite et la gastro-entérite chroniques. L'état inflammatoire ne se déclare pas tout d'abord, pendant longtemps il existe un simple malaise à la région épigastrique qui est tantôt indolente, tantôt douloureuse à la pression avec sentiment de pesanteur, de plénitude, surtout après les repas. Il y a un gonflement de la région douloureuse qui force les malades à se desserrer et qui est appréciable à la vue. On observe parfois un appétit qui ne permet pas aux malades d'attendre l'heure des repas sous peine de tomber en défaillance et qui disparaît par l'ingestion d'une très-faible quantité d'aliments, et plus souvent une inappétence complète. Peu à peu les accidents augmentent, la langue est large, épaisse, conservant l'impression des dents, ou lisse, rouge avec papilles saillantes, la bouche pâteuse ou sèche, alternative de diarrhée et de constipation (Obs. XIII). La peau est chaude, le pouls large et un peu plus développé qu'en santé. Dans certains cas ces symptômes augmentent vers le soir de manière à simuler les accès d'une fièvre quotidienne qui se dissipe après avoir paru deux ou trois jours de suite, sauf à se reproduire de la même façon quelques jours après.

Non-seulement il résulte de l'état pléthorique que je viens de signaler des congestions et des inflammations du tube digestif, mais ces organes peuvent être le siége d'une hémorrhagie. Ainsi j'ai observé une jeune fille très-robuste, grasse, colorée, ayant toutes les apparences d'une santé excellente, et qui se porte parfaitement bien, sauf le moment des crises qui se présentent de la manière suivante : tout à coup elle est prise de douleurs atroces à la région de l'estomac sur laquelle il est impossible de poser le doigt, pendant ces crises, la malade se lamente, s'agite, ne peut conserver un moment la même position, et rend avec d'effrayants efforts de vomissement pendant lesquels il semble que tout son corps va se briser, du sang tantôt vermeil tantôt noirâtre ; et ce qui est fort curieux, elle vomit également des morceaux blanchâtres, arrondis, ayant parfois le volume du petit doigt, se déchirant avec une certaine difficulté et formés évidemment de fibrine qui provient sans doute du sang qui a séjourné dans l'estomac. Les crises durent d'un à trois ou quatre jours, pendant lesquels la malade boit à peine, ne mange pas, sans présenter aucun symptôme de fièvre. Après quoi elle revient à sa santé première, est très-gaie, très-alerte, vaque à toutes ses occupations, mange de tout et n'éprouve aucun malaise à l'estomac. En ville elle est à peine réglée, quelquefois il y a suppression d'un mois ou deux. Si les hématémèses se renouvellent trop fréquemment, elle retourne à la campagne où elle mange de tout impunément, les règles se rétablissent et les hématémèses disparaissent.

La congestion, au lieu d'être hémorrhagique comme dans le cas précédent, devient d'habitude inflammatoire, comme nous l'avons vu plus haut. Elle peut se compliquer d'hépatite, de péritonite, de bronchite, d'anasarque, comme nous l'avons vu pour toutes les formes de gastro-entérite quelle qu'en soit la cause.

C'est dans des cas de cette espèce que la saignée générale

est souvent indiquée, indépendamment des conditions hygiéniques d'habitation, d'exercice, d'alimentation que réclame la suppression des règles.

Dans certains cas cependant, la marche des accidents est différente et bien propre à dérouter l'observation, en ce sens quequoique le point de départ ait été une pléthore générale avec congestion et inflammation gastriques, on est appelé à constater une anémie avec atonie gastrique ; voici ce qui arrive, l'excitation première du tube digestif a amené une assimilation exagérée des aliments d'où est résultée la pléthore, puis les accidents congestifs et inflammatoires de l'appareil gastro-intestinal : si cet état se prolonge, l'appétit se perd, il survient un mouvement fébrile d'abord obscur, la digestion se fait difficilement ; sous cette influence le sang perd de ses qualités, il devient aqueux et l'on se trouve en présence d'une chlorose avec gastro-atonie, dysménorrhée, écoulement d'un sang rose ou décoloré, gastralgie et névralgies diverses, état tout opposé à la pléthore et dont la pléthore a été le point de départ.

On comprend que la saignée, qui convient très-bien au début, serait contre-indiquée dans la seconde phase de la maladie, et que la saignée locale, surtout l'application de sangsues à la vulve, devra lui être préférée.

Des purgatifs.

Les purgatifs sont des agents plus ou moins irritants qui déterminent un afflux de sang sur la muqueuse, exaltent sa sensibilité, stimulent les organes voisins et augmentent notablement les sécrétions. Il semble donc complétement irrationnel d'employer ces moyens dans une maladie comme la gastrite où les phénomènes vitaux sont déjà en excès. Si on consulte l'observation, on voit des cas nombreux de gastro-entérites graves et même mortels dont le point de départ était évidemment l'emploi répété de purgatifs drastiques combinés avec un régime tonique et excitant (Obs. I) : dans un autre cas,

(Obs. V), la gastro-entérite déjà formée prend une nouvelle intensité sous l'influence d'un purgatif.

Cependant nous voyons d'autres cas dans lesquels, malgré l'existence d'une gastro-entérite incontestable, les purgatifs ont amené une amélioration qui s'est répétée à de longs intervalles sous l'influence des mêmes agents (Obs. IX). Il semble donc qu'on ne doit pas proscrire d'une manière absolue l'emploi des purgatifs dans la gastro-entérite. Je sais qu'il sera toujours facile d'opposer une fin de non-recevoir aux quelques faits qui militent en faveur des purgatifs, en disant qu'on n'avait pas affaire à une véritable inflammation ; mais il ne s'agit pas ici de vues systématiques, j'ai donné les observations et chacun peut juger par lui-même. Sans doute il y a des cas nombreux dans lesquels le caractère inflammatoire est fort difficile à établir, mais lorsque dans une maladie comme celle qui fait le sujet de l'Observation IX, on n'obtient du soulagement et une guérison définitive qu'au moyen des émissions sanguines et des purgatifs, il est difficile de nier le caractère inflammatoire de la maladie.

En étudiant plus à fond les symptômes de la gastro-entérite, on voit qu'il existe des cas dans lesquels les phénomènes inflammatoires sont moins intenses et où les sécrétions intestinales sont en excès. Ces sortes de cas sont ceux où conviennent les purgatifs.

Dans les phlegmasies chroniques des autres muqueuses, dans le coryza chronique, dans la bronchite chronique, dans la cystite chronique, lorsque les sécrétions deviennent trop abondantes, qu'il y a complication catarrhale, on emploie les stimulants, les expectorants, le tolu, la scille, la gomme ammoniaque, les fumigations, les injections de goudron, de térébenthine, qui agissent sur ces diverses muqueuses comme les purgatifs sur la muqueuse du tube digestif. Si donc l'observation et la théorie contre-indiquent le plus souvent l'emploi des purgatifs, il est quelques cas où une étude plus approfondie appuyée sur l'analogie en permet l'usage. La question est de saisir l'indication afin d'être utile et de ne pas nuire. Or, on voit que dans la période franchement inflammatoire l'emploi des purgatifs est nuisible ; il faudra donc n'en user qu'après un certain temps, lorsque, par un régime doux, les émollients, les antiphlogistiques, on aura amorti l'orgasme inflammatoire. Même dans ce cas on n'en usera pas habituellement, mais seulement lorsque prédomineront les signes qui indiquent des sécrétions surabondantes, tels que, bouche pâteuse, langue jaunâtre, goût amer, inappétence, vomituritions, tendance à la diarrhée. Les purgatifs ont alors l'avantage de débarrasser le tube digestif de l'enduit produit par les sécrétions excessives et de le rendre plus propre aux fonctions qu'il doit remplir.

Quant à la nature des purgatifs, on devra pour plus de prudence choisir les plus doux, ceux que l'on connaît sous le nom de laxatifs, tels que la manne, l'huile de ricin, la casse, les tamarins, puis les combiner avec d'autres plus stimulants, tels que la rhubarbe, le séné, les sels neutres. Les drastiques devront être proscrits. Je me suis souvent bien trouvé, surtout lorsqu'il existait en même temps des nausées et des vomissements, de l'eau magnésienne prise par quart de verre à trois ou quatre reprises le matin, ce qui avait généralement pour effet de supprimer les nausées et les vomissements et de procurer des évacuations douces. L'eau magnésienne du Codex a le grave inconvénient de demander vingt-quatre heures pour être préparée : je la remplace par une eau fortement chargée d'acide carbonique, à laquelle on ajoute 4 à 6 grammes par bouteille de magnésie hydratée lourde.

Broussais lui-même avait été amené à cet emploi des purgatifs dans certains cas de gastrite, lorsqu'il se guidait sur l'observation et qu'il n'avait pas encore à soutenir des idées théoriques exagérées. Ainsi lorsqu'il parle des gastrites chroniques latentes, il dit : « Comme je m'apercevais que le « caractère d'irritation prédominait, je commençais chaque « traitement par les émollients et les acidules. La majeure

« partie guérissait. Ceux chez qui je voyais persister l'ano-« rexie avec bouche amère, nausées, sécheresse de la peau, « rots et borborygmes, étaient émétisés ; s'ils n'avaient be-« soin que du vomissement, l'appétit se prononçait dès le « lendemain : s'il restait des corps étrangers (saburre) dans « la cavité des intestins, les gaz rendus par l'anus, les bor-« borygmes, l'élévation du ventre, la constipation, les signes « des vers, la lassitude et les douleurs sympathiques des « lombes et des cuisses me fournissaient l'indication d'un « purgatif qui achevait de rétablir l'équilibre (1). » Il est vrai que, dans une note postérieure, Broussais se rétracte et prétend que l'observation l'a conduit insensiblement à bannir les évacuants, mais c'est le chef d'école qui parle, mieux vaut s'en tenir à l'observateur.

Des toniques.

Aucun organe n'a eu en thérapeutique des phases plus diverses que le tube digestif. Sans remonter bien haut, on voit les partisans de Brown, sous prétexte d'asthénie et de diminution d'incitation, employer d'une manière à peu près constante les stimulants et les toniques dans les diverses maladies de cet organe, tellement que Broussais, frappé de ces abus et trouvant, avec raison, que c'est « s'y prendre fort « mal pour ranimer les forces que de placer des irritants sur « le lieu enflammé, » les proscrit d'une manière absolue, et enveloppant dans son anathème les stimulants et les toniques, ferme les yeux sur les cas où, d'après ses propres observations, ces derniers ont été réellement utiles. Pour juger ce vigoureux esprit, pour retirer du fruit de ses leçons, de ses observations au point de vue pratique, il faut s'arrêter à son *Traité des phlegmasies*. Non-seulement il faut accepter les faits de gastrite franche dans lesquels les toniques ont nui et les émollients ont été utiles, mais encore ceux que Broussais

(1) *Histoire des phlegmasies ou inflammations chroniques*, 3e édit., t. III, p. 186.

devenu chef d'école répudie dans les notes de ses dernières éditions et qui nous montrent certaines affections gastriques guéries ou heureusement modifiées par un vomitif, par des purgatifs répétés, par l'emploi prudent des toniques, du quinquina mitigé par les émollients. Lu avec cet esprit qui s'attache aux faits, à l'observation intelligente, le *Traité* de Broussais restera un des meilleurs livres de médecine pratique que la France ait produits.

Il faut aussi se placer au point de vue où était Broussais. Il arrivait, praticien intelligent et observateur, dans un pays plus chaud que la France, ayant à soigner des jeunes gens robustes, prédisposés, par conséquent, aux accidents inflammatoires, ayant en outre un régime de vie irrégulier, plus excitant qu'il ne l'est dans la vie ordinaire, usant de vins très-colorés et alcooliques, puis pour traiter ces malades, des médecins généralement peu instruits. Le brownisme régnait alors, c'était la doctrine dominante. Ces médecins peu érudits, n'ayant pas eu le temps ni souvent le désir de méditer, devaient nécessairement s'emparer de cette méthode et l'exagérer en l'appliquant, comme Broussais a pu, par un juste retour des choses d'ici-bas, le voir pour lui-même lorsque des élèves enthousiastes, appliquant à tort et à travers les idées du maître malgré ses protestations, couvraient les malades de sangsues et les mettaient à une diète prolongée. Broussais avait donc beau jeu et s'élevait avec raison contre cet emploi aveugle de la médication tonique. Mais cette pratique pernicieuse qu'il combattait n'était pas générale et n'avait pas existé de tout temps. En un mot, Broussais combattait une méthode, tandis que sa critique aurait dû porter sur ceux qui l'appliquaient.

Jamais personne n'a prétendu qu'on devait traiter par les toniques, les irritants, les vomitifs, l'inflammation de l'estomac. Pour ne citer que quelques exemples, Stoll, si grand partisan des vomitifs, mais praticien judicieux avant tout, après s'être longuement étendu sur les affections bilieuses et sur l'usage répété des vomitifs, ajoute : « Je me suis sur- « tout appliqué à distinguer si le malade avait une vraie ou « une fausse inflammation du bas-ventre, ou si l'une et l'autre « se trouvaient réunies. Je regardais cette recherche comme « la plus importante et la plus difficile, car quoique l'entérite « et la colique bilieuse aient été très-bien distinguées l'une de « l'autre par les auteurs de médecine, cependant elles sont « très-souvent confondues dans la pratique, non-seulement « par les jeunes médecins, mais même encore par ceux qui « sont forts d'une longue expérience. Et avec quel danger « pour les malades ! En effet, s'il y a inflammation et que l'on « donne un éméto-cathartique lorsqu'il faudrait mettre en « avant toute la cohorte des antiphlogistiques, et réciproque- « ment, quels accidents n'aura-t-on pas à redouter (1) ! »

Broussais, ce me semble, ne désavouerait pas ce langage : il est seulement plus exclusif en ce sens qu'il rejette complétement les vomitifs de la thérapeutique, sauf le cas d'empoisonnement, tandis que Stoll, qui est considéré comme partisan absolu des éméto-cathartiques, distingue les cas où sa méthode favorite serait nuisible, et recommande expressément de ne pas omettre les antiphlogistiques lorsque l'inflammation est déclarée.

De même Boerhaave, après avoir donné les signes de l'inflammation de l'estomac, ajoute : « Simul ac præsens per sua « signa scitur, statim, validâ sanguinis missione, si opus repe- « titâ, potu lenissimo nutriente, emolliente, antiphlogistico, « causæ contrario, clysmatibus, fomentisque similibus dili- « gentissimè utendum. Cavendum summoperè ab omni acri, « maximè autem a vomitu (2). »

Van Swieten, dans ses Commentaires (*loc. cit.*), insiste fortement sur le même sujet. Il rapporte à l'appui un cas cité par Fréd. Hoffmann, qui a trait aux funestes effets du vomitif dans l'inflammation de l'estomac.

(1) *Méd. prat.* trad. par Mahon, t. I, page 285.
(2) *Commentaires sur Boerhaave*, par Van Swieten, t. III, p. 148.

En voilà assez pour faire voir que, bien avant Broussais, la méthode antiphlogistique était préconisée dans la gastro-entérite, mais les doctrines de ce médecin ayant à leur tour outre-passé le but, une réaction en sens contraire commencée par Barras (1), s'appuyant comme celle de Broussais, au début, sur des faits bien observés, tend de nos jours à devenir excessive en allant au delà de ces faits, de sorte que rien, à mon avis, ne rappelle mieux que le traitement des maladies de l'estomac, la fable de la Fontaine :

Rien de trop est un point
Dont on parle souvent, mais qu'on n'observe point.

Ces hommes éminents n'en ont pas moins contribué puissamment et plus que tous leurs devanciers à élucider l'histoire difficile des maladies gastro-intestinales. C'est en me guidant sur ces auteurs d'une part, et de l'autre sur l'observation que je vais dire quelques mots de la médication tonique dans la gastrite chronique.

Les toniques exercent sur la muqueuse digestive une action spéciale qu'il ne faut pas confondre avec celle des excitants. Ceux-ci, pour ne parler que de leur action sur le tube digestif, déterminent un afflux de sang considérable, exaltent sa sensibilité, en un mot y développent les caractères d'une véritable inflammation momentanée. Si donc ils conviennent dans la gastro-entérite chronique, cela ne peut avoir lieu que dans les cas où, l'inflammation ayant disparu, il existe une véritable inertie, une langueur que l'on modifie au moyen des stimulants. Les toniques raffermissent les organes, donnent plus d'énergie et de vigueur aux forces digestives. La muqueuse, avec laquelle ils sont en contact, se resserre et devient plus ferme, mais les mouvements ne sont pas accélérés, le sang n'afflue pas en plus grande abondance, les sécrétions ne sont pas augmentées; on remarque, au contraire, que l'ap-

(1) *Traité des gastralgies*. Paris, 1839-1844, 2 vol. in-8.

plication des toniques resserre les vaisseaux, diminue l'afflux du sang et les sécrétions.

J'insiste sur ces considérations en parlant de la médication tonique dans la gastrite chronique, parce qu'ici l'observation a été tellement obscurcie par la théorie, que les faits eux-mêmes ont véritablement perdu créance devant les doctrines.

A une certaine période de la phlegmasie gastro-intestinale, surtout lorsque la maladie a duré longtemps, à l'inflammation succèdent l'atonie, la débilité, comme on le voit vers la fin des phlegmasies des autres muqueuses, de la bronchite, de la conjonctivite, de l'urétrite, de la cystite. Personne, dans ces sortes de cas, ne met en doute l'utilité des toniques, surtout lorsqu'ils tendent à passer à l'état chronique. Par quel motif la muqueuse gastro-intestinale ne suivrait-elle pas cette loi? Parce que ces agents employés d'une manière intempestive au début de la maladie, ou lorsque l'orgasme inflammatoire se maintenait au delà des limites ordinaires, ont produit des résultats fâcheux. Mais de ce que les toniques et les irritants, le vin, l'eau-de-vie, la térébenthine, le copahu, le goudron, les injections irritantes employées au début des phlegmasies des bronches, des yeux, de la vessie, de l'urètre, ont produit des effets fâcheux, on n'a pas proscrit d'une manière absolue leur emploi dans ces phlegmasies ; on a seulement discuté l'opportunité actuelle de leur application. Il faut donc agir de même dans la gastrite et la gastro-entérite chroniques, si l'observation prouve que, dans certains cas donnés, ces moyens peuvent être réellement utiles.

Or, si nous consultons les observations particulières, sauf les cas graves et compliqués d'ascite, de péritonite, nous voyons qu'après un certain temps de maladie, lorsque les phénomènes inflammatoires étaient peu prononcés, qu'il restait de l'inappétence, des digestions laborieuses avec langueur générale, on a souvent employé les toniques : le vin de quinquina (Obs. I); les eaux minérales ferrugineuses (Obs. III); ils ont alors été utiles et n'ont déterminé aucun accident.

Cependant on ne saurait trop insister sur la nécessité de tâter la susceptibilité de l'estomac, afin de renoncer à cette médication, dès qu'on la voit mal supportée. C'est ainsi que, dans l'Observation II, j'ai dû y renoncer après deux essais qui avaient évidemment aggravé l'état du malade. Dans les observations suivantes, qui ont pour objet des femmes ou des jeunes filles, les toniques, les ferrugineux ont rarement trouvé leur indication, parce qu'ils ravivaient l'inflammation ; et bien souvent on se trouvait entre deux écueils, le besoin de fortifier la constitution générale, et l'inconvénient de raviver la phlegmasie gastro-intestinale. Ces cas, dans lesquels il y a un mélange d'irritation et de faiblesse, où la dyspepsie, la gastralgie et la gastrite existent simultanément, sont parmi les plus difficiles de la pratique.

Lorsqu'on emploie les toniques vers la fin de la gastro-entérite, il faut choisir les plus doux, et ne pas les administrer indifféremment sous une forme ou sous une autre. Ainsi le quinquina en infusion aqueuse, seule ou coupée avec du lait ou de l'eau de gomme, convient généralement mieux que le même agent sous forme de poudre, d'extrait ou de vin. Le colombo en poudre est un des toniques les plus convenables, parce qu'au principe amer est associé un principe mucilagineux. Les extraits de gentiane, de pissenlit, de petite centaurée, sont des toniques doux souvent utiles. Le fer, sous forme de poudres, de pilules, est rarement supporté, tandis qu'on administre avec succès les solutions aqueuses des mêmes substances très-peu chargées, et prises avec les aliments. Dans plusieurs cas, je me suis très-bien trouvé, lorsque les toniques précédents ne pouvaient être supportés, des eaux minérales naturelles de Bussang (1), de Sermaize (2). J'utilise fréquemment, dans le même but, l'eau de Brabant en Argonne, source ferrugineuse, complétement inconnue, qui, d'après l'analyse qu'en a faite mon frère, pharmacien à Verdun, et auteur de

(1) *Dictionnaire général des eaux minérales et d'hydrologie médicale*, par MM. Durand-Fardel, E. Le Bret et J. Lefort. *Paris*, 1860, t. I., p. 338.

(2) *Idem*, t. II, p. 764.

plusieurs mémoires sur les eaux de notre département, présente des caractères chimiques analogues à ceux des eaux minérales ferrugineuses en renom, et qui a l'avantage d'être à la portée de mes malades, si avantage il y a, car nul n'est prophète en son pays; et j'ai souvent vu des personnes, auxquelles je conseillais cette eau, n'attacher aucune importance à mes paroles, et prendre avec confiance quelque eau minérale en renom.

Du régime.

Les agents de la médication émolliente et rafraîchissante se rapprochent tous plus ou moins des aliments. Ainsi la gomme, l'orge, l'avoine, le riz, les fécules diverses, la mauve, les amandes, le cacao, sont rangés parmi les émollients; les acides pectique, citrique, malique, lactique, employés comme rafraîchissants, forment les éléments principaux des fruits rouges, de la carotte, du raisin, des oranges, des citrons, du petit-lait et du lait. Lors donc qu'on voudra instituer dans la gastrite chronique un traitement antiphlogistique, le régime alimentaire devra être dirigé dans le même sens, c'est-à-dire que les légumes, le lait, les raisins, les oranges, les fruits cuits et crus, les féculents, devront en former la base. Nous voyons en effet, dans les observations particulières, que ce régime était celui qui convenait le mieux. Remarquons cependant qu'il y a un choix à faire, et qu'il ne suffit pas d'administrer indifféremment au malade tous les agents de la médication émolliente. Beaucoup de ces aliments, dans certaines conditions de l'organisme, ne sont pas digérés, et deviennent des laxatifs. Au point de vue thérapeutique, cet effet peut être utile; mais il l'est rarement au point de vue alimentaire. Ainsi, dans certains cas de gastrite chronique survenant à la suite de causes irritantes, comme l'usage prolongé des alcooliques, le lait est fort mal digéré, produit des gaz, des éructations, des diarrhées. Dans ce cas, il vaut mieux y renoncer, ou le combiner avec d'autres agents qui en faciliteront la digestion. Sous ce rapport, je me suis souvent bien trouvé de l'addition de chocolat ou de cacao, et de bicarbonate de soude, s'il y a tendance à l'acidité. J'ai remarqué également que les œufs, qui, frais, constituent un aliment doux et presque exclusivement composé d'éléments nutritifs, augmentent d'une manière presque certaine la diarrhée dans la gastro-entérite chronique. Je n'y renonce pas plus qu'au lait dans l'alimentation des malades, mais j'en étudie les effets, et je les supprime momentanément, lorsque l'estomac ne peut pas les assimiler, sauf à y revenir plus tard. En attendant, on donne de la panade, de la semoule à l'eau et au beurre, des potages à la fécule de sagou, de salep, de tapioca, de pommes de terre, et l'on essaie les viandes blanches de poulet, de grenouilles, qui souvent sont très-bien digérées. Ce n'est que plus tard qu'on peut essayer les bouillons gras, les viandes rôties de bœuf, de veau, de mouton ; et si, du temps de Broussais, on avait exclu à tort ces aliments du régime des personnes atteintes de gastrite et de gastro-entérite chroniques, il faut actuellement se mettre en garde contre l'excès contraire, qui tend à faire donner d'une manière banale les viandes rôties et le vin de Bordeaux dans toutes les maladies chroniques de l'estomac, de quelque nature qu'elles soient. Ainsi certaines personnes qui supportent très-bien les aliments féculents, ne peuvent digérer sans douleur un bouillon gras. Cette remarque avait été faite par Pomme, qui dit avoir observé que, dans les maladies vaporeuses, le bouillon gras irritait le velouté de l'estomac.

Le lait est un aliment qui digère mal au début ; mais j'ai vu, dans plusieurs cas, qu'il était le seul dont l'estomac s'accommodât, et au bout de quelque temps, les malades reconnaissaient que rien ne leur était plus convenable.

Les moyens les plus simples, continués avec persévérance, produisent parfois des résultats remarquables. Ainsi, chez les malades habitués à la bonne chère, au bon vin, on voit, comme dans l'Observation II, l'usage de l'eau pure aux repas, faire disparaître tous les accidents. Chez d'autres, tout ce qui est fermenté, boissons ou aliments, aggrave la gastro-entérite, dé-

Examinée pour la première fois le 11 juillet 1849 : je trouve la figure pâle, les traits altérés, maigreur extrême, les muscles des avant-bras aplatis de manière à ne pas dépasser les os, comme chez les phthisiques. Cette maigreur a beaucoup augmenté depuis trois semaines. Parole bonne, esprit très-présent. La malade est surtout tourmentée par des vomissements très-fréquents avec exspuition continuelle de salive dans l'intervalle, accidents qui n'ont paru que depuis son nouveau traitement. Les matières vomies se composent des liquides ingérés, de mucosités et surtout d'un liquide vert foncé. Langue d'un rouge très-vif dans toute son étendue, gencives engorgées et d'un rouge sombre, couvertes d'aphthes et de petites ulcérations. Constipation opiniâtre depuis le commencement de la maladie, ventre très-plat, souple, indolent, sans trace d'engorgement ni de tumeurs.

La présence des escarres produites à l'épigastre par la pommade stibiée et dont quelques-unes ont la largeur d'une pièce de cinq francs ne permet pas de tirer parti de la palpation à l'épigastre. Absence des règles depuis dix-huit mois. Pouls à 100, faible et régulier, peau crasseuse et sèche, ni douleurs de reins ni douleurs du bas-ventre, pas de fleurs blanches, utérus facilement appréciable par le toucher et la palpation abdominale, ayant son volume normal. Pas de toux, expansion vésiculaire pure, pas de battements de cœur, urines peu abondantes, tantôt limpides, tantôt troubles et épaisses avec un dépôt briqueté. Pas d'œdème. Pas d'engorgement à la rate ; cette région ne présente un son mat que dans l'étendue d'un pouce et demi en carré : rien dans les antécédents qui fasse penser à une fièvre intermittente. Sauf les symptômes gastriques il n'existe d'ailleurs aucune cause appréciable de maladie.

Prescription. Un bain d'une demi-heure tous les jours. Eau gazeuse. Potion de Rivière en deux fioles : toutes les heures mélanger une cuillerée à bouche de chaque fiole et boire immédiatement. Quelques cuillerées de bouillon de poulet. Cataplasme émollient à l'épigastre.

Les jours suivants les vomissements diminuent sans cesser complétement. Quelques plaques de muguet sur les gencives.

Même prescription. Lavement de bouillon en raison de l'impossibilité de faire supporter aucun aliment par l'estomac.

Le 15, les lavements de bouillon ont déterminé de la diarrhée, même prescription.

Le 18, toujours langue rouge avec quelques traces de muguet : vomissements moins abondants de matières blanchâtres et non vertes comme précédemment : selles moins abondantes : pas de douleur du ventre qui est aplati. Douleur vive à la palpation et à la percussion du côté droit depuis deux pouces au-dessous du rebord des fausses côtes jusqu'à la septième côte, son mat dans toute la portion douloureuse. Pas de traces d'ictère, urines tantôt limpides, tantôt troubles. Pas d'appétit.

Prescr. Lait de beurre que la malade prend avec plaisir. Bicarbonate de soude et magnésie, 1 gramme de chaque à prendre tous les jours. Emplâtre de savon, extrait de ciguë et gomme ammoniaque sur le côté droit. Gargarisme boraté. Diète, continuer les bains.

Le 25, la malade se trouve mieux, ni vomissement ni diarrhée. Le lait de beurre passe très-bien, continuation.

Le 12 août, langue rosée, un peu d'appétit, ni vomissements ni diarrhée ; de temps en temps un peu de moiteur à la peau. Urines limpides.

Cette malade revient peu à peu à une santé satisfaisante, sauf que l'estomac reste longtemps délicat.

Le 25 septembre, elle vient me voir à Verdun. Elle est très-grasse et colorée, la langue est rosée, mais les digestions sont encore parfois pénibles.

Prescr. Vin de quinquina, un verre à liqueur deux fois par jour.

J'ai revu cette malade dont la santé est complétement raffermie.

Remarques. — Nous trouvons ici un cas d'affection gastrique obscure dont le caractère inflammatoire était douteux et qui se convertit en une gastro-hépatite formidable, sous l'influence des purgatifs drastiques, des toniques donnés aveuglément. Il est difficile de voir plus nettement l'effet suivre la cause. Je ne cite qu'un fait de cette nature, mais je pourrais rapporter dix observations semblables dont la cause était aussi évidente. J'ai caractérisé la maladie gastro-hépatite parce que le foie a participé à l'inflammation, comme le prouve la douleur ressentie dans tout cet organe à la palpation et à la percussion. Les vomissements vert foncé paraissent évidemment dus à la même cause : ils provenaient d'une sécrétion anormale du foie enflammé. La congestion et l'inflammation des gencives étaient portées à un haut degré, comme cela arrive souvent dans les gastrites intenses : il y a même eu un commencement de muguet qui indique un degré d'inflammation de plus, et qui a ici la même signification que le pointillé blanc ou les larges plaques de même couleur dont se couvrent les vésicatoires trop enflammés. On a vu les effets rapidement favorables d'un traitement émollient et rafraîchissant, notamment de la potion de Rivière et du lait de beurre. Comme l'estomac ne pouvait supporter aucun aliment, en l'absence d'une fièvre intense et en raison de l'intégrité du gros intestin, j'ai employé les lavements de bouillon qui ont soutenu les forces générales et ont eu en outre l'avantage de vaincre la constipation. On croit peut-être que cette cure m'a fait honneur auprès de la malade : je ne le pense pas. Ce n'est qu'après mille réticences et soupçonnant quelque chose d'anormal en raison des réponses embarrassées de la malade, que j'ai fini par obtenir des renseignements précis sur le traitement employé par le charlatan. La Fontaine, dans *le Médecin Tant-pis et le Médecin Tant-mieux*, nous accuse de triompher après la maladie et même après la mort : je n'ai pas eu la même chance malgré la guérison, car j'ai su indirectement que mon charlatan, que l'on avait renvoyé et qui s'était un peu sauvé au moment du danger, était revenu lorsque tout allait bien et avait fini par persuader à peu près à mes gens, que le traitement énergique employé par lui avait réellement amené la guérison.

Il est certain que l'on avait vu les effets de son traitement, les drastiques et les escarres de l'épigastre avaient fait sortir l'humeur ; cela était bien plus facile à comprendre que l'action d'un bain, du petit-lait et d'une potion dont la malade ne ressentait aucun effet. Combien de fois n'ai-je pas vu des gens, quoique non guéris, me dire d'un air de satisfaction : Cependant vos médicaments m'ont fait un très-bon effet, la médecine m'a bien purgé et le vésicatoire a donné beaucoup d'humeur, voulant dire par là que ce n'était pas ma faute s'ils n'étaient pas guéris.

OBSERVATION II. *Gastro-entérite chronique récidivant fréquemment sous l'influence d'écarts de régime même légers. Guérison par la suppression de toute boisson alcoolique entre les repas.*—M. C., âgé de trente-deux ans, d'une position aisée, petit, plein de vigueur, plutôt maigre que gras, né d'une mère sujette à des gastralgies, ayant lui-même depuis longtemps un mauvais estomac, éprouve fréquemment de la diarrhée, des digestions pénibles qui lui font dire qu'il est parfois une heure sans savoir si les aliments passeront par en haut ou par en bas, sans que cependant il vomisse facilement, souffre beaucoup plus depuis quelque temps. Par tempérament ce malade parle et agit beaucoup, se fatigue avec excès, a un bon régime alimentaire, mais est obligé de boire fréquemment avec les acheteurs quelques doigts de vin plusieurs fois par jour. De plus il remarque que chaque fois qu'il fait un léger extra, les souffrances redoublent. Cette expérience renouvelée à plusieurs reprises n'a jamais manqué son effet.

Je vois fréquemment M. C. même lorsqu'il est en bonne santé, de sorte que je n'ai pas à relater son état à un jour précis plutôt qu'à un autre. Ce que je dois dire, c'est que la diarrhée devint plus fréquente, les digestions difficiles se présentèrent plus fréquemment, enfin dans le courant de l'été de 1850 il était dans l'état suivant : embonpoint médiocre, langue blanche, pointillée de rose, bouche pâteuse, parfois soif assez vive, douleur marquée à la pression de la région épigastrique, nulle dans le reste du ventre. Presque tous les jours à la suite des repas, il y a douleur à l'estomac ou simplement malaise, abattement, impossibilité de se mouvoir : dans ce cas le malade reste immobile, réclame le silence autour de lui et se tient ainsi une partie de la nuit, ne sachant s'il vomira, ou bien, ce qui est plus habituel, si la digestion finira par s'effectuer. L'épigastre est alors distendu et ne peut supporter le contact d'aucun vêtement, même de la chemise; éructations inodores ou ayant l'odeur des aliments. Depuis quelque temps une constipation opiniâtre remplace la diarrhée.

Je prescris un régime doux et tonique, les potages, les viandes rôties (*le maigre digère mal*), de l'eau de gomme pour boisson, des cataplasmes émollients à l'épigastre, vin vieux coupé avec de l'eau de Seltz naturelle au repas. Sous-nitrate de bismuth, 10 centigrammes, opium, 2 centigrammes deux fois par jour. Grands bains, parler peu et ne pas trop agir : supprimer complétement le vin entre les repas.

Sous l'influence de ce régime il survient un mieux très-marqué, au point que M. C. se croit entièrement guéri et, l'occasion aidant, ne se ménage pas dans un certain nombre de bons repas auxquels il assiste.

En octobre 1850, à la suite de ce défaut de précautions, la langue, qui était rosée et nette, devient blanche et piquée de rouge ; la constipation augmente, la douleur à la pression de l'épigastre redevient très-vive, ainsi que le malaise à la suite des repas.

Je prescris les mêmes moyens que précédemment, qui n'avaient du reste été négligés que partiellement. Gilets de flanelle sur la peau. Je menace mon malade (qui redoute tout traitement), d'une application de sangsues à l'épigastre, ce qui le dispose à exécuter plus strictement mes prescriptions. Je dois dire que j'avais employé au début le vin de quinquina et que l'état de l'estomac s'était évidemment aggravé sous son influence.

En novembre, le malade va assez bien : l'estomac ne le fait souffrir que de temps en temps, lorsqu'il se permet quelques aliments indigestes.

Le 15 avril 1851, souffrances plus vives, langue blanche hérissée de papilles, coliques dans tout le ventre, un peu de diarrhée, sentiment habituel de froid, pouls calme.

Prescr. Limonade, emplâtre de thériaque à l'épigastre.

Les jours suivants il y a du mieux ; cependant je fais appliquer quinze sangsues à l'épigastre. J'insiste sur le régime déjà prescrit.

En été 1851 il y a un mieux marqué. Appétit, selles naturelles, peu de douleur à l'estomac. Le malade remarque que la rigoureuse observation du régime prescrit est une des premières conditions pour empêcher les rechutes.

Le mieux se soutient en automne 1851, mais le malade continue à observer strictement le régime et reconnaît qu'il s'en trouve bien.

En 1853 il n'y a eu depuis un an que des malaises insignifiants, la diarrhée ne reparaît plus. M. C. a pu depuis quelque temps assister à quelques repas et manger comme tout le monde, sans en rien ressentir de fâcheux. La guérison ne s'est pas démentie jusqu'à présent (1860).

Remarques. — Ce malade, qui a été depuis longtemps et qui est encore soumis à mon observation, présente un exemple frappant de l'extrême importance du régime dans la gastro-entérite chronique. Le patient lui-même ne pouvait se soustraire à l'évidence des faits et reconnaissait l'inobservation du régime comme la cause principale des accidents. Tout en convenant que le vin entre les repas et le moindre excès de table lui étaient nuisibles, il se révoltait contre cette pénible nécessité et enviait le bon estomac de ceux qui en faisaient beaucoup plus que lui sans en souffrir. C'est qu'en effet, outre l'action des ingesta, il y a la constitution individuelle, la prédisposition gastrique qui permet à l'un de supporter impunément et pendant longtemps ce qui nuit de suite à un autre. Le sujet de l'observation actuelle avait évidemment un estomac très-irritable et très-délicat sur lequel retentissait immédiatement le moindre écart de régime. Triste privilége qui nous contraint en quelque sorte à ne pas passer outre, mais précieux avantage d'autre part, en ce sens que les premières portes étant fermées en quelque sorte aux mauvaises habitudes, nous y renonçons plus volontiers dans l'intérêt de notre santé, tandis que ceux dont l'estomac robuste supporte et digère tout facilement, laissent pénétrer par cette voie trop complaisante, des éléments impropres à la nutrition, qui exercent leur action délétère sur des organes plus profondément situés, plus importants, quoique d'une sensibilité plus obscure, d'où résultent ces affections graves, altérations du sang, cachexie, hépatite chronique, cyrrhose, hydropisie générale; qui ne se manifestent que quand l'art est impuissant à les combattre. C'est dans ce sens qu'il est vrai de dire qu'une santé délicate est avantageuse au corps.

Observation III. *Gastrite chronique produite par les alcooliques, récidives fréquentes sous l'influence de la même cause.* — Dans le courant de l'année 1845, je fus appelé chez M. H., boucher dans un village voisin, et pendant ma visite on m'offrit un verre de vin que je refusai, donnant pour motif, ce qui était vrai, que le vin entre les repas me disposait aux aigreurs. « Comment feriez-vous donc si vous étiez obligé comme nous de boire toute la journée ? » me demanda M. H. Je lui répondis que je ferais comme tant d'autres, que je ne tarderais pas à souffrir de l'estomac. M. H., d'une constitution robuste, âgé de trente ans, jouissant d'une excellente santé, ne fit que rire de mes précautions hygiéniques.

En octobre 1850, il vint me trouver reconnaissant que j'avais été plus prudent que lui. Depuis deux ans se trouvant possesseur d'une belle fortune, il avait renoncé à sa profession et vivait de ses revenus : les occasions étaient encore plus nombreuses pour les rencontres avec les amis de la bouteille. Sans s'enivrer il buvait assez habituellement et dans le cours de la journée six à huit bouteilles de vin du cru. Peu à peu il souffrit de l'estomac et se décida à me consulter.

L'apparence générale est toujours celle de la santé comme autrefois, toutes les fonctions se font bien, sauf celles du tube digestif. De ce côté langue blanchâtre, un peu poisseuse, avec un léger piqueté rouge, bouche amère, soif, exspuition fréquente de mucosités filantes et transparentes sans envies de vomir, n'ayant pas plutôt lieu le matin qu'à tout autre moment ; douleur à la pression de la région épigastrique, sentiment habituel de gêne et de malaise dans cette région, au point que souvent il ne peut supporter la pression des vêtements ; alternatives d'appétit très-vif, analogue à la fringale, et de dyspepsie complète : par moments douleur aiguë épigastrique avec cris, gémissements. Constipation opiniâtre contrastant avec la facilité des selles qui existait autrefois. Pouls normal.

Prescr. Quinze sangsues à l'épigastre, cataplasme de farine de lin. Eau gazeuse coupée avec un peu de vin vieux aux repas; abstinence de vin dans l'intervalle, recommandation spéciale sur laquelle j'insiste et que le malade accepte volontiers, parce que, n'étant pas ivrogne par tempérament, il s'est aperçu à plusieurs reprises que les souffrances étaient plus vives lorsqu'il avait bu, ce qui l'avait déjà déterminé depuis une quinzaine de jours à se modérer beaucoup sur ce point.

Je revois le malade en décembre. Il se trouve très-bien et souffre à peine depuis qu'il a renoncé aux alcooliques. Il a voulu les essayer de nouveau, mais le retour des douleurs l'y a fait bien vite renoncer. La langue est encore blanchâtre, l'état général très-bon.

Le malade, se croyant complétement guéri, se mit de nouveau à boire sans ménagement. En août 1851, il vint me trouver plus souffrant que jamais, éprouvant de vives douleurs spontanées et à la pression de la région épigastrique. Il me demande mon avis sur les eaux de Sermaize dont on lui a parlé. Je l'engage à les prendre.

Après six semaines de séjour aux eaux, il revint en très-bon état. Au bout de six jours des eaux l'appétit était revenu, il en avait pris jusqu'à douze litres par jour qui provoquaient des urines et des selles abondantes. Au moment où je le vois il est très-alerte, mange avec appétit, n'éprouve plus de douleur à l'épigastre : la langue est encore un peu blanche.

J'ai revu ce malade de temps en temps dans l'espace de plusieurs années, la santé est redevenue bonne, mais à plusieurs reprises il a été obligé de recourir à moi pour des douleurs d'estomac avec symptômes inflammatoires, et il reconnaissait chaque fois que les excès de boisson, auxquels il ne se livre du reste que rarement, en étaient la cause déterminante.

Remarques. — Les symptômes observés ici ne permettent pas de douter du caractère inflammatoire de la maladie, et on est encore confirmé dans ce jugement par l'étude de la cause sous l'influence de laquelle les accidents se sont développés, c'est-à-dire les alcooliques. Il est impossible de voir plus nettement et plus constamment, l'un suivre l'autre et cela à plusieurs reprises. Nous ne manquerons pas plus loin d'observations propres à démontrer l'importance de cette cause spéciale des phlegmasies gastro-intestinales et les conséquences souvent très-graves qu'elle entraîne. Ici le sujet était jeune, d'une constitution vigoureuse, et, ce qui est plus important, il ne se dissimulait pas la véritable cause des accidents, c'est pourquoi il a guéri. On remarquera l'effet salutaire des eaux de Sermaize, qui sont légèrement ferrugineuses et alcalines. Souvent les eaux minérales de cette nature agissent comme délayantes et légèrement toniques, sans relâcher comme les émollients purs, sans irriter comme les toniques proprement dits. Elles sont souvent utiles dans ces cas si fréquents où il y a irritabilité inflammatoire de l'estomac avec débilité générale, surtout chez les femmes maigres et nerveuses. Je les remplace souvent par l'eau de Brabant en Argonne, qui a les mêmes propriétés et qui est plus à ma portée.

Les observations suivantes nous permettront d'étudier les différentes formes de gastro-entérites chroniques depuis les plus légères jusqu'aux plus graves, produites sous l'influence des alcooliques, chacune constituant en quelque sorte un degré de la maladie. Outre que chaque observation nous présentera un exemple très-net de phlegmasie gastrique, elle nous aidera à comprendre le point de départ des complications observées dans les cas les plus graves, complications qui pourraient être considérées comme toute la maladie si on n'y prêtait pas attention. On verra par là l'importance toute spéciale de cette cause de gastrite, et je compte faire voir quelles conséquences fâcheuses entraînent dans ce cas les impressions morales tristes.

Observation IV. *Gastro-entérite chronique avec douleurs aiguës déterminée par les alcooliques.* — Madame L., âgée de quarante ans, d'une position peu aisée, se nourrissant mal, faisant de fréquents excès d'alcooliques (vin et eau-de-vie), douée d'assez d'embonpoint, habituellement très-colorée, devenant d'un rouge pourpre aussitôt qu'elle se baisse, menstruée régulièrement, mais en petite quantité, souffre de l'estomac depuis un ans, mais beaucoup plus depuis un mois.

Au moment de l'examen en janvier 1848, langue uniformément rouge, soif très-vive, appétit presque nul, douleurs très-intenses qui font pousser des cris à la malade, ayant lieu presque tous les soirs après le repas et durant plus d'une heure. Sensibilité très-vive à l'épigastre : la malade dit qu'il lui semble qu'il y a une plaie à l'estomac ; lorsque les douleurs ont été fortes, la douleur à l'estomac augmente d'une manière très-marquée. Diarrhée alternant avec la constipation, pouls plein et dur sans être accéléré, peau chaude.

Prescr. Saignée du bras, bouillon de veau et eau de gomme. Cataplasmes émollients, aliments très-légers, potage, légumes, fruits.

A la suite de la saignée et du régime, les douleurs aiguës disparaissent. Digestions un peu meilleures, mais toujours alternatives de diarrhée et de constipation ; très-souvent la malade est obligée de se relever la nuit pour aller à la garde-robe. Toujours langue rouge, coloration rouge du visage, céphalalgie habituelle.

Je ne revois plus que de temps en temps cette femme qui se soigne assez mal et qui surtout dissimule ses habitudes d'ivrognerie. Elle devint sujette l'année suivante à des pertes utérines abondantes pendant lesquelles les douleurs d'estomac disparurent momentanément. Actuellement elle vit toujours (1860) et quoique n'ayant pas renoncé à ses habitudes elle n'a pas éprouvé d'accidents plus graves.

Remarques. — Ce fait ne présente aucune circonstance qui mérite une attention spéciale, c'est pourquoi je l'ai exposé très-succinctement. Cependant quoique les exemples de cette nature soient fréquents, j'ai voulu en donner une observation, parce qu'elle offre le tableau net et précis d'une gastro-entérite chronique parfaitement évidente, et j'ai pensé que cela n'était pas superflu après avoir entendu des médecins qui ont un nom dans la science, dire qu'ils n'avaient jamais observé un cas de véritable gastrite. Or je crois qu'il faut renoncer à tout langage médical et faire table rase de toute symptomatologie, si en présence de ce fait avec langue d'un rouge vif, soif, perte d'appétit, douleur bornée à la région épigastrique, douleurs aiguës par intervalles, diarrhée, etc., on refuse d'admettre l'inflammation du tube digestif. Les alcooliques ont été évidemment la cause déterminante des accidents; mais la constitution générale de la malade y a résisté, ce qui, comme nous le verrons plus loin, n'arrive pas toujours, surtout lorsque la cause persiste.

Observation V. *Apparition successive d'une pleurésie chronique, d'une gastro-entérite avec épanchement abdominal à la suite de l'abus des alcooliques. Aggravation des accidents abdominaux sous l'influence d'un purgatif, guérison lente.* — M. L., âgé de trente ans, jardinier, jouissant d'une bonne santé habituelle, changea de profession et se mit cabaretier. Par suite de fréquentes occasions il perdit sa sobriété habituelle sans cependant s'enivrer d'ordinaire. Au bout de deux ans il fut atteint d'une pleurésie à marche insidieuse avec épanchement considérable pour laquelle je lui donnai quelques soins. Il allait assez bien lorsque des chagrins vifs et concentrés vinrent l'assaillir. J'avais cessé de le voir depuis deux mois quoiqu'il fût encore un peu souffrant, parce que, disait-on, il ne se trouvait pas assez malade pour me faire venir, ce qui n'empêchait pas sa femme de me consulter chaque fois qu'elle me rencontrait. Comme elle me demandait un jour s'il ne fallait pas le purger avec du sel de Sedlitz parce qu'il avait un peu de diarrhée avec perte d'appétit, la bouche amère, je lui répondis affirmativement pour me débarrasser d'elle.

Le 23 juin 1852, jour de son purgatif, selles abondantes, suivies de coliques extrêmement violentes pour lesquelles on me fait appeler dans l'après-midi. Je le trouve dans l'état suivant : langue blanche, ventre ballonné, douloureux à la pression, rendant un son tympanique dans la plus grande étendue, face grippée, teint terreux, pouls à 100, dépressible, douleurs très-aiguës qui font pousser des gémissements.

Prescription. Eau gommée, cataplasmes émollients et laudanisés, lavements d'amidon.

Le 24, le malade est plus calme, langue humide, couverte d'un enduit blanchâtre épais, nausées très-fréquentes avec vomissements de matières jaunes ou transparentes, ballonnement du ventre avec résonnance tympanique; son mat depuis un pouce au-dessous de l'ombilic jusqu'en bas. Sensation de fluctuation obscure dans la partie mate. Les douleurs de colique sont encore parfois cruelles, mais il n'y a de douleurs développées que par une pression un peu forte. Toujours cinq à six selles jaunes dans les vingt-quatre heures. Soif, urines rouges peu abondantes, sans dépôt, peau brûlante généralement sèche, parfois couverte d'une sueur abondante : pouls à 110, très-dépressible, céphalalgie, insomnie continue, traits tirés, teinte terreuse de la face, coucher presque constant en supination. Obscurité du son dans la partie inférieure du thorax à droite en arrière, sans égophonie ni douleur pleurétique : expansion vésiculaire moins forte que du côté opposé, point de toux.

Prescr. Douze sangsues à l'anus, cataplasmes émollients, deux demi-lavements de racine de guimauve, gomme, eau gazeuse, limonade, un grand bain, diète absolue.

Les jours suivants, même état, douze sangsues au bas-ventre.

Le 1er juillet, peu de changement. Onctions mercurielles sur le ventre, calomel et extrait de digitale, de chaque, 2 centigrammes toutes les deux heures. Le malade prend en deux jours douze paquets semblables.

Le 4, commencement de salivation, diminution des douleurs et de la tension du ventre.

Prescr. Suspendre les onctions et le calomel, poudre tempérante de Stahl, 1 gramme par jour ; le reste *ut suprà.*

Le 8, salivation plus forte, les douleurs du ventre disparaissent, les selles qui pendant l'usage du calomel étaient vertes et nombreuses deviennent rares. Point d'envies de vomir, soif presque nulle, ventre souple.

Même prescr. Sauf la poudre tempérante, gargarisme avec l'alun.

Le 17, ventre tout à fait détendu, indolent, résonnance moins forte et descendant plus bas, fluctuation à peine perceptible, deux selles jaunâtres en vingt-quatre heures, un peu d'appétit malgré la stomatite mercurielle qui persiste. Urines plus abondantes et moins rouges, moiteur générale, pouls à 106 toujours faible. Le malade reste facilement sur les côtés, il a été levé trois heures.

Même prescr. De plus deux cautères sur les côtés du ventre. Bain de siége, lait coupé et bouillon de poulet.

Le 28, le mieux continue, la salivation a cessé. Ventre souple, disparition à peu près complète du liquide, matité à peine appréciable, urines limpides, pouls à 100, appétit. Le malade se lève toute la journée.

Prescr. Insister sur un régime sévère.

Le malade se remet lentement sans nouveaux accidents. L'épanchement abdominal disparaît entièrement. Le teint reste longtemps jaune sans que l'embonpoint reparaisse. Cependant deux ans après, en 1854, L. est fort et vigoureux, il travaille comme jardinier et a renoncé à sa profession d'aubergiste, il ne se plaint plus de rien quoiqu'il reste plus jaune et plus maigre qu'autrefois. Lorsque je l'ai perdu de vue en 1858, la santé était excellente.

Remarques. — Il n'est pas douteux que les divers accidents observés se sont produits sous l'influence de la même cause, les alcooliques joints à des impressions morales tristes. L'inflammation et l'épanchement de la plèvre ont ouvert la série et probablement tout se serait borné là si le malade avait renoncé à ses habitudes ; mais il continua son genre de vie et s'occupa fort peu de sa maladie, une fois les principaux accidents conjurés. C'est alors que survint la gastro-entérite avec commencement d'épanchement qui prit une extrême gravité sous l'influence du purgatif. Discuter la nature inflammatoire de la maladie me paraît superflu, mais on remarquera déjà une complication qui n'existe pas dans les observations précédentes, c'est la présence d'un épanchement séreux dans les deux cavités enflammées, la plèvre et le péritoine. C'est que la maladie avait pénétré plus profondément dans l'organisme et, après avoir atteint les solides, tendait à modifier la composition des liquides, notamment du sang, qui ayant perdu une partie de ses éléments plastiques, permettait à la sérosité de s'en séparer. C'est là ce qui arrive très-souvent dans les gastro-entérites produites par des causes débilitantes et surtout par les alcooliques : c'est aussi ce qui en fait souvent la gravité, comme nous le verrons plus loin.

Observation VI. *Gastrite chronique compliquée de péritonite, et survenue à la suite d'excès de boissons et de chagrins. Mort avec les symptômes d'une fièvre adynamique.*— Madame R., âgée de soixante-huit ans, petite, maigre, a déjà réclamé mes soins de temps en temps pour des accidents de coliques gastro-intestinales avec agitation générale, fièvre dont je ne me rendais pas compte au moment, mais que je sus depuis avoir été causée par des excès de boissons alcooliques, notamment d'eau-de-vie, auxquels la malade se livrait depuis deux ans surtout, à la suite de vifs chagrins.

Après avoir été souffrante pendant tout l'été de 1850, son état empirant, on me fit appeler en septembre, même année. Je la trouve dans l'état suivant : amaigrissement prononcé, maigreur des joues, peau sèche et chaude, pouls à 140, petit et régulier, langue rouge et sèche comme un morceau de jambon, soif vive, vomissement de tout ce qui est ingéré, perte d'appétit, ventre ballonné, douloureux à la pression surtout à la région épigastrique; constipation opiniâtre, urines rares et rouges, insomnie.

Prescription. Quinze sangsues à l'épigastre. Cataplasmes émollients, lavements d'eau de son, eau gommée.

Ces moyens n'amenèrent aucun résultat satisfaisant, ils furent continués longtemps et modifiés. On appliqua un large vésicatoire à l'épigastre, des onctions mercurielles sur le ventre, et lorsque la rougeur de la langue fut un peu moins vive, de petites doses de calomel et de nitre furent employées, ainsi que la potion de Rivière et les boissons gazeuses.

En novembre, langue alternativement rouge ou un peu blanchâtre et humide, les vomissements ont cessé : toujours sensibilité très-vive à l'épigastre et dans le ventre : l'abdomen s'est distendu de plus en plus, il est très-dur et a le volume de celui d'une femme enceinte de huit mois, sauf que la saillie de la région épigastrique est infiniment plus prononcée. Son tympanique partout, sauf dans le cinquième inférieur où il est mat sans qu'on constate la présence d'un liquide : urines toujours rouges, appétit un peu meilleur ainsi que le sommeil, pouls à 110.

Même prescr.

Une bronchite intense vient compliquer la maladie vers la fin de novembre. On emploie les loochs, sirops adoucissants, boissons de même nature.

En janvier 1851, les vomissements et la diarrhée ont disparu, l'état général est le même, mais il y a infiltration des jambes et commencement d'ascite.

Prescr. Nitrate de potasse, tisane d'arête-bœuf, de spirée ulmaire.

En février, l'infiltration et l'épanchement séreux abdominal augmentent. Toujours langue rouge. Même état du reste.

En mars, l'abdomen est distendu par une quantité notable de liquide.

La malade ne veut pas entendre parler de ponction. — Toujours émollients et diurétiques.

Au commencement d'avril, la peau des jambes est tellement distendue par la sérosité qu'il se forme à la jambe droite une vésicule de la largeur d'une pièce de cinq francs, par la plaie de laquelle il s'échappe une grande quantité de sérosité. Pouls petit et faible, langue sèche, peau aride, demi-délire continuel. La malade meurt quelques jours plus tard, après avoir vomi plusieurs gorgées de sang.

Remarques. — Dans cette observation, les phénomènes inflammatoires que présente l'estomac sont de la dernière évidence. Pendant tout un été la malade a eu une gastrite chronique avec des redoublements aigus, puis la maladie s'est aggravée et s'est accompagnée d'une fièvre intense avec langue rouge et sèche, sensibilité épigastrique, vomissements opiniâtres. Nous avons vu les mêmes accidents se produire dans les observations précédentes, notamment dans l'Observation IV. Soit persistance de la cause productrice (alcooliques et chagrins), soit prédisposition du sujet ou débilité produite par l'âge, aux accidents précédents s'est joint, comme dans l'Observation V, un commencement d'ascite; mais la maladie n'a pas pu être enrayée comme dans l'Observation citée, l'ascite a augmenté, l'infiltration des jambes s'y est jointe, et la malade a succombé dans un état adynamique. C'est ainsi qu'on voit dans ces différents cas se dérouler la série des accidents produits par la gastro-entérite, depuis les plus légers jusqu'aux plus graves.

L'importance de cette dernière forme me paraît telle que

je crois devoir encore donner deux observations à l'appui.

Observation VII. — M. C., âgé de cinquante-cinq ans, est adonné depuis longtemps aux alcooliques et boit notamment beaucoup d'eau-de-vie. Sa santé se maintenait assez bonne lorsqu'il éprouva un violent chagrin produit par des affaires embarrassées. A partir de ce moment on voit sa santé s'altérer, il maigrit, son ventre devient volumineux ; cependant il continue à vaquer à ses affaires et ne s'occupe pas de sa santé. Les accidents augmentent et on me fait appeler en octobre 1849.

Figure maigre, mais bonne du reste, ventre volumineux avec fluctuation sensible. Langue rouge vif, soif, douleur à la région épigastrique, peu d'appétit, diarrhée depuis trois semaines, peau sèche, pouls vif à 80.

Prescription. Cataplasmes émollients, régime doux, eau de gomme, lavements émollients.

Sous l'influence des adoucissants la diarrhée disparaît, mais l'ascite augmente : il s'y joint de l'infiltration des jambes.

De confrères appelés en consultation essaient encore divers diurétiques et en dernier lieu le lait pour tout aliment.

La maladie marche avec une extrême rapidité. Des symptômes d'adynamie surviennent, langue sèche, distension énorme du ventre, délire tranquille. Enfin six semaines environ après ma première visite, le malade succombe.

Observation VIII. — M. L..., âgé de soixante-huit ans, d'une bonne santé habituelle, s'est adonné à la boisson depuis un an surtout, à la suite de la mort de sa femme.

Examiné en septembre 1850, je le trouve dans l'état suivant : amaigrissement marqué, langue rouge avec tendance à la sécheresse, pas de douleur dans l'épigastre ni dans le ventre qui est tendu, et dans lequel il existe une fluctuation facilement appréciable ; constipation opiniâtre, moins d'appétit qu'autrefois, urines normales, sommeil.

Prescr. Bains, cataplasmes émollients, eau gommée, frictions mercurielles, aliments légers.

Malgré ces moyens l'ascite augmente. J'essaie le petit-lait, le sel de nitre, le lait pour aliment et pour boisson, trois à quatre litres par jour ; je n'obtiens rien et je fais la ponction en octobre 1850.

J'obtiens un sceau et demi de sérosité citrine et transparente.

L'ascite se reforme au bout de trois semaines malgré les diurétiques. Nouvelle ponction.

Dans ce cas, comme dans tous les autres de même nature, les remèdes infaillibles ne manquèrent pas d'être présentés en grand nombre au malade. Il n'avait confiance qu'en moi et ne faisait rien sans me consulter. Je n'avais pas voulu le mettre aux diurétiques chauds, parce qu'ayant essayé les purgatifs, de petites doses avaient produit des superpurgations inquiétantes, sans amener de diminution dans l'ascite.

Cependant à la suite de la seconde ponction, comme je n'obtenais pas la guérison et que je me contentais de moyens adoucissants et peu actifs, on me proposa un des moyens employés en pareil cas en me citant les merveilleuses guérisons qu'il avait produites : c'était le vin blanc avec la cendre de genêt. Comme, dans les cas incurables ou d'une curation très-difficile, j'ai l'habitude de laisser essayer les moyens qu'on me propose lorsqu'ils ne sont pas évidemment nuisibles (méthode que je crois propre à augmenter la confiance plutôt qu'à la diminuer), je consentis à l'emploi de ce moyen, me proposant d'en surveiller les effets. Il fut commencé le 20 novembre 1850. Il y eut des selles abondantes à la suite, le ventre diminua, mais la sécheresse de la bouche augmenta, il y eut des plaques de muguet très-nombreuses, et le malade succomba dans l'état dynamique le 17 décembre 1850.

Remarques. — Les quelques observations qu'on vient de lire démontrent clairement l'influence des alcooliques comme cause productrice de la gastro-entérite. D'autres substances irritantes ont été une cause d'aggravation formidable dans les accidents : les purgatifs dans les Observations Ire et V, le vin de quinquina dans l'Observation II, le vin avec la cendre de genêt dans l'Observation VIII. Le muguet qui survint dans ce dernier cas indique le plus haut degré de l'inflammation.

On remarquera aussi, que dans presque tous les cas observés il existait un chagrin profond et assez récent. Sans doute, ce chagrin a pu, comme on le voit souvent, porter à l'abus des alcooliques qui à son tour a amené l'inflammation, mais je crois qu'en outre, le chagrin a singulièrement contribué à l'effet pathologique de la boisson. Le chagrin est un débilitant puissant, et sous son influence l'économie perd cette résistance vitale qui éloigne la maladie. Cette action est tellement prononcée dans les maladies de l'estomac, qu'à elle seule elle peut les produire indépendamment des ingesta. On sait que l'appétit se perd ou diminue chez les individus en proie à un chagrin profond; s'il est continu, les digestions deviennent laborieuses, l'estomac est le siége de douleurs d'abord gastralgiques, puis inflammatoires, surtout en présence d'ingesta irritants. On peut dire que les impressions morales retentissent sur cet organe de préférence à tout autre, de même que ces souffrances réagissent d'une manière extrêmement marquée sur le moral. Dans plusieurs des observations précédentes, on voit des individus qui étaient depuis longtemps adonnés à la boisson; ils y avaient résisté et jouissaient d'une bonne santé, mais un violent chagrin les saisit par suite de la perte d'une personne chère, de revers de fortune, etc., ils ne résistent plus comme auparavant. La cause est la même, mais l'état moral est changé et il arrive quelque chose d'analogue à ce qu'on observe dans les épidémies. Le principe morbide existe pour tout le monde, mais il n'exerce son action que sur un certain nombre. Cette aptitude dans les cas de gastro-entérite qui nous occupe consiste dans le chagrin qui agit comme déprimant, et de même que dans les épidémies les individus vigoureux, agiles, qui ne redoutent pas le fléau sont atteints plus difficilement, de même un individu fort et vigoureux, actif, d'un caractère égal et enjoué, conserve une bonne santé malgré des excès fréquents.

Les observations suivantes nous feront voir la gastro-entérite sous d'autres faces.

Observation IX. *Gastro-entérite avec prédominance des symptômes saburraux et gastralgiques. Mauvais effets des toniques et des anti-*

spasmodiques ; résultat favorable des émissions sanguines et guérison à la suite de purgatifs répétés. Mademoiselle B... âgée de vingt ans, bien colorée, bien menstruée, douée d'embonpoint, ayant des fleurs blanches habituelles et sujette à des douleurs modérées de l'estomac, ouvrière, se nourrit selon sa profession et souvent en ville, se trouvant plus souffrante, me consulte pour la première fois le 3 juillet 1847.

Je constate l'état suivant : bonne coloration du visage, langue large très-humide, blanche au centre avec pointillé rouge au pourtour et surtout à la pointe, soif modérée, régurgitations acides sans vomissement, appétit diminué. Région épigastrique distendue, extrêmement douloureuse à la pression ; la malade ne peut pas porter de corset ; augmentation de douleur à la suite de l'ingestion des aliments. Douleur vive à la pression des dernières vertèbres dorsales retentissant dans la région épigastrique. Douleurs habituelles et très-fatigantes du dos. Constipation, pouls régulier, peau fraîche.

Prescr. Grand bain, cataplasmes de farine de lin à l'épigastre, sous-nitrate de bismuth, 50 centigrammes ; extrait d'opium, 5 centigrammes en deux paquets à prendre tous les jours ; bi-carbonate de soude, 6 grammes à prendre aux repas et dans l'intervalle, dans de l'eau et du vin. Repos, aliments modérés.

Le 5, douleurs moins vives, même état du reste. En raison des signes d'embarras gastrique je prescris : eau de veau et le surlendemain une bouteille d'eau de Sedlitz. Selles très-copieuses à la suite du purgatif, disparition complète de la douleur épigastrique.

La malade était assez bien remise quinze jours après et avait repris son travail, quoique la langue soit restée blanche, lorsqu'elle fit une chute du haut d'un marchepied ; la frayeur lui donna une crise nerveuse avec mouvements spasmodiques, pleurs involontaires.

Elle retombe dans l'état signalé plus haut avec bouche pâteuse, langue blanche pointillée de rouge vif, sensibilité de l'épigastre se propageant dans le ventre, constipation opiniâtre ; agitation la nuit, insomnie, tristesse, pleurs involontaires, courbature générale ; pouls petit à 100, peau tantôt chaude et tantôt fraîche, céphalalgie habituelle ; urines peu abondantes, rouges et sédimenteuses, respiration s'accélérant par la moindre émotion ou par les mouvements de la malade avec dyspnée et oppression; ni toux ni expectoration. Impossibilité de rester levée.

Prescr. A la suite des règles qui ont été peu abondantes, saignée du bras.

La malade se trouve mieux, mais elle éprouve encore de la dyspnée, des crises nerveuses et des douleurs à l'estomac. Pouls à 70, appétit.

Prescr. Lavements d'assa fœtida, potion antispasmodique, tisane de valériane.

Le 9 août, nuit agitée, crises nerveuses moins fortes, mais plus répétées, accélération du pouls, chaleur de la peau suivie de sueurs, insomnie, ventre ballonné, région épigastrique très-douloureuse, sept à huit selles en diarrhée.

Prescr. Eau gommée, cataplasmes émollients, diète. Deux jours après, poudre de tribus, 1 gramme, selles nombreuses à la suite.

Le 30, la malade est revenue à son état de santé habituel, mais toujours avec surexcitation nerveuse la nuit et soubresauts dans la journée. Elle a repris ses occupations. J'ai essayé à deux reprises les ferrugineux et le vin de quinquina ; mais il en est toujours résulté une aggravation de l'état de l'estomac qui m'a forcé d'y renoncer.

En mai 1848, les souffrances de l'année précédente se reproduisent sans cause appréciable, langue blanche avec pointillé rose, nausées, perte d'appétit, vive douleur épigastrique, constipation, douleur du dos, palpitation. Coloration rouge du visage, règles durant une journée seulement, pas de bruits anormaux dans les carotides, fleurs blanches abondantes.

Prescr. Saignée du bras de trois palettes. La malade se trouve mieux, quoique faible. *Prescr.* 5 centigrammes de tartre stibié dans un litre de bouillon de veau. La malade n'en prend que la moitié et a des vomissements abondants de matières jaunes très-amères.

Le 17, faiblesse générale, un peu d'appétit. *Prescr.* Sulfate de soude, 32 grammes. Selles abondantes jaunes et liquides.

Le 21, la malade se trouve mieux qu'auparavant, même purgatif.

Le 25, il y a eu dix-huit selles depuis ce second purgatif. Point de douleur épigastrique, appétit très-vif, une selle tous les jours. Langue blanche sans enduit épais. Sommeil, caractère plus gai.

Prescr. Un bain et le lendemain un nouveau purgatif avec le sulfate de soude.

A partir de ce moment, la malade va et vient, a repris des forces et de l'embonpoint, mais elle éprouve toujours de temps en temps des douleurs d'estomac et des crises nerveuses, ce qu'elle attribue à des fleurs blanches très-abondantes.

Prescr. Injections avec la décoction de coloquinte, grands bains froids.

Les fleurs blanches diminuent beaucoup. Au mois de septembre, même année, la santé est très-bonne; peu de fleurs blanches, appétit, forces, embonpoint.

Depuis cette époque cette demoiselle a eu de temps en temps des malaises de l'estomac dont les purgatifs ont rapidement triomphé. Actuellement (1860), la santé est très-satisfaisante, sauf un estomac un peu délicat.

Remarques. — On répugne d'après les idées régnantes à admettre que les sécrétions exagérées du tube digestif puissent constituer un symptôme important dans les phlegmasies chroniques de cet organe : cependant malgré les signes très-complexes du cas précédent, outre l'état nerveux général, on observe des symptômes manifestes d'inflammation gastrique, comme l'indique le pointillé rouge de la langue, la douleur vive à la pression de l'épigastre, l'accélération du pouls, la chaleur de la peau, les bons effets obtenus des émissions sanguines. Mais ce qui doit fixer l'attention, c'est cette langue couverte d'un enduit épais, rouge à la pointe, la bouche amère, les nausées, le dégoût pour les aliments, qui indiquent que les sécrétions intestinales en excès jouaient un rôle important dans la maladie; et ce qui le confirme, c'est l'abondance extrême des évacuations sous l'influence de vomitifs et de purgatifs très-faibles, et l'amélioration constante qui a suivi leur emploi à plusieurs reprises.

Tout en admettant que les sécrétions exagérées du tube digestif peuvent exister sans inflammation, et je crois que c'est le cas le plus ordinaire, ce fait me paraît démontrer, et j'en pourrais donner d'autres à l'appui, que dans la véritable inflammation de l'estomac et des intestins, on peut observer des sécrétions exagérées qui constituent alors le symptôme dominant dont il faut tenir grand compte dans le traitement. Si l'on raisonne par analogie avec les autres muqueuses, cette manière de voir n'a rien d'excessif. Ainsi dans le coryza, n'y a-t-il pas un moment, surtout lorsque la maladie tend à passer à l'état chronique, où les phénomènes inflammatoires sont presque nuls et où l'état morbide consiste dans une sécrétion exagérée des liquides. N'en est-il pas de même de la bronchite, qui une fois à l'état chronique consiste surtout en une expectoration abondante, en une affection catarrhale dans laquelle l'élément phlegmasique est tellement obscur qu'il a pu être nié par d'excellents observateurs, quoique le point de départ ait été dans une série de phlegmasies bronchiques dont la nature au début était incontestable ?

Dans le cas suivant nous verrons la gastrite chronique compliquée d'une sécrétion exagérée non des liquides, mais des gaz.

Observation X. *Dyspepsie et signes d'inflammation gastrique à la suite de chagrins et de fatigues. Dégagement extraordinaire des gaz. A plusieurs reprises, aggravation par l'emploi des toniques et des carminatifs. Amélioration constante par le traitement émollient.* — Madame S., âgée de trente-huit ans, brune, d'une très-bonne santé autrefois, n'ayant jamais été sujette à des maux d'estomac, mariée très-jeune, d'une position aisée, a éprouvé des chagrins et des émotions pénibles qui ont rendu mélancolique un caractère naturellement enjoué ; veuve depuis un an, a commencé à souffrir de l'estomac dans les derniers mois de son mariage qu'elle a passés jour et nuit auprès de son mari malade. Voici son état le 15 novembre 1854 : embonpoint ordinaire, sauf un peu plus de pâleur et de maigreur qu'autrefois, langue pointue avec léger enduit blanchâtre à la surface, papilles de la langue d'un rouge vif, empreinte des dents fortement marquée au pourtour, pas de soif, sentiment d'ardeur, de chaleur, parfois de brûlure le long de l'œsophage jusqu'à la région épigastrique qui est sensible à la pression. Pas de tension particulière de cette région, le corset est bien supporté, pas de douleur à la pression dans le reste du ventre, constipation, appétit très-vif que la malade n'ose satisfaire à cause des souffrances de la digestion. Le matin elle est généralement très-bien, mais après qu'elle a mangé et surtout dans l'après-midi après trois heures (elle mange à midi), il y a un malaise, un feu à l'épigastre, et ce qui l'attriste par-dessus tout, ce dont elle désire ardemment être débarrassée, ce sont des éructations extrêmement abondantes, qui arrivent ainsi quelques heures après les repas et d'une manière si précise qu'elle peut sortir, aller à ses affaires dans l'intervalle, sûre de n'en pas être incommodée. Ces éructations sont en général sans aucune saveur, sauf lorsqu'elle mange des aliments qui lui déplaisent, comme le poisson. Pouls calme, urines présentant souvent un dépôt briqueté. Sommeil. Menstruation régulière, mais très-peu abondante, pas de fleurs blanches. Caractère naturellement enjoué, mais actuellement porté à l'hypocondrie, impressionnabilité extrême, envies de pleurer et larmes pour le moindre motif.

Prescription. Eau de Vichy, magnésie, qui ne procure aucune amélioration. — Tisane de petite centaurée, élixir américain, une cuillerée à café en raison de la menstruation peu abondante. J'ai essayé de donner tous les aliments froids, mais cela a plutôt aggravé les accidents.

Le 1er décembre, après quelques alternatives, les vapeurs sont devenues plus abondantes que jamais.

Prescription. Pilules d'assa fœtida, 20 centigrammes par jour.

Nouvelle aggravation des vapeurs et de la chaleur épigastrique.

Prescription. Une cuillerée à bouche d'eau de chaux le matin dans du lait. Potion avec carbonate de potasse, 5 grammes, eau distillée de cannelle, 50 grammes, de tilleul, 60 grammes. Frictions avec la pommade stibiée à l'épigastre.

Le sentiment d'ardeur, de brûlure, augmente notablement. Vapeurs plus abondantes, douleur très-vive à la pression de l'épigastre, coliques, selles en diarrhée.

Prescription. Au traitement précédent je substitue les émollients, cataplasmes de farine de lin. Frictions d'huile camphrée. Lavement de petit-lait. Eau de gomme et petit-lait pour boisson. Potages, purées de légumes, panades.

Les jours suivants la malade se trouve mieux, digestions moins laborieuses; la douleur à la pression a disparu, toujours vapeurs très-abondantes. Toutefois la malade trouve que ce traitement est le seul qui jusqu'alors l'ait soulagée.

Continuation du même traitement.

Malgré ce mieux momentané, les éructations reparaissent toujours avec violence et opiniâtreté. Chaque nouveau remède que j'emploie est suivi d'un mieux momentané lorsqu'il est pris dans la classe des émollients, et d'une récrudescence constante lorsque je veux essayer les antispasmodiques et les toniques. — J'insiste sur le régime alimentaire adoucissant et sur quelques tisanes de même nature, renonçant à tout médicament actif.

En février 1855, les éructations deviennent très-faibles et au bout d'un mois tellement insignifiantes que la malade ne s'en occupe plus.

Depuis ce moment l'estomac est redevenu très-bon.

Remarques. — On dit qu'en médecine on est plus éclairé par les erreurs que par les succès; c'est certainement ce qui m'est arrivé dans ce cas. Je crois avoir mis rarement plus d'opiniâtreté à suivre un traitement, malgré l'aggravation manifeste des accidents; mais j'étais buté à cette idée fixe des vapeurs et d'un état nerveux réellement incontestable, développé sous une influence débilitante. Il a fallu l'action manifestement nuisible des traitements employés pour m'obliger à considérer l'état de la langue, l'ardeur épigastrique, la douleur à la pression, les coliques avec diarrhée comme de véritables symptômes inflammatoires. Ce fait m'a singulièrement frappé et je crois que dans plusieurs circonstances son souvenir m'a servi à reconnaître des phlegmasies gastriques masquées par d'autres phénomènes morbides. Je tiens cependant à faire ici une réserve, c'est d'après les symptômes plus que d'après le traitement que je crois à l'existence des accidents inflammatoires, car mettant de côté les exagérations qu'on trouve dans le Traité des vapeurs de Pomme, je crois avec cet auteur que, dans les névroses pures, le traitement adoucissant est souvent le plus efficace.

L'exemple suivant a quelque analogie avec le précédent, mais le point de départ de la maladie rendait la phlegmasie plus facilement appréciable.

OBSERVATION XI. *Embonpoint très-prononcé chez un jeune homme. Signes de gastrite chronique avec pyrosis; aggravation constante, sous l'influence d'une forte alimentation et des alcooliques. Amélioration et guérison par l'exercice, un régime sobre, l'usage de l'eau pure aux repas.* — M. X., d'une constitution robuste, dans l'aisance, a mené une vie de jeune homme agréable et sans excès; a commencé à engraisser fortement à l'âge de vingt ans et à souffrir de l'estomac. Il se maria à vingt-quatre ans et prit encore plus d'embonpoint, de sorte qu'étant d'une taille d'un mètre quatre-vingt-dix centimètres il pesait cent quatre-vingt-dix livres. Il habite la campagne, chasse dans la saison, ne travaille presque pas et passe sa vie à boire et à fumer avec de gais compagnons, sans faire d'excès cependant.

Cette vie si agréable a ses inconvénients, car M. X. se plaint de plus en plus de l'estomac. Ce sont des malaises continuels, augmentant surtout après les repas, avec des renvois nidoreux dans lesquels on distingue la nature des aliments, pyrosis très-pénible avec sensation de chaleur brûlante à la gorge et le long de l'œsophage; souvent vomituritions le matin. Le malade prétend qu'il mange très-peu et que quand il boit un peu d'eau-de-vie sa digestion est meilleure. Langue blanche, pouls calme, sommeil.

Je cherche à lui faire comprendre que s'il a des renvois d'aliments, c'est que, le corps étant suffisamment nourri, l'estomac se révolte contre l'élaboration d'une alimentation en excès, que si l'eau-de-vie aide à la digestion, c'est en excitant l'estomac momentanément.

Ce jeune homme a cependant sous les yeux l'exemple de sa mère qui était grasse et tellement pléthorique qu'on l'avait saignée du bras plus de soixante fois, sans compter les sangsues appliquées en nombre incalculable. Les nombreuses saignées ont tellement oblitéré toutes les veines du bras qu'aucun médecin ne peut obtenir de sang : elle se fatigue des sangsues et cependant elle est constamment oppressée, suffoquée, avec sentiment d'une barre à l'épigastre. Impossibilité de monter : état parfait du cœur et des poumons. Digestions difficiles. Je lui fais comprendre qu'au lieu d'ôter du sang tous les deux ou trois mois il serait plus simple d'en moins faire, c'est-à-dire de manger moins. Elle me dit qu'elle ne mange presque rien, à quoi je lui réponds qu'elle doit manger moitié moins encore. Mon conseil étant suivi, cette dame depuis plus de dix ans ne s'est pas fait tirer de sang, sa santé est infiniment meilleure, elle n'a plus d'oppression et se félicite de m'avoir écouté.

En juillet 1850, mon jeune malade, après s'être bien trouvé de quelques tasses de colombo et après avoir pris l'avis de plusieurs médecins, revient me consulter. Il est toujours aussi souffrant, il se plaint toujours de renvois alimentaires et d'une sensation le long de l'œsophage comme si on y passait un fer chaud. Il prétend toujours que son régime est très-sobre, cependant il a encore engraissé. Il ne prend plus que de l'eau rougie depuis trois semaines, s'étant aperçu à plusieurs reprises que le moindre excès, un verre de champagne, de liqueur ou de vin, exaspérait les souffrances qui alors s'irradient sous tout le sternum.

Prescription. Une saignée du bras. Deux litres de petit-lait par jour, régime sévère.

Sous l'influence de ces moyens il y a un mieux marqué. Pendant l'hiver de 1850 à 1851, se livrant avec ardeur à la chasse il maigrit et ne parle plus de son estomac.

Depuis cette époque il est repris plusieurs fois de violents malaises. Sur le conseil qu'un médecin lui donne encore de se mettre exclusivement à l'eau aux repas et de ne rien prendre dans l'intervalle, il suit exactement ce régime pendant trois mois. A partir de ce moment l'estomac fonctionne parfaitement, le pyrosis a disparu. Les souffrances étant revenues plusieurs fois par suite du retour aux anciennes habitudes, l'eau aux repas en a fait toujours justice.

Remarques. — Il n'est pas rare de voir ainsi dans la jeunesse l'obésité coïncider avec des signes de gastrite chronique, et ce double état morbide reconnaître pour cause une alimentation succulente combinée avec le repos. J'en pourrais citer d'autres exemples, si je ne craignais de fatiguer l'attention par un trop grand nombre d'observations particulières.

L'observation suivante nous offre un de ces faits dans lesquels l'élément nerveux et l'élément inflammatoire se combinent de façon à obscurcir le diagnostic et à rendre parfois le traitement fort difficile.

Observation XII. *Névralgie faciale remplacée par une gastralgie. A la suite d'un vif chagrin, augmentation des phénomènes gastralgiques et apparition de l'état inflammatoire. Aggravation des accidents par tous les toniques et les stomachiques. Les saignées et le petit-lait ont été seuls utiles.* — Mademoiselle A., âgée de dix-sept ans, très-forte, bien menstruée, bien colorée, vivant sobrement sans privations, fut en proie pendant plusieurs mois à une névralgie faciale, à laquelle succédèrent des douleurs d'estomac d'abord modérées. A la suite d'un vif chagrin produit par la perte d'une amie intime, douleurs très-vives à l'épigastre, très-variables pour l'intensité et la nature : ainsi il y a des journées entières pendant lesquelles la malade est calme, puis la douleur devient continue, tantôt sourde, tantôt d'une extrême acuïté, analogue à une crampe, à une contraction continue de l'estomac, ou bien il existe un sentiment de chaleur vive, de brûlure dans cette région qui est tantôt insensible, tantôt extrêmement douloureuse à la pression. Douleur très-vive à la pression des vertèbres dorsales, se faisant surtout sentir lorsque les douleurs d'estomac diminuent. Langue blanche avec des points d'un rouge très-vif sur toute la surface, constipation, appétit diminué. La santé générale ne paraît pas avoir souffert. Tendance à la tristesse.

Cette affection a été une des plus tenaces et des plus résistantes que j'aie observées. Je dois convenir que je me suis longtemps attaché à combattre l'élément nerveux : je me suis opiniâtré à donner du vin de quinquina, des ferrugineux, des amers.

Il devint bientôt évident que ces traitements variés plusieurs fois d'après les mêmes idées produisaient plus de mal que de bien.

Voyant l'inutilité de mes efforts, je recourus deux fois à la saignée générale, et la malade me faisait observer que ce moyen avait seul amené du soulagement.

L'eau gazeuse aux repas, le bismuth, l'opium, le sirop de morphine, les viandes rôties, le vin vieux, les bains alcalins n'amenèrent aucun résultat réellement favorable après un an et demi de soins. J'essaie le mélange suivant qui me réussit souvent dans les gastralgies : eau de Rabel, 15 grammes ; laudanum de Rousseau, 2 grammes ; essence de menthe, 2 grammes, mêlez ; 20 gouttes deux fois par jour dans de l'eau sucrée. Les douleurs deviennent beaucoup plus fortes à la suite avec crises violentes.

Lassé de ces nombreuses tentatives, je mets la malade à l'usage de trois tasses de petit-lait par jour pendant plusieurs mois, à l'eau aux repas ; aliments légers, potages, viandes blanches, légumes.

A la suite de ce traitement, les violentes douleurs disparaissent, il n'en reste plus que de légères qui sont fugitives. — Continuation.

Après un voyage d'agrément les douleurs diminuent encore. Enfin cette jeune personne s'étant mariée à l'âge de vingt-quatre ans, son nouveau genre de vie, le contentement, la distraction, une vie active nécessitée par les soins du ménage remplaçant la vie sédentaire d'une jeune personne appliquée à des travaux d'aiguille, font disparaître toutes les souffrances. Elle devint enceinte quelques mois après et eut une belle grossesse, sans même éprouver les malaises d'estomac qui accompagnent habituellement cet état. Depuis lors, la santé a été excellente.

Observation XIII. *Gastro-entérite chronique chez une jeune fille pléthorique et peu réglée. Aggravation des accidents à plusieurs reprises. Bons effets des émissions sanguines et du séjour à la campagne.* — Marie P., âgée de dix-huit ans, grande et robuste, a été maigre et délicate dans son enfance, n'a pas de vice héréditaire acquis, n'a jamais été malade. Elle habite la ville comme domestique depuis un an. Elle s'y est bien portée jusqu'à présent, y a pris de l'embonpoint et de la couleur : elle a, comme elle dit, presque doublé de poids depuis ce moment. Actuellement les membres sont bien développés pour son âge, les muscles vigoureux, le teint coloré ; la menstruation se fait bien, mais est peu abondante. Depuis six semaines elle éprouve un malaise qui ne lui est pas habituel et qu'elle attribue à la fatigue d'un déménagement. Je vais me contenter d'indiquer les principales phases de cette maladie, car le détail journalier des accidents l'allongerait outre mesure.

Au moment du premier examen en mai 1852, bouche pâteuse, soif, appétit très-vif, digestion difficile, malaise et tension épigastriques, constipation. Diminution des forces, moiteur par la fatigue, nuits agitées.

Prescr. Eau gommée, cataplasmes émollients, lavements de graine de lin.

Peu à peu les symptômes augmentent d'intensité. Langue large et conservant l'empreinte des dents au pourtour, humide, pâteuse quelquefois sèche, couverte le matin d'un enduit blanc épais, mais dans la journée d'un rouge vif avec des stries blanchâtres; soif vive, diminution désagréable de la salive; parfois douleur à la gorge et difficulté de la déglutition. Épigastre tendu et douloureux à la pression, ce qui ne permet pas à la malade de garder le moindre cordon autour d'elle. Sensation de chaleur brûlante à l'épigastre comme s'il y avait un brasier; les aliments et les boissons y déterminent une douleur vive comme s'ils passaient sur une plaie; quatre à cinq selles en diarrhée depuis quelque temps, surtout la nuit. Appétit très-vif auquel la malade résiste difficilement. Urines rouges ou contenant un sédiment jaunâtre ou rouge très-abondant, souvent ardeur en urinant. Peau facilement chaude, moiteur par la moindre cause, soit fatigue, soit impression morale. Pouls large et plein à 80, insomnie très-opiniâtre, agitation continuelle la nuit avec sueurs, battements dans la tête et dans les membres. La malade est comme brisée lorsqu'elle se lève, cependant elle vaque à ses occupations. Sentiment d'oppression très-pénible sans accélération manifeste des mouvements respiratoires. La menstruation se maintient, mais elle diminue d'abondance. Petite toux sèche, fréquente, brusque, sans expectoration. État parfait de la poitrine à la percussion et à l'auscultation.

La malade reste plusieurs mois dans cet état sans être arrêtée, mais les symptômes augmentent tous les jours, la diarrhée persiste, le ventre devient extrêmement tendu, élastique, développé comme à cinq mois de grossesse, rendant un son tympanique dans toute son étendue. Je conseille alors à la malade d'aller à l'hôpital, car n'ayant pas de ressources pour vivre à ne rien faire et se soigner, il est à craindre que son état ne devienne tout à fait grave.

J'ai fait une saignée du bras, fait appliquer des sangsues à l'épigastre, des grands bains, etc., mais tout ce traitement est mal exécuté ; la malade dit ne pouvoir rester à la diète parce qu'il lui faut des forces pour travailler.

A l'hôpital on la soumet au traitement que je viens d'indiquer. Elle en sort au bout de deux mois avec beaucoup moins de fièvre, peu de douleurs abdominales, amaigrie, un peu pâle, sans force et avec peu d'appétit.

Elle passe chez elle l'hiver de 1853 à 1854. Cet hiver fut rude aux pauvres gens, et je crois qu'elle n'avait pas trop largement à manger. Elle ne s'en trouva pas plus mal, car depuis ce moment les digestions se font bien, le ventre diminue de volume, les règles augmentent. Elle est prise alors de nouveaux accidents qui l'inquiètent. Ses jambes deviennent très-enflées au point qu'elle ne peut mettre de souliers ; l'enflure ne dépasse pas le mollet, elle ne conserve pas l'impression des doigts ; la teinte des pieds est bleuâtre, les membres se réchauffent difficilement. De l'eau-de-vie avec des plantes aromatiques en friction diminue rapidement cet œdème.

Peu après il survient une toux opiniâtre, oppression, expectoration jaunâtre, quelques râles muqueux épars dans la poitrine, amaigrissement, ce qui fit dire dans son village qu'elle était poitrinaire. Ces symptômes disparaissent avec lenteur sous l'influence des opiacés et du lichen. Marie était très-bien portante au printemps de 1854, et put revenir à Verdun se mettre en service.

La santé se maintient très-bien jusqu'en juin, même année. A ce moment elle était forte et vigoureuse, mais les règles étaient de nouveau peu abondantes. Je lui recommandais de modérer son appétit qui était très-vif, elle convenait qu'elle était peu raisonnable sous ce rapport. Elle fut prise alors d'une névralgie faciale du côté droit avec rougeur de la face, battements dans la tête, éblouissements, douleurs cruelles surtout le soir et pendant la nuit. Cela dura quinze jours à deux reprises avec une douleur sourde dans l'intervalle.

Enfin les souffrances devenant très-cruelles, je pratique une saignée du bras. Dès le lendemain la névralgie cesse et ne revient plus.

Vers la fin de juin, elle fut prise d'une aphonie subite qui ne lui permettait de parler qu'à voix basse. Bonne santé du reste. Cet état dure quelques jours, puis disparaît complétement.

Depuis ce moment la santé se maintient bonne, menstruation régulière, embonpoint, bonne coloration du visage, toujours tendance à des douleurs d'estomac et langue blanchâtre. Quelquefois une petite toux sèche. Les forces sont revenues. La malade se ménage sur la nourriture, comme je le lui avais conseillé.

Actuellement (1860), elle est retournée dans son pays bien portante. Elle s'est mariée et a eu un enfant sans rien éprouver de particulier.

Remarques. — Cette observation ne relate qu'une partie des phénomènes morbides auxquels la malade a été en proie pendant plusieurs années. Les signes de la gastro-entérite ont été, comme on l'a vu, des plus tranchés : ainsi, la langue blanche, la douleur, la tension épigastrique, la diarrhée, le sentiment de chaleur, de brûlure intérieure, la réaction générale avec peau chaude, pouls dur, urines chargées, sommeil agité, ne permettent pas le moindre doute. Quoique nous ayons affaire à une jeune fille, nous n'avons pas observé de complication nerveuse, comme dans le cas précédent, ce qui rend encore le diagnostic plus précis. Des accidents de diverse nature se sont montrés, il est vrai, mais tous avaient pour point de départ la pléthore : ainsi, l'engorgement des jambes était tendu, rénitent, ne conservait pas l'impression des doigts ; il n'était donc pas œdémateux, mais sanguin. La névralgie faciale, avec battements dans la tête et insomnie, avait tous les caractères d'une congestion inflammatoire, ce qui est confirmé par sa disparition à la suite de la saignée. L'aphonie momentanée paraît être de même nature. On remarquera la bronchite intense survenue pendant l'hiver, et qui n'était probablement qu'une nouvelle forme de congestion sanguine devenue inflammatoire. La pléthore générale qui existait chez cette jeune fille, et qui s'était développée sous l'influence d'une vie sédentaire aidée d'une alimentation succulente et de la diminution des règles, explique la nature de ces accidents. La malade se livrant trop facilement à son vif appétit, c'est le tube digestif qui, fatigué outre mesure, a subi le premier les atteintes du mal. On comprend, d'après cela, comment les saignées furent le meilleur remède palliatif, et comment la diète, une alimentation peu copieuse et grossière, le séjour à la campagne, furent les principaux agents de la guérison.

Les cas dans lesquels l'état nerveux et la phlegmasie se combinent ont une telle importance pour l'étude de la gastrite chronique, surtout dans le sexe féminin, que je crois encore devoir donner l'observation suivante à l'appui de ce que j'ai avancé sur cette forme, qui attire moins l'attention qu'elle ne le mérite.

Observation XIV. *Signes de gastro-entérite chronique avec vomissements très-opiniâtres, dyspepsie très-prolongée, retours fréquents de l'état aigu. Mort par le choléra.* — Mademoiselle F., âgée de vingt-quatre ans, bien constituée, née de parents sains, mais sujette à des douleurs d'estomac, réglée à dix-sept ans après avoir été affectée de chlorose, demoiselle de magasin et se livrant à de grandes fatigues, très-courageuse et ne s'écoutant pas, était affectée depuis dix-huit mois d'une diarrhée à laquelle elle ne prêtait pas attention, ayant lieu ordinairement presque aussitôt après le repas. Bientôt il s'y joint des vomissements aqueux; l'appétit diminue, les forces sont moindres, ainsi que l'embonpoint; le teint devient pâle et même verdâtre; en même temps on observe une petite toux sèche, continue, sans expectoration, douleur aiguë au-dessous du sein droit (névralgie intercostale). La malade va et vient dans la maison. Elle éprouve continuellement une tendance à la sueur qu'elle arrête par l'exercice. Tous les soirs en se couchant, accès de fièvre avec chaleur vive et générale suivie de sueur, agitation, insomnie, céphalalgie très-pénible, augmentation de la toux.

Cette demoiselle reste ainsi dix-huit mois sans se soigner; cependant les symptômes s'aggravant de plus en plus, elle se décide à me consulter en décembre 1851. État précédemment décrit, langue blanche, perte complète d'appétit, soif modérée, ventre souple, sensible à la pression surtout à l'épigastre, plusieurs selles diarrhéiques par jour, pouls à 110, médiocrement fort, céphalalgie frontale très-pénible, sortes d'accès de fièvre irréguliers pendant lesquels la céphalalgie et les sueurs sont beaucoup plus fortes.

Insomnie absolue. A l'auscultation, expansion vésiculaire pure partout : son normal.

Pendant plusieurs jours je me borne à une médecine d'observation, afin de m'assurer du véritable état des organes. — *Prescr.* Eau gommée, cataplasmes émollients, vésicatoire au bras, diète.

Peu à peu la toux diminue d'une manière sensible, la diarrhée disparaît, les accès de fièvre sont moins intenses, la céphalalgie moins insupportable.

Prescr. Douze sangsues à l'épigastre.

Le 8 décembre, tous les symptômes ont diminué. Cependant toujours langue très-blanche, bouche amère, perte absolue d'appétit.

Prescr. Potion purgative avec manne et séné. — Six selles, soif très-vive.

Le 10, les symptômes gastriques ont plutôt augmenté que diminué, toujours inappétence complète.

Prescr. Décoction de pommes, ou orangeade ou eau gommée, la malade étant très-difficile sur les boissons. — Cataplasmes émollients, lavements de racine de guimauve, entretenir le vésicatoire, flanelle sur le corps, diète.

Le 20, peau fraîche, pouls à 76 plutôt faible que fort, toujours accès de fièvre irréguliers avec frissons, chaleur, sueur, céphalalgie. Un peu de poulet et de poisson digèrent assez bien. Les règles ont paru à l'époque habituelle. Urines rouges avec dépôt briqueté.

Prescr. Eau albumineuse, le reste *ut suprà*.

La malade se maintient longtemps dans cet état avec des alternatives de mieux ou de plus mal dont la relation détaillée deviendrait fastidieuse. Pour en rappeler seulement les principales circonstances, je dirai qu'il existe habituellement une douleur à la pression de l'épigastre avec un sentiment d'ardeur, de brûlure dans la même région. La diarrhée est habituelle ; de temps en temps elle est remplacée par une constipation de quelques jours, quoique la malade ne puisse prendre pour ainsi dire que des potages. L'accélération du pouls se prononce toujours le soir avec des sueurs, les urines sont toujours rouges et épaisses.

J'essaie quelques astringents en lavements et en tisanes, mais les accidents augmentent plutôt que de diminuer. Je prescris deux jours de suite 40 centigrammes de sulfate de quinine : la fièvre n'en est pas modifiée, mais les douleurs épigastriques deviennent plus intenses que jamais. Il semble, dit la malade, que tout l'intérieur de l'estomac soit en feu. Les vomissements alimentaires sont toujours très-fréquents, quoique la malade mange à peine. Plusieurs fois après un repas un peu plus copieux il y eut violente indigestion avec redoublement de fièvre.

Je reprends les émollients, un régime plus sévère, et j'ajoute du sous-nitrate de bismuth, 1 gramme par jour : je l'associe plus tard à l'opium ; ce moyen n'agit que faiblement sur la diarrhée. J'emploie successivement un vésicatoire à l'épigastre, l'eau de Vichy, la potion de Rivière, les aliments complétement froids, les gelées, la glace, le lait froid.

Le même état continue en mars, avril, mai et juin 1858. La malade vaque à ses affaires, reste levée toute la journée, sans que j'aie rien à ajouter ni à retrancher aux symptômes précédemment indiqués.

J'essaie aussi les toniques, le colombo, le fer, le quinquina, mais ces moyens sont évidemment nuisibles.

J'envoie la malade à la campagne et je lui prescris de boire beaucoup de petit-lait. Elle revient en septembre dans le même état.

En octobre elle va à Paris, et y consulte un médecin qui diagnostique également une gastro-entérite chronique et prescrit les émollients, un régime sévère tel qu'il a été suivi jusqu'alors par la raison péremptoire que la moindre quantité d'aliments en plus détermine des vomissements et une fièvre plus ardente.

J'essaie encore le lait coupé avec un peu d'eau de chaux, la poudre de charbon de peuplier : cette dernière substance est vomie immédiatement deux fois de suite. J'applique un séton à l'épigastre. Enfin après avoir employé une série d'autres moyens je reviens à la glace, et soit cette influence, soit diminution de la maladie, en février 1853 les vomissements sont plus rares, la diarrhée presque nulle, la malade digère mieux, la fièvre du soir est très-peu marquée, les règles qui n'avaient pas paru depuis dix mois surviennent.

La malade se soutenait dans cet état sans être guérie lorsqu'elle succomba l'année suivante (1854) à l'épidémie de choléra qui régnait alors.

Remarques. — C'est à peine si on ose appeler cette affection gastro-entérite chronique, tant les symptômes inflammatoires présentaient d'acuïté : toutefois, il est impossible de ne pas considérer comme chronique une affection qui dure plus de six ans. Ce qui est remarquable, c'est cette opiniâtreté des vomissements, qui, évidemment, ne tenaient pas seulement à l'intensité de l'inflammation, mais surtout à cette susceptibilité de l'estomac si fréquente chez les jeunes filles, et qui constitue un phénomène nerveux distinct de l'inflammation, quoique pouvant la compliquer. Que dire des nombreux traitements employés, sinon qu'ils ont été à peu près tous nuisibles, sauf les émollients. Encore, tout ce qu'on peut dire de ces derniers, c'est qu'ils n'ont pas nui, car je n'oserais vraiment affirmer qu'ils ont été utiles. Ce cas était, en vérité, un des plus désespérants qu'on puisse trouver, et il nous présente à un haut degré ce qu'on voit fort souvent : une phlegmasie gastro-intestinale chronique entée sur un état d'irritabilité nerveuse constitutionnelle, dans lesquels presque tous les médicaments nuisent, un petit nombre sont inoffensifs, l'hygiène restant parfois la seule ressource, et encore bien précaire. Cette forme se présente d'ordinaire chez les personnes délicates et nerveuses, surtout chez les jeunes femmes et les jeunes filles ; leur point de départ est très-souvent un affaiblissement produit par un travail excessif, des veilles, une mauvaise alimentation, un allaitement trop prolongé, des couches trop fréquentes.

CHAPITRE II

DES COLIQUES GASTRO-INTESTINALES.

Au début de ma carrière médicale, je fus appelé auprès d'un malade en proie à d'atroces douleurs, dont le siége était la région épigastrique ; il se roulait dans son lit en poussant des cris aigus. Il n'y avait ni vomissements ni garde-robes, le pouls était calme, la peau fraîche, sudorale lors des recrudescences. Le malade, ayant marché par une pluie froide aussitôt après avoir mangé, fut pris en route de ses coliques, et on le trouva se tordant de douleur sur le chemin. L'intelligence n'était évidemment pas troublée par la boisson. Au bout d'une heure le calme survint, le malade s'endormit, et le lendemain la santé était parfaite, sans qu'il y ait eu d'évacuations anormales. Le siége de la douleur n'était ni au foie ni aux reins, il n'y eut ni ictère ni suspension du cours des urines. La douleur, concentrée à la région épigastrique, était survenue une heure après l'ingestion des aliments, et ne fut pas suivie de vomissements, comme dans l'indigestion ordinaire : je ne pouvais donc caractériser la maladie que par son symptôme principal, la douleur, et la localiser dans l'estomac.

Mon attention étant fixée sur ce point, je ne tardai pas à m'apercevoir qu'il existe des cas nombreux, très-négligés par les modernes, et beaucoup mieux étudiés par les anciens, qui sont caractérisés par des douleurs très-aiguës, dont le siége est le tube digestif, et qu'on doit désigner sous le nom de coliques gastro-intestinales. Je vais chercher à donner ici le résultat de mes observations personnelles sur ce sujet. Les différents points que je chercherai à mettre en lumière sont : les symptômes de la maladie, les causes diverses qui ont paru lui donner naissance, le diagnostic différentiel avec les affections qui s'en rapprochent, le traitement.

J'étudierai successivement à ces divers points de vue :

La colique bilieuse,

La colique stercorale,

La colique nerveuse,

La colique rhumatismale,

La colique inflammatoire,

La colique par les ingesta.

I. — DE LA COLIQUE BILIEUSE.

Symptômes.

Douleurs très-aiguës alternant avec des moments de calme relatif, pendant lesquels la sensation douloureuse est profonde, continue, mais sourde. Augmentation fréquente de la douleur par la pression à la région épigastrique, siégeant parfois dans tout le ventre et autour de l'ombilic, dans la région hypocondriaque droite, s'irradiant sous les cartilages costaux des deux côtés, sous le sternum, le long des vertèbres dorsales et lombaires, dans l'épaule droite et la région hépatique. Langue blanche, jaune ou très-nette, rarement sèche et rouge. Nausées et vomissements de matières très-amères, constipation au début facilement vaincue ; plus tard, soif modérée, perte d'appétit, figure pâle exprimant l'anxiété et la douleur, trait naso-labial très-prononcé, souvent dilatation rapide des ailes du nez, agitation extrême du malade, qui souvent se retourne dans son lit, ou qui en sort pour courir de côté et d'autre, s'accroupissant, se mettant sur les genoux en appuyant les mains sur la région épigastrique, se couchant sur le ventre, enfin prenant toutes les postures pour se soustraire à la douleur. Oppression, respiration anxieuse, accélérée, parfois portée jusqu'à une suffocation inquiétante, s'accompagnant de gémissements lorsqu'il n'y a pas de cris aigus. Dans l'intervalle des crises, figure morne, immobilité du malade, posture souvent bizarre que le malade conserve dans la crainte qu'un mouvement ne ramène la douleur. Intelligence nette, mais réponses brèves, quelquefois sorte de coma qui n'est qu'apparent, et dont les malades sortent lorsqu'on les interroge. Insomnie remarquable par son opiniâtreté, qui ne tient pas seulement à la douleur, car elle persiste très-souvent plusieurs jours après que toute douleur a disparu. Pouls habituellement calme, mou, souple; peau fraîche, puis si les douleurs se prolongent, pouls sec et dur, ou bien vite et mou, parfois avec une irrégularité très-prononcée et des intermittences qui disparaissent avec les coliques; en même temps figure très-colorée, peau chaude et sudorale. Urines d'abord copieuses et limpides comme de l'eau, devenant rares et rouges s'il y a complication inflammatoire, puis de nouveau abondantes avec un dépôt blanc et briqueté vers la fin, quelquefois huileuses, épaisses et en petite quantité.

De la douleur.

Sur quatorze cas, douze fois les douleurs sont assez intenses pour arracher des cris aigus ; deux fois il y a de simples gémissements. Le plus souvent, alternatives de douleurs atroces accompagnées de cris, et de douleurs moindres avec gémissements. Quelquefois elles sont sourdes pendant plusieurs jours, s'exaspérant par moments surtout après le repas, puis éclatent avec une extrême violence, avec des alternatives de répit et de recrudescence qui durent depuis quelques heures jusqu'à quelques jours. Parfois elles cessent peu à peu, mais le plus souvent la cessation est subite et définitive; après d'atroces souffrances, il survient un calme qui annonce, contre toutes les espérances, la fin de la maladie.

La douleur, sur quatorze cas, siégeait cinq fois à l'épigastre, six fois à l'épigastre et dans le reste du ventre, quatre fois au bas-ventre, une fois autour du nombril, deux fois dans les flancs, quatre fois dans la région du foie, trois fois à l'épaule droite. Du reste, le siége de la douleur n'est pas aussi caractéristique que semblent l'indiquer les chiffres précédents. Ainsi, après avoir eu son siége exclusif à l'épigastre, soit qu'elle quitte cette région, soit qu'elle y persiste, comme c'est l'ordinaire, elle se fait sentir dans tout le ventre, ou dans les flancs, ou dans le bas-ventre. Les douleurs de la région hépatique ne se présentent jamais d'emblée; elles sont toujours précédées et accompagnées de douleurs à l'épigastre ou dans tout le ventre. Elles sont plus sourdes que celles de l'épigastre, dont elles semblent une irradiation. Dans l'intervalle des crises aiguës, la douleur de la région hépatique ne diminue pas, de même qu'elle ne s'exaspère pas sensiblement pendant la crise; mais le malade y accuse un sentiment de pesanteur, de distension, de douleur sourde plus précis dans l'intervalle des crises, parce qu'il n'est pas masqué par une douleur plus intense. Les douleurs de l'épaule droite n'ont pas coïncidé avec celles de la région du foie, de sorte qu'elles ne viennent apporter aucun élément confirmatif de maladie hépatique primitive dans les cas actuels. Du reste, on sait que cette douleur de l'épaule droite dans les maladies du foie, à laquelle on a attaché une importance exagérée, est à chaque instant contredite par les faits; et si elle a été notée trois fois dans la colique bilieuse, on a vu aussi souvent, dans les mêmes cas, la douleur se propager à la poitrine, sous les cartilages costaux des deux côtés, sous le sternum, le long des vertèbres dorsales et lombaires, à tel point que, dans certains cas, l'anxiété, la constriction douloureuse de la poitrine constituent le symptôme le plus pénible pour le malade.

Dans neuf cas il y a augmentation de douleur à la pression, modérée dans la moitié des cas, excessive pour les autres. Cinq fois il n'y a pas augmentation de douleur à la pression.

Ces chiffres, d'ailleurs, ne sont pas absolus, et n'ont qu'une faible valeur, comme les chiffres en général, pour l'étude symptomatologique ; car le plus souvent la douleur, nulle ou très-légère au début, devient beaucoup plus marquée par la suite ; de sorte que, selon l'époque plus ou moins rapprochée du début, le moment de la journée, les phénomènes nerveux, l'impressionnabilité du sujet, la douleur est nulle, modérée ou très-intense ; chez certains malades elle est nulle à la pression dans une crise, très-intense dans la suivante.

La pression sur la région hépatique donne fréquemment une sensation de douleur rendue plus manifeste par la percussion. Ce mode d'investigation a démontré plusieurs fois une augmentation notable du foie ; en même temps on sentait le rebord de cet organe dépassant les fausses côtes ; plusieurs fois aussi le refoulement exercé sur l'hypocondre donnait une sensation de plénitude, d'empâtement beaucoup plus prononcé que du côté opposé. Cette douleur, cet empâtement de la région hypocondriaque droite sont beaucoup plus marqués lorsque apparaissent des symptômes inflammatoires; ils se dissipent en général très-rapidement lorsque les coliques cessent, quoique, dans quelques cas, on voie persister une douleur sourde avec tension, gêne dans le côté, augmentant par la marche, par les secousses d'une voiture, par les efforts quels qu'ils soient. Une fois j'ai observé une tumeur pyriforme du volume d'une petite noix, douloureuse au toucher, siégeant là où existe le vésicule du fiel, et paraissant être réellement cet organe distendu par la bile : elle disparut peu à peu, à mesure que les accidents généraux se calmaient.

Des vomissements.

Constamment il y a des nausées et des vomissements, d'abord de matières incolores, de boissons ingérées et d'aliments. Parfois (dans deux cas) les vomissements de matières excessivement amères éclatent tout à coup ; mais lorsque le mal débute par des vomissements aqueux ou alimentaires, ils ne se maintiennent jamais ainsi, et à un moment donné il survient des vomissements verts ou jaunes, ou d'apparence huileuse, d'une excessive amertume et suivis d'un soulagement très-marqué. L'ingestion des boissons, de quelque nature qu'elles soient, émollientes, aromatiques, huileuses, alcalines, acides, est suivie, surtout au début, d'une exaspération immédiate des douleurs, avec rejet très-prompt des matières ingérées.

Des selles.

Presque toujours, au début, constipation opiniâtre, difficilement vaincue par de forts purgatifs en lavements, devenant beaucoup moins prononcée vers la fin. Selles d'abord dures, puis plus molles, faciles, arrivant coup sur coup, et composées alors de matières liquides, écumeuses, jaunes ou vertes, souvent semblables à une huile épaisse mêlée à des mucosités et à des matières fécales; rarement dégagement de gaz, si ce n'est avec les selles liquides. La constipation coïncide avec les vomissements et les douleurs épigastriques; lorsque les selles surviennent, les douleurs se développent dans tout le ventre et le bas-ventre; lorsqu'elles sont diarrhéiques, les vomissements cessent et les évacuations sont suivies d'un grand soulagement.

De l'état de la langue.

Neuf fois la langue fut blanche au début, trois fois très-nette, deux fois rouge et sèche. Dans deux cas elle resta nette et dans six cas blanche jusqu'à la guérison. Le plus souvent, elle devenait manifestement jaune après le vomissement, comme si cette teinte était le résultat du passage des matières rejetées, quoique je l'aie vue ainsi deux fois, avant le vomissement. Dans les deux cas où elle devint rouge et sèche, il existait un état fébrile général. D'où il résulte qu'il n'est pas rare de voir chez le même individu la langue nette au début devenir blanche, puis avec enduit jaune, enfin rouge et sèche ; ces divers aspects correspondant à des phases diverses de la maladie.

Du pouls.

Le pouls resta calme neuf fois, devint fébrile cinq fois. Peau fraîche et même froide lorsque le pouls était calme. La réaction fébrile ne survint généralement qu'au bout de plusieurs jours de souffrance, et si dans plusieurs cas on l'a observée dès le premier jour, cela tient à ce que les malades n'ont été examinés que quelque temps après le début des accidents.

Marche de la colique bilieuse.

D'après les symptômes de cette maladie, à voir son excessive acuïté, la rapidité de son invasion, celle parfois plus grande de sa disparition, il semble qu'elle doit être mise au rang des plus aiguës qu'on connaisse. En effet, elle peut ne durer que quelques heures, elle disparaît ordinairement en un ou deux jours, et ce n'est que par exception qu'elle se prolonge au delà d'un septénaire. Rien donc au premier abord n'autorise à la placer parmi les maladies chroniques. Les accès en sont, il est vrai, très-aigus, mais la cause persiste après que sa manifestation aiguë a disparu ; ce qui le prouve, c'est l'extrême fréquence des récidives. Cette fâcheuse aptitude des malades à être repris de coliques aiguës constitue le caractère éminemment chronique de la maladie.

Quoique les accès durent ordinairement de douze heures à quelques jours, il y a une telle variété à cet égard, même d'un accès à l'autre chez le même individu, que des chiffres précis seraient sans valeur et ne pourraient nullement remplacer les indications que donnent les observations particulières. Deux fois l'invasion a été subite ; dans tous les autres cas, elle a été précédée de quelques jours ou de quelques heures de malaise, ou bien la maladie a débuté par des souffrances modérées qui ont pris plus tard un caractère d'acuïté. Dans trois cas, il n'y a pas eu de récidive connue, mais le jugement définitif doit être réservé, car ces malades n'ont pas été suivis, et on était mal renseigné sur les antécédents. Dans onze cas, soit par l'observation longtemps suivie, soit par des renseignements précis, on a acquis la certitude qu'il y a eu des récidives nombreuses. Ces récidives ont lieu à des intervalles très-variables : tantôt les malades sont plusieurs mois souffrants et éprouvent de temps en temps des crises aiguës, tantôt ces crises reparaissent de mois en mois, d'années en années, sans aucune régularité, la santé étant bonne dans l'intervalle.

Causes de la colique bilieuse.

Les conditions dans lesquelles j'ai observé la colique bilieuse, sont très-diverses. Il y en a eu à plusieurs reprises un si grand nombre dans un temps donné, que je ne pouvais lui refuser le caractère épidémique, et qu'il fallait la considérer comme se développant sous l'influence d'une cause momentanée dont la détermination était assez difficile, car j'en ai observé beaucoup en 1846, par l'extrême chaleur du mois d'août, en même temps que de nombreux embarras gastriques sans colique. J'en avais vu aussi un grand nombre au mois d'avril 1845, par un temps froid et humide.

Dans un cas, il y avait comme antécédents, des impressions morales tristes, changement d'habitation, de pays, de régime de vie.

Dans un cas, constitution mélancolique très-prononcée.

Dans deux cas, changement de régime et fatigues excessives.

Dans un cas, habitude d'un régime de vie très-substantiel, usage des alcooliques, café, vins fins, liqueurs, avec exaspération des douleurs lorsque la dose des alcooliques est augmentée.

Dans un autre cas, excès fréquents de boissons alcooliques,

et retour infaillible des douleurs lors d'un excès de ce genre; cessation des souffrances par suite d'un régime plus sobre.

Dans deux cas, il y a eu augmentation très-rapide d'embonpoint chez des sujets jeunes, vie sédentaire contrairement à la vie active menée précédemment, régime beaucoup plus tonique qu'avant les douleurs, cessation des souffrances par suite de l'exercice et d'une réforme dans le régime.

Dans un autre cas, il y a eu passage d'une vie sédentaire, bonne nourriture, esprit tranquille, embonpoint, à une vie agitée par le travail et les soucis, régime alimentaire beaucoup moins bon, diminution de l'embonpoint.

Dans un cas, les douleurs se sont présentées à plusieurs reprises, pendant l'allaitement et n'ont plus reparu depuis : elles n'existaient pas avant l'allaitement.

Une fois, il n'y avait pas de cause appréciable.

Je discuterai plus loin la valeur de ces données de l'observation.

Tous les malades atteints étaient des adultes. Le plus jeune avait vingt-quatre ans, le plus âgé cinquante-huit ans.

La proportion entre les deux sexes était à peu près égale.

Diagnostic de la colique bilieuse.

Je me propose de développer sous ce titre les motifs qui doivent faire attribuer ces coliques à la présence de la bile. J'appuierai cette démonstration sur les symptômes, sur l'autorité, sur la physiologie.

Examinons au point de vue des symptômes, les observations particulières.

Dans un cas, la malade, jeune fille bien portante d'habitude, est prise, pendant les fortes chaleurs de l'été, de violentes douleurs épigastriques avec impossibilité de rester un moment en repos ; nausées, vomissement de tout ce qui est ingéré, plaintes continuelles, pouls calme, peau fraîche. A la suite de l'administration de l'infusion de camomille, les vomissements deviennent plus intenses ; au lieu d'être aqueux et composés de boissons, ils sont d'un *jaune doré et d'une amertume excessive. A partir de ce moment* les symptômes se calment et la sensibilité à la région épigastrique disparaît.

Il me semble difficile de trouver un fait propre à démontrer plus complétement, que la présence de cette matière d'un jaune doré et d'une amertume excessive (c'est-à-dire de la bile) était la cause des coliques (OBS. Ire).

Des cas nombreux tout à fait semblables se présentèrent à la même époque, et l'identité des symptômes et de la marche confirmait le diagnostic porté sur la nature du mal.

Dans un autre cas (OBS. II), il y a des nausées et quelques vomissements insignifiants; les douleurs, au lieu d'être fixées à la région épigastrique, se font sentir dans tout le ventre sans augmenter par la pression, elles diminuent sans évacuations notables sous l'influence des boissons émollientes en grande quantité, et des fomentations aromatiques sur le ventre, d'un lavement avec infusion aromatique et vin blanc; mais les douleurs persistant quoique sourdes, je donne une bouteille d'eau de Sedlitz qui provoque douze selles très-copieuses, composées d'une matière liquide, jaune, ayant l'aspect de l'huile quoiqu'il n'y ait pas eu d'huile administrée par la bouche ni en lavement ; les douleurs se calment immédiatement après ces évacuations.

Il est évident que c'est à cette substance jaune, huileuse (la bile), qu'on doit attribuer les coliques : remarquons aussi que tout le ventre était douloureux à l'exclusion de l'estomac, que les évacuations ont eu lieu par les selles et que le vomissement était presque nul, de sorte que si le cas précédent était un type de colique bilieuse stomacale, celui-ci est aussi manifestement une colique bilieuse intestinale.

Cette cessation rapide des accidents sous l'influence des vomissements ou des selles s'observe d'ordinaire lorsque la maladie est aiguë, momentanée ; mais lorsque l'état morbide date de loin, lorsque les malades sont languissants depuis quelque temps, les vomissements amers soulagent comme dans l'Observation III, mais ne font pas disparaître l'état morbide, qui nous représente dans ce cas la forme réellement chronique.

Il est à remarquer que les coliques sont surtout très-intenses au début, lorsqu'il n'y a que des nausées et des vomissements aqueux ; plus tard elles disparaissent ou diminuent lorsque des matières vertes, jaunes, amères sont vomies. De même pour les selles, les douleurs du ventre persistent jusqu'à ce que des matières jaunes, huileuses, soient évacuées spontanément ou par l'art.

La complication inflammatoire est survenue dans plusieurs cas ; il en sera question plus loin dans l'article qui lui est consacré, mais je veux mettre en garde contre une préoccupation exclusive à cet égard, et l'on peut voir que dans la colique bilieuse, si l'état inflammatoire réclame une médication spéciale, il ne faut pas perdre de vue la cause principale, la bile. En effet, on peut remarquer que des douleurs d'une extrême intensité avec sensibilité exquise à la pression, ballonnement du ventre, vomissements abondants avec fièvre intense comme dans l'Observation V, ont cédé du jour au lendemain à des selles copieuses composées de matières huileuses d'un vert noirâtre : en même temps tombait l'appareil fébrile formidable qui faisait craindre une péritonite.

De même, dans l'Observation VII, nous voyons des coliques sourdes survenir puis disparaître sans évacuations sensibles, mais aussi sans grande intensité. Une fois ces coliques deviennent d'une acuïté excessive, et s'accompagnent d'un mouvement fébrile, les symptômes paraissent beaucoup plus intenses qu'aux crises précédentes. Cependant, le calme renaît au bout de vingt-quatre heures, plus rapidement qu'aux crises précédentes, et cela à la suite d'évacuations très-abondantes, jaunes, vertes, huileuses, ayant lieu par le vomissement et par les selles. Quelle preuve pourra-t-on offrir qui démontre mieux que les coliques sont causées par ces matières, lorsqu'on les voit persister, si intenses avant leur évacuation, et disparaître comme par enchantement lorsqu'elles sont évacuées.

Ce qui est remarquable, c'est que les symptômes s'accordent avec le siége de la matière irritante. Ainsi, dans l'Observation VIII, la douleur existe dans tout le ventre, avec sensibilité à la pression, en même temps, selles diarrhéiques, aussi dès le lendemain, sans vomissements, les accidents se calment parce que les matières âcres ont été évacuées sans effort par les selles.

Je crois que ces citations tendront à ébranler l'opinion de ceux qui pensent que l'étude des coliques causées par la bile ne repose pas sur des signes diagnostiques suffisants. D'autres seront convaincus, et les observateurs sérieux voudront examiner sous ce rapport les faits qui se présenteront à eux.

Mais tout aussitôt se présente un autre écueil.

Rien n'oblige, dira-t-on, à décrire une espèce morbide sous le nom de colique bilieuse, car, étant admis les faits présentés, et sans contester l'interprétation que vous leur donnez, il n'est pas nécessaire de recourir à une nosographie surannée pour en préciser le caractère. De ces faits, les uns rentrent dans l'embarras gastrique que tout le monde admet actuellement, les autres tiennent à des coliques hépatiques, suites de calculs biliaires, d'autres à une véritable hépatite.

Je reconnais qu'il y a du vrai dans ces objections, je vais même plus loin que ceux qui les feront; j'admettrai, si l'on veut, que toutes ces maladies sont identiques quant à leur nature.

Nous ne devons pas nous dissimuler que nos espèces en pathologie sont le plus souvent artificielles et que la nature ne procède pas par saccades, par formes morbides tranchées et distinctes telles que nous les voyons dans les livres. Ainsi, j'admets parfaitement que l'embarras gastrique dérive de la bile altérée ou surabondante, que cette affection est le premier anneau de la chaîne qui le termine aux calculs biliaires, lesquels tiennent aussi à une altération dans les éléments normaux de la bile. Mais, entre ces extrêmes il existe des degrés nombreux, et de même que l'on doit, dans l'étude et la pratique de la médecine, distinguer avec soin l'embarras gastrique et les calculs biliaires, de même, on doit étudier à part les coliques bilieuses qui se traduisent par des symptômes d'une extrême acuïté, peuvent disparaître du jour au lendemain par l'expulsion de la bile, se reproduire à divers intervalles chez le même individu, dégénérer en inflammation gastro-intestinale, se propager au foie et y déterminer une hépatite aiguë ou chronique.

On s'est, en effet, beaucoup trop habitué dans ces derniers temps à considérer les calculs biliaires comme dominant la pathologie du foie. Les livres et les hommes d'à présent nous portent à croire que lorsqu'il y a colique vive, pour peu que la douleur s'irradie du côté du foie, il y a des calculs dans les conduits biliaires, et si l'ictère survient, il n'est en quelque sorte pas permis d'élever un doute sur l'infaillibilité du diagnostic.

Cependant, les autopsies sont loin de démontrer la réalité de ces assertions. Sans doute, les calculs biliaires donnent lieu à la colique hépatique et à l'ictère, mais il n'en est pas toujours ainsi, et pour ma part, pendant une année de séjour comme interne à la Salpêtrière, je n'ai pas observé un seul cas de colique hépatique ni d'ictère; j'ai appris que ces affections y étaient très-rares, et par contre j'ai constaté très-souvent sur une cinquantaine d'autopsies que j'y ai faites, la présence de nombreux calculs biliaires. Cela fait voir, ce que l'on savait du reste, mais, ce sur quoi on ne réfléchit pas assez, que très-souvent les calculs biliaires peuvent exister sans ictère ni coliques hépatiques.

Il ne me sera pas plus difficile de démontrer que les coliques hépatiques et l'ictère existent fréquemment lorsqu'il n'y a pas de calculs biliaires. Sans en chercher la preuve dans les nombreuses autopsies que l'on pourrait invoquer, je citerai les faits que j'ai observés, et que d'autres voient comme moi tous les jours. Pendant deux années consécutives, en 1845, 1846 et une partie de 1847, années remarquables pour l'humidité constante, par la faible quantité et la mauvaise qualité des aliments, les produits de la terre n'étant arrivés pour la plupart qu'à une maturité imparfaite, je n'ai pas été un jour sans avoir en traitement dans ma clientèle un ou plusieurs cas d'ictères survenus spontanément, chez des jeunes gens pour la plupart. Les personnes atteintes n'étaient pas alitées, ou ne l'étaient que pour quelques jours; elles se sentaient courbaturées, sans énergie, avec diminution d'appétit, langue blanche, pas de soif, sentiment de malaise, de pesanteur à l'épigastre, quelquefois douleurs vives à cette région précédant l'ictère et diminuant d'une manière appréciable lorsque l'ictère survenait, selles un peu difficiles, de couleur normale, parfois blanches pendant quelque temps. Cet état durait de quinze jours à un mois, s'accompagnant d'un ictère des plus prononcés qui disparaissait sans laisser de traces, soit spontanément, soit à l'aide des émollients et d'un ou deux purgatifs composés principalement de rhubarbe.

Il est incontestable que la bile jouait le principal rôle dans ces affections, mais je pense que personne ne songera à des calculs biliaires pour expliquer ces ictères en quelque sorte épidémiques. Par quelle cause la matière colorante de la bile passait-elle dans le torrent circulatoire? cela est difficile à préciser, mais voilà une manifestation pathologique bien palpable de ce produit du foie. La douleur n'était pas assez intense pour prendre le nom de colique, mais les coliques gastro-intestinales avec ictère, peuvent exister parfaitement sans qu'il soit possible d'invoquer la présence des calculs biliaires. Au moment où j'observais en si grand nombre ces ictères avec de faibles douleurs, je rencontrais des cas de coliques gastro-hépatiques avec ictère chez des individus qui n'avaient rien éprouvé de semblable avant cette époque et qui n'en ont rien ressenti depuis : il est rationnel de les considérer comme deux degrés, deux manifestations pathologiques dues à la même cause. L'observation suivante nous offre un de ces cas.

Madame S. âgée de quarante-huit ans, forte, sanguine n'ayant pas ses règles depuis quatre mois, sujette à des douleurs rhumatismales, se portait très-bien lorsqu'elle fut prise tout à coup le 22 mars 1855 de douleurs très-vives à l'épigastre, augmentant par la pression avec vomissements aqueux et bilieux en petite quantité : anxiété produite par la douleur, langue nette, pouls calme. Les douleurs s'irradient sous les flancs, mais pas plus d'un côté que de l'autre.

Prescription. Cataplasmes émollients, lavements huileux, eau sucrée fortement acidulée avec le jus de citron, diète.

Le 23, nuit mauvaise, agitation continuelle, insomnie, céphalalgie intense, nausées et vomissements, douleurs très-vives spontanément et à la pression de la région épigastrique.

Prescription. 15 sangsues à l'épigastre.

Le 24, même état sauf un peu moins d'anxiété, mais peau chaude, pouls dur à 110 ; la douleur spontanément et à la pression s'irradie dans toute la région hépatique ; langue blanche, teint jaune de toute la peau, yeux congestionnés, mais peu jaunes, urines abondantes, troubles, d'un jaune d'ocre, douleurs dans le dos et pendant un moment à l'épaule droite.

Prescription. Large saignée du bras, quatre ventouses, scarifiées à la région hépatique, eau gazeuse nitrée, lavements émollients, cataplasmes.

Le 25, sommeil toute la nuit, un seul vomissement aqueux depuis la saignée ; à peine de la sensibilité à l'épigastre, pouls calme, un peu d'appétit. L'état général s'est modifié d'une manière très-remarquable, figure riante, urines limpides et citrines.

Le 26, peu de crises, à peine de la sensibilité à l'épigastre, à l'abdomen et au foie qui précédemment ne pouvaient être palpés qu'avec d'extrêmes douleurs. Le mieux se continue les jours suivants. Il est à remarquer que la teinte ictérique a complétement disparu en trois jours : je n'ai jamais vu un ictère disparaître aussi rapidement, la malade était bien rétablie huit jours après la saignée.

Ces différents faits démontrent qu'il existe des coliques gastro-intestinales très-intenses qui doivent être attribuées à la présence de la bile. Mais, dira-t-on, comment se fait-il que cette sécrétion, ou altérée ou en excès, détermine des accidents aussi violents, tandis que dans un certain nombre de cas où elle paraît aussi en excès, comme dans l'embarras gastrique, elle ne cause aucune douleur aiguë? Outre les variétés de siége, de qualité, de quantité qu'on peut invoquer pour expliquer ces différences, on pourrait faire la même objection dans une foule de maladies, et même dans celles qui ont une cause permanente, comme les maladies organiques du cœur, qui cependant laissent le malade calme par moments et déterminent à un autre moment des accidents très-intenses.

L'opinion d'un grand nombre d'auteurs recommandables vient corroborer les idées précédemment émises au sujet de la colique bilieuse.

Sydenham, qui a décrit avec soin cette maladie, la considère comme devant rentrer dans les maladies chroniques. « Dans la colique bilieuse, dit-il, il s'élève des intestins une « eouleur atroce, plus intolérable que celle qui accompagne « les maladies les plus dangereuses : quelquefois elle serre « les intestins comme s'ils étaient entourés d'un lien, ou « bien, concentrée en un point, elle semble le traverser « comme avec une vrille. La douleur s'apaise, puis reprend « avec intensité, le malade la sent venir et son visage exprime « la plus cruelle anxiété. Dans le commencement, la douleur « n'est pas aussi fixe, le vomissement n'est pas aussi fré- « quent, la constipation aussi opiniâtre. Les matières reje- « tées sont vertes ou jaunes ou de quelque autre couleur « insolite. Chaque phénomène indique clairement que la « maladie est née *de quelque vapeur âcre qui de la masse du « sang a passé dans les intestins.* » Parmi les causes propres à la produire, il signale des fruits mangés avidement ou toute autre nourriture malsaine qui a communiqué au sang ses mauvaises qualités, et de là aux intestins. Il signale les récidives fréquentes de cette maladie et insiste longuement sur le traitement (il en sera question plus loin).

Baglivi admet également la colique bilieuse et fait jouer à la bile un grand rôle dans divers états morbides, notamment dans les coliques (1). « La bile, dit-il, paraît être faite pour le « chyle, de sorte que si le chyle ne descendait pas dans les « intestins, la bile serait sans utilité, son séjour et son cours « régulier sans importance. Si elle coule en grande quantité « ou en temps inopportun sans son correctif, c'est-à-dire un « chyle cru, impur, acide, elle blesse l'estomac et les intes- « tins en exhalant des vapeurs alcalines, d'où les nausées, « les vertiges, l'anxiété précordiale et diverses maladies de « l'estomac et des intestins. Les maladies, tant aiguës que « chroniques, produites par une bile de mauvaise nature, for- « mant un chyle dépravé, sont innombrables, car le chyle « acide dans l'estomac est purifié par la bile, qui le fluidifie et « précipite les parties impures qui forment les excréments. »

Suivant Lieutaud, « la colique bilieuse se manifeste par « l'amertume de la bouche et par la soif, par la chaleur « brûlante des entrailles et la quantité de matières qu'on « rend, tant par le vomissement que par les selles. La dou- « leur, plus ou moins vive, est tantôt vague, tantôt fixe ; on « la ressent ou au nombril, ou au dos, ou à l'estomac, ou « aux hypochondres, quelquefois aux aines, selon la partie « affectée ; les malades ressentent une douleur comme si « une corde les serrait : elle peut produire la passion iliaque « ou le choléra, ou les convulsions, ou la paralysie. Elle « n'est pas de longue durée, mais elle a des retours terribles « qui peuvent amener l'inflammation. Elle peut ressembler « à la néphrétique, mais on ne voit pas, comme à celle- « ci, la rétraction du testicule : d'ailleurs *ici les vomisse- « ments soulagent ;* ils ne produisent rien dans la néphré-

(1) *Circa bilem, ejusdemque natura, usu et morbis, Diss. III, de experimentis.*

« tique : elle a souvent son siége dans le duodenum. »

Tissot admet la colique bilieuse (1). « Elle se manifeste, « dit-il, par des douleurs très-aiguës ; mais elle est assez « rarement accompagnée de fièvre, à moins qu'elle n'ait déjà « duré un jour ou deux. La bouche est amère, les vomisse- « ments et la diarrhée, quand l'un ou l'autre existent, éva- « cuent des matières jaunes ; souvent la tête est lourde. « Cette colique, dit-il, est habituelle pour plusieurs per- « sonnes. »

Suivant Lazare Rivière, « les douleurs de colique viennent « de l'intestin côlon, qui est le réceptacle de presque tous « les excréments du corps : elles reconnaissent, entre plu- « sieurs autres causes, des matières âcres, bilieuses, qui dis- « tendent, piquent et rongent l'intestin. Ainsi la bile répan- « due dans les tuniques de l'intestin les imbibe, excite des « douleurs très-aiguës qui deviennent habituelles, parce que « la matière qui les cause peut être difficilement expulsée. » Le même auteur va plus loin et admet « une autre espèce « de colique bilieuse qui provient de la bile non pas versée « dans le côlon, mais exsudant à travers la vésicule du fiel, « et imbibant les membranes des intestins, laquelle colique « peut dégénérer en paralysie, provoquer des douleurs « cruelles, de la maigreur, de la fièvre, et, se propageant « jusqu'à l'épine dorsale, déterminer la paralysie et même « des convulsions épileptiques. »

Je n'invoquerai pas volontiers sur ce sujet l'autorité de Stoll, parce que l'on est habitué à considérer cet auteur comme s'étant laissé entraîner à l'exagération au sujet du rôle de la bile dans l'économie. Il admet l'existence de la colique bilieuse, et en parle à plusieurs reprises comme d'une affection que tout le monde reconnaît sans discussion. Cependant on peut remarquer qu'il est beaucoup moins question de la colique bilieuse dans les ouvrages de Stoll l'humoriste que

(1) *Avis au peuple sur sa santé.* Paris, 1803, in-12.

dans ceux de Sydenham, si grand partisan de la saignée, que dans ceux du solidiste Baglivi.

Selle dit à l'article des coliques : « Il arrive souvent des « coliques qui dépendent d'une saburre bilieuse, il y en a « même d'épidémiques. »

Je crois inutile de pousser plus loin ces citations, elles suffisent pour faire voir que la colique bilieuse a été généralement admise.

Il me reste à démontrer que ces accidents, attribués à la bile, s'accordent très-bien avec les données de la physiologie, et pour cela il est nécessaire de jeter un coup d'œil rapide sur l'importance de ce produit de sécrétion du foie.

« La bile, dit Muller (1), joue un rôle important et qu'on « ne connaît pas bien encore dans les transformations que « les substances alimentaires subissent pendant leur séjour « dans l'intestin. Son versement chez les vertébrés, les crus- « tacés et les mollusques, dans la portion du tube digestif où « s'accomplit la formation du chyle, prouve qu'elle n'est pas « purement excrémentitielle. Cependant on en retrouve les « principes constituants dans les matières fécales, par exem- « ple, la résine biliaire, la cholestérine et la matière colo- « rante, dont, par contre, on ne découvre aucune trace dans « le chyle. Le sang est donc débarrassé par le foie d'un « excès de graisse et de matériaux carbonés et hydrogénés, « tandis que les reins le dépouillent d'un excès de matières « azotées. Les poumons et le foie peuvent être comparés « l'un à l'autre sous ce point de vue, que tous deux entraî- « nent au dehors des produits carbonés, le premier à l'état « brûlé (acide carbonique), le second à l'état combustible. « D'anciens physiologistes, et parmi les modernes Auten- « rieth, mais surtout Tiedemann et Gmelin, ont déjà appelé « l'attention sur une certaine relation entre ces deux organes,

(1) *Manuel de physiologie*, trad. par Jourdan. Paris, 1851, t. I.

« ce qui les rend aptes à se suppléer, pour ainsi dire, mu-
« tuellement. »

Pour bien comprendre ce rôle important que joue la bile comme produit de sécrétion du foie, il faut se rappeler la division importante établie par Liébig entre les aliments azotés ou plastiques et les aliments carbonés ou respiratoires.

Le fibrine, l'albumine, la caséine végétale et animale qui se trouvent en abondance dans les produits animaux dont se nourrissent les carnivores, et en plus petite quantité dans les produits végétaux dont se nourrissent les herbivores, sont absolument nécessaires à l'entretien de la vie : ils contiennent, en outre, la quantité de carbone, de sels nécessaires à la constitution des parties solides du corps. Ce sont les aliments azotés.

Mais il y a un grand nombre de substances non azotées qui paraissent nécessaires à l'existence, comme aliments : ce sont surtout le beurre, le sucre, la gomme, l'amidon, la pectine, qui sont formés de carbone et des éléments de l'eau. Ces matières non azotées ajoutent donc aux principes azotés une certaine quantité de carbone. Il y a là, par conséquent, un excès d'éléments qui ne peuvent pas servir à la sanguification, puisque les aliments azotés contiennent déjà exactement la quantité de carbone nécessaire à la formation de la fibrine et de l'albumine. D'où les aliments azotés et les aliments non azotés. Ceux de la première classe ont la propriété de se convertir en sang, ceux de la seconde n'ont pas cette propriété. Les substances alimentaires qui sont propres à la sanguification donnent naissance aux parties constituantes des organes, les autres servent, dans l'état normal, à l'entretien de la respiration, c'est-à-dire à la production de la chaleur animale. Les substances azotées sont désignées par Liébig sous le nom d'aliments plastiques, les substances non azotées sous le nom d'aliments respiratoires.

Les aliments plastiques sont :	Les aliments respiratoires sont :
La fibrine végétale,	La graisse,
L'albumine végétale,	L'amidon,
La caséine végétale,	La gomme,
La chair } des animaux.	Les différentes espèces de sucre,
Le sang }	La pectine,
	La bassorine,
	Le vin, la bière, l'eau-de-vie.

Sans m'appesantir sur toutes les conséquences que l'on pourrait tirer en pathologie de ces données physiologiques, sans sortir du point de vue actuel, c'est-à-dire de la pathologie de la bile et notamment de la colique bilieuse, nous voyons ainsi les découvertes modernes rendre au foie et à son produit de sécrétion, la bile, le rôle très-important que lui faisaient jouer les anciens, et que la découverte des vaisseaux chylifères lui avait enlevée, par une erreur physiologique qui n'a été réparée que dans ces derniers temps.

En effet, il est maintenant parfaitement reconnu que la majeure partie de la masse alimentaire est absorbée par les radicules veineuses des intestins, transportée dans la veine porte, de là dans le foie, puis dans les veines sus-hépatiques, et enfin dans le torrent circulatoire. La bile est sécrétée, elle peut contenir une partie des matières alimentaires non encore utilisées, elle remplit des usages importants pour l'assimilation des aliments dans l'intestin. Or, on sait que la bile est un liquide dont le carbone forme la base. Les substances carbonées peuvent ainsi passer à plusieurs reprises dans cette petite circulation qui de la veine porte se rend au foie, puis dans les canaux biliaires, puis dans l'intestin grêle, où elles sont reprises par les veines et utilisées, s'il y a lieu, en passant par la veine cave.

Si on lie le tronc de la veine porte, on supprime ou on rend presque nulle la sécrétion de la bile.

S'il y a excès dans l'introduction des aliments carbonés ou respiratoires, ou seulement s'il y a défaut d'exercice, enfin si, par une cause quelconque, il se fait des accumulations de carbone dans le sang, on voit survenir l'obésité, et la bile est sécrétée en plus grande quantité que d'ordinaire, comme on en voit des exemples dans les observations particulières citées plus loin ; de façon qu'une partie des éléments carbonés introduits en excès sont expulsés par les fèces, dont ils forment une partie considérable. Nous avons vu alors la colique bilieuse s'accompagner d'une surabondance de bile, et les accidents cesser à la suite de son évacuation. C'est ce qui explique comment on guérit la maladie et on en empêche le retour, en évitant tout ce qui produit des accumulations de bile, c'est-à-dire d'aliments carbonés ou respiratoires. Ainsi, comme il ne faut que quatre jours et cinq heures pour que tout le carbone contenu dans le corps soit consommé par l'oxygène de la respiration s'il n'est pas remplacé par les aliments, on s'explique comment la diète est un adjuvant si utile au traitement. L'exercice du corps augmentant la combustion du carbone, on voit pourquoi une vie active, en plein air surtout, brûlant l'excès des aliments respiratoires, est salutaire dans la colique bilieuse, tandis que la vie sédentaire et renfermée tend à la développer. Les aliments féculents, farines diverses, pommes de terre, haricots; le vin pur, l'eau-de-vie, la bière, étant composés de carbone, on comprend pourquoi l'usage habituel et excessif de ces différentes substances a paru, dans plusieurs observations particulières, être la cause déterminante de la colique bilieuse, tandis qu'un régime animal ou azoté, lorsqu'il ne contenait pas de substances irritantes, a été salutaire en empêchant la production d'un excès de bile. Remarquons, toutefois, que ce n'est pas seulement par sa trop grande quantité, mais aussi par ses qualités, sa composition, sa viscosité, les éléments hétérogènes ou irritants qu'elle peut contenir, que la bile paraît provoquer la colique bilieuse. Il est difficile d'apprécier ces différents modes peu connus en eux-mêmes, mais la viscosité, entre autres, paraît avoir une grande importance. On sait que chez les animaux, notamment chez les ruminants, les calculs se développent en hiver, lorsque les animaux sont nourris de fourrage sec et ne sortent pas de l'écurie, tandis que ces calculs se dissipent le plus souvent lorsqu'on met les animaux au vert et qu'on les fait vivre au grand air, comme cela a lieu en été. Tout indique que les mêmes conditions s'observent chez l'homme, c'est ce qui explique l'action salutaire des sucs d'herbes, des boissons composées des mêmes plantes, du régime végétal qui, contenant des alcalins en grande abondance, liquéfie la bile, en empêche la viscosité (sans parler des calculs, dont je ne m'occupe pas ici), et produit les résultats favorables que l'observation permet de constater tous les jours.

Traitement de la colique bilieuse.

Parmi les moyens employés je citerai principalement les boissons abondantes, telles que l'infusion de camomille qui en excitant le vomissement de matières jaunes et vertes excessivement amères a amené un soulagement très-prompt. J'ai vu parfois le jus d'un ou deux citrons pris pur en une fois, calmer la douleur d'une manière remarquable. Lazare Rivière donne de grands éloges au suc de coings récents à la même dose pour calmer la douleur d'estomac. Le plus souvent à la suite des crises violentes, j'usais de boissons froides, rafraîchissantes qui agissaient surtout comme délayantes, telles que la limonade, l'orangeade, l'eau de gomme, le sirop de groseilles, de cerises dans de l'eau, la décoction des mêmes fruits dans la saison, l'eau gazeuse, l'eau de chiendent.

Il est à remarquer que ces boissons quelles qu'elles soient provoquent très-souvent le vomissement, non par une propriété qui leur est particulière, mais parce que l'estomac rejette tout ce qui est ingéré. Les malades en concluent que les boissons qu'on leur donne sont causes du vomissement et pour cette raison refusent de boire ou boivent très-peu. Le médecin est très-disposé à raisonner comme les malades, mais lorsqu'on ne s'arrête pas à ces considérations et qu'on force les malades à boire, on les voit rejeter d'abord la boisson seule, puis cette boisson mélangée de matières jaunes ou vertes, et le mieux survenir ; de sorte que le plus souvent on constate qu'il est aussi avantageux dans la vraie colique bilieuse de faire boire les malades qu'après un vomitif, et on sait que dans ce cas les malades vomissent moins péniblement et éprouvent un soulagement beaucoup plus prononcé lorsqu'ils boivent abondamment.

Les lavements émollients pour vaincre la constipation et pour agir comme bain local ont été employés dans presque tous les cas, et ont toujours paru utiles. J'ai aussi employé les grands bains, mais la rapidité et la violence des crises permettaient rarement d'en user avec succès, sauf le cas où la maladie se répétait ou persistait en diminuant d'intensité. Les cataplasmes émollients rendus narcotiques par le laudanum, les fomentations émollientes ou aromatiques remplacèrent les bains et faisaient partie du traitement habituel. Ces moyens ont paru guérir plusieurs fois seuls, et plusieurs fois ils soulagaient.

D'après l'observation des symptômes et le calme remarquable survenu à la suite des vomissements, il semble qu'une des premières indications, dans les cas de cette espèce, serait de donner un vomitif : cependant je n'y ai eu recours que dans un cas (Obs. IX), et encore avec une grande réserve et sans succès marqué. Chose assez particulière, ce moyen n'est, pour ainsi dire, jamais conseillé par les nombreux auteurs qui se sont occupés de la colique bilieuse, et qui ont insisté longuement sur le traitement en se guidant sur la nature âcre des matières qui causaient la colique. Peut-être la violence extrême des douleurs, l'agitation du malade, le formidable appareil symptomatique qui accompagne cet état, les vomissements qui déjà semblent excessifs ont éloigné les médecins de l'emploi d'un moyen aussi actif. Je serais cependant disposé à penser que l'émétique en lavage pourrait rendre des services ; mais la pratique presque unanime des médecins, et la facilité avec laquelle survient la complication inflammatoire doivent rendre très-réservé à cet égard.

Si les vomitifs sont rarement employés dans la colique bilieuse, il n'en est pas de même des purgatifs qui y sont d'un usage très-fréquent. J'administre souvent des lavements purgatifs au début, surtout dans le cas de constipation opiniâtre : en y ajoutant quatre cuillerées d'huile émulsionnée avec un jaune d'œuf, on les rend émollients et laxatifs. Les lavements purgatifs procuraient un grand calme, lorsqu'ils étaient suivis d'évacuations abondantes. Dans un cas, un lavement d'herbes aromatiques et de vin a fait cesser la colique comme par enchantement. Quant aux purgatifs, j'en use très-habituellement pour peu que la maladie se prolonge ou qu'il reste du malaise et de l'inappétence ; ils sont presque toujours suivis de selles très-abondantes relativement à la nature et à la dose du purgatif, et lorsqu'elles sont jaunes et huileuses le soulagement est presque toujours très-marqué. Les purgatifs les plus habituels étaient les sels, la rhubarbe en poudre ou en infusion à froid, (quinze grammes pour un litre d'eau, un verre tous les matins), les pilules d'aloès et de rhubarbe ou du calomel. L'effet satisfaisant de ces purgatifs fut extrêmement marqué dans l'Observation V, de même que dans l'Observation VII, où l'huile de ricin fut administrée.

Dans la plupart des cas de colique bilieuse, les douleurs sont tellement cruelles, les malades réclament du soulagement avec tant d'insistance, que très-souvent la première pensée du médecin, sauf le cas de complication inflammatoire, est d'administrer les narcotiques. J'en ai usé fréquemment tant en potion qu'en lavement, les effets en ont été satisfaisants surtout lorsqu'ils étaient associés aux huileux, mais si dans le plus grand nombre des cas ils amenaient un calme momentané, je les ai vus quelquefois exaspérer les accidents et ne pas produire du tout l'effet narcotique qu'on en attendait. Enfin observant avec attention la suite de la maladie et relisant avec sévérité les observations recueillies, notamment l'Observation IX, j'ai acquis la conviction que très-souvent le calme momentané produit par les narcotiques est suivi de récidives beaucoup plus nombreuses et plus intenses que dans les autres cas; enfin je suis obligé de convenir que la complication inflammatoire a paru être plusieurs fois la suite de leur emploi intempestif : tout indique donc qu'en calmant les coliques et arrêtant les vomissements, ils déterminent par cette rétention des matières âcres des retours plus fâcheux de la maladie et sa conversion plus facile en véritable inflammation.

Est-ce à dire qu'il faille renoncer à l'usage des narcotiques dans la colique bilieuse? Je ne le pense pas, mais on doit ne les considérer que comme un adjuvant propre à calmer l'intensité des souffrances, et imitant la sage conduite de Sydenham, qui paraît avoir servi de modèle à celui qui a institué le traitement dit de la Charité dans la colique des peintres, user, si l'indication s'en présente, des narcotiques et des purgatifs alternativement, après avoir le plus souvent pratiqué une saignée du bras.

Les émissions sanguines ont été fréquemment employées, soit localement, ventouses et sangsues, soit en ouvrant la veine du bras. Les applications locales, surtout les ventouses scarifiées, soulageaient presque toujours et ont fait plusieurs fois disparaître la douleur. La saignée générale, employée seulement lors de complication inflammatoire, a dans trois cas fait disparaître les accidents avec une remarquable promptitude. Il en sera encore question lorsque je parlerai de la colique inflammatoire.

J'ai usé plusieurs fois des alcalins sous forme de potion de Rivière, de potion de bicarbonate de potasse ou de soude, d'eau magnésienne, etc. Ces divers moyens calment la violence des vomissements sans arrêter l'évacuation des matières, mais leurs effets immédiats sont moins prompts que ceux des agents indiqués jusqu'à présent ; je les ai trouvés plus utiles pour s'opposer aux récidives et abréger la durée de l'état morbide qui suit les crises. Sous ce rapport j'ai eu surtout à me louer de la magnésie hydratée lourde, dite magnésie anglaise, préparation infiniment plus efficace et plus laxative que la magnésie ordinaire, soit carbonatée, soit calcinée. A la dose tantôt d'une cuillerée à café, tantôt d'une cuillerée à bouche, elle produit presque sûrement des évacuations, et ses autres effets dans la colique sont aussi plus marqués. Elle est d'une saveur plus désagréable que la magnésie carbonatée, et même que la magnésie calcinée ordinaire, mais elle ne happe pas à la langue et ne donne pas la sécheresse de la bouche et la soif des autres préparations de la magnésie. Non-seulement dans la colique bilieuse, mais dans un grand nombre d'autres coliques et de douleurs d'estomac, gastralgie, dyspepsie, cette magnésie est souvent efficace. L'eau de chaux dans le lait à la dose d'une ou deux cuillerées à bouche le matin, des pilules d'extrait de pissenlit et de savon, constituent des modes d'administration des alcalins souvent utiles dans la même maladie.

Ceci nous amène au traitement de la colique bilieuse sous sa forme éminemment chronique. Les moyens employés le plus souvent et avec le plus de succès dans l'intervalle des crises pour éloigner les accès, diminuer leur intensité, lorsqu'ils reparaissent, et qui, dans un grand nombre de cas, ont produit une guérison radicale sont : les boissons délayantes, notamment la tisane de chiendent, le petit-lait, les décoctions de plantes fraîches, de chicorée, de laitue, de pissenlit, l'eau de veau très-légère, la limonade, la décoction de cerises fraîches. Les sucs d'herbes au printemps pendant plusieurs années, composés de laitue, pissenlit, fumeterre, cresson, agissent dans le même sens. J'ai vu des personnes se débarrasser de coliques bilieuses fréquentes au moyen d'une décoction de carottes, prise une ou plusieurs fois par jour et pendant plusieurs années. J'ai fait aussi prendre avec succès un verre de jus de carottes tous les matins pendant un mois et plus; on pressait les carottes dans un linge après les avoir râpées. Ces préparations paraissent agir par la pectine, qui, comme on sait, constitue la base des gelées végétales. La carotte est très-riche sous ce rapport, car la décoction fournit une gelée analogue à celle des fruits rouges. La pectine se convertit en acide pectique, au moyen d'une légère addition de potasse, de sorte qu'on ferait très-bien dans la décoction d'ajouter un peu de carbonate de potasse, qui, en dissolvant la pectine, agirait aussi comme fondant et liquéfiant de la bile. Je recommande d'autant plus cette préparation qu'elle est d'un goût non désagréable, facile à aromatiser, peu coûteuse et pouvant se préparer en tout temps. J'ai vu des personnes atteintes de goutte invétérée avec tophus énormes, être débarrassées des tophus et des accès à la suite de l'usage de la décoction de carotte continuée pendant plusieurs années.

Les purgatifs tels que la magnésie, la rhubarbe, et d'autres plus énergiques sont nécessaires de temps en temps.

Pour les aliments, on usera de beaucoup de légumes surtout frais et aqueux, tels que carottes, asperges, choux-fleurs, navets, julienne, purée de légumes. Peu de viandes, et de préférence les viandes blanches de poulet, veau, grenouilles, etc. Des poissons aussi souvent que le désirent les malades, cuits à l'eau ou au vin plutôt que frits ou cuits dans le beurre, de manière à leur enlever autant que possible la partie graisseuse. Des fruits abondants, notamment les fruits rouges, fraises, cerises, framboises, groseilles, sauf les cas particuliers observés quelquefois, dans lesquels les fruits rouges déterminent des douleurs d'estomac; des poires fondantes, du raisin en grande quantité, plusieurs kilogrammes par jour, ce qui dans certains cas a constitué une médication avantageuse; des fruits cuits, poires, pommes, etc., enfin les aliments qui, d'après les observations consignées plus haut, contiennent de la pectine en grande quantité. On doit interdire les viandes fortes et noires, le gibier, le porc frais ou salé, peu de viande de mouton ou de bœuf. On ne doit user que très-modérément des féculents sous forme de potages, des haricots, des pommes de terre ; les ragoûts et toutes les épices sont nuisibles.

Pour la quantité des aliments il faut tendre plutôt à la diminuer, et dans plusieurs cas on doit en faire une règle formelle, surtout lorsqu'on constate chez une personne replète une tendance à l'irritation inflammatoire et à la diarrhée. Je ne dirai pas, lorsqu'on constate que ces personnes mangent trop, car c'est un point dont il n'est pas aisé de s'assurer, attendu qu'aux renseignements demandés sur ce sujet le malade et son entourage ne manquent pas de répondre : *Il ne mange presque pas.* J'ai pris pour habitude, voyant que je ne gagnerais rien par le raisonnement sur ce sujet, de dire : Si peu que vous mangiez, mangez moitié moins; lorsque l'embonpoint du malade, le retour fréquent des coliques, et l'irritation des intestins me font croire à un excès dans la quantité des aliments.

On observe souvent la colique bilieuse chez des individus adonnés à la bonne chère, buvant largement le vin pur, le café, l'eau-de-vie, la bière et tous les alcooliques ; la première indication est de réformer ce régime, cela seul suffit parfois à la guérison. Malheureusement il est rare que l'on soit écouté à ce sujet. Le vin vieux coupé d'eau est la meilleure boisson au repas : les vins nouveaux surtout acides ont paru plusieurs fois nuisibles, et dans quelques cas la guérison est survenue après que les malades avaient complétement renoncé à l'usage du vin.

Enfin, si la colique bilieuse s'observe chez les individus qui ont une nourriture très-substantielle et une vie active, on la voit aussi chez des personnes dont le régime est très-sobre et la vie très-sédentaire. Cette dernière condition a paru plusieurs fois favoriser le retour des accidents, aussi doit-on insister d'une manière toute particulière sur un exercice journalier, une vie occupée, la promenade. Dans quelques cas, après que tous les moyens avaient échoué, un séjour de plusieurs mois à la compagne a amené la guérison.

Tels sont les principaux moyens que j'ai employés pour déraciner l'habitude de la colique bilieuse. Leur emploi est-il justifié par les résultats? c'est ce que je vais chercher à démontrer. Dans l'Observation IX, ce n'est qu'à la suite de leur emploi persévérant que la guérison est survenue. Dans l'Observation X, le malade était souffrant depuis plusieurs mois avec des rechutes continuelles, lorsque je fus appelé; le régime tant hygiénique que médical suivi avec persévérance a amené une guérison rapide. Dans l'Observation XI, après des récidives opiniâtres paraissant provenir de ce que la malade ne pouvait suivre le régime prescrit, un séjour à la campagne où elle put se livrer à un exercice constant et user des aliments convenables, fut suivi de la guérison. Dans l'Observation XII, les accidents dataient d'un grand nombre d'années, les récidives avaient dégénéré en habitude; la malade soumise aux jus d'herbes et à un régime végétal vit les accidents diminuer, les crises s'éloigner, et après plusieurs années de persévérance, disparaître complétement. Il y a dix ans que le traitement a été institué et depuis plus de cinq ans aucune crise n'est survenue. Enfin, dans plusieurs observations que je n'ai pas cru devoir rapporter avec détail, les accidents ont reparu plusieurs années de suite; le séjour des malades à la ville, une vie sédentaire paraissant contribuer au retour des crises, j'ai envoyé ces personnes à la campagne pendant plusieurs étés et la santé s'est rétablie.

Les résultats me paraissent donc justifier le traitement que préconise. Ce n'est pas toutefois l'empirisme pur qui m'a dirigé dans le choix des moyens employés. J'avais pour me guider la pratique des médecins qui se sont occupés de ce sujet, et il me serait facile de citer des autorités propres à justifier ma conduite. D'autre part, si parmi les nombreux moyens préconisés, j'ai fait choix des uns de préférence aux autres, j'ai cherché aussi à profiter des recherches modernes de la physiologie et de la chimie organique, qui se trouvaient d'accord avec ce que l'observation avait indiqué. Sans admettre que ce genre de recherches ait une valeur égale à l'observation médicale pure, je crois que, malgré les écarts dans lesquels il pourrait nous jeter, il est utile en provoquant des essais thérapeutiques prudents et en donnant une base plus solide aux résultats obtenus.

II. — DE LA COLIQUE STERCORALE.

Symptômes.

Douleurs analogues à des crampes, à une torsion ou à un déchirement, siégeant principalement autour de l'ombilic, dans le bas-ventre, dans un des flancs principalement le gauche, quelquefois dans tout le ventre. Presque toujours douleur nulle à la pression, ventre ballonné, rénitent, élastique ou très-dur et fortement contracté; dans quelques cas, tumeurs dures, indolentes dans le flanc gauche, formées par les fèces accumulées, comme le démontre leur disparition à la suite des évacuations. Constipation opiniâtre, diminution très-rapide des accidents à la suite des évacuations, mais retour très-facile des douleurs jusqu'à ce que plusieurs évacuations successives aient eu lieu. Langue humide, mais se séchant très-facilement, quelquefois soif inextinguible, nausées, vomissements de matières liquides ou alimentaires ou jaunes et amères, ayant dans quelques cas l'apparence des matières stercorales liquides sans en avoir l'odeur. Gaz rendus en abondance et avec bruit par la bouche avec soulagement momentané. Borborygmes, facilité très-grande du déplacement des gaz, gargouillement, ballottement bruyant produit par les pressions brusques sur le ventre, paraissant tenir à ce que le tube intestinal a perdu une partie de sa contractilité.

Pouls calme, quelquefois plus lent qu'en bonne santé ; large, dépressible avec des intermittences fréquentes, fait déjà signalé pour la colique bilieuse, en rapport avec l'opinion de Bordeu, qui considère le pouls intermittent comme très-fréquent dans les affections abdominales ; toutefois je n'ai pas observé qu'il indiquât une crise par les évacuations intestinales comme le prétend cet auteur. Peau fraîche, plutôt froide que chaude, quelquefois couverte d'une sueur froide produite par l'intensité des douleurs. Urines rouges, limpides, souvent louches et en petite quantité. Douleurs fréquentes dans les cuisses et les genoux. Chez les personnes sujettes aux coliques précédentes qui s'étaient jusqu'alors terminées favorablement par des évacuations alvines copieuses, j'ai observé des accidents d'un ordre un peu différent, mais beaucoup plus graves. Ils avaient lieu surtout chez des personnes âgées, sujettes depuis longtemps à une constipation opiniâtre et principalement chez celles qui usaient fréquemment de purgatifs drastiques. Alors on observait des douleurs moins aiguës que dans les cas précédents, une distension du ventre souvent excessive avec résonnance tympanique, et même dans trois cas les circonvolutions intestinales se dessinaient sous la peau. En même temps nausées, vomituritions, vomissements alimentaires, bilieux, puis brunâtres ayant l'apparence stercorale sauf l'odeur qui était plutôt aigre ou nauséeuse. Pouls lent, dépressible, peau plutôt froide que chaude, traits tirés, urines peu abondantes et pâles, soif tantôt nulle, tantôt excessive, vomissement de tous les liquides ingérés, constipation excessivement opiniâtre, rétablissement rapide du malade, à la suite de copieuses évacuations, ou mort lente après plusieurs septénaires de souffrances, sans réaction fébrile, avec un état de tranquillité apparente, le malade conservant toute sa connaissance jusqu'à la fin, les souffrances diminuant à mesure que le malade s'affaiblit.

J'ai encore quatre cas de cette nature parfaitement présents à l'esprit. Deux se sont terminés par la mort, deux par la guérison. Ils avaient pour sujets trois femmes âgées et un homme. Tous étaient habituellement constipés à un degré extraordinaire : ils usaient depuis longtemps des purgatifs énergiques en lavements et en pilules. Déjà à plusieurs reprises les deux malades qui ont succombé avaient éprouvé des accidents analogues qui avaient disparu par le rétablissement des selles ; dans ces deux cas les lavements purgatifs, les drastiques par la bouche, le dégagement anal au moyen d'une seringue pour débarrasser les intestins des gaz et même des matières fécales délayées, les frictions excitantes, n'ont pu amener la guérison ou ne provoquaient que des selles momentanées qui étaient suivies d'une constipation invincible, à la suite de laquelle les malades ont succombé sans nouveaux accidents et se sont éteints sans agonie, par dépression des forces. Dans les deux autres cas, après des accidents de la plus grande intensité, le rétablissement a eu lieu à la suite d'évacuations abondantes. Dans une de ces observations, la malade âgée de quatre-vingts ans, petite, maigre mais encore forte, n'ayant pas de hernie, sujette à une constipation opiniâtre qui a donné lieu déjà à des accidents inquiétants, éprouva des symptômes tout à fait semblables à ceux d'un étranglement interne : vomissements d'abord alimentaires qui firent croire à une indigestion, puis bilieux, puis composés des substances ingérées quelles qu'elles fussent, enfin de matières brunes, liquides, ayant tout à fait l'aspect des matières stercorales moins l'odeur. Ballonnement du ventre tellement considérable que les circonvolutions se dessinent et font saillie sous la peau. Douleurs modérées, devenant vives seulement lorsque les vomissements veulent se produire. Pouls faible, dépressible, altération profonde des traits. Ces accidents durèrent trois semaines, la malade ne pouvant rien garder et s'affaiblissant lentement, car il est très-remarquable que dans ces sortes de cas la marche de la maladie est très-lente, les phénomènes sont très-obscurs, contrairement à ce qu'on observe dans le véritable étranglement. Après avoir employé les laxatifs, les purgatifs en lavements et par la bouche, ces moyens ne procurant que des selles très-peu copieuses et extrêmement dures, je désespérais de la malade, lorsqu'un lavement avec une décoction de fraise de veau conseillée par l'honorable docteur Lespine, de regrettable mémoire, détermina une selle abondante qui ne tarda pas à être suivie de plusieurs autres, et la malade se rétablit sans convalescence. Le second cas a la plus grande analogie pour les symptômes avec celui-ci.

Sous cette forme, la colique stercorale est une cause fréquente de mort chez les vieillards sujets à une constipation opiniâtre : souvent on est fort embarrassé pour déterminer la véritable nature de la maladie, et dans un cas de cette espèce qui se termina par la mort, j'ai vu émettre les opinions les plus contradictoires par cinq médecins réunis en consultation. Il n'y avait pas à songer à une hernie qui n'existait pas : on mit en avant l'idée d'une phlegmasie gastro-intestinale, d'une péritonite chronique, d'un étranglement interne, d'une invagination, sans que malheureusement il nous ait été permis d'appuyer nos hypothèses sur l'examen cadavérique.

Diagnostic de la colique stercorale.

Je considère cette forme de colique comme produite par la rétention des matières fécales, et je vais chercher à justifier cette opinion. Il n'est pas douteux que des coliques plus ou moins vives sont fréquemment produites par des matières fécales retenues dans les intestins, soit volontairement, soit par une disposition particulière à la constipation. Ainsi qu'une personne par suite de préoccupation ou de circonstances sociales ne puisse pas obéir aux sollicitations de cette nature, on observe souvent des coliques vives qui peuvent aller jusqu'à produire une demi-syncope ou des sueurs froides. Il y a des personnes qui ne sont averties en quelque sorte du besoin d'aller à la garde-robe que par de vives douleurs, des coliques qui s'apaisent lorsque ce besoin est satisfait. Ces faits sont en quelque sorte de l'ordre physiologique, je ne les considère pas comme des cas de colique stercorale, mais ils font voir qu'attribuer certains faits de coliques très-intenses et même mortelles à la rétention des matières fécales, n'est pas une opinion déraisonnable.

La pathologie comparée vient corroborer cette opinion, car il est parfaitement établi en médecine vétérinaire qu'une cause fréquente de coliques graves et même mortelles, surtout chez les chevaux, est la rétention des fèces.

Enfin les faits que je signale, montrant pendant une longue suite d'années la succession des phénomènes morbides se renouvelant et s'aggravant sous l'influence de la même cause, cessant lorsque l'obstacle est enlevé, me paraissent devoir achever la démonstration.

Cette cause de colique grave et même mortelle a été admise par des auteurs très-recommandables : ainsi Ambroise Paré la considère comme très-fréquente et ajoute (1) : « J'ai souvenance avoir ouvert le corps mort d'un jeune « garçon âgé de douze ans, qui avait entièrement tous les in- « testins remplis de matière fécale fort dure et fort sèche, « auparavant sa mort la jetait par la bouche, ce qui fut cause « de sa mort faute de l'avoir secouru en temps conve- « nable. »

Les principales affections avec lesquelles on pourrait la confondre sont : la gastro-entérite, la péritonite chronique : la colique des peintres, l'étranglement interne. Je ne parle pas de la colique néphrétique ou de la colique hépatique, je ne ferais que répéter, pour le diagnostic différentiel, ce que j'en ai dit à propos de la colique bilieuse.

La sécheresse de la langue, la soif intense, inextinguible dans quelques cas, le ballonnement du ventre, pourraient faire croire à une gastro-entérite ; mais ce qui éloigne de

(1) *Œuvres complètes*, édit. Malgaigne. Paris, 1840, t. II, p. 515.

cette idée, c'est que le pouls reste calme, souvent plus lent qu'en santé ; la peau fraîche, plutôt froide que chaude ; les urines habituellement limpides. La soif vive s'explique par le rejet de tous les liquides.

On doit, par les mêmes motifs, renoncer à l'idée d'une péritonite chronique, car, outre l'absence de réaction fébrile, les vomissements sont aqueux, alimentaires, brunâtres, au lieu d'être verts, épais et en petite quantité comme dans la péritonite chronique. D'un autre côté, la cessation immédiate des accidents sans convalescence, après des évacuations abondantes, ne permet pas le moindre doute à cet égard.

Certaines coliques gastro-intestinales d'une violence extrême, avec constipation opiniâtre, rétraction du ventre chez les sujets jeunes, absence de fièvre, douleurs s'irradiant sur les membres, offrent la plus grande analogie avec la colique de plomb, et, dans certains cas, j'ai été fortement tenté de croire à l'intoxication saturnine. Cependant, les accidents s'étant répétés plusieurs fois chez les mêmes individus, je n'ai pu, malgré les recherches les plus attentives, trouver le moindre indice de l'introduction du plomb dans l'économie. Les malades n'avaient pas le liséré bleu des gencives ; ils n'avaient pas manié le plomb ni respiré d'émanations saturnines, aucun vase de plomb n'avait été employé pour l'alimentation, aucun des liquides ingérés, vin, bière, eau, ne pouvait être considéré comme recélant des parcelles de plomb. Il me paraît donc démontré, d'après les faits observés, qu'il existe des coliques affectant dans leurs symptômes la plus grande analogie avec la colique de plomb sans intoxication saturnine, et ayant leur point de départ dans l'extrême opiniâtreté de la constipation.

Une autre difficulté de diagnostic se présente pour certains cas : n'avait-on pas affaire à un étranglement interne ? L'anatomie pathologique a démontré que la plupart des coliques violentes et graves connues sous le nom d'iléus, volvulus, passion iliaque, colique de miserere, etc., ont pour cause un étranglement interne ou une invagination. Par les symptômes, la distinction est fort difficile, car les coliques violentes, le ballonnement du ventre, les vomissements, la constipation opiniâtre existent dans les deux cas. Les symptômes de l'étranglement interne sont plus violents et plus graves que ceux produits par l'engouement stercoral ; mais ces derniers se rapprochent davantage de ceux qu'on observe dans l'invagination intestinale, surtout parce qu'en général la constipation est moins absolue dans ces deux derniers cas. On ne peut se dissimuler que les coliques, par obstacle au cours des matières, ont parfois entre elles une telle analogie de symptômes, que dans plusieurs cas il est très-difficile de dire réellement quelle est la nature de l'obstacle. Je ne serais donc pas surpris de voir considérer comme des invaginations ou des étranglements internes les cas graves, mortels ou non, que j'ai rangés parmi les coliques stercorales. L'invagination peut marcher lentement, la constipation n'être pas complète, et la terminaison être heureuse, comme dans l'engouement stercoral simple. Si l'étranglement interne éclate brusquement et donne généralement lieu à des symptômes bientôt graves, ce n'est pas encore là une base certaine de diagnostic, car on verra, aux observations particulières, deux cas dans lesquels une hernie inguinale existait chez les patients, et ne donnant pas actuellement trace de sa présence, on devait considérer les accidents comme manifestement causés par un étranglement interne, quoique la terminaison ait été favorable.

Toutefois, dans le plus grand nombre des cas, les commémoratifs et la marche des accidents éclairent le diagnostic. Ainsi, dans la colique stercorale, les malades n'ont pas de hernie : ils sont habituellement très-constipés et ont déjà, à plusieurs reprises, éprouvé des accidents de même nature. La constipation n'est pas aussi opiniâtre, elle n'est pas absolue, comme dans l'étranglement interne ; par contre, elle existe toujours dans la colique stercorale, tandis que, dans l'invagination, la constipation est l'exception : on y observe souvent de la diarrhée, et d'ordinaire il y a des alternatives de constipation et de diarrhée (1).

Cette discussion a de l'importance pour le praticien qui observe sur le vivant, et dont le but est de guérir : l'obscurité même du diagnostic pourra parfois le servir ; car au lieu de dire, comme on le fait dans les traités de pathologie les plus modernes, que « l'étranglement interne est une affection « extrêmement grave et qu'il est évident que le traitement « a très-peu d'action sur elle, que c'est une de ces maladies où « la médecine est presque complétement impuissante, que « dans l'invagination on ne peut que combattre les accidents « inflammatoires (2) ; » il ne se découragera pas et l'analogie des symptômes pourra lui faire penser qu'il n'existe qu'une colique stercorale, sur laquelle la médication a beaucoup plus d'action ; de sorte que dans le cas même d'invagination ou d'étranglement il ne se laissera pas aller à cette désolante conviction qu'il n'y a rien à faire, et ne négligeant pas les ressources que l'observation la plus ancienne a montrées comme quelquefois efficaces, il pourra parfois obtenir un succès même dans un véritable étranglement, comme

(1) Dans quelques cas, le diagnostic différentiel est encore plus difficile à établir, c'est lorsqu'il existe une hernie actuellement irréductible, en même temps qu'une colique stercorale qui est la véritable cause des accidents : on trouve une observation très-intéressante à ce sujet dans la *Revue médic. chirurg.*, t. XVII, p. 44. Il s'agit d'une jeune fille qui entra dans le service de M. Nélaton présentant des vomissements opiniâtres, des coliques vives et de la constipation. On constata en même temps la présence d'une hernie crurale irréductible, mais en même temps il existait dans la fosse iliaque des tumeurs que M. Nélaton considéra comme stercorales. On administra plusieurs purgatifs qui provoquèrent des selles copieuses et la cessation complète des accidents, ce qui démontra qu'on avait réellement eu à faire à une colique stercorale et non à une hernie étranglée.

(2) Valleix, *Guide du médecin praticien*. 4e édit., par Racle et Lorain. Paris, 1860, t. IV, p. 143.

on en voit deux exemples aux observations particulières.

Traitement de la colique stercorale.

La première indication est de combattre la constipation qui entretient les accidents. Dans ce but j'ai administré principalement les laxatifs par la bouche, l'huile de ricin, l'huile d'amandes douces, la magnésie hydratée, les potions purgatives, les drastiques surtout en pilules, tels que jalap, aloès, rhubarbe, gomme-gutte, etc. J'évitais les sels purgatifs qui sont généralement suivis de constipation opiniâtre. La présence de gaz abondants et que les malades considéraient généralement comme la seule cause des souffrances, m'a souvent engagé à associer aux purgatifs les carminatifs tels que l'anis, la cannelle, la coriandre, qui en outre agissent comme stimulants et conviennent dans cette affection dont le point de départ paraît être l'atonie des intestins. Les lavements de même nature parfois unis au vin, ceux de décoction de fraise de veau ou de tête de veau ont été plusieurs fois utiles. Quelques médecins américains ont préconisé la bile fraîche de bœuf à la dose de 30 grammes mêlée à 120 grammes d'eau chaude en lavement, comme le meilleur dissolvant des matières fécales endurcies. Ce moyen, que je n'ai pas essayé, pourrait peut-être rendre des services dans la colique stercorale. Les liniments stimulants ont mieux réussi que les cataplasmes émollients : ces derniers par leur chaleur et leur humidité augmentaient le ballonnement et fatiguaient les malades.

Malheureusement la constipation résiste souvent d'une manière très-opiniâtre. Après avoir employé les moyens qui me paraissaient les plus convenables et ne réussissant pas, j'ai été amené parfois en désespoir de cause à administrer le traitement contre la colique saturnine, dit traitement de la Charité, qui se compose en définitive d'évacuants et de narcotiques administrés alternativement. Dans la colique stercorale qui se rapproche, par les symptômes, de la colique saturnine, j'en ai obtenu parfois d'excellents effets, mais jamais aussi complets que dans la véritable colique des peintres, ce qui a été encore pour moi un élément de diagnostic différentiel.

Dans la forme qu'on observe surtout chez les personnes âgées avec ballonnement du ventre, douleurs peu intenses, il semble qu'il existe une demi-paralysie du tube digestif; alors les narcotiques sont contre-indiqués. Un moyen qui dans des cas semblables paraît appelé à rendre des services, en excitant la sensibilité émoussée du système nerveux abdominal, c'est l'électricité. Je ne puis rien dire à ce sujet, d'après ma propre expérience, mais il existe dans la science des faits qui viennent confirmer ces présomptions : ainsi (et on en pourrait citer bien d'autres), on lit dans le *Bulletin de thérapeutique* (30 mars 1854), l'observation d'une obstruction du tube intestinal par atonie, guérie par le galvanisme, après avoir résisté aux purgatifs sous diverses formes. Peut-être dans les cas de cette espèce se trouverait-on bien de l'emploi de la noix vomique.

Le succès remarquable que j'ai obtenu des lavements de tabac (4 grammes en infusion pour un lavement), dans un véritable étranglement interne (Obs. XVII), m'engagerait à essayer ce moyen dans l'engouement stercoral, puisqu'il tend à réveiller les contractions intestinales, but que l'on doit chercher à atteindre dans une affection qui paraît tenir principalement à l'atonie des organes malades. Mais il faut consulter l'état des forces et du pouls, car il y a une telle dépression dans certains cas, que même aux doses que j'indique il peut survenir de la lipothymie, des sueurs froides; aussi est-il nécessaire de surveiller le malade, de ne pas le perdre de vue, et de ne faire donner un second lavement que quand les effets physiologiques du premier sont dissipés. Ces effets, du reste, paraissent contribuer puissamment à la guérison, car c'est après leur développement que le malade cité plus loin a vu cesser la constipation. J'ai essayé ce moyen dans un cas qui paraissait être une véritable colique stercorale (Obs. XIV), il a échoué et la malade a succombé. Chose particulière, le narcotisme n'est pas survenu malgré l'emploi du tabac à dose beaucoup plus élevée que dans le cas précédent (15 gram. par lav.). Je n'ai pas osé porter les doses plus loin, parce que je ne voyais que pendant peu de temps cette malade qui habitait la campagne, et je redoutais les accidents pendant mon absence. Du reste, il est à remarquer que, dans ces sortes de cas, les lavements sont expulsés à mesure qu'on les donne, et selon que l'expulsion est plus ou moins prompte, l'effet narcotique est plus ou moins prononcé.

On ne doit agir ainsi que quand il n'y a pas de phénomènes inflammatoires. J'en dirai autant d'un moyen anciennement employé dans l'étranglement interne et qui est à peu près complétement tombé en désuétude, surtout parce qu'on a théoriquement supposé qu'il ne pouvait qu'être nuisible en agissant contre l'obstacle au cours des matières : je veux parler du mercure coulant, qui a eu des succès entre les mains des médecins qui nous ont précédés, et qui m'a procuré une guérison très-remarquable à la dose de 60 grammes (Obs. XVI), dans un cas qu'on doit rapporter à l'étranglement interne, c'est-à-dire lorsqu'il existait un obstacle contre lequel il semblait ne pas devoir réussir. Ce succès doit engager à l'employer dans les cas qui paraissent être de simples engouements stercoraux, car le métal ne vient pas presser contre un obstacle qu'il pourrait perforer, son action est permanente, le poids du mercure divise les matières et finit par les entraîner, ou du moins rend plus efficace l'emploi des moyens que l'on doit employer ultérieurement. J'ai cité un succès, mais je dois dire que dans plusieurs cas ce moyen ne m'a pas réussi, quoiqu'il parût indiqué ; ainsi dans un cas qui paraissait être un engouement stercoral chez un homme de soixante ans adonné à l'eau-de-vie, le mercure coulant donné à la dose de 15 grammes deux fois de suite, a été suivi le second jour de selles abondantes : tout allait bien, le ventre très-dur et tendu était assoupli, mais de nouveaux accidents sont survenus avec constipation opiniâtre, ballonnement du ventre, vomissements ; le malade a succombé. J'ai tout lieu de croire à des imprudences pour la quantité des aliments.

Ce qui est fort singulier, c'est que constamment le mercure a été bien supporté : il arrête le vomissement à la première ou à la seconde dose ; loin de raviver les douleurs il les calme, et lorsqu'il ne guérit pas, sauf le cas d'inflammation déclarée, il calme mieux que tout autre moyen.

III. — DE LA COLIQUE NERVEUSE.

Symptômes.

D'après l'analyse de sept observations prises avec détail, je trouve les symptômes suivants : douleurs très-intenses avec cris aigus, sauf un cas où il y avait des gémissements sourds.

Les malades se roulent à terre, prenant les postures les plus bizarres dans le but de se soustraire à la souffrance : une fois on observa du délire avec un état comme cataleptique. Le siége de la douleur a été trois fois à l'épigastre, trois fois autour du nombril, deux fois au bas-ventre ; dans deux cas elle était en même temps très-marquée au niveau des vertèbres dorsales, et dans un cas les crises se terminaient par un ténesme rectal des plus pénibles. De sorte que c'est à l'épigastre, autour de l'ombilic et dans le bas-ventre que les douleurs siégent le plus habituellement : on les voit, du reste, occuper ces diverses régions à la fois, varier d'une crise à l'autre, se déplacer même dans le cours de la même crise. La pression détermine une exaspération des souffrances dans la moitié des cas environ, je m'en suis assuré d'une manière positive ; mais il faut se tenir en garde à cet égard, car les malades crient presque toujours lorsque, au moment des crises, on fait mine de leur toucher le ventre, même lorsque la pression n'augmente pas la souffrance, et parfois les malades s'accroupissent et appuient les mains avec force sur le ventre pour se soulager. Ce sentiment de répulsion pour un contact étranger peut s'étendre à tout le corps de sorte que rien que la crainte d'être touché sur un point quelconque arrache des cris au patient, comme on le voit dans l'Observation XXI. La langue est constamment nette ou à peine blanchâtre, le pouls calme, la peau fraîche, une seule fois il y a eu accélération du pouls, sueurs momentanées. L'appétit est souvent diminué, mais non détruit, quelquefois très-bon dans l'intervalle des crises. Dans deux cas il y a eu des vomissements; mais contrairement à ce qu'on observe dans la colique bilieuse, ces vomissements ne se composaient que de substances alimentaires ou de boissons, sans coloration verte ou jaune, sans amertume à la suite. Ventre plutôt dur que souple, et dans plusieurs cas tellement contracté qu'on voyait se dessiner les muscles abdominaux.

La constipation existait dans tous les cas, quatre fois opiniâtre, trois fois modérée, et se distinguant de la colique de plomb par la continuation des douleurs même lorsque la constipation était vaincue. Une insomnie extrêmement opiniâtre a tourmenté tous les malades; elle se prolongeait même après que les vives douleurs avaient cessé, et en indiquait souvent le retour : dans un cas sommeil très-court dans la crise même, alternant avec les violentes douleurs. La marche de la maladie est éminemment chronique, en ce sens qu'il y a de nombreuses récidives se présentant coup sur coup avec une grande opiniâtreté, ou bien un état de souffrance permanente avec des recrudescences momentanées, reparaissant après des mois et même des années de répit, de sorte que tant pour les accidents actuels que pour les retours éloignés, cette colique peut être considérée comme une des plus réfractaires.

Causes de la colique nerveuse.

Sur sept cas il y avait quatre femmes, une enfant du sexe féminin, un homme et un enfant du sexe masculin, de sorte que pour cette névrose comme pour les maladies nerveuses en général, le sexe féminin paraît être une cause prédisposante. Le plus jeune avait sept ans et demi et le plus âgé trente-deux ans, de sorte que la colique nerveuse paraît surtout particulière à l'enfance et à l'âge adulte.

Quant aux causes accidentelles, voici ce que l'on trouve aux observations particulières. Dans un cas le froid des pieds paraissait provoquer la colique, du moins lorsque le malade mettait les pieds sur une chaufferette il la faisait disparaître ou en diminuait l'intensité. Plusieurs fois les substances introduites dans l'estomac en paraissaient la cause déterminante : ainsi chez un malade c'était immédiatement après le repas que la crise apparaissait ; chez une autre c'était indifféremment avant ou après le repas, mais le malade remarquait que le vin bu en certaine quantité ramenait les douleurs, et sous ce rapport j'observe journellement des hommes de la campagne qui viennent me demander des avis pour des coliques d'estomac dont le retour, de leur aveu, est presque immanquable lorsqu'ils ont fait un excès de vin à jeun. J'ai également observé plusieurs fois des buveurs d'eau-de-vie qui étaient sujets à des coliques atroces, ni bilieuses ni inflammatoires, et qui paraissaient tenir à une sensibilité excessive du système nerveux abdominal. Souvent les personnes sujettes à la colique nerveuse étaient elles-mêmes d'un tempérament nerveux très-prononcé ; en proie à des douleurs de même nature dans d'autres parties du corps : plusieurs étaient manifestement hystériques. Dans deux cas, de vifs chagrins avaient précédé les coliques, et les malades faisaient dater de ce moment l'apparition des souffrances. Une malade d'un tempérament nerveux voyait survenir les crises lorsqu'elle s'était livrée à un violent emportement. L'état de vacuité de l'estomac paraissait être parfois la cause occasionnelle d'une crise, et j'en ai fait cesser de très-violentes en donnant à manger aux malades. On sait que même chez des personnes en bonne santé il survient tout à coup, soit par suite d'une constitution nerveuse spéciale, soit par l'action du vent ou d'un froid vif, une faim canine, un sentiment de douleur épigastrique qui peut aller jusqu'à la syncope, et qu'on calme par quelques bouchées d'aliments. Quelque chose d'analogue se présente chez les femmes qui allaitent.

J'ai plusieurs fois été appelé précipitamment auprès de femmes jeunes, fortes et vigoureuses qui n'avaient jamais éprouvé de coliques d'estomac, et qui réclamaient des secours immédiats pour de cruelles douleurs à la région épigastrique avec vertiges ténébreux. J'ai toujours vu ces douleurs se terminer rapidement d'une manière favorable, mais les malades n'en étaient pas moins très-effrayées, et plusieurs m'ont dit très-sérieusement qu'elles avaient cru mourir. Je suppose que dans ce cas la douleur tient à ce que l'estomac obligé de digérer pour deux, chez une personne qui fatigue jour et nuit, se révolte contre ce travail excessif, et qu'il en résulte une irritabilité nerveuse qui détermine les coliques.

La colique nerveuse s'observe fréquemment aussi chez les femmes enceintes et paraît reconnaître les mêmes causes. Je ne veux pas parler des douleurs d'estomac avec nausées et vomissements dont le caractère nerveux et sympathique de l'utérus est généralement admis, mais de véritables coliques nerveuses qui se présentent beaucoup plus tard, vers les derniers mois de la grossesse. L'appétit est alors très-vif, les femmes le satisfont parfois avec exagération, recherchant même les substances épicées, âcres et indigestes. Alors on observe parfois des douleurs atroces, siégeant exactement au creux épigastrique avec cris aigus, agitation et anxiété extraordinaire, durant une demi-heure, une heure, quelquefois vingt-quatre ou quarante-huit heures. Cette forme présente tous les symptômes signalés plus haut comme propres à la colique nerveuse, sauf que la réaction inflammatoire et la douleur à la pression la compliquent plus fréquemment. Les privations, une nourriture insuffisante longtemps continuée, ont été évidemment dans plusieurs cas le point de départ de coliques nerveuses, qui ont disparu par un changement de régime. Cette dernière cause souvent méconnue mérite de fixer l'attention.

Diagnostic de la colique nerveuse.

La colique nerveuse est celle qu'on observe sans altération appréciable des tissus. Elle paraît tenir à l'exaltation de sensibilité du système nerveux gastrique.

Son diagnostic doit s'établir en quelque sorte par exclusion, c'est-à-dire que quand des coliques gastro-intestinales violentes surviennent sans qu'on puisse invoquer la présence d'un corps irritant, avec l'intégrité apparente des tissus, on dit que la colique est nerveuse, comme on dit qu'il y a névralgie lorsque des douleurs violentes éclatent dans une région dont les tissus et les liquides sont en apparence intacts. La constitution nerveuse, l'hystérie, une impression morale pénible, un froid vif, l'état de vacuité de l'estomac, certaines conditions spéciales telles que la grossesse et l'allaitement, une nourriture habituellement insuffisante, seront en l'absence d'une cause appréciable quelconque, des présomptions pour la nature nerveuse de la colique. Ces présomptions seront encore plus grandes si les urines sont limpides et abondantes, le pouls calme, la peau fraîche, s'il y a résistance très-grande à l'inflammation malgré la violence des douleurs.

Traitement de la colique nerveuse.

J'ai déjà dit que la colique nerveuse pouvait passer pour une des plus tenaces et celle qui récidivait avec le plus de facilité : c'est dire que les remèdes n'ont pas eu pour la guérison toute la puissance que j'aurais désirée. Voici toutefois le résultat de mes observations à ce sujet : les principales boissons employées ont été les infusions aromatiques, camomille, fleurs et feuilles d'oranger, de menthe, de sauge, etc. Dans certains cas, les potions antispasmodiques, le castoréum, l'éther, ont paru rendre des services. J'ai connu des personnes chez lesquelles une cuillerée à café d'éther pur, et chez d'autres, quelques gouttes d'éther sur du sucre, enlevaient les douleurs très-rapidement ; mais l'effet n'était pas constant. Les calmants, l'opium, la belladone, rendent ici les mêmes services que dans toutes les maladies nerveuses. J'ai eu fréquemment à me louer de l'emplâtre de thériaque saupoudré d'opium, appliqué à l'épigastre. Dans un cas, j'ai débarrassé en quelques jours de coliques nerveuses très-intenses qui revenaient tous les jours, en faisant prendre immédiatement après le repas, gros comme une noisette de thériaque dans du pain azyme. Dans cette colique, comme dans la colique rhumatismale dont il sera question plus loin, j'ai vu parfois la douleur céder avec une extrême promptitude à l'administration d'une forte dose d'iodure de potassium, quatre à six grammes donnés dans trois ou quatre cuillerées d'eau et autant de sirop de groseilles ou de limons. Ces sirops masquent mieux que tous les autres l'excessive amertume du médicament. Un inconvénient de l'iodure de potassium à cette dose, mais qui n'a aucune suite fâcheuse, c'est une inflammation qui de la gorge s'étend à la membrane muqueuse du nez et des yeux, et qui détermine un coryza très-intense avec céphalalgie, rougeur et gonflement œdémateux des paupières. Ces accidents se dissipent spontanément en quelques jours et paraissent amener une révulsion utile. Si on reprend le médicament après une interruption momentanée, cet effet ne se reproduit généralement plus. Voici ma formule habituelle :

Iodure de potassium, 6 grammes ; sirop de groseille, 40 grammes ; eau distillée de menthe, 40 grammes ; une cuillerée à bouche toutes les heures ou toutes les deux heures, selon l'intensité des souffrances.

Le bismuth et la magnésie, soit seuls, soit associés à l'opium, ont été plusieurs fois utiles. J'ai eu surtout à m'en louer chez les hommes robustes habitant la campagne, et qui faisaient des excès de vin et d'eau-de-vie. Les ferrugineux, notamment le carbonate de fer, ont quelquefois amené une guérison rapide. Dans un cas qui datait de plusieurs années, l'usage persévérant du vin de quinquina a été suivi d'une guérison solide.

L'abstinence de vin est souvent nécessaire, surtout s'il en a été fait abus. Dans un cas, après avoir combattu par tous les moyens possibles les crises qui se sont reproduites un très-grand nombre de fois, je n'obtins une guérison solide qu'en cessant tout médicament et interdisant le vin d'une manière absolue, quoique la malade n'en fît pas positivement abus. Chez les buveurs d'eau-de-vie, qui sont atteints de colique nerveuse, l'abstention complète de cette boisson semble la première condition de guérison : il en est ainsi le plus souvent; cependant lorsqu'il y a des excès continuels et répétés de cette boisson, lorsque les individus sont devenus chétifs, maigres, qu'ils sont, comme on dit, brûlés par l'eau-de-vie, la guérison est impossible, et on est jusqu'à un certain point obligé de leur donner leur boisson favorite. C'est ainsi que j'ai vu un individu amaigri par les excès d'eau-de-vie, devenir en proie à des douleurs atroces dans l'estomac, le ventre, les jambes et la plante des pieds, qui rendaient la marche impossible; ces douleurs lui arrachaient des cris pendant des heures entières; il y avait insomnie opiniâtre. L'opium le calmait un peu, mais on ne pouvait lui procurer du répit contre ces cruelles douleurs qu'en lui donnant de l'eau-de-vie jusqu'à l'ivresse : alors il dormait et ses souffrances s'apaisaient pour un moment.

Chez les nourrices pâles et amaigries, j'ai dû plusieurs fois suspendre l'allaitement, après quoi les malades ne tardaient pas à se rétablir.

Comme je l'ai dit plus haut, la réaction inflammatoire est

rarement vive, de sorte que l'indication des émissions sanguines soit locales, soit générales est exceptionnelle : c'est principalement dans la colique nerveuse des femmes enceintes qu'on en retire de bons effets. Mais ici il faut encore faire une distinction selon l'époque de la grossesse : jusqu'à présent on a cru que les accidents qu'on observe chez les femmes enceintes étaient dus à la pléthore et devaient être combattus par les émissions sanguines, d'où la coutume assez générale de pratiquer une saignée du bras dans le cinquième mois, sauf contre-indication. Depuis quelque temps on a changé tout cela, on a prétendu que l'anémie, l'hydrohémie étaient le point de départ de tous ces accidents, et qu'ils devaient être combattus par les ferrugineux et les toniques. Je crois que ces assertions contradictoires ne tiennent qu'à une observation imparfaite. Il est certain que pendant les trois ou quatre premiers mois de la grossesse, on observe très-fréquemment de la dyspepsie, du dégoût pour les aliments, des vomissements; les femmes sont maigres, pâles, sans force ni courage ; elles ont des vertiges : ces accidents proviennent d'une alimentation insuffisante, c'est de l'hydrohémie, de la chlorose, les toniques et les ferrugineux sont indiqués. Mais, chez la plupart des femmes, il est évident pour tous les observateurs, qu'à partir du quatrième ou du cinquième mois, il se fait un changement total : les vomissements cessent, l'appétit devient très-vif, les malades mangent beaucoup, elles prennent du coloris et de l'embonpoint : c'est alors que les accidents d'une véritable pléthore se déclarent, et comme la colique nerveuse arrive plus fréquemment à cette époque, il n'est pas extraordinaire de trouver l'indication des émissions sanguines.

Le résidu des digestions imparfaites peut entretenir un foyer de matières âcres, acides, bilieuses, qu'il est important de faire disparaître. La diète modérée pendant quelques jours y pourvoira le plus souvent; dans le cas contraire, il peut être utile de donner un purgatif doux, comme la manne ou l'huile de ricin. Les lavements, soit émollients, soit laxatifs, soulagent beaucoup, surtout dans les cas de constipation opiniâtre.

IV. — DE LA COLIQUE SPASMODIQUE OU CRAMPE D'ESTOMAC ET DES INTESTINS.

On a souvent nommé *spasmodique* la colique que je viens de décrire sous le nom de *nerveuse;* mais, restreignant beaucoup le sens ordinaire, je désigne sous ce nom une colique dont le point de départ paraît être une constriction, un spasme de l'orifice pylorique. Je conviens que cette forme particulière peut passer pour fort hypothétique, et il m'est bien difficile d'en démontrer la réalité. Quoi qu'il en soit, je comprends sous ce nom des coliques habituelles, revenant fréquemment, atroces, durant des heures entières, se produisant peu après un repas copieux, ou à la suite d'un refroidissement, ou par une constriction trop forte et trop continue du ventre. Ces coliques se terminent par un vomissement alimentaire, ou bien après plusieurs heures d'atroces souffrances, les malades sentent tout à coup une détente, comme si un passage difficile était franchi.

Les causes qui paraissent avoir amené cet état sont les aliments âcres, irritants, ingérés habituellement, les médicaments de même nature, et dans un cas l'usage trop longtemps continué du sulfate de quinine. (Obs. XXII.)

Le pronostic n'est pas grave par lui-même, toutefois il peut donner à penser pour l'avenir; car j'ai vu dans un cas, (Obs. XXIII) les coliques affectant cette forme, précéder pendant de longues années un cancer du pylore. Il est très-probable qu'il existait déjà un épaississement morbide de l'orifice pylorique, sans dégénérescence, qui diminuait la souplesse de ce sphincter et gênait sa contractilité. Si donc des coliques semblables, avec le caractère spasmodique, se présentaient chez un individu dont les ascendants ont succombé au cancer du pylore, il y aurait à craindre pour plus tard une semblable dégénérescence.

Napoléon était, comme on sait, sujet à d'atroces coliques, qui donnèrent lieu aux bruits calomnieux d'après lesquels on le disait épileptique. Son habitude de manger très-vite le rendait sujet à de fréquentes indigestions, et probablement la prédisposition au cancer du pylore, maladie à laquelle il succomba, avait déjà déterminé une rigidité de cet organe d'où résultaient ces atroces coliques dont son valet de chambre, Marchand, a laissé la description.

Dans le monde on désigne un très-grand nombre de coliques sous le nom de crampes d'estomac. Les malades eux-mêmes emploient souvent cette dénomination, parce que les souffrances qu'ils éprouvent ont beaucoup d'analogie avec celles que produisent les contractions spasmodiques des muscles du mollet, connues sous le nom de crampes, et qui s'accompagnent, comme on sait, d'une douleur atroce.

Cette interprétation est-elle réelle, et y a-t-il en effet des douleurs d'estomac et des intestins qui soient produites par la contraction de la couche musculaire de l'estomac et des intestins ? J'ai observé avec attention quelques faits qui me feraient pencher pour l'affirmative.

Les malades étaient pris tout à coup, sans cause connue, quelquefois après un peu de diarrhée, d'une douleur atroce qu'ils comparaient à une crampe et qui les tenait dans une extrême agitation pendant un temps variable, depuis quelques minutes jusqu'à quelques heures, avec des retours fréquents. En général, lorsque la douleur siégeait à l'estomac, elle s'accompagnait de vomissements aqueux. Lorsque la colique était très-intense, il survenait dans les deux bras des douleurs avec contraction des muscles des mains, que les malades appelaient aussi des crampes, mais dont le caractère n'était cependant pas semblable aux crampes d'estomac, sans qu'il ait été possible de faire indiquer aux malades la différence précise qui existait entre elles. La pression était d'abord douloureuse, mais des frictions douces, puis une pression continue avec la main apportaient un soulagement manifeste. En général il y avait en même temps constipation. La douleur se dissipait pour quelques heures, puis reparaissait tout à coup, sans cause connue, à l'épigastre. Le plus souvent elle se déplaçait et se présentait autour du nombril et dans le bas-ventre. Alors, chose digne de remarque et propre à appuyer l'opinion d'une crampe musculaire, la région épigastrique était parfaitement indolente spontanément, on pouvait la palper, la presser dans tous les sens sans y provoquer la moindre souffrance. Par contre, la partie du ventre accusée par le malade comme siége de la douleur était très-sensible à la pression, sauf que les frictions et une pression douce et continue procuraient le même soulagement qu'à l'épigastre. En même temps les vomissements cessaient complétement. J'ai vu ainsi à plusieurs reprises, dans le même cas, le siége de la douleur alterner de l'estomac au ventre et réciproquement. J'ai examiné avec attention si la main, longtemps appliquée sur la partie souffrante, n'y percevrait pas des contractions musculaires, ce qui trancherait la difficulté relative à la cause. Je dois avouer que je n'ai rien constaté de semblable, il y avait seulement des déplacements de gaz plus nombreux pendant la crise. Si je ne craignais de m'être fait illusion, je dirais que pendant la crise la région douloureuse était plus empâtée, plus dure que les régions voisines, et que la souplesse des tissus reparaissait avec la cessation des douleurs, pour se montrer dans la nouvelle région malade. Mais je sens combien cette appréciation est délicate, et les plans musculaires se contractant pour soustraire les parties profondes à la pression peuvent revendiquer leur part dans cette sensation.

Le traitement diffère peu de celui de la colique nerveuse. Les bains, les frictions, soit sèches, soit avec un liniment calmant, l'application de corps chauds et dans un cas l'application réitérée d'un bâton de soufre ont été employés avec succès.

V. — DE LA COLIQUE GAZEUSE.

La présence des gaz et leur sécrétion très-abondante viennent souvent compliquer toutes les formes de coliques, et la colique nerveuse plus que les autres; d'où le nom de vapeurs donné aux maladies nerveuses en général. Je ne nie pas que cette sécrétion excessive ne puisse déterminer des coliques vives, soit en distendant considérablement les intestins, soit en les irritant par les propriétés âcres de certains gaz comme l'hydrogène sulfuré. J'ai observé, comme tous les médecins, des tympanites excessives et très-persistantes avec exaltation de la sensibilité de tout le ventre chez un grand nombre d'hystériques. En médecine vétérinaire, il est parfaitement établi que les tympanites se développent surtout chez les ruminants et peuvent devenir mortelles. Toutefois, je m'abstiendrai de traiter cette question avec les développements qu'elle comporte, ne possédant pas de faits d'après lesquels je puisse considérer les gaz comme la véritable cause des coliques. Ils m'ont paru n'être généralement qu'une complication : leur expulsion soulage momentanément, mais ne fait pas disparaître la maladie. Jamais, entre autres, je n'ai vu une distension excessive du ventre disparaître après l'expulsion de gaz nombreux et la colique cesser en même temps : si j'avais observé des faits semblables, je n'hésiterais pas à les donner à l'appui de l'existence de la colique gazeuse.

VI. — DE LA COLIQUE RHUMATISMALE.

Symptômes.

Les particularités symptomatiques de la colique rhumatismale sont les suivantes : douleurs prolongées, ayant duré une fois six jours, avec quelques rémissions, ne survenant pas subitement, mais précédées de malaise pendant un jour ou deux, siégeant à l'épigastre et dans tout le ventre, mais s'irradiant beaucoup plus que dans les autres formes sous le sternum, amenant une constriction très-pénible de la poitrine avec oppression, dyspnée ; se prolongeant jusqu'au bras dans les grandes crises, s'accompagnant souvent de palpitations et d'intermittences qui peuvent persister après que les coliques ont cessé. Chez un malade, le pouls était calme pendant la crise ; mais il survenait constamment à la suite des palpitations qui duraient plusieurs jours, pendant lesquels le pouls battait 150 à 180 fois par minute; puis reprenait son rhythme normal dans l'intervalle, sans aucune trace de maladie du cœur, phénomènes singuliers qui ont attiré à plusieurs reprises mon attention et que j'ai observés avec soin. Vomissements insignifiants, constipation modérée, sueurs très-abondantes et très-persistantes, avec un mouvement fébrile à peine appréciable. Urines limpides et abondantes pendant la crise, devenant ensuite rouges comme du sang, avec un dépôt très-abondant d'acide urique, ou jaunes, avec un dépôt floconneux qui simulait en quelque sorte une éponge placée au fond du vase.

Diagnostic de la colique rhumatismale.

Les douleurs avaient évidemment pour siége le tube digestif : le seul point à discuter est celui de leur nature rhumatismale. Pour démontrer cette forme de colique, il faudrait traiter d'abord la question du rhumatisme chronique. Cela seul demanderait un long chapitre, une discussion très-étendue avec des observations à l'appui. Ce serait, certes, un point de pratique très-intéressant que j'entreprendrai peut-être plus tard, mais qui m'entraînerait pour le moment hors de mon sujet. Je dirai seulement que j'ai considéré comme atteints de colique rhumatismale, les individus en proie dans l'intervalle à des douleurs très-cruelles dont le siége variait fréquemment, et qui se portaient de préférence sur le nerf sciatique, le nerf crural, le plexus brachial, le trijumeau, les muscles lombaires, les parois pectorales, le cœur, et déterminant de la dyspnée, de l'oppression, des palpitations avec intermittences. Cette forme se présente beaucoup plus fréquemment chez les hommes que chez les femmes, chez les individus pléthoriques surtout : elle survient souvent à la suite de refroidissements prolongés.

Traitement de la colique rhumatismale.

Le traitement est analogue à celui indiqué pour la colique stercorale et la colique nerveuse. Comme moyens spéciaux j'indiquerai l'alcoolature d'aconit à la dose d'un, puis de deux grammes par jour, mais surtout pendant la crise l'iodure de potassium à haute dose. J'ai vu deux malades prévenir les accès en prenant six à huit grammes d'iodure de potassium en quelques heures dans six à huit cuillerées à bouche de sirop de groseilles. Dans l'intervalle, le traitement était celui du rhumatisme chronique. Il est très-important dans cette forme de colique d'entretenir le ventre libre pour prévenir le retour des crises : est-ce parce que la constipation permet aux matières âcres de s'accumuler dans l'estomac et le duodenum, et d'irriter cet organe comme la transpiration arrêtée irrite le nerf sciatique, le nerf trifacial, etc., chez un rhumatisant? Toujours est-il que ce moyen réussit souvent. Je soigne une dame qui a été toute sa vie sujette à des lombago, à des sciatiques et à des coliques gastriques d'une intensité extraordinaire. Étant devenu son médecin je lui donnai des soins pour une de ses crises d'estomac pendant laquelle je constatai une douleur épigastrique très-vive à la pression, nulle dans les parties voisines, vomituritions, cris, gémissements, agitation, puis le lendemain brisement général. Comme elle me faisait observer que la constipation précédait toujours ses crises, je la mis à l'usage de la magnésie hydratée de temps en temps, régime doux, viandes blanches, légumes et fruits, bains fréquents. Cette dame était fort satisfaite de mon traitement, parce qu'elle resta trois ans sans avoir de crises, jouissant d'une santé qu'elle ne connaissait pas depuis longtemps, sauf une douleur du bras, pénible surtout pendant la nuit, qui apparut depuis cette époque et qui résista à divers traitements. Cette douleur ayant disparu depuis plusieurs jours, et la malade forte de sa bonne santé ayant négligé la constipation qui avait reparu, une nouvelle colique d'estomac survint, dont je me rendis maître facilement.

VII. — DE LA COLIQUE INFLAMMATOIRE.

Lorsque la colique présente le caractère inflammatoire, le pouls s'accélère, il atteint 100 et 120 par minute, la peau est brûlante, sèche ou couverte d'une sueur abondante et chaude : le visage est coloré, les yeux brillants. Les urines sont rares, rouges et présentent vers la fin un dépôt briqueté. La région épigastrique et souvent tout le ventre sont le siége d'une douleur vive qui augmente par la plus légère pression. Toutefois la douleur peut manquer ou être très-obtuse en présence d'une inflammation dangereuse, de même qu'on observe quelquefois une sensibilité exquise à la pression sans complication inflammatoire. Ce signe ne suffit donc pas à lui seul et doit coïncider avec ceux que j'ai indiqués plus haut. Il n'est pas rare non plus qu'un malade en proie à une colique aiguë non inflammatoire, après avoir souffert pendant quelque temps, éprouve une accélération très-grande du pouls avec peau chaude et couverte d'une sueur abondande, figure vultueuse contrastant avec les traits pâles et altérés qu'on observait précédemment. Dans ce cas on pourrait penser que la maladie prend le caractère inflammatoire, tandis qu'au contraire, c'est la terminaison de la maladie. Ce qui distingue cet état de l'inflammation, c'est que la douleur s'apaise à mesure que le mouvement fébrile et la sueur apparaissent. Ces phénomènes n'ont que la durée d'un accès de fièvre éphémère, après quoi le malade est débarrassé de ses douleurs, au moins en grande partie, tandis que dans la vraie inflammation les accidents locaux et généraux persistent au même degré qu'auparavant, et le développement de l'état fébrile n'a amené aucun adoucissement aux douleurs locales. La douleur à la pression de la région abdominale est alors un signe précieux à consulter, car dans le premier cas elle disparaît avec le mouvement fébrile si elle existait auparavant; tandis que dans le second cas elle augmente d'intensité.

La colique gastro-intestinale inflammatoire diffère de la gastrite par l'existence d'une douleur atroce, aiguë, temporaire, tandis que dans la gastrite la douleur est permanente, pénible, mais non assez aiguë pour arracher des cris au malade. Si elle prend momentanément cette intensité, elle rentre dans la colique inflammatoire entée sur une gastrite.

La colique peut être inflammatoire d'emblée, sans qu'il existe d'état morbide antécédent. Elle peut avoir son point de départ dans des causes diverses telles que la pléthore, un réfroidissement subit, l'ingestion de substances irritantes. On la voit éclater également sans cause appréciable.

Mais le plus souvent l'élément inflammatoire n'existe dans les coliques gastro-intestinales que comme complication. Cette forme est très-importante à connaître, parce qu'elle peut se présenter à toutes les périodes de la maladie et qu'elle introduit un nouvel élément pour le traitement. Dans les coliques les plus simples, il n'est pas rare de voir une médication intempestive provoquer des accidents inflammatoires dangereux : cela s'observe surtout dans les campagnes où les coliques sont traitées presque constamment par le vin chaud à la cannelle ou par l'eau-de-vie brûlée. Ces moyens qui réussissent souvent dans les coliques simples par indigestion ou refroidissement, peuvent amener et amènent des accidents fâcheux lorsqu'il existe une prédisposition inflammatoire, et surtout lorsqu'on les emploie dans une colique actuellement compliquée d'inflammation, ce qui n'arrive que trop souvent.

L'inflammation se développe fréquemment dans toutes les

formes de coliques gastro-intestinales, sans qu'on puisse invoquer une des causes précédentes, mais par suite de l'existence seule de la colique, ou par l'action longtemps continuée de la cause primitive. Ainsi d'après le principe : *ubi dolor, ibi fluxus*, il n'est pas rare de voir une colique d'abord simple devenir inflammatoire par suite de l'intensité et de la persistance des douleurs. La cause de la colique exerce aussi une certaine influence : ainsi la colique bilieuse, la colique rhumatismale se compliquent beaucoup plus souvent d'inflammation que la nerveuse ou la stercorale, comme on peut s'en assurer en lisant les observations particulières, dans lesquelles on trouve cette forme assez souvent comme complication sans que je croie nécessaire d'en donner des exemples à part.

Quant au traitement, les émissions sanguines locales et générales, les grands bains, les émollients sous forme de boissons, lavements et cataplasmes, la diète, en forment la base.

VIII. — DE LA COLIQUE PAR LES INGESTA.

Je viens d'indiquer les principales formes de coliques gastro-intestinales que j'ai pu discuter au moyen de mes observations personnelles. Je suis loin de dire qu'elles renferment toutes les causes de coliques du tube digestif que l'on puisse signaler, d'abord parce que je n'ai parlé que de ce que j'ai vu, et qu'il s'en faut beaucoup que j'aie tout vu, ensuite parce que j'ai observé souvent des coliques dont le siége était évidemment le tube digestif, et pour la production desquelles il m'était impossible d'affirmer l'existence d'une cause appréciable ; enfin parce que je trouvais souvent d'autres causes que celles signalées dans les chapitres précédents. Je ne parlerai pas des premières, parce qu'il s'agit de ce que je n'ai pas vu. Pour les secondes, il me serait facile de relater un bon nombre d'observations particulières, mais ne pouvant pas arriver à une solution utile, je crois devoir m'en abstenir. Enfin pour les dernières, je signalerai seulement comme une cause très-fréquente de colique, pouvant exister seule ou compliquer toutes les formes précédentes, les ingesta sous forme d'aliments, de boissons, de médicaments, de poisons. Ainsi les aliments peuvent être ingérés en trop grande quantité, d'où résulte une indigestion avec coliques vives, agitation, anxiété, sans évacuation d'aucune sorte. Dans certains cas ces indigestions sont en quelque sorte habituelles, les aliments altérés, déterminent une irritation chronique du tube digestif avec malaise et coliques vives de temps en temps. Sans qu'il y ait excès dans la quantité, c'est par leur qualité que les aliments peuvent déterminer des coliques : ce sont surtout certains aliments âcres, rances, mal préparés qui produisent cet effet. Ces produits altérés de la digestion peuvent être absorbés par les radicules veineuses, passer par la veine porte dans le foie et être de nouveau sécrétés avec la bile, de manière à irriter ainsi à plusieurs reprises la muqueuse intestinale. C'est aussi ce qu'on observe pour les médicaments et les poisons qui peuvent déterminer de violentes douleurs gastro-intestinales par leur contact immédiat, mais aussi par leur séjour prolongé dans le système circulatoire du foie, pour lequel certains d'entre eux ont une prédilection marquée, comme l'ont démontré les recherches toxicologiques modernes.

C'est ce qui explique l'existence fréquente des coliques gastro-intestinales chez les individus adonnés à l'eau-de-vie; chez les jeunes gens robustes qui ont pris un embonpoint trop rapide et qui continuent à manger beaucoup ; chez ceux qui ont éprouvé une grande perturbation dans le régime alimentaire, soit que d'une nourriture très-succulente ils aient passé à un régime composé de farineux et de légumes, soit qu'au contraire d'un régime sobre ils aient passé brusquement à un régime fortement azoté avec excès de viandes et de vin ; chez ceux qui ont pendant quelque temps usé d'un mauvais régime composé de fruits et de légumes n'ayant pas atteint leur maturité, qui ont bu des vins acides ou de la piquette lorsqu'ils n'y étaient pas habitués. L'abus des purgatifs, même lorsqu'on ne constate l'existence d'aucune inflammation intestinale, produit souvent les mêmes effets, probablement en exaltant la sensibilité des nerfs du tube digestif. Ce rôle des ingesta n'est peut-être pas apprécié en pathologie à sa juste valeur. L'indigestion, en effet, peut procurer un simple malaise, des coliques aiguës avec ou sans évacuations, mais encore des sueurs froides, des défaillances, des vertiges. A un degré plus intense elle peut se présenter avec l'apparence d'une maladie très-grave et donner lieu aux symptômes du choléra, ou de l'hémorrhagie cérébrale. Il n'y a pas de praticien qui n'ait eu occasion d'observer des faits de cette nature ; j'ai vu une fois l'indigestion d'un bouillon pris imprudemment un peu avant l'application de quelques sangsues déterminer des vomissements, des douleurs atroces du ventre, le refroidissement du corps et la presque cessation du pouls, enfin un état algide qui a mis pendant plus de deux heures la vie du patient en danger. Un délire aigu, du coma, des convulsions ou même des attaques épileptiformes survenant tout à coup chez des individus en bonne santé, et plus spécialement chez les enfants, puis cessant bientôt sans récidive, paraissent souvent tenir à l'action des ingesta.

OBSERVATIONS PARTICULIÈRES.

Observations de coliques bilieuses.

Observation I. — Une jeune fille de vingt-quatre ans, forte et robuste, éprouve pendant quelques jours au mois d'août 1846, par des chaleurs excessives, des coliques légères à l'estomac avec abattement, perte d'appétit. Les douleurs s'étant exaspérées tout à coup sans cause connue, je suis appelé à trois heures de l'après-midi. Je constate l'état suivant : figure colorée, exprimant la plus vive souffrance, impossibilité de conserver pendant quelques minutes la même position ; au moment de l'examen la malade est assise sur un escalier, les mains appuyées sur le ventre, le haut du corps porté en avant. Langue blanche et large, pointillée de rose, nausées et vomissements excités par la boisson (eau sucrée), pas d'amertume de la bouche, la malade en vomissant n'a rendu que ce qu'elle a bu. Douleurs atroces presque continuelles, siégeant exactement au niveau de la région épigastrique, sensibilité à la pression de cette partie, le reste du ventre indolent. Trois garde-robes un peu liquides depuis ce matin, à peine deux ou trois gaz rendus sans soulagement. Pouls calme, pas de chaleur à la peau, pas de sueur.

Prescr. Infusion de camomille; potion avec eau distillée de mélilot, 120 grammes; laudanum, 10 gouttes; liqueur d'Hoffmann, 12 gouttes; sirop de fleurs d'oranger, 30 grammes; cataplasmes avec farine de lin.

Le soir la malade a pris deux cuillerées seulement de la potion; elle a bu beaucoup d'infusion de camomille. Ces divers liquides ont produit des vomissements abondants de matières *d'un jaune doré et d'une amertume excessive*. La malade est calme depuis les vomissements, elle peut rester au lit. La bouche est devenue très-amère, la sensibilité épigastrique a disparu, pas de garde robes.

Le lendemain, la malade se trouve très-bien, elle a dormi et a à peine quelques coliques. Les jours suivants, elle revient à son état de santé habituel.

Remarques. — Dans ce cas, l'intensité de la douleur épigastrique pouvait faire penser à l'inflammation; mais la rapidité de l'invasion et le calme de la circulation écartaient cette idée. On pouvait supposer que des gaz, par la distension violente de l'estomac, causaient la douleur, mais il n'y avait pas ballonnement du ventre, et les quelques gaz rendus n'ont produit aucun soulagement. Le siége très-précis de la douleur à la région épigastrique excluait toute idée de colique hépatique ou néphrétique. Au premier abord, on n'avait pas d'indices de matières irritantes siégeant dans l'estomac, rien n'y indiquait la présence de la bile, car la langue était blanche et non jaunâtre; il n'y avait pas de goût amer dans la bouche, les vomissements étaient aqueux. J'agis donc en faisant la médecine du symptôme, et je donnai l'infusion de camomille, une potion calmante et anti spasmodique. Il survint des vomissements de matières jaunes excessivement amères, il n'est pas douteux qu'ils étaient constitués par la bile, et comme les douleurs cessèrent immédiatement, on ne peut se refuser à croire que là était la cause des coliques. Le siége physiologique de la bile est dans le duodenum ; si elle se porte dans l'estomac même sans être altérée dans ses qualités, ce passage seul constitue un fait pathologique d'où peut très-bien résulter la colique.

Voici un autre fait intéressant, parce qu'il nous présente la forme intestinale de la colique bilieuse.

Observation II. — Un militaire âgé de cinquante-cinq ans, gros, replet, lymphatico-sanguin, éprouvait depuis deux jours d'atroces coliques dans tout le ventre, sans douleur à la pression. Langue blanche un peu pâteuse, nausées, deux ou trois vomissements insignifiants. Pas de selles depuis deux jours, pouls calme, peau de chaleur naturelle, pas d'appétit.

Prescr. Fomentation aromatique sur le ventre, lavement avec infusion aromatique et vin blanc, tisane de fleurs de camomille.

Quatre jours après il se trouvait assez bien, mais sans appétit, point de garde-robes.

Prescr. Une bouteille d'eau de Sedlitz. Il y eut une dizaine de selles sans coliques, mais très-copieuses et composées d'une matière liquide jaune, ayant l'aspect de l'huile, ce qui avait frappé le malade et les personnes qui l'entouraient ; il n'y avait pas eu de substance huileuse administrée.

Le malade se rétablit rapidement sans éprouver de nouvelles coliques.

Remarques. — Les faits de la nature des deux précédents n'offrent certainement rien de bien remarquable, et tous les jours on en peut observer de semblables, aussi ne les ai-je cités en quelque sorte que pour marquer le point de départ et indiquer les diverses formes de la maladie, même les plus légères : les suivants offrent moins de simplicité.

Observation III. — Une femme de quarante-huit ans, d'une forte constitution, n'ayant jamais fait de maladie sérieuse, a eu deux enfants. Cette femme a eu, il y a quelque temps, une suppression des règles pendant trois mois ; après ce temps elles reparurent sans que rien indiquât une fausse couche. Il y a deux mois elle fut prise de coliques très-fortes. Elle a changé de lieu de résidence depuis six mois et elle s'ennuie beaucoup dans la nouvelle ferme qu'elle habite; de plus elle a de grands soucis pécuniaires.

Elle était bien portante le 22 mars 1845, soupa comme d'ordinaire et passa une nuit tranquille. Le matin elle éprouva des douleurs très-vives qui la forcèrent à se recoucher.

Examinée le 23 mars pour la première fois, elle est dans l'état suivant : figure colorée mais exprimant une vive souffrance, langue blanche, nausées, quelques vomissements de matières transparentes, douleur atroce à la région de l'estomac et dans le ventre, augmentant par une pression un peu profonde, pas de trace de hernie, constipation. Pouls régulier, médiocrement tendu, à 76, peau fraîche, frissons, anxiété pénible, impossibilité de parler quelque temps sans reprendre haleine, paroles entrecoupées de plaintes.

Prescr. Cataplasmes et lavements émollients. Laudanum de Sydenham, 12 gouttes.

Le 24, le laudanum a rapidement calmé les douleurs, cependant il y a toujours des nausées et des vomissements de matières transparentes, les douleurs sont revenues, la malade gémit en parlant; une selle.

Prescr. Eau gommeuse, lavements purgatifs.

Le 25, deux selles à la suite du lavement purgatif, nuit assez tranquille, vomissements de matières vertes et amères depuis ce matin avec violentes coliques provoquées par les boissons.

Prescr. Eau de veau, laudanum, 10 gouttes; bains de siége, lavements, cataplasmes, diète.

Le 26, vomissements jaunes abondants et selles de même nature, teinte jaunâtre de la peau, les sclérotiques restant blanches, même état du reste, pouls calme. Même prescription.

Depuis ce jour jusqu'au 29, à peu près même état avec des alternatives de calme et de coliques très-violentes, langue blanche, goût amer de la bouche, dégoût pour tous les aliments, coliques à la région épigastrique sans augmentation sensible à la pression; coliques dans le reste du ventre revenant par intervalles.

Prescr. Sulfate de soude, 40 grammes. Selles jaunes et vertes très-abondantes, semblables à de l'huile.

Le 1er avril, la malade est levée toute la journée, mais les nuits sont très-agitées; langue moins blanche, appétit, bien que les aliments provoquent des coliques; selles normales, toujours pas de fièvre, pouls dur.

Prescr. Saignée du bras de trois palettes.

Le 7, état généralement assez satisfaisant, quelquefois des vomissements, mais plutôt muqueux que bilieux, sentiment d'un poids continuel à l'épigastre, constipation.

Prescr. Tisane de chicorée, pilules avec aloès, quinquina et rhubarbe, viandes rôties, légumes; exercice.

La santé revient peu à peu. En mai cette femme a repris sa santé habituelle, l'appétit est très-vif, le teint bon, la peau a perdu de son aspect jaunâtre.

Remarques. — La maladie dont cette femme fut atteinte a la plus grande analogie avec l'embarras gastrique; mais, ce qui l'en distingue, c'est l'extrême intensité des douleurs qui, par moments, faisait pousser des cris et des plaintes. Les vomissements ont été également plus répétés et plus intenses que dans l'embarras gastrique. L'absence de fièvre et de douleur épigastrique ne permet pas de songer à une gastrite; enfin, l'excessive amertume des vomissements, la nature huileuse, la coloration jaune foncé des selles, le soulagement qui suivit ces évacuations, démontrent que la maladie était causée par les matières âcres renfermées dans l'estomac et les intestins. On distinguera cette maladie des coliques hépatiques en ce que la douleur siégeait à l'épigastre, puis dans tout le ventre, et nullement à la région du foie, ce qui est très-important à noter, car, faute de l'avoir fait, on a souvent confondu ces deux maladies. De plus, l'évacuation de la bile avait lieu pendant les coliques, ce qu'on n'observe pas dans la colique causée par les calculs biliaires avec rétention de la bile; et à cause de cela la maladie ne fut pas suivie d'ictère, car malgré la teinte jaune de la peau, les sclérotiques restèrent blanches.

Observation IV. — Un homme de trente-cinq ans, d'un embonpoint médiocre, a éprouvé il y a deux ans une colique vive avec vomissement qui l'arrêta pendant plusieurs jours. Depuis ce temps il en a ressenti de légères atteintes. Il fait assez souvent des excès de boisson.

En mai 1847, il se trouve plus mal à l'aise, moins d'appétit, quelques douleurs du ventre; pour les dissiper, le malade boit de l'eau-de-vie brûlée comme d'habitude.

Le 12 mai, exaspération de tous les accidents, coliques violentes et continuelles, siégeant dans le bas-ventre entre l'ombilic et le pubis augmentant par la pression, vomissements très-abondants, (environ plein un vase de nuit, en ma présence, de matières jaunes, puis vertes). Langue rouge et sèche, soif vive, perte complète d'appétit, ventre de volume normal, constipation. Peau chaude, sudorale, visage rouge, pouls dur, plein, à 120, sentiment d'oppression très-marqué qui de l'épigastre s'irradie sur toute la poitrine.

Prescr. Saignée du bras de quatre palettes, le sang d'un rouge vif coule avec force, cataplasmes de farine de lin, limonade, lavement huileux, diète absolue.

Le 13, nuit bonne; le soulagement a été immédiat après la saignée, diminution notable des coliques. Plus de vomissements depuis hier, langue rosée et humide, peu de douleur à la pression du bas-ventre, peau fraîche, pouls à 90, souple et mou.

Même prescr. Moins la saignée.

Le 14, état très-satisfaisant, plus de coliques. Les jours suivants, il reprend ses occupations comme boulanger.

Remarques. — La rapidité de la guérison ne permet pas de songer à la gastrite. La violence extrême des douleurs doit ici fixer l'attention, c'est le caractère particulier de la maladie qui fait le sujet de ce travail : il y avait eu déjà à plusieurs reprises une affection analogue, mais la douleur n'avait jamais été aussi vive et ne s'accompagnait pas de vomissements. L'état fébrile, la sécheresse de la langue survenant immédiatement après l'ingestion de l'eau-de-vie brûlée démontre le danger de ces boissons dans des cas analogues. D'après ce que j'observe fréquemment, je considère les accidents inflammatoires comme s'étant développés sous l'influence de cette administration intempestive. On a vu les effets rapidement salutaires d'une émission sanguine secondée par les émollients.

Observation V. — Madame P.., âgée de trente-cinq ans, blonde, bien musclée, traitée depuis deux ans pour une métrite chronique dont elle est presque guérie, bien réglée, s'est beaucoup fatiguée et a été refroidie plusieurs fois depuis huit jours.

Dans la journée du 15 février 1847, elle est prise de malaise général, frissons, courbature.

Le 16, abattement, frissons, peau un peu plus chaude qu'en santé, pouls à 80, médiocrement développé, moiteur, langue blanche, bouche amère, quelques vomissements, ventre tendu et douloureux à la pression, trois selles en diarrhée.

Prescr. Limonade, cataplasmes, deux lavements émollients, diète.

Le 17, vomissements abondants de matières jaunes excessivement amères, langue blanc jaunâtre, pas de douleur à la région épigastrique, mais tension forte des hypocondres et du bas-ventre qui sont excessivement douloureux à la pression; impossibilité de supporter un cataplasme, douleurs par intervalles, qui arrachent des cris à la malade, à plusieurs reprises sentiment de suffocation, pas de selles. Le col de l'utérus est à l'état normal, pas de flueurs blanches. Les douleurs se prolongent dans les flancs et les lombes de sorte que la malade ne sait comment se coucher. Céphalalgie intense. Peau chaude, pouls à 120. Sueur.

Prescr. Douze sangsues dans le flanc droit; orangeade, fomentation d'eau de guimauve.

Le 18, nuit très-agitée, moins d'envies de vomir, même état du reste.

Le 19, douleur excessive à la pression de tout le bas-ventre qui est dur et tendu; langue blanche, un peu sèche au centre; pas de douleur à l'épigastre, constipation, pouls à 120, peau chaude, céphalalgie.

Croyant avoir affaire à une péritonite commençante, je prescris des frictions mercurielles sur le bas-ventre. 20 centigrammes de calomel toutes les trois heures.

Le soir je revois la malade, et je suis fort surpris de la trouver dans un état tout différent. La figure est épanouie, la langue blanche et bien humide, le ventre beaucoup moins tendu que ce matin, à peine douloureux à la pression, le pouls à 100, médiocrement développé. Ce mieux est survenu immédiatement après trois garde-robes abondantes d'un vert noirâtre, huileuses, très-fétides, qui ont suivi l'administration du calomel. La malade dit qu'il y a la différence du jour à la nuit entre sa position actuelle et celle de ce matin; elle mangerait volontiers si on lui accordait des aliments.

Le 20, nuit excellente, la pression même forte sur le bas-ventre ne détermine plus de douleur; encore deux garde-robes depuis hier, pouls à 76, peau de chaleur naturelle. L'appétit et les forces reviennent rapidement, mais la convalescence est un peu retardée par une légère salivation.

Remarques. — La succession des accidents, leur rapide disparition à la suite des évacuations bilieuses sont si nettement tranchées dans le cas actuel, que je crois inutile d'insister sur leur signification.

Observation VI. — Madame B..., âgée de cinquante-cinq ans, grasse, replète, tempérament lymphatico-sanguin, d'un caractère gai, a toujours joui d'une bonne santé.

Depuis deux ans environ un de ses fils tomba épileptique. Pendant quelque temps madame B... a surmonté les souffrances morales que lui cause cette infirmité, mais peu à peu sa fermeté a été ébranlée. Elle traitait autrefois de plaisanterie les maux de nerfs, mais actuellement elle éprouve ce qu'elle appelait comédie chez les autres; une porte fermée vivement, une parole brusque, un rassemblement de quelques personnes, l'impressionnent cruellement.

Depuis quelque temps d'autres symptômes se présentent du côté du tube digestif, voici en quoi ils consistent : douleur atroce siégeant principalement dans le bas-ventre, avec des recrudescences violentes pendant lesquelles la malade a des envies de vomir et, dans les crises fortes, des vomissements de substances ingérées (aliments, boissons), puis de matières jaunâtres et amères. Ventre tendu pendant les crises, sans douleur marquée à la pression ; constipation momentanée, puis selles normales, lors du retour à la santé ; pouls calme, peau fraîche, urines ordinaires. En général, au bout de douze ou vingt-quatre heures, tout a disparu sauf de la courbature, et la malade *qui paraissait à la mort*, *comme elle dit*, court les rues le lendemain. Jamais d'ictère, quoique le teint général de la peau soit un peu jaunâtre, pas de selles grises. Ces crises reviennent une ou deux fois par mois ; elles arrivent tantôt sans cause appréciable, tantôt à la vue de son fils dans une attaque ; ou bien lorsque des aliments indigestes ont été pris. La malade a maigri, appétit diminué, caractère plus triste, parole plus brève. Les douleurs ont persisté deux fois pendant trois jours consécutifs.

J'ai employé les potions laudanisées et huileuses, la potion de Rivière, la rhubarbe, les boissons délayantes, les bains généraux, l'exercice, un régime de vie plus régulier et composé d'aliments légers. Ces moyens diminuent les crises qui disparaissent peu à peu, mais ne cessent que plus d'un an après le début. Cette femme vit toujours (1860), sa santé se soutient, mais elle a maigri et son estomac est resté très-impressionnable.

Observation VII. — Madame A..., âgée de vingt-cinq ans, grasse, tempérament lymphatique, bien portante, allaitant son enfant, éprouve depuis quelques jours de légères douleurs dans le ventre.

Le 11 juin 1847, à onze heures du soir, le repas ayant été léger, douleurs extrêmement violentes, arrachant des plaintes à la malade, se faisant sentir dans tout le ventre, continuelles et avec de vives exacerbations, vomissements aqueux. Appelé à trois heures du matin, je trouve la malade avec les mêmes douleurs siégeant autour du nombril sans augmentation à la pression. Langue nette, vomituritions, constipation, pouls à 76, médiocrement développé, peau fraîche.

Prescr. Potion laudanisée, cataplasmes de farine de lin, lavements émollients.

Le 12, il n'y a plus que quelques douleurs légères, un peu d'appétit, langue blanchâtre.

Le 13, même état quoique la malade ne se lève pas. Appétit.

Dans la nuit, nouvelles douleurs extrêmement violentes siégeant surtout dans le flanc droit et s'étendant jusqu'au rebord des fausses côtes avec douleur à la pression; vomissements d'abord alimentaires, puis de matières jaunes et amères, constipation, soif.

Prescr. Potion laudanisée et antispasmodique, frictions camphrées, lavements huileux, cataplasmes émollients.

Le 14, langue rouge, douleur à la pression dans le flanc droit; pas de vomissements, une selle, pouls à 100, peau chaude, céphalalgie.

Prescr. Eau gommée, trois ventouses scarifiées, *loco dolenti*, diète.

Le 15, soulagement très-marqué à la suite des ventouses. Langue rouge, soif vive, quelques coliques, pas de selles.

Le 16, les douleurs ont repris avec une grande intensité.

Prescr. Huile de ricin, 30 grammes dans un verre d'eau sucrée, chaude et aromatisée avec une cuillerée à bouche d'eau de fleurs d'oranger; mode le moins désagréable pour l'administration de ce purgatif, et celui qui en facilite le mieux la digestion. Quelques vomissements à la suite, puis selles très-abondantes, jaunes et écumeuses.

Le 17, nuit tranquille, toutes les douleurs ont disparu, pas d'amertume de la bouche, langue rouge, pas de soif, un peu d'appétit.

Prescr. Eau gommée, bouillon.

Les jours suivants la langue se nettoie, l'appétit revient peu à peu, plus de douleurs.

Remarques. — Toujours comme dans les cas précédents, douleurs extrêmement intenses siégeant tantôt dans un point, tantôt dans l'autre du ventre, disparaissant d'une manière très-rapide à la suite d'évacuations abondantes d'aspect huileux, de couleur jaune et verte.

Observation VIII. — Madame R..., âgée de cinquante-cinq ans, se faisant saigner pour des douleurs de tête, est extrêmement fatiguée depuis un an par les soins qu'elle donne à son mari atteint d'une maladie grave.

Le 7 juillet 1849 elle se trouvait mal à l'aise, souffrant de la tête et un peu du ventre; elle mangea sans appétit à midi. Pendant toute l'après-midi, douleurs modérées dans le ventre; vers le soir elles deviennent atroces avec des recrudescences qui arrachent des cris à la malade; elles se font sentir dans tout le ventre, qui est sensible à la pression; les intervalles de repos sont très-courts et s'accompagnent de douleurs sourdes. Deux selles diarrhéiques d'un brun noir; pas de vomissements, langue nette, pas de soif, frissonnement général, peau fraîche, pouls à 80, peu développé.

Potion avec laudanum, essence d'anis, sirop de fleurs d'oranger, frictions avec huile camphrée, infusion de tilleul, cataplasmes, lavements émollients; à dix heures du soir, chaleur vive à la peau, pouls à 100, large et plein; toujours vives douleurs, mais moins intenses. Nuit agitée, encore une selle brune.

Le 8 au matin, la malade est levée quoique faible; point de douleur, langue blanche, point d'appétit.

Les jours suivants tout a disparu, sauf un peu de faiblesse.

Depuis cette époque, j'ai donné plusieurs fois des soins à la même personne pour des coliques semblables.

Observation IX. — Madame C..., âgée de cinquante-huit ans, d'une position aisée, d'une constitution sèche, disposée à la mélancolie, souffre fréquemment de l'estomac. Elle fut prise dans la nuit du 20 octobre 1848 de coliques atroces siégeant à l'épigastre avec vomissements amers, constipation, pouls naturel. Une potion laudanisée calma les douleurs; je purgeai deux fois la malade et la santé paraissait se raffermir, lorsque six semaines après la première crise, le 6 janvier 1849, je la trouvai dans l'état suivant: douleurs cruelles à la région épigastrique, augmentant par la pression, vomissements de matières jaunes ou verdâtres d'une amertume excessive, langue légèrement jaunâtre, constipation, pouls à 70, très-dur.

Prescr. Infusion de camomille, potion avec 15 gouttes de laudanum, lavements, cataplasmes émollients.

Le 7, nuit très-agitée sans vomissements, pouls à 100, dur, peau chaude.

Prescr. Ipéca, 2 grammes en trois doses, une tous les quarts d'heure. Les deux premières doses ont été presque immédiatement suivies de vomissements jaunes remplissant une demi-cuvette: une selle de même nature après la troisième dose.

Le 8, la malade est plus calme, elle se plaint d'une douleur au côté droit : en palpant je trouve à trois travers de doigt au-dessous des fausses côtes une tumeur dure, arrondie, douloureuse au toucher, paraissant avoir le volume d'un petit œuf, et probablement formée par la vésicule du fiel distendue.

Prescr. Huile de ricin, 60 grammes; gardes-robe abondantes et jaunes à la suite.

Les jours suivants, deux applications de sangsues diminuent les douleurs, mais la tumeur persiste : il n'y a plus de coliques.

Prescr. Deux purgatifs à deux jours d'intervalle (médecine noire au café), puis solution alcaline de manière à prendre tous les jours 4 grammes de carbonate neutre de soude, frictions mercurielles.

Le 20, langue rosée à la pointe, blanche au centre, faiblesse générale, appétit, selles normales. La tumeur persiste, mais est peu douloureuse.

Le 24, la langue se nettoie, la tumeur est moins volumineuse.

Prescr. Emplâtre de ciguë du Codex sur la tumeur.

Le 15 mars, à peine un léger noyau d'induration dans le ventre; pas de douleur à la pression. La malade revient peu à peu à son état habituel.

Remarques. — J'ai continué à soigner cette personne depuis cette époque, c'est-à-dire depuis plus de dix ans. Jamais elle n'a eu de colique hépatique franche, ni d'ictère, ni aucun indice de calculs biliaires; mais j'ai eu souvent à la soigner pour des irritations gastro-intestinales, des inflammations des mêmes organes qui une fois se compliquèrent d'un muguet confluent avec fièvre et état général grave. Toute trace de la tumeur a disparu. Je crois donc que l'on est autorisé à la considérer comme ayant été produite par la vésicule du fiel distendue. Est-ce à dire pour cela qu'il y avait des calculs biliaires et rétention de la bile? Nous avons vu que la malade longtemps suivie n'a jamais présenté de symptômes de calculs biliaires ni d'ictère : au moment où la tumeur existait, il n'y avait pas rétention de la bile, puisqu'il y avait des vomissements bilieux et des selles bilieuses. Comme cette malade est sujette à des irritations et à des inflammations gastro-intestinales, que cet état, fréquent chez elle, existait depuis quelque temps lorsqu'elle fut prise de ses coliques, au lieu de recourir à l'explication des calculs biliaires, que rien ne justifie, n'est-il pas plus rationnel de penser que l'état du tube digestif, se communiquant au foie, a déterminé une sécrétion plus abondante de bile qui a inondé le tube digestif, et distendu la vésicule du fiel dont les conduits ont pu se trouver non obstrués, mais rétrécis par l'inflammation? Depuis cette époque, j'ai observé plusieurs cas semblables, et tout récemment j'ai été appelé au milieu de la nuit auprès d'une femme en proie à d'atroces coliques, avec vomissements de matières jaunes et amères, à la suite desquels je constatai, à deux travers de doigt au-dessous des fausses côtes du côté droit, la présence d'une tumeur du volume d'un œuf, arrondie, excessivement douloureuse à la pression, qui disparut peu à peu sans laisser de traces. Cette personne n'est nullement sujette aux coliques, elle n'a jamais eu d'ictère ; mais elle est depuis six mois en proie à un vif chagrin par suite de la perte de son mari.

Observation X. — Monsieur B., âgé de vingt-sept ans, a fait autrefois quelques excès et a été atteint d'une maladie qu'on a caractérisée gastrite. Guéri de cette maladie il s'établit à D., où le défaut d'occupation favorisant sa paresse, les habitudes de la localité l'entraînèrent à user fréquemment d'aliments substantiels et d'alcooliques. Ce régime et le défaut d'exercice ne tardèrent pas à lui faire prendre un embonpoint considérable. Bientôt malaise, vomissements de matières jaunes et vertes avec douleurs atroces dans le bas-ventre. Constipation, pas de fièvre. Ces accidents revenaient lorsque le malade usait d'aliments substantiels et même sans cause appréciable. Cet état persistant depuis quelques mois, je fus appelé en consultation et j'obtins les renseignements dont je viens de rendre compte.

Au moment de l'examen, le malade est calme, il n'y a que de faibles coliques ; je m'assure que leur siége constant est au bas-ventre, jamais il n'y a rien eu du côté du foie. Langue blanche, peu d'appétit, constipation ; peau fraîche, pouls tranquille. Les moyens employés ont été les boissons acidulées, les narcotiques, quelques purgatifs.

Prescr. Insister selon l'urgence sur les mêmes moyens : tenir le malade à un régime végétal et aux viandes rôties en petite quantité ; insister sur les boissons adoucissantes ; faire prendre, aussitôt que les forces le permettront, de l'exercice à cheval ; éviter toute alimentation en excès, s'abstenir des alcooliques.

J'ai appris depuis que ces moyens avaient eu un plein succès.

Observation XI. — Madame V., âgée de vingt-cinq ans, très-forte et très-robuste, n'ayant jamais été malade, enceinte de huit mois, fut prise le 5 octobre 1849, après quelques jours de malaise, de coliques très-fortes avec vomissements jaunes abondants. Elle fut momentanément soulagée ; mais les souffrances ayant reparu, je fus appelé le 6 octobre. Je la trouve dans l'état suivant : langue jaune, goût amer, nausées, douleurs dans tout le ventre, qui est sensible à la pression ; ni soif, ni appétit, pouls à 100, peau chaude.

A quatre heures de l'après-midi, on vient me chercher en toute hâte. Voici ce que j'observe pendant une heure que je passe auprès de la malade : anxiété extrême, sentiment d'oppression qui lui fait dire que si cela continue elle étouffera ; respiration anxieuse avec gémissements ; soixante respirations par minute, entrecoupées parfois de longs soupirs ; pouls très-variable, d'abord j'ai compté 110 pouls, avec inégalité des battements, puis il est remonté à 120, redescendu à 100, devenant plein et régulier lorsque la malade dit se trouver mieux ; peau chaude, couverte de gouttes de sueur qui se sèchent par moments pour reparaître bientôt ; visage très-coloré. Douleurs continues, extrêmement vives dans tout le ventre et à l'épigastre ainsi que dans l'épaule droite. Sentiment de torpeur qui empêche la malade de se remuer dans son lit, réponses nettes et précises mais courtes, parce que l'action de parler fatigue beaucoup.

Prescr. Infusion de camomille, mélange d'ammoniaque, alcool et essence d'anis par parties égales, 4 gouttes tous les quarts d'heure dans de l'eau sucrée ; friction sur l'épigastre avec liniment ammoniacal camphré ; cataplasmes émollients sur le reste du ventre.

Au bout d'une demi-heure, douleurs du ventre moins vives, pouls à 100, respiration à 40 par minute.

Le 7, nuit agitée : la douleur de l'épaule droite a passé à l'épaule gauche.

Prescr. Potion avec magnésie, yeux d'écrevisses, de chaque 2 grammes, infusion de camomille.

La malade se remet assez facilement et accouche à terme d'un enfant bien portant.

Un mois après les couches, tout à coup douleur atroce à l'épigastre, mais surtout dans la région du foie qui est extrêmement douloureuse à la pression ; la douleur se propage et se fixe à l'épaule droite où elle est très-vive. Vomissements abondants et verdâtres, pas de douleur dans le reste du ventre, constipation ; peau fraîche, pouls à 80, sentiment d'oppression, mais moins pénible que la première fois : alternatives de pâleur et de rougeur vive du visage.

Prescr. Potion laudanisée, cataplasme, diète.

Le lendemain, souffrances moins vives.

Même *prescr.*, bouillons.

Deux jours après, l'oppression ayant reparu, je pratique une saignée du bras. Les jours suivants l'oppression a disparu et la malade ne tarde pas à se rétablir.

Cette personne était domestique avant sa maladie et vivait d'aliments très-succulents. Depuis plusieurs mois elle tenait un petit café avec son mari, se fatiguait beaucoup, se nourrissait mal d'aliments indigestes, mal préparés, mangeait irrégulièrement : elle avait beaucoup maigri. Considérant ce changement comme la cause principale des souffrances, j'avais prescrit un régime doux mais tonique, les viandes blanches rôties, les légumes frais, les fruits cuits, peu de fatigue : pour boisson de la limonade ou du bouillon de veau, des pilules de savon. Ce régime ne fut pas suivi et de nouvelles crises reparurent.

Le 11 août 1850, après plusieurs crises de quatre à douze heures, vomissement des boissons, douleur atroce le long du sternum et à l'épigastre.

Prescr. Cataplasmes émollients, grand bain, potion opiacée.

Le 13, langue jaune, nausées, constipation, douleur vive à la pression sous les fausses côtes droites avec empâtement marqué, teinte un peu jaunâtre de la peau et des sclérotiques (c'est la première fois), peau chaude, pouls à 100.

Prescr. 12 sangsues à la région du foie, potion de Rivière, eau gommée, cataplasme, bain.

Le soir, même état, calomel, 30 centigrammes.

Les jours suivants, persistance des vomissements et de la constipation, malgré le calomel, l'huile de ricin, les lavements purgatifs. On insiste sur les adoucissants ; teinture de coloquinte.

Le 17, l'ictère a presque disparu en vingt-quatre heures, la malade était bien lorsqu'à quatre heures du matin les coliques reparaissent sans cause connue.

Prescr. Potion purgative. Évacuations abondantes suivies d'un mieux marqué.

J'envoie la malade à la campagne, je lui prescris un régime doux, légumes, viandes blanches, fruits fondants, poires, raisins, enfin le repos.

En octobre la malade est très-bien, appétit très-vif, ni ictère ni coliques. Depuis ce moment dartre furfuracée du visage et du front qui n'avait jamais eu lieu auparavant.

J'ai continué à être le médecin de cette jeune femme, dont la santé, depuis plus de huit ans, a été très-satisfaisante.

Remarques. — Voilà donc une jeune femme dont la santé a toujours été bonne, et qui, à la suite d'un changement profond dans le régime et dans les habitudes, est prise de coliques d'une extrême intensité, dont le siége est évidemment la région épigastrique, et qui entraînent des accidents généraux avec palpitations et désordre inquiétant du côté du cœur. Ces accidents se calment, de nouvelles crises surviennent, et la région hépatique, qui jusqu'alors avait paru rester en dehors de l'état morbide, est atteinte à son tour. On constate les symptômes d'une hépatite avec ictère ; mais il est évident que la colique a eu d'abord son siége dans le tube digestif, et que c'est par extension seulement qu'elle a gagné le foie. L'ictère ici est causé par l'altération des qualités de la bile et par l'inflammation du foie, non par des calculs biliaires, car il n'y en avait aucun indice auparavant, il n'en est rien resté après, et ce serait une supposition gratuite que rien ne justifierait de croire que les calculs ont pu se former si rapidement chez une personne bien portante et disparaître de même sans laisser aucune trace. Une pareille hypothèse ne serait soutenable que si on avait constaté dans les selles la présence des calculs, et c'est ce qui n'a pas eu lieu.

Observation XII. — Mademoiselle R., âgée de dix-neuf ans, d'une constitution délicate, souffrant constamment de la tête ou de l'estomac, ce qui ne l'empêche pas de travailler comme couturière et de mener une vie active, menstruée très-irrégulièrement et peu abondamment, tous les trois ou quatre mois environ, n'ayant pas de flueurs blanches, est tourmentée depuis quelques années par des douleurs d'estomac atroces qui reviennent tous les cinq ou six mois, plus ou moins.

Après de longs soins infructueux, mademoiselle R. me fait appeler le 20 décembre 1847 pour des crises de cette nature qui reviennent tous les huit jours : la malade en est à sa troisième crise qui se traduit par les symptômes suivants : douleur intolérable à l'épigastre avec sensibilité exquise à la pression, sentiment d'anxiété et suffocation, langue blanche, goût amer de la bouche, vomissements très-abondants de matières jaunes, constipation. De temps en temps les douleurs sont moins aiguës, mais les vomissements continuent, perte d'appétit, insomnie.

Prescr. Cataplasmes de farine de lin, potion de Rivière, bouillon de veau, frictions ammoniacales.

Le 21, il y a du mieux, ni nausées ni vomissements, moins de douleur.

Le 24, appétit, peu de douleur à l'épigastre, elle est plus vive dans le dos, les frictions soulagent. La malade est très-satisfaite parce que, après les trois crises qu'elle vient d'éprouver de huit en huit jours, elle s'attendait, comme d'habitude, à garder le lit pendant quinze jours.

Les jours suivants, appétit, la malade souffre à peine et reprend ses occupations habituelles.

Prescr. Après l'emploi du bouillon de veau et de trois potions de Rivière, je tente la poudre de carbonate de fer, 2 grammes ; quinquina rouge, 8 grammes ; aloès, 2 grammes. Mêlez. Plein un dé à coudre en deux fois au moment du repas, dans du pain azyme. Tisane de petite centaurée.

Ces poudres sont bien supportées d'abord à petite dose, les règles viennent quelque temps après, peu abondantes; elles n'avaient pas paru depuis un mois et demi.

Le 12 janvier 1848, nouvelle crise, vomissement des boissons et des aliments.

Prescr. Potion de Rivière, liniment ammoniacal, bouillon de veau *ut suprà*.

Le 14, retour à l'état normal. Reprendre les poudres.

Le 20 février, depuis que j'ai vu la malade, elle n'a plus souffert de l'estomac ; digestions excellentes, langue nette : elle ne souffre pas de la tête. Les règles sont revenues au bout d'un mois ; elle ne se rappelle pas avoir été aussi bien depuis de longues années. — Même prescription.

Le 11 mai, retour de douleurs violentes à l'épigastre, dans le dos et au côté droit, juste au niveau du foie, dans une petite étendue du 10e et du 11e espace intercostal : elle tient évidemment à une névralgie intercostale. Teint jaune pâle, sclérotiques blanches. Les matières vomies sont jaunes et très-amères, les selles brunes, pouls et peau à l'état normal.

Prescr. Cataplasmes, potion de Rivière.

Le 12, à peine des vomissements, langue blanchâtre, selles normales et brunes, urines rouges et limpides au moment de l'émission, dépôt blanchâtre au bout de quelques heures, pas de fièvre. — Même prescription.

Plus tard, jus d'herbes, légumes frais pour aliments, quelques viandes rôties, fruits rouges, fraises, framboises, cerises, groseilles, puis, raisins, poires fondantes. Boissons avec la décoction des mêmes fruits. Les ferrugineux ne peuvent être pris que de temps en temps parce qu'ils ne sont pas toujours bien supportés.

Depuis ce temps il y a encore eu quelques crises passagères, mais la santé s'est maintenue de telle façon que la malade ne sait comment m'en témoigner sa reconnaissance. Elle s'est mariée depuis quelques années, elle n'a eu ni fausse couche ni enfant, mais sa santé est toujours excellente. Je continue à être son médecin et je n'ai à la traiter que pour des indispositions rares et insignifiantes.

Remarques. — Je n'ai donné ici que les principaux détails se rapportant à de longues périodes de temps, parce que dans la forme chronique dont je m'occupe, ce n'est qu'ainsi qu'on peut se rendre un compte exact de l'effet des remèdes et de la marche de la maladie. On remarquera toutefois l'effet plus efficace que d'ordinaire obtenu par la potion de Rivière, effet qui se répéta plusieurs fois et qu'une expérience de plusieurs années de souffrances faisait apprécier à la malade. Les modifications successives qu'ont subies les crises quant à leur fréquence et à leur intensité, leur disparition ultérieure démontrent l'influence favorable du régime auquel j'ai soumis la malade. Cette cure m'a fait grand honneur, quoique je n'aie employé que des moyens très-simples et qui échouent souvent dans des cas analogues. Cela fait compensation avec ceux si opiniâtres dans lesquels on déploie en vain toutes les ressources de la thérapeutique, et où, pour récompense de ses soins, on n'a que la confusion d'un échec, surtout dans les cas analogues à celui-ci, où les phénomènes gastralgiques occupent autant de place que l'élément bilieux.

Observations de coliques stercorales.

Observation XIII. — Madame P., âgée de soixante-dix ans, petite, ayant toujours joui d'une excellente santé, ayant eu six enfants, habituée à beaucoup de fatigue, n'éprouvant jamais d'autre indisposition qu'une constipation opiniâtre, habituelle, qui à plusieurs reprises a donné lieu à de vives coliques suivies d'évacuations abondantes, était en proie à cette constipation d'une manière plus prononcée que d'habitude, lorsqu'elle fut prise en septembre 1855 de coliques très-violentes avec ballonnement du ventre, vomissements d'abord alimentaires, puis aqueux, selles copieuses : accidents qui se dissipèrent en vingt-quatre heures. La malade se trouva bien pendant quelque temps, mais la constipation devint plus opiniâtre que jamais, les selles étaient rares, brunes, formées de globules du volume d'un petit marron. L'état général se conservant assez bien, la malade ne consulta personne et resta dans cet état jusqu'en février 1846.

A cette époque, en raison de la persistance et de l'aggravation des symptômes, je fus appelé. Je trouvai la malade dans l'état suivant ; le 10 février 1856, facies normal, pouls calme, peau fraîche; la malade quoique faible reste levée toute la journée. Langue nette, soif modérée, à peine de l'appétit, émission très-fréquente de gaz par la bouche non par l'anus ; ventre très-tendu, présentant des bosselures produites par les circonvolutions intestinales, borborygmes, douleur vive à la pression de tout l'abdomen ; constipation extrêmement opiniâtre, coliques fréquentes pendant lesquelles la malade gémit, s'agite, est couverte de sueurs froides, urines limpides en petite quantité.

Prescr. Cataplasmes émollients, magnésie hydratée, 2 grammes par jour, bouillon de veau, lavements de lait pur, aliments très-légers.

Il y a un peu d'amélioration les jours suivants; la douleur du ventre à la pression disparaît complétement, ventre moins tendu, on ne découvre aucune tumeur à la palpation.

Le 16, la constipation étant toujours très-opiniâtre, la malade est reprise de coliques atroces, redoublement de ballonnement du ventre, demi-syncopes, sueurs froides, on craint qu'elle ne succombe pendant la nuit.

Prescr. Huile de camomille camphrée en frictions sur le ventre, lavements de fraise de veau.

Le 17, il y a eu deux selles composées de matières très-dures marronnées, grisâtres, soulagement très-marqué. Depuis ce moment pouls calme, peau fraîche, teint rosé, disparition de la douleur à la pression du ventre ; toujours ballonnement et gaz rendus en abondance. Les cataplasmes émollients employés dans la première crise ont été supprimés, parce qu'au dire de la malade ils fatiguaient beaucoup et faisaient gonfler le ventre.

Prescr. Continuer les lavements de fraise de veau, frictions sur le ventre pendant un quart d'heure, trois fois par jour, avec le baume Nerval, petit-lait, eau de veau pour boisson. Tous les jours un des paquets suivants : magnésie hydratée lourde, 20 grammes; cannelle de Ceylan pulvérisée, 4 grammes ; essence d'anis, 20 gouttes, pour 10 paquets.

Le 12 mars, la malade est assez bien, mais toujours constipation opiniâtre, gaz abondants produisant des saillies mobiles dans le ventre, pas la moindre apparence de tumeur, inappétence, faiblesse générale, pouls calme.

Prescr. Deux pilules d'assa-fœtida de 10 centigrammes chacune, à prendre en mangeant. Augmenter jusqu'à six par jour ; vin de quinquina, deux verres à liqueur par jour.

Les jours suivants, amélioration marquée, appétit, selles beaucoup plus faciles.

La malade reprend peu à peu ses occupations, mais elle est sujette de temps en temps à une constipation opiniâtre ; sauf cela la santé est satisfaisante.

Remarques. — La lecture attentive de cette observation me paraît démontrer que les accidents étaient véritablement causés par la constipation, et que les coliques qui en résultaient étaient stercorales et ne tenaient ni à une tumeur, ni à un étranglement, ni à une invagination. Je ne m'arrête pas plus longtemps sur ce sujet, que j'ai longuement discuté plus haut. On a vu que le traitement a eu, en définitive, une influence favorable. Il n'en est pas de même dans le cas suivant.

Observation XIV. — Madame L., âgée de soixante et onze ans, habituellement constipée, et n'étant continuellement occupée que des moyens de remédier à cet état qui la rend très-souffrante, usant pour cela de lavements laxatifs, de boissons de même nature qu'elle s'administre elle-même, était depuis un mois souffrante et en proie à une constipation qu'elle ne pouvait vaincre qu'avec beaucoup de difficulté, lorsque, le 9 décembre 1856, elle vit le ventre se développer avec de violentes douleurs. On employa pendant vingt-quatre heures divers moyens, et comme ils ne réussissaient pas on vient me chercher le 11. La malade habitant un village à six kilomètres de Verdun, je ne pus m'y rendre le même jour, et comme elle ne voulait d'autre médecin que moi, je ne pus la voir que le 12 dans l'après-midi. Je la trouve assise dans son lit, en proie à une anxiété extraordinaire ; ventre très-ballonné dans toute son étendue surtout à droite, rendant un son tympanique, sans développement appréciable des circonvolutions intestinales, très-douloureux spontanément et à la pression surtout à droite. Langue jaune, tendance à la sécheresse, nausées continuelles, vomissements de matières jaunes, constipation invincible, face grippée, pouls à 80, faible, avec quelques intermittences, peau plutôt froide que chaude. La malade n'a de hernie ni aux aines ni à l'ombilic.

Prescr. Lavements avec la mercuriale, puis l'huile de ricin, cataplasmes émollients, huile de ricin par la bouche.

Le 13, même état, des matières huileuses et brunes sont vomies avec efforts et cris. Le ballonnement du ventre a augmenté ainsi que les douleurs spontanées et à la pression. J'avais prescrit une application de sangsues qui n'a pas été faite.

Prescr. Pilules écossaises, qui sont rejetées par le vomissement, onctions mercurielles et belladonées, sur le ventre ; on administre en ma présence un lavement avec une décoction de 4 grammes de tabac ; il est peu gardé puis rendu sans produire de selles ; pas de lipothymies. On devra en donner deux semblables d'ici à demain, une pilule d'extrait de belladone de 5 centigrammes toutes les deux heures; huit sont prises ainsi.

Le 14, toujours même état, sauf que le pouls est plus faible sans accélération, voix affaiblie, soif ardente, moins de sensibilité du ventre, qui est encore plus développé ; vomissements de même nature.

Prescr. On donne devant moi un lavement avec une décoction de 15 grammes de tabac que je force à garder en tamponnant l'anus, il est rendu seul peu après ; on devra récidiver dans la nuit.

Le 15, on vient le matin me rendre compte de son état qui est toujours le même, je déclare que je ne vois d'autre ressource que d'administrer le mercure coulant à la dose de 40 grammes en deux fois : je dis que la malade est perdue sans cela, et que c'est une dernière ressource à tenter ; qu'en le faisant je compromets sciemment ma réputation médicale, parce que si la malade meurt, comme c'est probable, on ne manquera pas d'en accuser le mercure. Les fils retournent et proposent le médicament à leur mère, qui refuse en disant qu'elle a fait ce qu'elle pouvait et qu'on la laisse tranquille. On n'insiste pas, elle ne veut plus que de l'eau fraîche, et meurt le 17, dans la journée.

Remarques. — Ces deux cas se rapportent à la colique stercorale chez les personnes âgées ; le suivant offre des symptômes un peu différents et a pour sujet un homme adulte.

OBSERVATION XV. — Monsieur H., cafetier, âgé de quarante-six ans, d'une constitution peu robuste, maigre, ayant fait de nombreux excès de boisson, fut pris il y a deux mois, sans cause connue, d'étourdissements très-pénibles avec céphalalgie frontale continue. En même temps insomnie, langue blanche, peu d'appétit, sentiment de brisement dans les membres. Ces étourdissements persistant à un haut degré, je craignais l'existence de quelque lésion cérébrale. Cependant les rafraîchissants, deux laxatifs, la diète et le repos dissipèrent ces accidents auxquels succéda un œdème des extrémités inférieures assez considérable pour masquer complétement les malléoles. Il disparut peu à peu à la suite de lotions aromatiques ; c'était la première fois qu'on l'observait.

Tout allait bien et le malade ne suivait plus de traitement depuis un mois, lorsque sans cause connue il fut pris, le 1er décembre 1853, de douleurs continuelles dans tout le ventre, comparées par le malade à des crampes, à une torsion, n'augmentant pas sensiblement par la pression. Ombilic très-rétracté, abdomen aplati, constipation opiniâtre, ni nausées, ni vomissements, langue blanche, soif vive, pas de liséré gris des gencives, perte complète d'appétit, pouls à 70, mou, très-dépressible avec des intermittences qui n'existent pas en santé, peau fraîche sans sueur, urines limpides, traits tirés, insomnie complète. Les douleurs se propagent dans les cuisses et les genoux ; il semble, dit le malade, qu'on lui coupe les membres ; agitation continuelle, gémissements, impossibilité de rester une minute sans remuer dans son lit.

Prescr. Potion huileuse, cataplasmes émollients, lavements huileux, tisane d'orge miellée.

Le 2, même état, agitation continuelle, insomnie, constipation opiniâtre, urines peu abondantes vert jaunâtre, langue sèche, soif vive ; parole lente et un peu difficile avec un léger degré d'hébétude, quoique l'intelligence soit complète et les réponses toujours justes.

Je m'enquiers avec le plus grand soin de tous les liquides ingérés, des aliments et de leur préparation, et rien ne justifie sous ce rapport l'idée d'une intoxication saturnine ; sa femme et son enfant sont bien portants.

Prescr. Grand bain, lavements huileux, liniment, avec huile de jusquiame et laudanum.

Le 3, même état.

Prescr. En présence de ces symptômes, et tout en pensant que le plomb est étranger à la maladie, je prescris le traitement de la Charité adouci, parce que dans plusieurs circonstances analogues je m'en suis bien trouvé. L'eau de casse avec les grains ne produit ni vomissements ni garde-robes. Le soir le lavement anodin et le bol calmant font passer une nuit relativement moins mauvaise.

Le 4, même état, au lieu de l'eau bénite du second jour du traitement de la Charité, je prescris huile de ricin, 60 grammes, et la tisane sudorifique laxative.

Le soir, pas de selles. — *Prescr.* Lavement purgatif des peintres que je fais précéder d'un lavement simple, attendu que tous les précédents ont été expulsés immédiatement. Quelques matières dures à la suite du lavement purgatif. A huit heures, lavement anodin et bol calmant.

Le 5, nuit assez tranquille, mais toujours constipation opiniâtre, les douleurs reparaissent ce matin avec la même intensité.

Prescr. Potion purgative des peintres. Le soir le malade a rendu en douze ou quinze fois près de deux vases pleins de matières fécales. Figure riante, à peine quelques coliques, lavement anodin et bol calmant.

Le mieux continue les jours suivants.

Pendant l'espace de trois mois, le malade est repris deux fois de coliques analogues mais beaucoup moins intenses. Depuis cette époque, cet homme a joui d'une bonne santé, meilleure qu'avant sa maladie. Actuellement (1860), à la suite d'un genre de vie meilleur, les excès d'alcooliques ayant cessé parce qu'il a quitté la profession de cafetier, qui lui donnait de fréquentes occasions de se livrer à l'intempérance, il jouit d'une santé parfaite.

Remarques. — Cette maladie a certainement beaucoup de rapports avec la colique des peintres; cependant on ne trouve aucune trace d'introduction du plomb dans l'économie; la femme et l'enfant du malade, qui boivent et mangent avec lui, n'éprouvent rien; d'un autre côté l'état de santé antérieur était mauvais, puisqu'il y a eu des vertiges inquiétants et de l'infiltration des extrémités inférieures : il y a donc lieu de penser que le même principe morbide, s'étant porté sur les intestins, y a déterminé la constipation dont les coliques n'étaient que la conséquence, puisqu'elles ont cessé avec le retour des selles. L'efficacité du traitement de la Charité, que l'on comprend parfaitement devoir être convenable pour calmer des coliques et vaincre une constipation opiniâtre qui ne seraient pas d'origine saturnine, ne prouve rien, puisque dans deux attaques successives moins intenses le mal a été vaincu sans qu'on y eut recours.

J'ai émis plus haut, en parlant de la colique stercorale, un certain nombre d'assertions que je n'appuie pas d'observations particulières, parce qu'il en résulterait un encombrement fastidieux qui fatiguerait l'attention; cependant les preuves ne manqueraient pas, et tous les jours j'observe même chez des jeunes gens des accidents de coliques vives avec langue blanche ou sèche, dureté du ventre, céphalalgie, qui tiennent à une constipation opiniâtre et disparaissent par les évacuations alvines. Je soigne encore actuellement (1860) un jeune homme habituellement très-constipé, chez lequel à plusieurs reprises les accidents précités ont apparu sous l'influence d'un redoublement de constipation : je le débarrasse en quelques jours par l'administration de l'huile de ricin.

Observations d'étranglements internes terminés par la guérison.

Quoique les deux observations qui vont suivre ne se rapportent pas à la colique stercorale, je crois devoir les relater parce qu'elles sont intéressantes par elles-mêmes, et parce que les moyens que j'ai employés peuvent également trouver leur indication dans la colique stercorale, comme j'ai cherché à le faire voir plus haut à l'article du traitement.

OBSERVATION XVI. — *Hernie ancienne, volvulus avec signes d'un étranglement interne, aucune trace de hernie à l'extérieur ; emploi du mercure coulant. Guérison.* — Monsieur A., âgé de cinquante ans, portait depuis longtemps une hernie inguinale du côté gauche qui rentrait facilement lorsqu'il était couché. Depuis un mois environ il se fatiguait beaucoup et passa plusieurs nuits dans un magasin mal clos où il se refroidit.

Le 1er juin 1853, coliques violentes avec vomissements, sortie de la hernie que le malade fait rentrer sans trop de difficulté. Les accidents continuent cependant quoique peu intenses, et je suis appelé le 9 juin 1853, huit jours après le début des accidents. Je trouve le malade dans l'état suivant : face grippée, exprimant l'anxiété, peau froide, pouls très-faible à 80, régulier. Langue nette, vomissements continuels sans efforts, avec peu de douleur, composés de matières jaunes et parfois brunes, sans odeur stercorale. Ventre énormément distendu, de façon que les circonvolutions intestinales se dessinent sous la peau ; pas de douleur à la pression, pas de selles depuis huit jours malgré les lavements, urines limpides, pas de sommeil.

Prescr. Bain d'une heure et demie, lavement purgatif, limonade, cataplasmes émollients.

Le 10, quelques parcelles de matières dures rendues avec le lavement, même état du reste. — Même prescription. Onction mercurielle et belladonée sur le ventre, potion de Rivière, lavements purgatifs, bouillons.

Le 11, le malade est plus faible, on a cru qu'il mourrait cette nuit.

Prescr. Lavements de fraise de veau, eau de tamarin.

Le 12, vomissements plus abondants, ventre énormément distendu, très-peu de douleur.

Prescr. Sucer de la glace ; le reste *ut suprà.*

Le 13, la glace déplaît ou fait vomir : même état du reste.

Prescr. 60 grammes de mercure coulant à prendre en trois fois de deux en deux heures.

Le soir, le mercure n'a pas déterminé d'accidents, les vomissements sont moins fréquents : même état du reste.

Prescr. Encore 40 grammes de mercure coulant en une dose.

Le 14, une selle peu abondante pendant la nuit ; état de calme, point de vomissements, quelques coliques.

Prescr. 50 grammes de mercure coulant en trois doses, de deux en deux heures.

Le 15, une dizaine de selles liquides, pas de nausées ni de vomissements. Ventre souple quoique encore très-volumineux, nuit tranquille, visage épanoui; le malade se retourne avec facilité dans le lit. — *Prescr.* Bouillon.

Le 16, encore quelques selles liquides, ventre souple, peu volumineux, appétit. — *Prescr.* Potages, pruneaux.

Le 18, quelques coliques suivies de garde-robes. Le malade se rétablit parfaitement et avec rapidité. Depuis cette époque il a joui d'une bonne santé et est encore actuellement bien portant (1860).

Remarques. — L'existence de la hernie ne permet guère de douter qu'il n'y ait eu ici un véritable étranglement interne, mais il était peut-être épiploïque, c'est pourquoi il n'a pas donné lieu à des accidents rapidement graves, et surtout il ne se compliqua pas d'inflammation. Quoi qu'il en soit, tous les moyens ayant échoué et le malade paraissant voué à une mort certaine, l'administration du mercure calma rapidement les accidents en rétablissant les garde-robes et détermina une guérison rapide. On voit que les doses ont été fortes puisqu'en trois fois on en administra 140 grammes. Lorsque, comme dans le cas actuel, il n'existe pas de symptômes inflammatoires, je crois qu'il ne faut pas hésiter à donner ainsi de fortes doses, et le demi-succès suivi de mort que j'ai relaté plus haut a peut-être tenu à la trop faible quantité de mercure administré.

Observation XVII. — *Hernie ancienne, volvulus avec signes d'un étranglement interne, aucune trace actuelle de hernie à l'extérieur. Guérison par les lavements de tabac.* — Monsieur S., ouvrier serrurier, âgé de trente-cinq ans, d'une bonne santé habituelle, est affecté d'une hernie inguinale gauche qui sort fréquemment, mais qui rentre avec facilité; il ne porte pas de bandage.

Le 29 décembre 1854, après un effort modéré, il éprouve une douleur vive qui le force à rentrer chez lui et à se coucher. Les douleurs continuant, on me fait appeler aussitôt. Je constate l'état suivant : tension du ventre, coliques vives, nausées et vomissement des aliments : une selle peu copieuse à la suite d'un lavement. Anneau inguinal normal à droite, dilaté à gauche de manière à y introduire facilement l'indicateur, mais complétement vide d'intestin. Au-dessus de l'anneau, sur le prolongement de son angle supérieur, tumeur dure, du volume d'une amande avec sa coque, aplatie, très-douloureuse à la pression et dont il est très-difficile de préciser la nature et le siége. Elle est résistante, immobile, dure, mais tellement douloureuse que cette exploration fait pousser des cris au malade. Pouls calme, soif, langue jaunâtre, pas d'appétit.

Prescr. 15 sangsues, bain de trois heures, lavement huileux.

Le 30, même état, nuit cruelle, coliques très-aiguës, vomissements jaune verdâtre. Ventre très-ballonné, très-douloureux, constipation, même état de la tumeur.

Prescr. Onction mercurielle et belladonée, lavement purgatif, limonade, diète.

Le soir même état, quelques tentatives en pétrissant la tumeur semblent la diminuer un peu. L'anneau est toujours libre.

Le 31, nuit cruelle, le ventre se ballonne de plus en plus, vomissements vert-olive, langue blanchâtre, douleur à la pression de tout le ventre, qui peut à peine supporter un cataplasme. Coliques atroces toute la nuit, pouls calme, peau fraîche.

Prescr. Calomel, 2 centigrammes ; digitale, 1 centigramme, toutes les heures : vingt paquets sont pris successivement en sortant d'un bain de trois heures. Onctions et lavements, *ut suprà*.

Le 1er janvier 1855, nuit très-mauvaise, toujours ballonnement très-considérable du ventre : mêmes douleurs, vomissements, constipation, pouls calme. Considérant ce malade comme dans un danger imminent, je prescris : lavement avec 5 grammes de tabac à fumer, faire bouillir un quart d'heure. Le lavement est pris et rendu immédiatement, cependant il y a une petite selle à la suite. Trois heures après, à onze heures du matin, second lavement de tabac, une selle copieuse à la suite, aucun signe de narcotisme. A quatre heures, troisième lavement, deux selles à la suite, ventre souple, indolent ; la petite tumeur a presque disparu, elle n'est plus douloureuse à la pression ; sentiment de bien-être général, pas de nausées.

Nuit tranquille.

Le 2, bon état général, pas de selle, mais ventre souple, pas de coliques, appétit. — *Prescr.* Potages, pruneaux, grand bain.

Le 3, le mieux se soutient, une selle peu copieuse.

Guérison complète les jours suivants. Depuis cette époque la santé a été très-bonne.

Observations de coliques nerveuses.

Observation XVIII. — Madame E., âgée de vingt-quatre ans, forte, d'un tempérament sanguin, très-emportée, buvant toujours du vin pur et des aliments substantiels, mariée depuis deux mois, était sujette avant son mariage à des coliques très-intenses qui duraient un jour ou deux et qu'on attribuait à ce qu'elle mangeait trop vite ; elle ne va à la garde-robe que tous les trois ou quatre jours.

Cette malade avait depuis plusieurs jours des coliques sourdes dans le ventre ; elle prit une demi-bouteille de vin blanc pour les faire passer.

Le 24 mars 1846, peu après la prise du vin blanc, augmentation des douleurs. Je trouve la malade dans l'état suivant : langue légèrement blanche, pas de soif, nausées, quelques vomissements de substances alimentaires, douleurs siégeant autour de l'ombilic, arrachant à la malade, des cris et des contorsions continuelles avec des exacerbations affreuses ; parfois état comme cataleptique, fixité du regard, traits contractés. Ventre de même volume qu'en santé, ombilic rétracté, impossibilité de le palper sans faire pousser des cris aigus, constipation opiniâtre, peau fraîche, pouls calme à 70, urines limpides, peu abondantes. Les règles ont paru il y a huit jours.

Prescr. Douze sangsues, *loco dolenti*, fomentations émollientes, lavements huileux, infusion de tilleul, bain.

Le 25, même état : la malade très-indocile prend mal ses médicaments et ne veut pas rester dans le bain.

Prescr. A 10 heures du matin, bol avec thériaque, 4 grammes ; opium, 5 centigrammes ; un peu de calme à la suite. Le soir, hoquet qui dure une heure et cesse à la sortie du bain.

Prescr. Lavement anodin, avec huile de noix, 100 grammes; vin rouge, 200 grammes. Le reste, *ut suprà*.

Le 26, nuit plus tranquille quoiqu'il y ait eu trois crises de douleurs; la journée est assez calme.

Prescr. Nouveau lavement anodin.

Le 27, douleurs modérées, la malade a pris un peu de chocolat. Toujours constipation.

Même prescr. Tisane de salsepareille.

Dans l'après-midi, sans cause appréciable, suffocations et coliques violentes pendant une demi-heure; une garde-robe brune, consistante et d'une odeur forte : soulagement à la suite; deux nouvelles garde-robes dans la soirée.

Prescr. Bol de thériaque et opium, lavement d'huile et de vin, tisane sudorifique.

Coliques modérées les jours suivants : insomnie opiniâtre, pouls calme.

Prescr. Pilules purgatives avec scammonée, 1 gramme; sirop de nerprun, 1 gramme.

Le 30, garde-robes nombreuses, coliques plus violentes, impossibilité de parler, oppression; la malade fait signe qu'elle souffre beaucoup du ventre, de la tête et de la poitrine : pouls souple à 80, peau médiocrement chaude, céphalalgie violente, impossibilité de supporter le bruit, alternatives de rougeur et de pâleur du visage.

Prescr. Saignée du bras.

Le 31, nuit assez tranquille, sang noir, couenne épaisse et jaunâtre.

Prescr. Grand bain, bouillons.

Les jours suivants, la malade revient rapidement à sa santé habituelle, après une dizaine de jours de souffrance.

Cette dame jouit d'une excellente santé pendant quatre mois environ; elle négligea toutes les précautions qui lui avaient été recommandées, telles que de manger moins vite, de couper son vin avec de l'eau, de prendre de la rhubarbe avec de la magnésie.

Le 25 juillet même année, elle est reprise des mêmes douleurs que précédemment, siégeant autour de l'ombilic, mais sans constipation.

Prescr. Grand bain, bol avec thériaque et opium, fomentations de sauge et de camomille sur le ventre, lavements avec eau, 200 grammes; huile de camomille, 50 grammes; vin, 100 grammes.

Le 26, même état. Lavement purgatif des peintres, potion calmante des peintres. Deux garde-robes brunes et fétides, nuit tranquille.

Les jours suivants la malade revient à son état de santé habituel ; urine jaune avec un dépôt blanchâtre.

La malade, tout en négligeant les précautions prescrites, passe deux mois et demi tranquillement.

Le 16 octobre même année, après plusieurs jours de souffrances modérées, sans cause appréciable, crise de douleurs plus violentes que jamais : tension permanente des muscles du ventre, langue nette, vomituritions, constipation, urines fréquentes, pouls à 120, peau chaude.

Prescr. Saignée du bras, lavements de fleurs de camomille. Potion laudanisée.

Le 17, nuit très-agitée, douleurs très-intenses, rejet par le vomissement de tous les médicaments ingérés ; constipation opiniâtre.

Prescr. Pilules avec aloès, 1 gramme ; extrait de coloquinte, 1 gramme; scammonée, 50 centigrammes, pour 10 pilules : une tous les quarts d'heure. Le soir, bol de thériaque et opium.

Le 18, plusieurs selles brunes, liquides et fétides : des lavements émollients ont exaspéré les souffrances. Même état du reste.

Prescr. Grand bain.

Le 19, toujours même état, ténesme rectal, urines abondantes, limpides, avec un dépôt jaunâtre.

Prescr. Dix sangsues à l'anus.

Le 22, même état, constipation opiniâtre.

Prescr. Potion purgative avec manne et séné. Douze garde-robes brunes et épaisses. Mieux à la suite.

Les jours suivants, alternatives de calme et de souffrance.

Le 27, nuit mauvaise, fièvre et coliques aiguës.

Le 31, recrudescence des douleurs se faisant sentir dans le bas-ventre et au rectum, selles normales, pouls tranquille, peau fraîche, urines limpides : un peu d'appétit dans l'intervalle des souffrances.

Le 1er et le 2 novembre, les douleurs continuent avec la même intensité, vomissements malgré les potions antispasmodiques. — Lavement d'assa-fœtida, saignée du bras : caillot arrondi et couvert d'une couenne jaunâtre très-consistante.

Les douleurs continuent avec des alternatives de mieux et de plus mal, pendant un mois environ, sans nouveaux phénomènes, et paraissent s'user peu à peu d'elles-mêmes plutôt que par l'effet des médicaments.

J'ai soigné encore plusieurs fois la même personne pour des douleurs de même nature, mais peu intenses : elles ont fini par disparaître, et ce résultat parut tenir à l'abstention complète du vin. Cette personne a succombé quelques années plus tard à une fièvre typhoïde.

Remarques. — J'ai donné en raccourci cette longue observation dont j'ai suivi attentivement les phases à diverses reprises. Je dois dire que je n'en ai jamais vu dont les symptômes fussent aussi incohérents, aussi mobiles, et même aussi différents d'une crise à l'autre et dans la même crise. Ainsi habituellement les plus violentes douleurs ne s'accompagnaient pas de fièvre, puis dans certaines crises la fièvre venait vers la fin. La constipation était habituelle et très-tenace dans certaines crises, nulle dans d'autres. Tantôt les évacuations soulageaient, tantôt quoique abondantes elles semblaient en quelque sorte exaspérer les accidents. Une fois lorsqu'il n'y avait pas de fièvre, les douleurs ont cessé complétement après une saignée du bras : dans d'autres atteintes, même avec une réaction fébrile prononcée, le sang tiré de la veine et couvert d'une couenne épaisse n'a procuré aucun soulagement. J'ai laissé de côté une foule de détails symptomatologiques et de traitement, mais il en reste assez pour faire voir la nature éminemment nerveuse de cette colique, et la résistance opiniâtre aux nombreuses médications employées. C'est cette forme que Sydenham désignait sous le nom de colique hystérique.

Observation XIX. — Un jeune homme de vingt-cinq ans vient me consulter, le 1er mai 1846, pour des coliques qui existent depuis quatre ans, tantôt fortes, tantôt modérées, mais le laissant rarement dans une tranquillité complète.

Il en éprouve une violente atteinte en ma présence : les douleurs se font sentir à l'épigastre et dans tout le reste du ventre, pas de vomissements ; le malade se couche sur le plancher, se met à genoux contre une chaise, appuie fortement les mains sur le ventre, cherche en vain une bonne position. Ces douleurs prennent indifféremment avant ou après le repas ; le vin les exaspère souvent. Le malade a un embonpoint ordinaire, figure colorée, appétit, constipation opiniâtre. Jamais il ne souffre au lit. Le ventre a son volume et sa souplesse normales, pas de tumeur, toutes les fonctions s'exécutent bien d'ailleurs. De nombreux traitements ont déjà été essayés sans succès.

Prescr. Sirop de morphine, trois cuillerées à café par jour. Eau de Seltz, cataplasmes émollients, lavements laxatifs, grands bains. Régime doux, viandes rôties, emplâtre de thériaque saupoudré d'opium.

Le 9, le malade revient me voir : il est dans le même état.

Prescr. Crême de tartre, 5 grammes tous les matins huit jours de suite. Le reste *ut suprà.*

Plusieurs fois j'ai revu ce malade qui se trouvait soulagé mais non guéri. Je lui ai fait plusieurs applications de sangsues à l'épigastre, qui procuraient une amélioration momentanée.

Je le revois encore en août 1853. Il est marié depuis un an. État général satisfaisant. Depuis quinze jours, douleurs vives, continues autour de l'ombilic, mais sans les crises atroces d'autrefois. Langue nette, rosée, appétit diminué, constipation.

Comme il craint les inconvénients d'applications de sangsues trop répétées, je lui prescris des cataplasmes émollients, du bouillon de veau, huile de ricin, 60 grammes.

Je continue à être le médecin de cet homme et de sa femme. Il vient me voir de temps en temps, mais il ne souffre plus de ses coliques et jouit d'une bonne santé.

Remarques. — Je ne vois aucune cause à cette maladie si tenace : le régime du malade était bon, il ne faisait pas d'excès et le système nerveux abdominal paraissait être le seul point attaqué, d'où le nom de colique nerveuse sous lequel je crois devoir désigner cette affection.

Observation XX. — L'enfant de M. L., âgé de sept ans, examiné pour la première fois en mars 1848, délicat, né de parents sains, mère éminemment nerveuse, éprouve depuis deux ans de violentes coliques pour lesquelles de nombreux remèdes ont été essayés. Ces coliques sont cruelles, elles siégent dans le ventre autour du nombril, elles arrivent d'habitude à midi au moment du dîner, beaucoup moins souvent aux autres repas. Lorsqu'elles sont légères, l'enfant pâlit, se plaint de souffrir et continue à manger. Lorsqu'elles sont fortes, il pousse des cris, se roule à terre et cesse de prendre des aliments. Il n'y a ni aigreurs, ni vomissements, l'appétit est généralement bon, les selles naturelles même après les coliques. L'enfant a l'activité des enfants de son âge, mais il est pâle et d'une grande maigreur. La chaleur des pieds amenée au moyen d'une chaufferette pendant le repas paraît adoucir les crises. De nombreux moyens ont été essayés sans succès. Les vermifuges, notamment, n'ont jamais déterminé l'expulsion de lombrics, ni d'ascarides, ni de tænia.

Prescr. Sous-nitrate de bismuth, 20 centigrammes par jour.

Les jours suivants, coliques moindres. — On joint à ce moyen un verre à liqueur de vin de quinquina pris tous les jours une heure avant le repas.

Au bout d'un mois les coliques sont rares et peu intenses. La mère se félicite beaucoup du résultat. — Continuation.

Au printemps, séjour à la campagne, exercice en plein air, nourriture comme à la ville, mais œufs, laitage et légumes principalement. Dès ce moment les coliques disparaissent à l'extrême satisfaction des parents, qui, d'après les nombreux moyens essayés précédemment et la longue durée de cet état, n'espéraient presque plus la guérison. Sauf quelques atteintes légères, la santé s'est maintenue chez cet enfant, qui est actuellement un jeune homme bien portant.

Remarques. — Le siége des douleurs, leur apparition au moment des repas, démontrent que c'est la tunique interne des intestins qui est attaquée. En procédant par élimination, on ne voit comme siége probable de la maladie que les nerfs gastro-intestinaux, qui chez cet enfant d'une constitution délicate sont tellement irritables, que le simple contact des aliments y détermine de violentes douleurs : c'est pourquoi je considère ce fait comme se rapportant à la colique nerveuse : le traitement dirigé d'après ces idées a eu un résultat satisfaisant. J'ai dû écarter les vers intestinaux comme cause, parce que l'examen le plus attentif et l'administration plusieurs fois répétée des anthelmintiques n'en avaient jamais fait découvrir la présence.

Je raccourcis les observations autant que possible et j'évite de les multiplier, c'est pourquoi après avoir donné une observation de colique nerveuse chez un adulte du sexe féminin où elles sont fréquentes, j'en ai cité un cas chez un adulte du sexe masculin où elles sont plus rares ; celle-ci a pour sujet un petit garçon et la suivante une petite fille.

Observation XXI. — La petite fille de M. P., âgée de neuf ans et demi, d'une apparence robuste mais sujette à des maux d'estomac, éprouve depuis quinze jours de l'inappétence, du malaise gastrique ; la langue est légèrement jaunâtre, la bouche pâteuse, langueur générale, diminution d'appétit. Je fais administrer 5 centigrammes d'émétique dans un litre de limonade. Quelques vomissements à la suite et selles abondantes. Les jours suivants elle se trouve mieux et paraît guérie.

Cependant le 11 juillet 1857, quatre jours après l'administration du vomitif, on me fait appeler pour l'enfant qui éprouve des accidents singuliers : de temps en temps dans la journée elle tombe endormie tout à coup, on lui parle elle ne répond pas, puis elle se réveille au bout d'une minute ou deux, se plaignant de coliques et de mal de tête, constipation.

Le 12, même état avec coliques plus vives.

Prescr. Bain de pied sinapisé, compresses d'eau vinaigrée sur la tête, lavements de manne. Pensant à des lombrics je prescris du semen-contra trois jours de suite.

Les jours suivants, les accidents vont en s'aggravant, voici en quoi ils consistent : l'enfant s'endort tout à coup au moment où l'on ne s'y attend pas : elle se réveille au bout d'une minute ou deux en poussant des cris aigus, se plaignant de la tête et du ventre qui est aplati ; les muscles abdominaux très-tendus. Dans le moment des crises, non-seulement il est impossible de palper le ventre, mais le mouvement pour approcher de l'enfant, pour lui toucher une partie du corps, lui fait pousser des cris affreux : si on la touche malgré cela, tout son corps entre dans une espèce de convulsion que je ne puis comparer qu'à ce qu'on observe lorsqu'on pique une grenouille mise sous l'influence d'un puissant narcotique (bien entendu qu'ici il n'y a pas eu de narcotique administré). Cependant l'enfant a toute sa connaissance, lorsqu'on la raisonne et qu'on lui demande de donner la main, elle le fait avec hésitation, mais ce contact doux et mesuré comme pour tâter le pouls ne réagit pas sur elle. Dans le moment des crises, il y a alternatives huit ou dix fois répétées de sommeil profond avec ronflement, puis de crises pendant lesquelles l'enfant accuse des douleurs du ventre, se roule dans son lit, se jette par terre, s'arrache des poignées de cheveux, se déchire avec les ongles et se frotte le nez avec une vivacité singulière : la crise se calme, le sommeil revient, puis tout recommence. La durée totale est d'un quart d'heure à une heure au moins ; le calme renaît peu à peu et la malade redevient souriante comme à l'ordinaire, sans sommeil terminal. Alors je puis palper le ventre avec des précautions infinies, les muscles en sont toujours contractés : je m'assure que les douleurs spontanées et à la pression siégent autour du nombril et surtout dans le bas-ventre. Langue blanchâtre, pas de vomissements même dans les plus fortes crises, selles assez faciles au moyen des lavements. Un lombric a été rendu, mais les crises n'en ont été nullement modifiées ; pas de gaz ; appétit plus vif qu'en santé, sommeil profond toutes les nuits.

Dans l'intervalle des douleurs, l'enfant est très-gaie, très-enjouée, et on a de la peine à se figurer le changement qui se produit. Pouls calme, sauf une légère accélération pendant les grandes douleurs, peau fraîche, urine limpide.

Les crises surviennent principalement le matin au réveil, et le soir au moment où on couche l'enfant, j'assiste à plusieurs d'entre elles, et c'est d'après un examen attentif que j'en ai donné la description. Je pensais que la digestion du soir causait les coliques, mais l'enfant en était prise le matin également avant de manger ;

J'en ai prévenu plusieurs et diminué d'autres en faisant donner une tasse de café au lait.

Le 15, même état, plusieurs selles.

Prescr. Grand bain avec 150 grammes de fleurs de tilleul et 1 kilogramme de son. Frictions avec huile camphrée, cataplasmes émollients, magnésie hydratée lourde, une cuillerée à café.

Le 16, crises plus modérées.

Même prescr.

Le 17, à peine des douleurs de coliques matin et soir, sans cris. Céphalalgie.

Même prescr.

Les jours suivants, quelques coliques alternant avec le sommeil très-court. Bon état du reste, appétit vif.

Prescr. Sous-nitrate de bismuth, 20 centigrammes par jour.

Les douleurs cessent peu à peu après quelques alternatives de mieux et de moins bien, et la malade ne tarde pas à reprendre sa bonne santé habituelle, sans qu'il y ait eu de rechute.

Remarques. — Cette observation est intéressante par la forme nettement tranchée des coliques, par leur siége à l'ombilic et au bas-ventre, par le calme remarquable de la circulation, enfin par tous ces phénomènes qui en font une névrose parfaitement caractérisée. Ce qui est singulier aussi, c'est ce sommeil si court alternant avec les coliques. Comme cause, doit-on invoquer l'émétique en lavage donné quelques jours auparavant et qui aurait irrité les nerfs intestinaux ? c'est une question qu'il est difficile de trancher. Quant aux vers intestinaux, je les considère comme devant être mis hors de cause, puisque l'expulsion du seul lombric que l'on a observé malgré les anthelmintiques n'a modifié en rien les accidents. Quant au siége précis de la douleur, il y avait évidemment exaltation de la sensibilité du système musculaire ; les muscles du ventre étaient dans un état de contraction qui persistait même après les crises ; ne serait-ce pas là le point de départ des douleurs si vives de cette région, et la colique ne serait-elle pas plutôt musculaire qu'intestinale ? Les dernières recherches de M. Briquet sur la colique saturnine et l'hystérie ouvrent un nouveau champ à l'observation dans ce sens. Parmi les moyens employés, la magnésie, le grand bain avec la fleur de tilleul paraissent avoir eu surtout une action favorable. On eût peut-être retiré de bons effets de l'électricité qui a donné des succès à M. Briquet dans la rigidité spasmodique des muscles de l'abdomen qu'il considère comme la cause de la colique saturnine.

Observations de coliques spasmodiques.

Observation XXII. — M. W., capitaine d'infanterie, âgé de quarante ans, d'une santé robuste, resta plusieurs années en Afrique dans un poste où régnaient les fièvres intermittentes, et usa pendant longtemps de fortes doses de sulfate de quinine auxquelles il attribue ses douleurs d'estomac.

Il a toutes les apparences d'une très-bonne santé, teint coloré, embonpoint. Il est marié et vit sobrement. De temps en temps coliques très-cruelles ayant lieu surtout quelques heures après le repas, se prolongeant quelquefois pendant une partie de la nuit ; soulagement à la suite de vomissements alimentaires, ou bien, lorsque le vomissement n'a pas lieu, le malade sent comme une constriction à la partie droite de l'épigastre ; puis il se fait comme une détente, il sent que les aliments franchissent un obstacle et les coliques cessent. Dans les violentes crises les douleurs s'irradient sur toute la poitrine avec resserrement et oppression pénibles qui persistent parfois quelque temps après que les douleurs d'estomac ont cessé : il y a une région large comme une pièce de cinq francs, située à droite de l'épigastre, là où se trouve d'ordinaire l'orifice pylorique, qui en tout temps est sensible à la pression. Les crises reviennent tous les quinze jours, plus ou moins, quelquefois le malade est tranquille pendant des mois. La pression du ceinturon de l'uniforme militaire lui est très-pénible et a paru plusieurs fois déterminer des crises.

J'ai employé les cataplasmes émollients, les bains, la thridace, le bismuth, la magnésie, le charbon de bois de peuplier, les pilules d'extrait et de poudre de ciguë. Je l'engage à surveiller son régime pour la quantité et la qualité des mets. Ces différents moyens employés successivement ont beaucoup amélioré l'estomac : les crises sont devenues rares et faibles.

J'ai perdu de vue ce malade, mais je sais qu'il vit toujours et que sa santé est assez bonne. Il y a dix ans qu'il est atteint de ses coliques.

Remarques. — Tout indique qu'il y a eu primitivement une gastrite déterminée par le sulfate de quinine, et qu'il reste encore un point d'inflammation à l'orifice pylorique, comme le démontre la douleur limitée à la pression à droite de l'épigastre. Les coliques violentes ont été considérées comme nerveuses par les médecins consultés qui ont désigné la maladie sous le nom de gastralgie : toutefois les coliques si vives pendant un certain temps, le soulagement survenu à la suite du vomissement, ou à la suite de cette sorte de détente sur laquelle le malade donne des détails si précis, font penser qu'il existe une contraction spasmodique du pylore, qui obstrue momentanément la communication entre l'estomac et le duodenum, phénomène parfaitement admis pour d'autres orifices, tels que le col de la vessie, le rectum dans la fissure à l'anus, l'œsophage dans la dysphagie nerveuse.

N'y aurait-il pas là une prédisposition à un cancer du pylore? jusqu'à présent l'événement n'a pas justifié ces craintes; toutefois cette réserve est à faire si l'on en juge par l'observation suivante.

Observation XXIII. — M. M., ancien militaire, âgé de cinquante-trois ans, vigoureux, n'ayant jamais fait de maladie grave, éprouve depuis plus de quinze ans de violentes coliques dont les atteintes se sont rapprochées depuis quelque temps, et pour lesquelles je lui donne des soins en 1845. Voici ce qu'on observe : douleurs ayant leur siége à l'épigastre et autour du nombril, avec sentiment d'un poids très-lourd sur cette région. Pendant l'accès le malade se tord sur lui-même, s'arc-boute contre le mur en poussant des gémissements et des cris : accélération très-marquée de la respiration, qui est haletante, entrecoupée, quelquefois très-difficile pendant les crises ; facies pâle, exprimant une vive souffrance, pouls régulier et dur à 76, urines limpides très-abondantes; douleurs de tête aussi cruelles à supporter que les coliques et que le malade soulage en pressant la tête entre ses mains. Abdomen de volume normal, souple; soulagement par une pression forte sur l'épigastre : dans un autre moment cette pression est insupportable : ni nausées, ni vomissements. Les douleurs cessent le plus souvent au bout de douze ou vingt-quatre heures, sans évacuation ni par le vomissement ni par les selles. La santé paraît très-bonne dans l'intervalle sauf des éructations fréquentes.

Deux années plus tard, ce malade succombe à un cancer du pylore dont j'ai suivi toutes les phases et que l'autopsie a confirmé.

Remarques. — Il n'est pas douteux que chez ce malade il a existé pendant longtemps de la rigidité et de l'épaississement de l'orifice pylorique qui, empêchant parfois le libre passage des aliments, déterminait les violentes coliques auxquelles il fut sujet pendant de longues années. Remarquons encore ici ces douleurs de tête aussi difficiles à supporter que les coliques, n'existant que pendant l'état de souffrance du tube digestif, et dans un cas où le siége de la maladie est aussi certain, devant être considérées comme purement sympathiques.

Observations de coliques rhumatismales.

Observation XXIV. — M. R., âgé de cinquante-cinq ans, maigre, coloré, d'une bonne santé habituelle, éprouva dans le commencement de mars 1846, des étourdissements violents, avec céphalalgie, impossibilité de marcher sans chanceler comme un homme ivre. Pouls naturel, appétit. Cet état avait disparu depuis quelques jours, lorsque, le 23 mars 1846, il éprouve de violentes coliques dans la nuit. J'observe les symptômes suivants : douleurs excessivement pénibles à supporter, siégeant à la région épigastrique ainsi que sous le sternum et les fausses côtes gauches, ventre de volume normal, muscles abdominaux très-tendus; pas d'augmentation de douleur à la pression à moins qu'elle ne soit très-forte : langue nette, pas d'appétit, une selle ce matin, pouls dur à 76, peau fraîche.

Prescr. Saignée du bras.

Le 24, nuit agitée, mêmes douleurs, peau chaude, pouls à 80.

Prescr. Dix sangsues à l'épigastre, cataplasmes, grand bain.

Le 25, douleurs modérées, pouls plus calme, peau fraîche, une selle à la suite d'un lavement.

Le 26, peu de coliques, insomnie, sueurs abondantes et continues, pouls à 76. Dans la journée, sans cause connue, coliques très-violentes se faisant sentir principalement dans le bas-ventre avec vomissements peu abondants de matières liquides et jaunâtres. Même état du reste.

Prescr. Potion huileuse, cataplasmes, lavement émollient.

Le 27, nuit très-agitée, impossibilité de rester en place, insomnie d'autant plus pénible que le malade est tourmenté par le besoin de dormir et qu'il en est empêché par les douleurs dont le siége actuel est la région iliaque gauche : constipation, toujours des sueurs.

Prescr. Thériaque, 4 grammes; extrait d'opium, 5 centigrammes.

Le 28, un peu plus de calme.

Prescr. Potion purgative avec le séné.

Le 29, selles abondantes, coliques plus sourdes.

Le soir, après avoir pris dix grenouilles, coliques très-violentes qui durent toute la nuit, sans vomissements ni garde-robes, et dont le siége est la région épigastrique. Sueurs très-abondantes à la suite pendant trois jours.

Les coliques diminuent les jours suivants, et le malade reprend son travail après quinze jours de convalescence.

L'année suivante le malade fut repris des mêmes coliques, mais moins intenses. A plusieurs reprises et notamment en 1850, il fut en proie à des névralgies scapulo-humérales les plus violentes que j'aie observées.

Remarques. — Cette observation présente plusieurs particularités intéressantes. La colique a duré six jours environ avec des alternatives de tranquillité presque complète et de douleurs tellement violentes que le malade se roulait dans son lit en poussant des cris aigus. Des sueurs extrêmement abondantes ont eu lieu presque sans accélération du pouls ni chaleur anormale à la peau : elles ont paru contribuer à la guérison, et d'autre part le malade attribue ses douleurs fréquentes à ce qu'étant charcutier, il passe une partie de ses hivers en plein air, les mains dans l'eau.

Je ferai remarquer que des étourdissements ont précédé la maladie du ventre et ont disparu lorsque les coliques sont survenues, fait déjà signalé dans d'autres observations. De vives douleurs d'épaule ont existé dans d'autres temps, ce qui indique qu'un principe particulier que je nomme rhumatismal agissait successivement sur diverses parties du corps.

Observation XXV. — M. C., âgé de quarante-deux ans, d'une bonne santé habituelle, est sujet depuis plusieurs années à des douleurs vagues dans le dos, aux épaules, aux lombes.

Pendant l'hiver de 1846, il fut pris tout à coup, sans cause connue, de douleurs atroces dans tout l'abdomen avec plaintes et cris, insomnie complète. Ces douleurs se calmèrent vers le matin en laissant le malade très-abattu pendant huit jours.

Les jours suivants, la douleur se porte à la région précordiale, et y détermine des intermittences parfaitement appréciables même pour le malade.

Il fut repris plusieurs fois tantôt de coliques vives, tantôt de douleurs dans les membres, et lorsqu'il souffrait ainsi, les intermittences et les douleurs du cœur cessaient.

CHAPITRE III

DE LA DIARRHÉE CHRONIQUE CHEZ LES ENFANTS ET DE L'ŒDÈME DUR COMME COMPLICATION DE CETTE MALADIE.

Symptômes et marche.

La diarrhée, chez les enfants, peut débuter quelques jours après la naissance, comme elle peut ne se présenter qu'à quatre ou cinq ans et plus. Dans cette maladie, les matières rendues sont très-souvent jaunes ou d'un vert foncé, quelquefois épaisses et visqueuses, d'autres fois très-fluides. Souvent aussi elles sont grisâtres ou blanches comme du lait, quelle que soit la nature des substances ingérées (selles féculentes). Des aliments à demi digérés se retrouvent fréquemment dans les selles, mais il ne faut s'en préoccuper que quand la quantité en est considérable, car les aliments colorés, notamment les carottes, se retrouvent dans les selles des enfants bien portants.

Ces divers aspects des matières rendues se présentent successivement chez le même sujet, comme une observation un peu attentive ne tarde pas à le démontrer, d'où l'on voit que la division des espèces de diarrhées chez les enfants, basée sur la nature des selles, ne mérite qu'une médiocre attention.

Les vomissements accompagnent fréquemment la diarrhée, surtout chez les enfants à la mamelle et dans les premières années de la vie. Les matières vomies sont transparentes ou jaunes ou vertes, quelquefois elles consistent entièrement en aliments. Le vomissement des matières jaunes ou vertes est habituellement accompagné de fièvre. La langue toujours humide est lisse au pourtour, blanchâtre au centre avec un pointillé rose abondant. La diarrhée chronique des enfants coïncide presque toujours avec une extrême voracité et une soif continuelle. Le ventre, de volume normal dans les premiers temps, devient très-gros, très-élargi sur les flancs lorsque la maladie se prolonge; il est généralement souple, peu sensible à la pression quoiqu'il existe des coliques fréquentes.

Pendant quelque temps, souvent pendant plusieurs mois, la diarrhée qui débute sans mouvement fébrile ne paraît agir que très-peu sur la constitution des enfants : souvent la diarrhée s'arrête et l'enfant reprend sa santé et son embonpoint. Mais si elle continue, l'amaigrissement survient, des rides nombreuses paraissent sur le corps, celle du trait naso-labial est surtout très-prononcée, le caractère change, et sous ce rapport il est à remarquer que l'enfant le plus gai, avant la maladie, devient maussade, d'une indocilité désespérante, pour reprendre son caractère naturel aussitôt après la guérison. Le sommeil est agité, la soif redouble pendant la nuit, parfois, surtout dans les premiers temps, la peau est chaude et brûlante, le pouls accéléré; mais d'habitude la peau est plutôt froide que chaude, le pouls naturel. Plus tard la peau devient terreuse et sèche, la transpiration insensible qui lui donne sa souplesse a disparu, l'enfant en un mot ressemble à un petit vieillard. Les forces diminuent rapidement, l'enfant qui se soutenait déjà ou qui commençait à marcher redevient aussi faible que dans les premiers mois de la naissance.

Lorsque la terminaison doit être heureuse, comme cela arrive le plus ordinairement, la diarrhée diminue peu à peu, ce qui est le cas le plus favorable, ou cesse brusquement, ce qui doit faire craindre la récidive. En même temps, la soif est moindre, l'appétit plus régulier et moins vif. Si la diarrhée n'a pas été de longue durée, l'enfant reprend bientôt ses forces et son embonpoint; mais si elle dure depuis longtemps, elle récidive avec une grande facilité et au moindre écart de régime ; le petit malade ne reprend ses forces que lentement, devient plus apte à contracter les maladies sporadiques et épidémiques de l'enfance et à en être atteint avec plus de violence.

Lorsque la diarrhée a persisté longtemps sans qu'on y ait prêté attention, comme cela arrive si souvent dans la classe indigente, et qu'elle cesse soit sans traitement soit par suite d'un traitement approprié, il reste fréquemment un certain degré de rachitisme qui est rarement porté au point de produire la mollesse des os, mais les malades sont ce qu'on appelle noués : c'est-à-dire qu'ils ont les os longs plus ou moins incurvés, les extrémités de ces os volumineuses notamment aux poignets et aux malléoles. Les genoux sont également volumineux et très-rapprochés l'un de l'autre, ce qui fait dire que l'individu est bancal. Les membres sont grêles, les vertèbres lombaires au lieu de décrire une concavité extérieure forment par la saillie de leurs apophyses épineuses une convexité plus ou moins marquée, les muscles lombaires s'atrophient et ne peuvent plus soutenir le corps, le buste s'infléchit sur le ventre, les jambes sous les cuisses, de façon que l'enfant est ramassé sur lui-même et paraît difforme. La tête est volumineuse, les yeux à fleur de tête. Cet état persiste après la guérison de la diarrhée et l'enfant est longtemps avant de reprendre les forces habituelles à son âge : il peut même conserver une mauvaise conformation pour toute sa vie.

Lorsque la maladie continue, on voit survenir fréquemment à la peau des plaques d'eczéma et de prurigo. Cette éruption, qui fait dire aux nourrices que la maladie s'en va par la peau, ne m'a jamais paru un symptôme favorable, c'est une simple complication dont l'effet est nul sur l'issue de la maladie.

Enfin si l'enfant n'est pas secouru, il ne tarde pas à s'éteindre sans agonie, quelquefois avec des mouvements convulsifs, d'autres fois il est enlevé par une maladie intercurrente, comme cela a lieu si souvent du reste à la fin de toutes les maladies chroniques.

Diagnostic différentiel.

Tels sont les symptômes les plus habituels de la diarrhée idiopathique des enfants, c'est-à-dire de celle dont la cause réside dans l'intestin : c'est celle que j'ai principalement en vue ici. Mais sans entrer dans l'étude des diarrhées qui peuvent compliquer toutes les maladies de l'enfance, il m'est impossible de passer sous silence quelques affections dont le symptôme principal est souvent la diarrhée, et qui ne doivent pas être confondues avec la diarrhée idiopathique, au point de vue du pronostic et du traitement.

Les principales maladies desquelles il est important et quelquefois difficile de distinguer la diarrhée idiopathique des enfants sont : la phthisie pulmonaire ; la péritonite chronique.

On trouvera que j'en omets une beaucoup plus importante, le carreau, d'autant que la maladie dont je viens de donner la description est désignée par beaucoup de médecins sous le nom de carreau.

Souvent on a confondu sous cette dénomination la péritonite chronique, la diarrhée chronique, l'engorgement simple ou tuberculeux des ganglions mésentériques, et en général toutes les maladies du bas-ventre dans l'enfance qui marchent lentement et s'accompagnent d'augmentation de volume de cet organe, de diarrhée, d'amaigrissement.

On a cherché plus tard à préciser davantage et on a désigné sous le nom de carreau les altérations des ganglions mésentériques, depuis l'engorgement simple jusqu'à l'engorgement tuberculeux et la suppuration. Or, vouloir ranger sous cette dénomination les diverses altérations glanglionnaires précédentes, c'est entrer dans une voie de confusion et d'incertitude dont il est très-difficile de sortir et qui est très-fâcheuse pour le praticien. Car un engorgement simple, une hypertrophie, une inflammation des ganglions mésentériques peuvent coïncider avec la diarrhée dont je trace ici l'histoire, et cet état des ganglions qui est consécutif à la maladie des intestins, disparaît avec cette dernière. De plus il est extrêmement difficile, pour ne pas dire impossible, de reconnaître sur le vivant cet état maladif, à moins qu'il ne soit porté à un degré excessif. S'il y a suppuration simple des ganglions, le diagnostic offre les mêmes difficultés, car les autopsies ont démontré que cette lésion pouvait coïncider avec toutes les apparences d'une bonne santé :

M. Guersant, entre autres, a rassemblé un grand nombre de faits desquels il résulte que le carreau ou les tubercules mésentériques ne présentent aucun symptôme qui leur soit propre, excepté lorsqu'à un état très-avancé leur volume permet de les sentir à travers les parois abdominales. Il a démontré que les symptômes invoqués comme propres au carreau étaient dus à des complications telles que l'entérite, la péritonite chronique.

Pour procéder avec la rigueur nécessaire, on doit donc rayer du vocabulaire le mot carreau, à moins qu'on ne l'applique exclusivement à la maladie tuberculeuse des ganglions mésentériques, forme d'affection très-fréquente dans l'enfance et qui mérite une grande attention.

Si on admet que la dénomination de carreau s'applique à cette forme déterminée, nous aurons à nous en occuper, mais au point de vue du diagnostic différentiel et comme d'une variété importante de la phthisie tuberculeuse. A ce point de vue la question n'est pas facile à résoudre, car si les symptômes de diarrhée chronique ne sont pas l'indice d'une altération tuberculeuse des ganglions mésentériques, il est presque constant, à une période avancée de cet état des ganglions, de voir survenir la diarrhée, par suite de l'extension de la maladie tuberculeuse au tube digestif. Ainsi donc lorsqu'on se trouvera en présence d'une diarrhée chronique chez un enfant, il sera toujours extrêmement important au point de vue du pronostic et du traitement, de savoir si on a affaire à une diarrhée simple ou à une diarrhée compliquant des tubercules mésentériques. On n'a pour établir cette distinction que les signes commémoratifs, l'étiologie, enfin tout ce qui peut éclairer sur l'existence de la diathèse tuberculeuse, et comme symptôme direct de l'existence des tubercules mésentériques, leur présence reconnue par la palpation à travers les parois abdominales.

Considérant comme démontré que la diarrhée chronique des enfants peut être simple ou compliquée de tubercules mésentériques, que ces tubercules peuvent exister sans que leur présence se révèle par aucun symptôme particulier, il reste à savoir si l'étude des autres phénomènes pathologiques ne pourra pas fournir quelque lumière.

Les tubercules mésentériques ne sont qu'une des formes sous lesquelles se développe la phthisie tuberculeuse, et les auteurs qui se sont occupés de cette question ont fait voir que les tubercules pulmonaires chez les enfants coïncident presque toujours avec la même production dans les ganglions mésentériques. Il faudra donc dans les cas de cette nature examiner avec attention la poitrine, et quelquefois les signes des tubercules à l'état cru ou déjà suppurés viendront éclairer le diagnostic. L'état général du sujet, les antécédents, la parenté donneront souvent des indices utiles, mais souvent l'auscultation et les autres moyens d'investigation ne donnent que des renseignements insuffisants, qui forcent le médecin à suspendre son jugement et à attendre pour se prononcer la marche ultérieure de la maladie.

On ne doit pas oublier qu'un état morbide mal caractérisé ou bien une diarrhée chronique peuvent exister en l'absence de tous signes actuels de tubercules pulmonaires, puis plus tard le ventre s'entreprend, tous les signes d'une phthisie pulmonaire se déclarent peu à peu et enlèvent le malade après avoir déjoué longtemps toute la sagacité du médecin. On sait d'autre part que des bronchites très-tenaces peuvent coïncider avec une diarrhée simple. Sur quatorze cas de diarrhée chronique idiopathique, j'ai observé cinq fois des bronchites opiniâtres dans lesquelles le rétablissement complet et durable de la santé a démontré qu'il n'existait pas de tubercules pulmonaires. La bronchite se traduisait par une toux fréquente, grasse, ayant lieu surtout la nuit : sans présenter le caractère de la coqueluche elle était quelquefois assez violente pour provoquer le vomissement. Il existait le matin des râles muqueux et sibilants très-appréciables et quelquefois très-abondants.

La péritonite chronique peut aussi être confondue avec la diarrhée chronique. Il est important de se mettre en garde contre cette erreur, au point de vue du traitement et aussi du pronostic, la péritonite étant infiniment plus grave que la diarrhée chronique. Il existe un grand nombre de symptômes communs à ces deux maladies, tels que le vomissement, la diarrhée, le développement considérable du ventre, l'amaigrissement très-marqué, la faiblesse croissante, l'absence de signes d'altérations ailleurs que dans l'abdomen. Mais il existe aussi des signes différentiels : ainsi les vomissements sont beaucoup plus opiniâtres que dans la diarrhée simple, au lieu de paraître au début et de disparaître peu à peu, ils manquent souvent dans les premiers temps de la péritonite chronique et n'apparaissent que plus tard, lorsque les symptômes s'aggravent. A ce moment, la nature des vomissements peut éclairer le diagnostic, car les vomissements vert-pré et opiniâtres sont un symptôme presque pathognomonique de péritonite. Il y a bien dans diverses maladies, notamment dans la diarrhée chronique, des vomissements verdâtres, mais qu'on ne peut confondre avec les vomissements fréquents (dix, vingt fois par jour) de matières peu copieuses, vertes, épaisses comme des herbes hachées qu'on observe dans la péritonite. La diarrhée, au lieu d'être continue, alterne avec une constipation très-opiniâtre. Le ventre est très-tendu, dur, rénitent, douloureux spontanément et à la pression. Au lieu de rendre un son légèrement obscur comme dans la diarrhée chronique, il rend un son fortement tympanique surtout dans les parties supérieures, et vers la fin de la maladie, complétement mat dans les parties inférieures, ce qui indique un commencement d'épanchement péritonéal. L'aspect du ventre peut aussi fournir des indications utiles : ainsi au lieu d'être mou, de dessiner dans les mouvements les muscles droits et obliques, il est régulièrement tendu et fait saillie du côté du nombril au lieu de se porter dans les flancs. On voit fréquemment des veines bleuâtres se dessiner sous la peau. Il y a accélération du pouls le soir avec chaleur cutanée. La langue est souvent rouge et sèche au lieu d'être blanche et humide. La dyspnée survient lorsque le ventre prend un grand développement, on n'observe jamais rien de semblable dans la diarrhée chronique. Enfin l'ensemble de tous ces symptômes se dessinant de plus en plus rend bientôt l'erreur presque impossible ; ce qui n'empêche pas que dans le commencement lorsque la fièvre n'est pas encore développée, qu'il n'y a pas de vomissements, que le ventre n'est presque pas douloureux, qu'il n'y a pas d'augmentation appréciable de son volume, il ne soit très-difficile de ne pas commettre d'erreur de diagnostic.

Des causes de la diarrhée chronique et des influences qui en favorisent la production.

Les principales sont : le changement d'alimentation, la mauvaise qualité des aliments, leur quantité immodérée, certains vices généraux tels que le dartreux et le scrofuleux, la non-observation des règles de l'hygiène. D'autres causes ont été invoquées, telles que la dentition, les vers, etc., je m'en expliquerai plus loin. Au surplus il ne faut pas croire qu'après une étude attentive de ces diverses causes, on ne sera pas embarrassé au lit du malade pour apprécier les influences qui ont déterminé la maladie. En dehors des causes reconnues il y en a toujours d'autres qui déjouent toute la sagacité du médecin. C'est pourquoi tout praticien consciencieux trouve dans chaque nouveau malade un nouveau problème à résoudre.

De plus les diverses influences que je signalerai peuvent se combiner les unes avec les autres, et il faut dans l'étude du malade ne pas omettre une influence pour tout accorder à une autre. Ainsi la mauvaise qualité des aliments détermine la diarrhée chez un individu et ne produit rien chez un autre. La faiblesse native, la disposition scrofuleuse ou herpétique, l'absence d'hygiène, etc., modifient l'action du même agent.

Le changement d'alimentation.

C'est surtout au moment du sevrage que cette influence se fait sentir. Dans cinq cas sur seize observations la diarrhée a commencé presque immédiatement après le sevrage. Les enfants avaient été sevrés brusquement du jour au lendemain, et les parents avaient commencé à les faire manger avec eux, leur donnant de tout ce qui était servi sur la table. La bonne santé antérieure de ces enfants, la diarrhée consécutive à ce nouveau régime, la nature des selles qui contenaient toujours de notables quantités d'aliments non digérés, le retour à la santé par suite d'un régime mieux entendu, les récidives aussitôt qu'on s'en écartait, ne permettent pas de douter de la cause qui avait amené la maladie.

La mauvaise qualité des aliments.

Le lait est le premier aliment de l'enfant et celui qui doit avant tout fixer notre attention. Personne ne conteste que le lait le plus convenable est le lait de la mère : aussi y a-t-il peu de diarrhées chroniques qui puissent être attribuées au lait dans ces conditions. Les vomissements existent souvent alors, mais ils ne présentent pas de gravité. Je n'en dirai pas autant du lait des nourrices étrangères, c'est là une cause fréquente de diarrhée chez les jeunes enfants. Outre les raisons tirées de la consanguinité et qui échappent à un examen rigoureux, il est à remarquer que presque jamais le lait d'une nourrice ne date du moment de l'accouchement. Or, on sait que la nature du lait varie beaucoup suivant les époques auxquelles on l'examine. Un enfant qui vient de naître digère mal, surtout s'il est délicat, le lait épais, crémeux et fade d'une nourrice de six mois ; il faut le lait aqueux et très-sucré d'une femme qui vient d'accoucher. Son estomac débile se révolte contre cette nourriture qui ne lui est pas appropriée, d'où les vomissements, des digestions laborieuses, puis plus tard des diarrhées interminables, un dépérissement général et la mort.

Je n'ai pas fait de relevé exact et cela m'eût été très-difficile, mais la pratique journalière m'a convaincu que le nombre des enfants morts en nourrice est bien plus considérable, proportions gardées, que celui des enfants allaités par la mère. La nature de l'alimentation en est la cause principale, quoique ce ne soit pas la seule, comme je le démontrerai à l'article des précautions hygiéniques.

Je citerai entre autres faits à l'appui de cette proposition le suivant. Une dame nouvellement mariée, d'une bonne constitution ainsi que son mari, accouche d'un enfant bien portant qu'on met en nourrice parce que la mère avait peu de lait. La nourrice, dont le lait datait de quatre mois environ, avait une santé florissante ; cependant l'enfant dépérissait peu à peu, il avait une diarrhée continuelle : tous les moyens échouèrent et l'enfant périt à huit mois avec des vomissements, un ténesme violent, un amaigrissement extrême. Cette mère désolée d'avoir perdu son enfant devint de nouveau enceinte, elle voulut nourrir malgré tout, et quoiqu'elle eût peu de lait, la santé de celui-ci fut toujours excellente. Un nouvel accouchement survint, l'enfant fut nourri de même et cette heureuse mère a deux enfants d'une excellente santé.

L'allaitement artificiel doit être aussi mis au nombre des causes de la diarrhée. Ce qu'il y a de particulier, c'est qu'en général, dans les premiers mois de la vie, les enfants ainsi nourris sont forts, vigoureux, plus gras que les enfants allaités par la mère, et sont présentés comme des merveilles de belle venue. Mais la scène ne tarde pas à changer, la diarrhée paraît, puis s'arrête, elle alterne avec la constipation, puis devient bientôt continue : les enfants ne tardent pas à présenter tous les symptômes indiqués ci-dessus, et ceux qui résistent ont très-souvent et pendant des années une constitution maladive. Je range dans la même catégorie que l'allaitement artificiel les bouillies, les panades et tous les aliments féculents que l'on a l'habitude de donner aux enfants dès les premiers jours de leur naissance. Sans doute un grand nombre d'enfants résistent à cette nourriture, d'autres plus voraces épuiseraient bientôt leur mère si on ne recourait pas à une nourriture plus substantielle et plus abondante que le lait qu'elles peuvent leur donner. Mais en dehors de ceux qui rentrent dans ces catégories, il y en a un bon nombre qui sont pris de diarrhée, qui dépérissent et chez lesquels la suppression des aliments précédents ne tarde pas à ramener la santé.

Une fois que l'époque de l'allaitement est passée, les enfants mangent habituellement avec les parents. Ils ne tardent pas à ingérer alors sous une autre forme des aliments nuisibles. Ce qu'on doit admirer par-dessus tout, c'est l'excellence de leur estomac qui leur permet de résister pour la plupart; mais quelques-uns ne sont pas aussi heureux et ne tardent pas à ressentir les effets pernicieux de ce mauvais régime. Parmi les aliments qui leur sont particulièrement nuisibles je citerai : les pâtisseries, les sucreries, les fromages fermentés, les crudités, les fruits verts, les salaisons, le lard ; toutes choses dont en général les enfants sont très-friands. Le vin donné en grande quantité chez les enfants délicats, dans le but de les fortifier, détermine souvent de l'accélération du pouls et un amaigrissement notable.

Comme preuve de l'influence du régime je citerai le cas

suivant : L'enfant de M. C., sujet à la diarrhée, était arrivé à un degré d'amaigrissement approchant du marasme. Un régime convenable le rétablit; mais en raison de la faiblesse de son estomac, j'avais prescrit de le tenir à l'usage des soupes trois fois par jour, sauf à lui donner ensuite ce qu'il désirerait : ce qui ne pouvait pas être nuisible après ses trois soupes copieuses. Il était très-bien portant depuis quelques mois lorsque sa mère l'emmena à la campagne. Là son régime fut négligé et des parents se plaisaient à lui donner des dragées, des pâtisseries, des confitures, tournant en ridicule la mère, qui insistait pour que l'enfant prît ses trois soupes. Au bout de quatre jours, diarrhée de matières jaunes puis blanches, grises, visqueuses et liquides, mêlées d'aliments non digérés et facilement reconnaissables ; appétit diminué. Cet état continuant au bout de huit jours, la mère revint chez elle où je vis l'enfant toujours dans le même état. Je me contentai de prescrire de l'eau gommée, un grand bain et la diète. Le troisième jour, selles moins copieuses. Huit jours après, retour de l'appétit, bientôt l'enfant est complétement rétabli.

La quantité immodérée des aliments.

Lorsque les enfants sont atteints de maladie aiguë avec fièvre, rien ne peut les décider à prendre des aliments, et en cela leur instinct les sert mieux que la tendresse irréfléchie des parents ; mais dans d'autres circonstances cet instinct se trouve en défaut. Certains enfants à la mamelle boivent outre mesure et vomissent plusieurs fois par jour. Si l'estomac est bon, l'enfant continue à se bien porter, c'est ce qui arrive presque constamment lorsque le lait de la mère forme toute la nourriture de l'enfant. Mais si à cela on joint des panades, des bouillies, etc., l'enfant devient d'abord très-gras, mais il ne prend pas de forces et mange moins. Lorsqu'il a des dispositions à la diarrhée, cet accident survient avec tous les symptômes indiqués plus haut, sauf la maigreur, qui dans cette variété ne fait généralement pas des progrès aussi rapides que dans les autres cas.

Après le sevrage la quantité immodérée des aliments peut aussi produire des diarrhées. On reconnaîtra cette cause en s'enquérant de la quantité d'aliments pris par l'enfant. Si elle est supérieure à celle que prend d'habitude un enfant du même âge, que malgré l'appétit excessif il y ait diarrhée, il n'y a pas à douter que la maladie ne soit causée par cette trop grande quantité d'aliments.

Un enfant de trois ans, né de parents sains, élevé dans l'aisance, fils unique, habitué à manger beaucoup de sucreries, de pâtisseries, avait un embonpoint considérable, quoique la blancheur de la langue, des malaises généraux, une sensation pénible à l'épigastre, de la diarrhée de temps en temps, indiquassent une santé imparfaite. Pendant l'hiver de 1848 il fut pris de vomissements, diarrhée, langueur générale, mouvement fébrile peu prononcé alternant avec un état normal du pouls et de la peau. Il en fut ainsi pendant six semaines, après quoi il se remit peu à peu et fut ramené à Verdun. Je le vis alors pour la première fois : l'embonpoint commençait à revenir, la langue était blanche avec pointillé rouge à l'extrémité, pas de mauvais goût dans la bouche, soif modérée, appétit très-vif, selles peu abondantes, tantôt consistantes, tantôt diarrhéïques, pas de douleur à la pression de l'épigastre. Depuis la maladie l'enfant urine très-fréquemment dans la journée, et presque toutes les nuits il urine au lit. Pouls à 80, assez plein, pas de chaleur vive à la peau.

Malgré l'appétit très-vif, je règle l'enfant et j'empêche qu'on ne le satisfasse. Pendant une dizaine de jours il n'y eut pas de changement appréciable, et on avait beaucoup de peine à gouverner l'enfant pour la quantité des aliments. Bientôt un mouvement fébrile reparut le soir, peau chaude, pouls à 120, coloration rouge du visage, une ou deux selles diarrhéïques par jour. Tous les matins l'état fébrile disparaît. Je me décide à diminuer encore la quantité d'aliments, on ne donne plus que trois petits potages par jour, malgré les vives instances de l'enfant. Dès le lendemain, les accès de fièvre disparaissent, les selles restent molles mais non diarrhéiques. On insiste sur le régime, peu à peu on augmente la quantité des aliments, mais plusieurs mois après on était encore obligé de surveiller le régime sous peine de voir revenir la diarrhée et le mouvement fébrile. La santé est devenue parfaite depuis cette époque.

Certains vices généraux, tels que les dartres, les scrofules.

Sur dix-neuf observations détaillées, non-compris les diarrhées compliquées de tubercules pulmonaires, j'ai trouvé :

Dans neuf cas, une bonne constitution,

Dans trois cas, une constitution lymphatique,

Dans deux cas, une constitution dartreuse,

Dans cinq cas, des renseignements insuffisants.

Et au point de vue des éruptions cutanées :

Dans huit cas, pas d'éruption,

Dans sept cas, éruptions cutanées diverses,

Dans quatre cas, renseignements insuffisants.

Les maladies cutanées étaient des eczéma, des ecthyma, des prurigo. Les parents m'ont souvent dit que la diarrhée avait alterné avec des maladies de peau soit locales soit générales, ce qui indiquerait la présence d'un principe morbifique qui se porterait tantôt sur la peau, tantôt sur la muqueuse intestinale : mais je n'ai pas d'observations suffisantes pour me prononcer à cet égard. Tout ce que je dois dire, c'est que dans les cas de diarrhée persistante qui font le sujet de ce mémoire, les éruptions cutanées ne fixaient pas l'attention des parents, et c'était pour la diarrhée seule qu'on réclamait mes soins. Réciproquement, dans les cas très-nombreux où j'ai été appelé à soigner des maladies cutanées chez les enfants, je n'ai pas observé une seule fois de diarrhée chronique, lorsque la maladie de peau était portée au degré nécessaire pour engager les parents à les faire soigner. Enfin on remarquera que dans près de la moitié des cas de diarrhée chronique la santé des parents était mauvaise. Dans la moitié des cas il existait des éruptions cutanées. Les éruptions s'étaient produites chez des individus chétifs depuis longtemps, et sans qu'il existât d'ailleurs aucune cause appréciable de diarrhée chronique. Sur les sept enfants qui portaient des éruptions cutanées, quatre étaient nés de parents sujets aux éruptions : dans les trois autres cas, on manquait de renseignements suffisants. Voilà tout ce que j'ai à dire sur cette question si épineuse et si controversée du principe dartreux.

Le vice scrofuleux, si voisin du dartreux, paraît devoir aussi exercer une influence sur la production de la diarrhée chronique. Cependant je n'ai pas de faits suffisants pour indiquer la part qui doit être réservée à cette diathèse : je ne ferai donc que l'indiquer sans rien préjuger.

La non-observation des règles de l'hygiène.

Il n'y a pas d'influence plus puissante pour la production de la diarrhée chronique des enfants que l'oubli des précautions hygiéniques. Voici ce que l'observation apprend à cet égard. La diarrhée chronique est véritablement endémique dans la classe indigente. Donner des chiffres exacts serait impossible, tant les exemples sont nombreux, mais on peut affirmer que presque tous les enfants de la classe pauvre ont pendant un certain temps une diarrhée qui ne les rend pas précisément malades, attendu qu'ils ne gardent pas le lit. Cette diarrhée est constamment négligée par les parents qui la considèrent comme tenant à une foule de causes, telles que la dentition, les vers, etc. Ce n'est que dans des circonstances particulières que le médecin en a connaissance, lorsqu'il arrive quelque complication, bronchite intense et prolongée, convulsions, faiblesse générale excessive, commencement de rachitisme, éruption cutanée, opiniâtre et douloureuse, etc.

Alors le médecin appelé apprend que depuis longtemps l'enfant a de la diarrhée, ce dont les parents ne s'occupaient pas, attendu que leurs autres enfants ont eu le même accident. Cette diarrhée, du reste, n'empêche pas les enfants de vivre, seulement on remarque que si elle se prolonge, ou même si elle cesse après avoir duré un certain temps, l'enfant a un gros ventre, les jambes et les cuisses grêles, il marche tard, quelquefois à deux ou trois ans il se soutient à peine.

Quoique ces faits soient plus nombreux dans la classe pauvre que chez les personnes dans l'aisance, on en trouve cependant de semblables dans toutes les classes de la société : et comme dans ces divers cas, en l'absence d'autres causes appréciables, on remarque que les précautions hygiéniques ont été négligées, c'est là qu'on devra chercher la cause des accidents. Or, voici ce qu'on remarque d'ordinaire. Ces enfants restent une partie du jour couchés dans leur lit, baignant dans leur urine et leurs excréments. Les linges ne sont lavés qu'imparfaitement et répandent toujours une odeur âcre, ammoniacale : l'enfant, n'étant pas promené, repose toujours sur les mêmes parties et ne se fortifie pas par le changement de position. Il respire toujours un air infect, et son lit étant souvent placé dans l'obscurité, il ne reçoit que rarement les influences vivifiantes de l'air et de la lumière : il s'étiole comme une plante placée dans les mêmes conditions. Sa peau délicate s'irrite et s'excorie sous l'influence des excréments et de l'urine dans lesquels elle macère, nouvelle cause de douleurs, de cris et d'insomnie. La transpiration cutanée s'effectue mal sous ces enveloppes fétides, et jamais un bain tiède ne vient assouplir la peau et rétablir ses fonctions, ce qui fait que le tube digestif devient l'émonctoire général du corps, d'où la diarrhée.

La dentition.

La diarrhée accompagne très-fréquemment la dentition; on la reconnaît à sa coïncidence avec l'évolution dentaire et à sa cessation lorsque les dents sont sorties. Elle est composée de matières liquides, jaunâtres, ni grumeleuses ni alimentaires. Les enfants ne dépérissent pas sous son influence, et sauf un certain degré de maigreur ils paraissent jouir d'une bonne santé. La durée de cette espèce de diarrhée étant beaucoup moindre que celle dont je m'occupe, c'est-à-dire ne dépassant pas un ou deux mois, et étant même d'habitude beaucoup plus courte, on me comprendra lorsque je dis que la dentition, cause très-fréquente de diarrhée aiguë, n'est que rarement cause de diarrhée chronique avec dépérissement. Il y a cependant quelques cas dans lesquels la diarrhée a coïncidé avec l'évolution dentaire, et a persisté avec un caractère fâcheux lorsque cette évolution était terminée. Comme dans ces cas la seule cause appréciable de la diarrhée était l'évolution dentaire, tout porte à croire que l'irritation sécrétoire portée sur le tube digestif a persisté en l'absence de la cause qui l'avait produite. Cette espèce rentre dans les cas de diarrhée chronique et doit être traitée comme telle.

Les vers.

Malgré l'opinion contraire des auteurs, j'ai très-peu vu de cas dans lesquels la présence des vers put être invoquée comme cause déterminante de la diarrhée. Le plus souvent des anthelmintiques ont été administrés avant que le médecin ait été consulté, sans produire d'amélioration. Parfois des lombrics sont rendus dans le cours de la diarrhée chronique, mais comme leur expulsion n'amène aucun changement dans l'état du malade, on doit considérer les vers comme une complication, mais non comme la cause de la maladie.

Nature de la diarrhée chronique.

Beaucoup d'auteurs tels que Underwood (1), et Armstrong, attribuent cette maladie à la prédominance de la bile et des

(1) Underwood. *Traité des maladies des enfants*, avec des notes de M. Jadelot. Paris, 1825. 2 vol. in-8.

acides. D'autres tels que Harris et Sydenham (1), J. L. Petit (2), l'attribuent à la prédominance des acides. Billard (3) considère le même état pathologique comme produit très-souvent par une gastro-entérite. Cette opinion a été contredite depuis, et aussi au moyen d'autopsies nombreuses par Legendre et Barrier, qui attribuent la diarrhée à une lésion de l'appareil folliculaire, mais de nature non inflammatoire. Billard reconnaissait, il est vrai, que dans des cas très-nombreux (quinze cas), il y a eu diarrhée chronique sans inflammation. Rosen l'attribue aux causes les plus variées. MM. Barthez et Rilliet (4), après avoir examiné avec soin les diverses lésions du tube digestif reconnues à l'autopsie, telles que inflammations (erythémateuses, pseudo-membraneuses, ulcéreuses, pustuleuses) ; ramollissement (pultacé et gélatiniforme), congestion, etc., en concluent, que les lésions intestinales si diverses sous le rapport du siége et de l'espèce anatomique, se mélangent de telle façon chez un même enfant comme expression d'une seule maladie, qu'il serait impossible et irrationnel de s'en servir pour la caractériser. On arriverait ainsi à des lésions tellement multipliées qu'on serait évidemment en dehors des types naturels. Les mêmes auteurs ajoutent : L'étude que nous allons faire des symptômes, confirmera ces idées, en démontrant l'impossibilité de reconnaître et de spécifier pendant la vie ces diverses altérations anatomiques. En un mot il est impossible d'établir des individualités morbides d'après les lésions intestinales. Après avoir lu les nombreux détails d'anatomie pathologique dans lesquels sont entrés ces auteurs, il est impossible de se refuser à reconnaître que la division des maladies du tube digestif basée sur l'anatomie pathologique, dans l'enfance, ne

(1) *Traité des maladies des enfants.*

(2) *Maladies chirurgicales.* Paris, 1790. 3 vol. in-8, avec 90 pl.

(3) *Traité des maladies des enfants nouveau-nés et à la mamelle.* 3e édit. Paris, 1837, in-8.

(4) *Traité des maladies des enfants*, 2e édition. Paris, 1853-1854, t. I, p. 692.

pouvait être condamnée par personne de plus compétent. Ces auteurs qui ont fait une étude si spéciale de l'anatomie pathologique des solides reconnaissent même que : bien souvent là où des symptômes ont indiqué une maladie du tube gastro-intestinal, l'autopsie ne révèle aucune lésion des solides ou seulement des désordres d'une minime importance. Les sécrétions seules ont été viciées. En dernière analyse, ils rattachent au catarrhe intestinal non-seulement la diarrhée, mais encore la plupart des maladies gastro-intestinales de l'enfance. Mes propres observations m'ont conduit aux mêmes conclusions que les auteurs que je viens de citer, c'est pourquoi je n'ai pas cru devoir discuter longuement la nature de la maladie, dans ce mémoire qui est écrit exclusivement au point de vue de la pratique. Il est même très-positif que la solution de cette question n'a qu'une très-médiocre importance pour la thérapeutique. Car si la maladie n'est pas une phlegmasie, personne ne contestera *à priori* l'utilité possible du traitement que je propose ; si c'est une phlegmasie, les esprits systématiques pourront rejeter d'emblée le traitement, mais ce n'est pas à eux que je m'adresse. Les autres examineront avant tout, et si la médication que je propose est reconnue utile, les théories pour l'expliquer ne manqueront pas. Ainsi tous les jours l'observation démontre que si le traitement débilitant et antiphlogistique convient généralement dans les inflammations aiguës, lorsque la maladie prend le caractère chronique ou qu'elle l'a eu d'emblée, lorsqu'il existe une constitution cachectique, les médications toniques, celles qui modifient la nature de l'inflammation ou celle des sécrétions, donnent des résultats beaucoup plus satisfaisants.

Traitement de la diarrhée chronique.

1° *Traitement préventif.* L'étude des causes de la diarrhée chronique des enfants a démontré que, toutes choses égales d'ailleurs, l'invasion de la maladie est favorisée par certaines conditions particulières que j'ai cherché à apprécier aussi exactement que possible. L'observation de chacun modifiera plus ou moins cette appréciation et dans ce que j'ai dit il n'y a rien d'absolu. Toutefois il me paraît démontré qu'un enfant sera d'autant moins exposé à la diarrhée chronique qu'on observera mieux les conditions suivantes. Autant que possible, et à moins qu'il n'y ait des obstacles valables tels que maladie héréditaire chez la mère; constitution chétive; trop faible quantité de lait, ce qui épuise la mère sans être utile à l'enfant; maladie aiguë grave, obstacles sociaux infranchissables, etc., l'enfant sera nourri par la mère. Dans le cas où cela serait impossible, l'allaitement se fera par une nourrice saine, dont le moment des couches soit aussi rapproché que possible de la naissance de l'enfant à allaiter. Rosen avait déjà noté qu'un lait trop vieux donne la diarrhée. Si l'enfant digère mal et dépérit, il faut changer de nourrice. J'ai pendant longtemps considéré ce changement comme préjudiciable à l'enfant; cependant j'ai observé des enfants qui ont changé trois ou quatre fois de nourrice et qui paraissaient n'en souffrir nullement, sauf qu'il y avait d'ordinaire une diarrhée de quelques jours, qui se dissipait d'elle-même. Depuis plusieurs années j'ai persisté dans cette manière de faire, et je m'affermis tous les jours, d'après les cas que j'observe, dans cette opinion que ce changement est plus souvent utile que nuisible. On comprend de quelle importance il est de pouvoir donner cette affirmation qui rassure les parents et peut singulièrement modifier la manière d'agir d'une nourrice.

Si on nourrit à sec, il faut se servir de lait bien écrémé, coupé avec un quart environ d'eau d'orge. Le lait de la mère étant très-sucré dans les premiers temps, il faudra sucrer assez fortement ce mélange, et diminuer peu à peu la quantité de sucre de manière à se conformer à ce qui existe chez la mère. L'observation médicale m'avait conduit à adopter comme le meilleur ce mode d'alimentation dont j'avais puisé l'indication dans l'étude des auteurs qui se sont rendus recommandables par leurs travaux sur les maladies de l'enfance, tels que Rosen, Underwood, van Swieten, etc. Les expériences des chimistes sont venues, sous ce rapport, confirmer les données de l'observation médicale. Ainsi Liebig (1), recherchant dans quelles proportions les aliments plastiques et les aliments respiratoires doivent être combinés pour entretenir la vie et amener le développement du corps de l'enfant, prend comme point de départ l'aliment par excellence, le lait de la femme, qui remplit le mieux ces conditions, et il y trouve : principes plastiques, 10 ; principes non azotés, 40. Or comme le lait de vache contient : principes plastiques, 10, principes non azotés, 40, il en conclut que lorsqu'un enfant privé du lait de sa mère est nourri avec du lait de vache, qui contient une proportion plus forte de principes plastiques, il faut ajouter du sucre (l'aliment non azoté) à son lait, ou du lait de vache à sa bouillie de gruau (le gruau contenant moins d'aliments plastiques que le lait, 10 seulement pour 46 non azotés), et ce nouvel aliment remplace le lait de la mère. Au contraire, si on nourrit l'enfant avec de la viande de bœuf, qui contient 10 aliments plastiques pour 17 non azotés, la proportion des aliments plastiques sera trop forte. On voit en y réfléchissant combien ces données peuvent être utiles et servir de guide dans la pratique, modifiées suivant les circonstances.

En général il faut dans les premiers mois s'abstenir de donner aux enfants des aliments autres que le lait. Les féculents, tels que la semoule, la panade, la biscote, les soupes grasses engraissent, il est vrai, mais ne donnent à l'enfant qu'une vigueur apparente, le chargent de tissu adipeux, de là résultent souvent des inconvénients. Ces enfants ont un estomac délicat et sont sujets aux vomissements et à la diarrhée : la plus petite indisposition les abat et fait craindre pour leur existence ; ils marchent plus tard que ceux du même âge qui pesant moitié moins courent déjà, tandis que les autres se traînent péniblement.

(1) XXXIIIe *Lettre sur la chimie.*

J'ai parlé en général et il y a à cela des exceptions, car certains enfants ne sont satisfaits et ne prospèrent que quand ils ont une nourriture plus forte que le lait seul : il faut tenir compte de ces dispositions individuelles. Lorsqu'un enfant épuise sa nourrice ou que celle-ci n'a que peu de lait, je permets les soupes, les panades, le bouillon gras. Ces additions sont indispensables pour les enfants élevés à sec.

En disant que l'allaitement par la mère est le meilleur de tous, je ne prétends pas qu'on doit s'y tenir aveuglément. Il peut y avoir abus dans ce sens comme dans le sens contraire, car le lait peut être trop peu abondant, trop peu nourrissant, ou ne pas être en rapport avec l'estomac de l'enfant. Dans ce cas on se trouvera très-bien de faire cesser l'allaitement par la mère et de donner une nourrice étrangère, comme on en verra la preuve par les observations suivantes.

Un enfant de quelques mois, nourri par sa mère, fut pris de vomissements, selles médiocrement abondantes, tantôt vertes, tantôt brunes, dépérissement général, cris continuels, insomnie : l'enfant approchait du marasme et rien n'indiquait de lésion d'un organe en particulier. La mère était saine, mais pâle, maigre, et n'avait que très-peu de lait. On mit sans succès l'enfant au laitage et aux soupes. Enfin la mère, d'un caractère très-disposé à la colère, et qui attribuait à cela le dépérissement de l'enfant lui donna une bonne nourrice. Presque aussitôt l'enfant reprit des forces, et quelques mois après il avait un embonpoint remarquable.

J'avais encore présente à l'esprit l'observation précédente, lorsque je fus appelé pour un enfant de six semaines qui dépérissait tous les jours. Il avait des vomissements aussitôt après avoir pris le sein, des selles peu copieuses, vertes ou noirâtres, des cris continuels, une insomnie opiniâtre, la peau plutôt froide que chaude, pas d'accélération du pouls, aucune lésion appréciable du reste. Les panades et les soupes n'étaient pas vomies comme le lait de la mère. L'enfant prenait peu volontiers le sein et le quittait presque aussitôt. La mère était pâle, maigre, sans maladie appréciable, elle avait très-peu de lait. L'affaiblissement continuant, l'enfant approchait du marasme, lorsque, me rappelant le cas précédent, je conseillai de donner une nourrice étrangère. Aussitôt qu'on lui présenta le sein il but comme un affamé, me dirent les assistants, et s'endormit peu après. On continua l'allaitement, et en un mois à peine la santé était devenue excellente; l'enfant avait même acquis un embonpoint extraordinaire pour son âge.

On devra surveiller très attentivement le moment du sevrage, ne pas cesser brusquement le sein du jour au lendemain, et se bien garder de donner immédiatement à l'enfant de tout ce qu'on mange dans la maison. Loin de là, on commencera à donner avant le sevrage des aliments convenables à son nouveau regime, on diminuera peu à peu la dose du lait maternel en augmentant la quantité des autres aliments. Cette manière de procéder a non-seulement l'avantage d'accoutumer peu à peu l'enfant à son nouveau régime, mais encore d'empêcher chez la nourrice les accidents que produit souvent la cessation brusque de l'allaitement. De cette façon, le lait arrive avec moins d'abondance aux seins, la sécrétion diminue lentement et cesse avec le sevrage.

Sauf quelques cas exceptionnels, le lait doit entrer pour une bonne part dans le régime, même après le sevrage; les autres aliments doivent être choisis avec discernement. Il ne faut pas tomber dans l'erreur trop commune d'après laquelle les fortifiants pour l'adulte conviennent également aux enfants: le vin, le café, les liqueurs les irritent sans les fortifier; les épices, les salaisons, le fromage fort, produisent le même effet. Les aliments maigres, les œufs, le laitage, leur conviennent; la viande en quantité modérée leur est très-utile. J'ai prouvé plus haut par des exemples, que les enfants mangeant d'une manière immodérée peuvent par cela seul être pris de diarrhée. Il est impossible de préciser la conduite à tenir pour obvier à cet inconvénient : j'indique seulement cette cause comme possible et réelle.

J'ai démontré quelle influence fâcheuse exerçait l'oubli des précautions hygiéniques et j'ai indiqué en même temps ce qu'il y avait à faire. Quiconque a vu une bonne mère soigner son enfant, demeure convaincu qu'il est impossible d'obtenir de pareils soins avec de l'argent. Ceux qui mettent leurs enfants en nourrice doivent s'attendre à une grande négligence sous ce rapport, et c'est ce qui explique la mortalité si grande sur les enfants dans cette condition, ainsi que sur les enfants des indigents. C'est pourquoi j'ai souvent pensé qu'entre deux partis : ou mettre son enfant en nourrice, ou l'élever à sec chez soi, le second présentait encore des chances plus grandes de conservation. Dans ce cas, le mieux, si cela est possible, est d'avoir la nourrice chez soi.

2° *Traitement curatif.* — Lorsqu'il y a accélération du pouls avec chaleur vive, soit que la maladie dure depuis quelque temps, soit qu'après être restée longtemps à l'état chronique sans fièvre, elle passe brusquement à l'état aigu, il faut à moins de contre-indication venant de la faiblesse, de l'amaigrissement général, etc., pratiquer une émission sanguine et la réitérer au besoin. J'applique d'habitude de deux à six sangsues au creux épigastrique. On sait que les piqûres de sangsues coulent en général très-longtemps chez les enfants ; c'est pourquoi on peut n'en employer qu'un petit nombre et les laisser couler largement. On a invoqué divers motifs pour détourner de leur emploi à l'estomac, tels que la nécessité où l'on est de découvrir l'enfant, le mouvement continuel produit par la respiration et qui empêche qu'on arrête le sang avec facilité, etc. On a conseillé alors de les appliquer aux cuisses et aux jambes. J'ai essayé l'un et l'autre siége, et le mieux plus prononcé, obtenu à la suite de l'application à l'épigastre, m'a déterminé à choisir le plus souvent cette région comme la plus avantageuse, en prenant les précautions convenables.

Les dangers résultant de l'impossibilité d'arrêter le sang me paraissent illusoires tant que le médecin est présent, et en son absence une personne un peu intelligente peut le suppléer. On est certain, en effet, que si, après avoir bien abstergé la piqûre avec de l'amadou, on applique vivement dessus un petit morceau d'amadou avant que le sang s'échappe de nouveau, et qu'on maintienne le doigt en place, on est certain que le sang ne coulera pas. Cette pression un peu longtemps continuée suffit pour arrêter le sang, et si on est pressé, on y joint une légère cautérisation avec le nitrate d'argent. On est assuré de ne jamais voir le malade périr d'hémorrhagie, comme le rapportent quelques médecins, en s'assujettissant à maintenir ou faire maintenir sur la piqûre le doigt garni d'amadou, pendant quelques heures s'il le faut, ce que je n'ai jamais vu nécessaire.

L'effet immédiat des sangsues est généralement très-marqué chez les enfants. On les voit pâlir et s'affaiblir d'une manière remarquable : le pouls devient petit et dépressible, la peau perd de la chaleur. Il faut chercher à obtenir ces effets et ne pas s'en effrayer trop vite, comme le font d'ordinaire les parents, car cette action déprimante ne dure pas, et dès le lendemain on est étonné de retrouver presque tous les symptômes fébriles existant avant l'émission sanguine, ou du moins un affaissement beaucoup moindre que celui observé d'abord.

L'émission sanguine ne doit être pratiquée que dans des cas exceptionnels, mais qu'elle l'ait été ou non, le traitement ultérieur est le même, et le voici : Le petit malade prend la potion suivante :

Eau distillée de mélilot........	120 grammes.
Tartre stibié....................	5 centigrammes.
Magnésie hydratée lourde.........	1 gramme.
Yeux d'écrevisses................	1 gramme.
Sirop de limons..................	30 grammes.

Les doses varient peu et je préfère modifier, suivant l'âge, le mode d'administration. Pour un enfant avant l'âge d'un an, on donne une cuillerée à café toutes les heures; depuis un an jusqu'à deux ou trois ans, une cuillerée à bouche toutes les heures, en laissant l'enfant tranquille pendant plusieurs heures, afin que la potion ne soit épuisée qu'en deux jours. Au-dessus de deux ans, la potion doit être prise dans les vingt-quatre heures. S'il y a de la toux, comme cela arrive fréquemment, on remplace le sirop de limons par un sirop pectoral. Dans les premiers moments, cette potion est prise avec plaisir; mais certains enfants s'en dégoûtent vite, et quand il est nécessaire de la réitérer, il est bon de remplacer l'eau de mélilot par de l'eau simple, et le sirop aromatique par du sirop simple. Les premières cuillerées déterminent des nausées et des vomissements qui ne tardent pas à cesser. En même temps on voit une diminution dans le nombre des selles. Ce qui est à noter également, c'est que la diarrhée n'est pas remplacée par de la constipation, comme cela arrive d'habitude lorsqu'on a employé les opiacés et les astringents : les selles deviennent naturelles et moulées, l'appétit se rétablit, la langue se nettoie, la fièvre diminue ou disparaît. Un autre effet produit par cette potion, c'est un calme remarquable et qui a lieu même en l'absence des vomissements, auxquels par conséquent on ne peut pas l'attribuer. S'il y a de l'agitation, elle diminue, chez un bon nombre de malades il y a une sorte d'assoupissement après chaque dose. Cet effet des absorbants, négligé de nos jours, était bien connu autrefois, ce qui faisait dire aux Harris, Rosen, Underwood, que les absorbants étaient les meilleurs calmants de l'enfance.

Lorsque l'enfant refuse absolument de prendre la potion, je donne les médicaments en poudre. Dans ce cas le tartre stibié ou toute autre préparation antimoniale déterminant des vomissements pénibles, je me contente d'employer les absorbants tels que la magnésie, les yeux d'écrevisses unis à la canelle, à prendre au moment de manger. Souvent aussi je fais ajouter 2 à 4 grammes de bi-carbonate de soude dans le lait.

Peut-être sera-t-on disposé à rejeter cette médication en raison de son étrangeté apparente, et avec cette arrière-pensée qu'elle serait incendiaire dans le cas de diarrhée par phlegmasie gastro-intestinale. Mais je ferai observer que des auteurs comme Harris, Underwood (1), Rosen (2) en ont parlé favorablement; et dans une affection véritablement inflammatoire, la dyssenterie, des médecins recommandables et prudents parmi lesquels on peut citer Tissot (3), considèrent le tartre stibié comme héroïque. Je dois dire que dans plusieurs épidémies de dyssenterie, j'ai obtenu de très-bons résultats de la potion dont je viens de donner la formule, surtout chez les jeunes enfants atteints de diarrhée intense, comme on en observe si souvent dans ces sortes d'épidémies.

Pour les tisanes, j'emploie les infusions pectorales lorsqu'il y a bronchite, ou bien eau coupée avec un tiers de lait, ou bouillon de veau. Lorsqu'il n'y a pas de fièvre et que l'appétit revient un peu, je me trouve très-bien de la tisane suivante qui peut être remplacée par la décoction blanche de Sydenham, mais qui a le mérite d'être plus économique : corne-de-cerf râpée, 60 grammes, mie de pain de la grosseur du poing; faire bouillir une heure dans un litre d'eau et remplir à mesure de l'évaporation, sucrer à volonté. S'il y a indication de tonifier en même temps, on ajoute 4 à 8 grammes de teinture de cannelle. Cette préparation a le double avantage de contribuer à arrêter la diarrhée et de nourrir l'enfant.

Si la diarrhée paraît tenace, on ajoute à chaque soupe grasse ou panade une cuillerée à bouche de gelée de corne-de-cerf.

(1) *Traité des maladies des enfants.* Paris, 1825, p. 259.

(2) *Traité des maladies des enfants,* in-8.

(3) *Avis au peuple sur sa santé.* Paris, 1803, 2 vol. in-12.

Un moyen très-précieux dans une foule de maladies de l'enfance et qui ne doit pas être négligé ici, c'est le bain. La durée de l'immersion est déterminée par l'âge, les forces de l'enfant, et la manière dont elle est supportée : elle est de dix minutes à une demi heure. Lorsqu'il y a état fébrile, on se contente de bains d'eau simple : le calme qui succède d'ordinaire à cette médication est remarquable. Lorsqu'il n'y a pas de fièvre, qu'on craint d'affaiblir l'enfant ou qu'on veut le fortifier, on remplace le bain simple par un bain gélatineux, dans lequel on jette une copieuse infusion de plantes aromatiques ou 200 grammes de sel de morue.

La principale contre-indication à l'emploi des bains, c'est la bronchite. La faiblesse du petit malade est quelquefois aussi un obstacle, mais beaucoup moins souvent qu'on ne croit. Les bains, même dans les premiers mois de la vie, peuvent être fort utiles, et ont rarement des inconvénients. Ils doivent être alors de dix minutes et même de cinq minutes si l'enfant y paraît mal à l'aise. Souvent il y a impossibilité de faire prendre un bain parce que les enfants s'effraient : avec de la patience, en les amusant, en leur donnant des jouets, on peut vaincre cette répugnance, mais chez quelques-uns la frayeur est telle qu'il faut y renoncer.

Ces moyens plus ou moins longtemps continués suffisent pour rendre la santé à l'enfant dans le plus grand nombre des cas; mais lorsqu'il a été trop affaibli par la maladie, il reste pâle, faible, languissant et marche très-tard : les signes d'un rachitisme commençant se manifestent.

Le traitement véritablement héroïque, dans les cas de cette nature, consiste dans l'emploi de l'huile de foie de morue, à la dose d'une ou deux cuillerées à bouche tous les matins. On y joint les frictions sur les lombes avec la même huile, les bains gélatineux, aromatiques, alcalins, les couchages composés de feuilles séchées après avoir été cueillies vertes, un bon régime alimentaire. Parfois le mieux très-rapide obtenu avec l'huile de foie de morue ne se soutient pas : j'ai remarqué qu'alors l'enfant la vomissait ou la rendait intacte par les selles. Dans ce cas il faut suspendre momentanément pour reprendre dix ou quinze jours après.

Si l'enfant est pâle, languissant, sans appétit, et *sans fièvre*, on usera avec succès des ferrugineux, trop négligés de nos jours dans ce cas et dont autrefois on usait largement. J'emploie d'habitude le vin chalybé, depuis 20 jusqu'à 40 gouttes dans de l'eau sucrée; ou un mélange par parties égales de carbonate de fer et de quinquina à prendre au moment du repas.

Tels sont les principaux agents que l'observation m'a démontrés utiles dans la diarrhée chronique des enfants. On peut voir, du reste, au chapitre des causes et d'après les observations particulières insérées plus loin, que je ne me suis pas borné à eux seuls.

Mais après avoir parlé des moyens que j'emploie, je veux dire quelques mots de ceux que je n'emploie pas, notamment de l'opium. L'observation m'a appris à m'en méfier extrêmement chez les jeunes enfants. Il n'est pas d'élève en médecine qui ignore les dangers que font alors courir des doses, même faibles de ce médicament au point de vue des symptômes cérébraux. Je sais bien qu'avec un peu d'habitude on arrive à doser de façon à se mettre à peu près à l'abri des accidents, mais j'engagerai toujours les praticiens jaloux de leur réputation à se méfier chez les jeunes enfants de ce redoutable agent : ils s'en trouveront mieux que de se poser comme habiles à le manier. D'un autre côté si l'opium arrête facilement la diarrhée des enfants, il la guérit rarement, et d'ordinaire il l'aggrave, en ce sens que la sécrétion arrêtée de cette façon reparaît bientôt avec une intensité beaucoup plus grande qu'auparavant, et résiste alors avec opiniâtreté, comme on en voit la preuve aux observations particulières.

Ces dernières réserves peuvent s'appliquer en partie aux astringents soit végétaux, soit minéraux, qui arrêtent en général assez facilement la sécrétion intestinale, mais qui guérissent rarement la maladie elle-même. Tout en accordant que ces agents peuvent rendre des services dans quelques cas exceptionnels, je suis convaincu par l'expérience, que la médication que j'ai indiquée atteint le but beaucoup plus sûrement et plus efficacement. Et dans les cas où elle a échoué, comme les malades n'ont pas succombé à l'abondance de la diarrhée, mais à l'état général qui en a été la conséquence, aux complications qui sont survenues, aux imprudences commises, l'opium et les astringents n'auraient évidemment amené aucun résultat favorable, comme je m'en suis convaincu dans les cas où je les ai essayés, ou dans ceux pour lesquels ils avaient été essayés avant qu'on m'eût consulté.

De l'œdème dur comme complication de la diarrhée des enfants.

Il y a une maladie dont on s'est beaucoup occupé depuis quelque temps sous le nom d'œdème dur, d'endurcissement du tissu cellulaire, de sclérème, de sclérémie, de squirrhosarque, de phlegmasie entéro-cellulaire, d'asphyxie lente des nouveau-nés, dénominations imposées par les auteurs suivant l'idée qu'ils se faisaient de sa nature, suivant la cause à laquelle on en attribuait le développement.

Elle a été généralement considérée comme propre à l'enfant naissant, et si cette observation était fondée, je n'aurais pas à m'en occuper ici. Mais il me sera facile de démontrer, que la complication que j'ai observée dans la diarrhée des enfants plus avancés en âge, est de même nature que celle qui est considérée comme propre à l'enfant naissant. Si j'arrive à établir cette identité, j'en tirerai des conséquences propres à jeter de la lumière sur quelques points controversés touchant la nature et les causes de l'œdème dur des nouveau-nés.

Bien que l'attention ne se soit fixée sur cette maladie que depuis peu de temps, on retrouve dans les auteurs plus anciens des indications précises qui prouvent qu'elle ne leur était pas inconnue. Une description très-frappante se trouve dans Underwood sur ce sujet; voici ce qu'il dit : « Lorsque les « évacuations alvines ont duré longtemps sans relâche, la « peau prend quelquefois un épaississement particulier. Ce « signe paraît dans la dernière période de la maladie et est « toujours d'un fâcheux pronostic (1). *Rarement ce symptôme « paraît dans d'autres maladies que celles des intestins* : c'est « pourquoi je n'en ai pas fait un article particulier malgré la « grande attention que cela exige. Ce symptôme, ou peut-« être mieux cette maladie, a quelque chose de semblable à « ce qui se présente dans les animaux dont la peau devient « roide et dure. Aucun écrivain n'en a encore fait mention « parmi les maladies des enfants. Les anciens nous ont décrit « une maladie assez analogue sous le nom de *stegnose*, ou res-« serrement de la peau ; mais il paraît qu'ils n'ont considéré « cette maladie que dans les adultes et comme un effet du « froid. Le docteur Denman, me paraît être le premier qui « l'a remarquée chez les enfants, et qui y fit une attention « sérieuse, il y a quelques années. Si quelquefois des enfants « sont nés avec cette maladie, ils n'ont survécu que peu de « jours. Comme on n'a pas encore de notions bien exactes à « ce sujet, j'en fais mention moins pour proposer quelques « remèdes que pour engager les praticiens à y faire l'attention « convenable, et à rechercher quelle peut être la cause d'une « maladie dont les suites deviennent si funestes (2). »

Cette description, comme on voit, est fort remarquable et paraît bien se rapporter à la maladie dont il est ici question. L'étude en a été reprise et poursuivie avec un soin scrupuleux dans ces derniers temps, par un grand nombre de médecins parmi lesquels il faut citer principalement MM. Denis (3), Du-

(1) Underwood, *Traité des maladies des enfants*, entièrement refondu, complété par Eusèbe de Salle. Paris, 1823, in-8, p. 276.

(2) *Ibidem*, p. 630 et suiv.

(3) *Recherches d'anatomie et de physiologie pathologique sur plusieurs maladies des enfants nouveau-nés*. Commercy, 1826, in-8.

gès (1), Billard (2), Valleix (3), Breschet, Capuron (4). Tous ces auteurs s'accordent dans la description des symptômes observés, mais il y a de grandes dissidences lorsqu'il s'agit de la nature de la maladie.

Billard conclut de ses expériences qu'il n'y a pas, rigoureusement parlant, d'endurcissement du tissu cellulaire, dans la maladie qu'on désigne sous ce nom. Il admet deux natures d'affections confondues jusqu'alors : l'œdème du tissu cellulaire et l'endurcissement du tissu adipeux ; mais il n'indique pas les signes auxquels on peut reconnaître cette dernière affection, puis il ajoute (5) : Il résulte des considérations et des faits qui précèdent, que l'endurcissement du tissu cellulaire des nouveau-nés n'est autre chose qu'un œdème simple, tout à fait analogue à celui qui survient chez les adultes et les vieillards affectés de maladies du cœur, du poumon ou des vaisseaux. Il donne comme causes prédisposantes : 1° la faiblesse naturelle de l'enfant ; 2° un état de pléthore congéniale et locale ; 3° la surabondance du sang veineux dans les tissus ; 4° l'état de sécheresse de la peau avant l'exfoliation de l'épiderme ; et comme cause directe, la gêne de la circulation qui résulte des causes précédentes.

Breschet donne comme cause de la maladie, la persistance du trou de Botal : il considère l'ictère et l'endurcissement du tissu cellulaire comme une même affection.

Valleix a proposé de nommer la maladie asphyxie lente des nouveau-nés, parce que, selon lui, elle est toujours la conséquence d'un trouble respiratoire.

(1) *Essai physiologico-pathologique sur la nature de la fièvre, de l'inflammation et des principales névroses*. Paris, 1823, 2 vol. in-8.

(2) *Traité des maladies des enfants nouveau-nés et à la mamelle*. Paris, 1837, in-8.

(3) *Clinique des maladies des enfants nouveau-nés*. Paris, 1838, p. 633.

(4) *Traité des maladies des enfants jusqu'à la puberté*. Paris, 1813, in-8.

(5) *Traité des maladies des enfants nouveau-nés*, p. 196.

F. L. Legendre (1) croit que la maladie est toujours primitive, indépendante d'aucune autre lésion, accompagnant souvent d'autres affections qui ne doivent être considérées que comme concomitantes.

M. Denis la considère comme une véritable phlegmasie consécutive de l'irritation de l'appareil gastro-intestinal, et lui accorde une importance extraordinaire. Billard reconnaît que les maladies du tube digestif, notamment la diarrhée, compliquent souvent l'œdème du tissu cellulaire; mais il s'élève avec force contre les conclusions trop absolues de M. Denis.

Capuron en parle comme d'une maladie du tissu cellulaire. Il la considère comme propre aux nouveau-nés et comme produite par le froid : il n'en parle nullement à propos de la diarrhée.

Tous les auteurs que je viens de citer ne s'occupent de cet état morbide que chez les nouveau-nés, et le considèrent comme propre exclusivement aux premiers mois de la vie. Je crois qu'il y a là une erreur, et pour le démontrer je vais décrire, d'après les observations particulières citées plus loin, la maladie telle que je l'ai observée chez les enfants âgés d'un an et plus : on verra, en comparant cette description à celles si précises que donnent Billard et Capuron entre autres, que les phénomènes observés dans les deux cas sont identiques.

Ce qui frappe tout d'abord dans cette maladie, c'est le volume des parties affectées comparées au reste du corps : il existe en même temps une dureté remarquable des parties malades, dureté caractéristique, qui donne à la main une sensation particulière analogue à celle que produirait du bois. La peau ne conserve pas l'impression du doigt; en même temps elle est d'un froid glacial. Les parties malades sont tantôt d'un blanc de cire, ce qui est le plus habituel; tantôt, surtout au début, la peau est violette, bleuâtre; tantôt elle est

(1) *Recherches anatomico-pathologiques et cliniques sur quelques maladies des enfants.* Paris, 1846, in-8.

d'un rouge vif, de façon qu'elle offre pour l'enfant les apparences trompeuses d'une bonne santé.

J'arrête ici cette description sur laquelle j'aurai occasion de revenir, et que je compléterai plus loin. Ce qui précède suffit, je pense, pour démontrer par la comparaison avec la description du sclérème donnée par les auteurs, que c'est bien à la même maladie que j'ai eu affaire.

J'ai indiqué plus haut quelles controverses se sont élevées sur la nature et les causes de la maladie. Chacun a été jusqu'à un certain point exclusif, chacun a cité des faits propres à démontrer la fausseté de la théorie de ses adversaires et l'excellence de celle qu'il proposait. Cependant si M. Denis, par exemple, conclut des faits observés que cette maladie est toujours la conséquence de la diarrhée chronique, il ne faudra qu'un fait d'œdème dur sans diarrhée pour renverser sa doctrine. Si on présente un seul fait d'œdème dur sans engorgement pulmonaire ou sans persistance du trou de Botal, voilà que l'on renverse l'échafaudage de Valleix, de Breschet; ainsi des autres.

Mais de ce que ces théories généralisent trop, s'ensuit-il qu'elles soient fausses? N'y a-t-il aucune corrélation entre l'œdème dur et les causes invoquées comme productrices par plusieurs auteurs : c'est-à-dire la diarrhée chronique, la persistance du trou de Botal, le refroidissement, etc. Je crois que ces diverses explications n'ont qu'un défaut, c'est d'être trop exclusives. Mais nous sommes ainsi faits, et moi-même qui veux juger les autres, je vais proposer mon explication, de manière à faire dire par ceux qui me liront que je vois la paille dans l'œil de mon voisin et que je ne vois pas la poutre dans le mien.

Quoi qu'il en soit, je ferai remarquer que les maladies invoquées comme causes de l'œdème dur sont les mêmes qui entraînent les épanchements de sérosité chez l'adulte. Ainsi, ce sont les maladies du cœur, les engorgements du foie (Breschet rattache l'œdème dur à l'ictère), le refroidissement (on sait que parfois un arrêt brusque de transpiration produit un œdème aigü chez l'adulte), la gêne de la circulation pulmonaire (on connaît entre autres, les hydropisies consécutives aux catarrhes pulmonaires des vieillards); enfin ce qui se rattache plus directement à mon sujet, toutes les cachexies, toutes les maladies de longue durée, notamment les diarrhées chroniques, sont suivies d'œdème des extrémités.

Ces considérations nous font déjà incliner à penser que l'œdème dur des enfants est la même chose que l'œdème, l'anasarque des adultes, et se développe sous l'influence des mêmes causes.

Outre les preuves nombreuses qui peuvent être accumulées en faveur de cette opinion, je citerai ce que j'ai observé dans la diarrhée chronique des enfants. On ne peut nier la corrélation intime qui a existé entre les deux ordres de phénomènes à la peau et aux intestins. Mais, dira-t-on, est-ce là un œdème de même nature que ce qu'on observe dans l'anasarque chez l'adulte? Quant à l'aspect particulier des parties affectées, il est hors de doute qu'il y a une différence. Ainsi le froid de la peau est extrême, la coloration n'y est pas normale, les parties ne conservent pas l'impression du doigt, etc. Ces différences existent, c'est incontestable; mais tout indique qu'elles tiennent à l'état des tissus chez l'enfant, et sans invoquer le défaut bien connu d'extension de la peau, la petitesse des mailles du tissu cellulaire à cet âge, je demanderai si, dans les premières années de la vie, on observe souvent l'œdème, l'anasarque avec les caractères de celui de l'adulte. Pour moi, j'ai très-souvent observé, et dans des circonstances très-diverses, l'œdème dur chez les enfants; mais jusqu'à présent je n'ai pas encore vu un seul fait d'anasarque avec mollesse des parties, dépression facile de la peau sous le doigt, ce qui caractérise enfin l'œdème chez l'adulte. Je crois donc pouvoir en conclure que si la maladie n'est pas observée sous cette forme, c'est qu'elle en revêt une autre, c'est qu'en raison des conditions spéciales qu'offre la peau de l'enfant, l'infiltration cellulaire y revêt des caractères particuliers et constitue ce qu'on a désigné sous les noms d'œdème dur, de sclérème, etc.

Au surplus, que l'on adopte ou non ces idées qui ont plus de rapport avec la théorie qu'avec la pratique, voici quels sont les caractères, le pronostic et le traitement de cette affection.

Lorsqu'elle complique la diarrhée chronique, elle n'arrive généralement qu'après que cette dernière a duré déjà longtemps, lorsque l'enfant est réduit à un degré de maigreur extraordinaire. Dans ce cas on doit avoir présente à l'esprit la complication dont il est ici question, car il peut arriver que l'on prenne pour un commencement de retour d'embonpoint l'état des membres qui ont éprouvé un commencement d'infiltration. Dans le début de la maladie, lorsque la dureté n'est pas arrivée à ce degré qui ne permet plus la méprise, les membres sont seulement fermes comme chez un enfant bien portant ; ils sont d'un rouge vif ou un peu violacé, mais qu'on observe fréquemment chez les enfants bien portants et vigoureux. D'habitude les parties malades sont douloureuses au toucher, mais les enfants crient si souvent lorsqu'on les touche, surtout s'ils sont malades, qu'on ne s'arrête pas à ce symptôme. L'erreur est d'autant plus facile à commettre, que l'enflure occupe d'ordinaire les pieds et les jambes, les mains et les bras, et comme en examinant l'enfant on se contente d'habitude de jeter un coup d'œil sur ces parties, sans faire mettre l'enfant entièrement nu, on peut croire que le reste du corps offre le même état que l'on considère comme normal. Le visage vient aussi aider à l'illusion, car il est un des premiers siéges de l'œdème : dans ce cas il est bien rempli, les joues sont rosées, les yeux vifs, enfin il donne à l'enfant les apparences d'une bonne santé. Si alors on examine le reste du corps, on aperçoit un contraste remarquable avec les parties indiquées : la peau du cou est comme flétrie et couverte de rides, la poitrine laisse voir les saillies des côtes, le ventre est ou volumineux ou couvert de plis nombreux.

Lorsque la maladie est plus avancée, l'erreur que nous indiquons n'est plus possible, la dureté devient extrême et le simple toucher fait reconnaître immédiatement un état morbide. Les membres deviennent violacées, comme livides, ou bien ils sont d'un blanc de cire, et donnent à la main une sensation de froid extraordinaire. On observe souvent alors une suppression complète de la sécrétion urinaire, tenant d'une part à la nature liquide des selles, de l'autre à l'infiltration du tissu cellulaire. Il est à remarquer que l'œdème dur qui survient fréquemment comme phénomène ultime dans la diarrhée chronique des enfants, n'apparaît dans certains cas que lorsque la diarrhée diminue et même parfois lorsque l'enfant paraît moins mal. Il semble alors que les liquides qui s'étaient précipités depuis longtemps vers le tube digestif, ne suivant plus cette voie, et ne trouvant pas dans la sécrétion urinaire de quoi rétablir immédiatement l'équilibre, engorgent momentanément le tissu cellulaire.

On comprend d'après cela qu'il y a des nuances à établir quant au pronostic à porter, lorsque survient cette complication. En thèse générale, lorsque l'œdème se présente dans une diarrhée de longue durée, c'est une complication grave. Cependant il ne faut pas désespérer complétement. Si l'enfant n'est pas trop affaibli, si la diarrhée diminue, il y a encore de l'espoir, comme on le verra par les observations particulières. Il ne faut même pas se laisser décourager par la suppression de la sécrétion urinaire, car je l'ai vue durer vingt-quatre heures et l'enfant revenir à la santé. Plus l'œdème sera intense et étendu, plus le pronostic sera grave : non pas à cause de l'infiltration elle-même, mais parce qu'elle indique l'état de dépérissement dans lequel se trouve l'enfant. C'est à ce point de vue surtout qu'il faut considérer cette complication, car pour elle-même elle n'entraîne en général rien de fâcheux, à moins que la distension ne soit portée au point de gêner les fonctions, ce qui est rare.

Le pronostic sera moins grave lorsque l'œdème sera survenu au milieu de conditions propres à en favoriser la production, notamment si on n'a pas suffisamment garanti l'enfant contre le froid. Dans ce cas, il suffit parfois de tenir l'enfant plus chaudement pour faire disparaître la maladie. Mais si toutes les conditions d'une bonne hygiène ont été remplies et que la maladie apparaisse, le pronostic est beaucoup plus fâcheux.

Les moyens employés pour combattre cette complication sont également utiles contre la diarrhée. La première chose à faire est de tenir l'enfant chaudement, de l'envelopper de laine, de pratiquer avec la main préalablement chauffée des frictions fréquentes sur les parties malades. Ce moyen ramène la chaleur, rétablit la circulation languissante et détermine souvent la résolution de l'œdème : car si les vaisseaux sont gorgés de sang dans cette maladie, comme l'a constaté Billard, c'est parce que la circulation y est ralentie; c'est une conséquence de la maladie et non une des causes qui la déterminent, comme cet auteur semble l'indiquer ; distinction importante, car l'indication qui découle de l'opinion que j'avance est de rétablir la circulation et non d'enlever du sang, comme le voudrait Billard : pratique non-seulement inutile, mais dangereuse, conseillée par ceux qui regardent l'engorgement des vaisseaux sanguins comme causé par la trop grande quantité de ce liquide dans l'économie.

Si les frictions ne suffisent pas, on les combine avec d'autres moyens, car outre l'indication de rétablir la circulation sanguine, il faut chercher à provoquer la transpiration cutanée qui a en général cessé complétement. Je me suis bien trouvé de faire alors des frictions avec l'alcoolat thériacal, puis après une friction un peu longtemps continuée, d'envelopper l'enfant dans une chaude couverture de laine. On l'y laisse une heure ou deux, et lorsqu'on le débarrasse on s'aperçoit que la peau est moite ou même couverte d'une sueur abondante :

la peau des parties malades est d'un rouge vif et moins dure au toucher. On réitère plusieurs jours de suite cette manœuvre, selon le résultat obtenu et suivant les forces de l'enfant. Par là on agit non-seulement sur l'œdème, mais encore sur la diarrhée, car on sait la connexion intime qui existe entre les fonctions de la peau et celle des intestins. En attirant les fluides aqueux et sanguins vers l'enveloppe cutanée, on diminue d'autant leur tendance à se porter vers le tube digestif et on provoque une révulsion puissante exempte d'inconvénients. On peut combiner ces moyens avec le bain de sable, les bains gélatineux et aromatiques, sans négliger les moyens qui conviennent à la maladie du tube digestif, et sur lesquels je me suis longuement étendu plus haut.

OBSERVATIONS PARTICULIÈRES.

OBSERVATION Ire. *Diarrhée datant de cinq mois. Guérison en cinq jours. Au bout d'un mois, rechute à la suite d'écarts de régime. Nouveau traitement. Guérison définitive.* — L'enfant de M. G., âgé de cinq ans, a été assez bien portant pendant les premières années de sa vie. Depuis cinq mois, il est atteint d'une diarrhée opiniâtre, avec amaigrissement très-notable et fièvre le soir. Les parents sont d'une bonne santé et ne laissent soupçonner aucun vice héréditaire : peu d'aisance, mais pas de misère. Cependant, sur sept enfants, il n'en reste plus que trois. Ceux qui meurent ne sont que quelques jours malades; la mère ne peut donner de renseignements sur les symptômes qu'ils ont éprouvés.

Au moment de l'examen, le 25 janvier 1845, l'enfant est dans l'état suivant : figure pâle, traits amaigris, peu d'animation de la face, flaccidité des chairs, caractère peu vif pour un enfant. Langue nette et rosée, pas de mauvais goût dans la bouche; autrefois quelques vomissements qui n'ont pas reparu; très-peu d'appétit depuis quelques mois. Sentiment de douleur dans le ventre, n'augmentant pas par la pression; ventre souple, médiocrement développé; diarrhée habituelle, selles liquides, tantôt blanchâtres, tantôt vertes; trois lombrics ont été rendus il y a quelques jours, à la suite du semen-contra. A peine de la toux, pas d'expectoration : l'auscultation et la percussion ne révèlent rien d'anormal. Pouls à 80, peu développé. La mère dit que tous les soirs il y a de la chaleur, une agitation générale, mais sans sueur.

Prescr. Potion avec eau distillée de mélilot, 120 grammes; tartre stibié, 2 centigrammes; magnésie hydratée, 4 grammes; sirop simple, 30 grammes. Lavement avec infusion de 4 grammes d'ipécacuanha; potages.

Le 31, diarrhée un peu moins abondante; selles plus consistantes, pas d'envie de vomir, un peu plus d'appétit.

Prescr. Nouvelle potion avec 4 centigrammes de tartre stibié. On donne ainsi trois potions.

Le 5 février, figure plus animée; langue humide, un peu plus d'appétit, deux selles consistantes, sommeil beaucoup plus tranquille.

Prescr. Suspendre la potion. Calomel et rhubarbe en paquets de 30 centigrammes chacun, deux fois par jour. Potages au lait et au bouillon gras, avec addition de farine cuite au four et de gelée de corne-de-cerf. Grand bain tous les deux jours. Interdire les pâtisseries, le lard, le fromage, que l'enfant demande de préférence à toute autre chose.

Le 9, le mieux continue. En raison de la soif, tisane avec gruau, corne-de-cerf et armoise.

Le 1er mars, l'enfant est tellement bien que je cesse de le voir.

Le 15, on me fait appeler. La diarrhée est revenue depuis plusieurs jours, avec des douleurs dans le ventre; les selles sont liquides et jaunâtres. Depuis un jour ou deux, il y a agitation pendant la nuit avec sueurs. Le teint est plus pâle, les chairs plus flasques. L'auscultation et la percussion la plus attentive ne font découvrir aucun signe de tubercules. J'apprends de la mère que, le trouvant bien, elle a consenti plusieurs fois à lui donner de la pâtisserie, du lard, du fromage, aliments qu'il aime beaucoup, et dont il usait outre mesure avant le traitement.

Prescr. Potion *ut suprà* : potages au gras et au maigre, avec farine cuite au four, et gelée de corne de cerf pour tout aliment.

Peu à peu, je permets du poisson, des œufs, des viandes grillées.

Le 30, selles naturelles, l'embonpoint et le coloris font des progrès marqués. — J'insiste sur le régime.

La santé s'est très-bien soutenue depuis, et l'enfant est devenu fort et bien portant.

Remarques. — J'ai abrégé autant que j'ai pu cette observation encore longue. Je l'ai donnée avec quelques détails parce qu'elle est intéressante au point de vue qui nous occupe. Ainsi on voit un enfant qui dépérit depuis cinq mois sous l'influence d'une diarrhée entretenue par un mauvais régime. Le traitement diminue, puis fait disparaître cette diarrhée en même temps que l'embonpoint et les forces augmentent. La santé paraissant raffermie au bout d'un temps très-court (quinze jours), l'enfant est remis imprudemment au mauvais régime antérieur. Rechute, combattue rapidement par des médicaments et un régime approprié. Dans ce cas, la durée antécédente de la diarrhée, et la rapidité de la guérison à la suite du traitement me paraissent prouver en faveur des moyens employés. La rechute à la suite d'erreurs de régime vient prouver que dans ce mauvais régime résidait la cause de la maladie. Enfin la guérison définitive survenue rapidement et se maintenant sous l'influence des moyens employés pour la seconde fois, viennent fortifier la preuve en faveur du traitement.

Observation II. *Diarrhée datant de cinq mois, arrêtée momentanément par des lavements de laudanum; recrudescence de la maladie. Guérison, en moins d'un mois, par un régime approprié.* — L'enfant d'un cantinier, âgé de dix-neuf mois, brun, né de parents sains, nourri par sa mère jusqu'à l'âge de quatorze mois, fut sevré à ce moment, et habitué dès lors à manger de tout. Peu après le sevrage, il fut atteint d'une diarrhée très-abondante, composée de matières jaunes ou verdâtres, quelquefois liquides et incolores. En même temps on remarquait dans les selles les aliments que l'enfant avait pris, notamment les substances colorées, les carottes, les pommes de terre, etc. L'enfant ne dépérissait pas notablement. On lui administra des lavements avec quatre gouttes de laudanum : la diarrhée s'arrêta momentanément, mais ne tarda pas à reparaître.

A ce moment, les parents vinrent à Verdun. Dans les premiers jours, l'enfant sembla mieux portant, mais cela ne dura pas.

Appelé à lui donner des soins, le 2 décembre 1846, je le trouve dans l'état suivant : figure maigre, peau tantôt fraîche, tantôt brûlante, pouls à 100, médiocrement développé ; langue blanchâtre au centre, rouge au pourtour ; vomissements assez fréquents de matières incolores ou d'aliments ; ventre souple, un peu douloureux à la pression ; diarrhée très-abondante, de la nature indiquée plus haut. Nuits agitées, sommeil fréquent dans la journée. L'enfant est maussade, n'a plus sa vivacité d'autrefois. Toux rare, rien d'anormal du côté des organes thoraciques.

Prescr. Potion avec magnésie et yeux d'écrevisses ; de chacun, 2 grammes.

Le 4, moins de diarrhée. L'enfant a rendu quatre lombrics vivants : on avait administré du semen-contra, deux jours auparavant.

Le 5, même état, même prescription ; de plus, eau panée ; potages au lait avec de la farine cuite au four, ou de la croûte de pain. Paquets avec magnésie, bicarbonate de soude et cannelle ; gelée de corne-de-cerf dans les aliments ; cataplasmes émollients sur le ventre.

Le 8, l'enfant est mieux ; une selle en diarrhée, nuit tranquille. *Même prescription.*

Le 15, bon sommeil, animation des traits, encore un peu de diarrhée.

L'état général continuant à être satisfaisant, je cesse mes visites, à partir du 30 du mois.

Quelques mois après, la santé s'était maintenue parfaite.

Remarques. — Dans le cas actuel, la marche des accidents a été telle qu'on l'observe le plus habituellement. La diarrhée datait de plusieurs mois et par sa persistance donnait beaucoup d'inquiétude aux parents. On doit remarquer, comme on le verra souvent encore, que la diarrhée a coïncidé avec l'époque du sevrage, et il n'est pas douteux que dans ce cas c'est au changement d'aliments qu'on doit attribuer la maladie. Le laudanum a supprimé pour un moment la diarrhée, mais elle n'a pas tardé à reparaître avec une violence plus grande qu'auparavant. La rapidité de la guérison offre un exemple de ce qu'on observe habituellement chez les sujets bien constitués, lorsque la maladie n'a pas eu le temps de les réduire à une espèce de marasme, comme cela arrive quand on tarde trop à leur donner les soins convenables.

OBSERVATION III. *Diarrhée chronique avec commencement de marasme; passage à l'état aigu avec bronchite intense et faiblesse extrême. Amélioration rapide et guérison par le traitement approprié. Action calmante des absorbants.* — Le 1er juin 1848, je fus consulté pour une enfant de trois ans, dont voici les antécédents. Les parents sont sains, l'enfant a toujours beaucoup mangé depuis sa naissance. Il y a déjà plusieurs mois qu'elle est souffrante avec des alternatives de constipation et de diarrhée. Le ventre a toujours été très-gros, les cuisses grêles, l'habitude générale chétive, ce qui fait dire aux voisins qui m'en parlent, qu'elle a le carreau et qu'on ne la sauvera pas. Depuis longtemps, l'appétit est très-irrégulier, tantôt nul, tantôt excessif avec soif vive. Depuis huit jours, la maladie s'est beaucoup aggravée. Au moment de l'examen, il y a diarrhée continue (10 à 12 selles par jour), toux fréquente depuis quelques jours seulement, râles muqueux dans toute l'étendue de la poitrine des deux côtés, oppression très-prononcée, quarante respirations par minute, cent trente pulsations. Peau brûlante et sèche, langue rouge au pourtour, blanche au centre, soif vive, pas de douleur épigastrique, perte complète d'appétit; sommeil agité, figure pâle. L'enfant est si faible qu'on a beaucoup de peine à la tenir assise pour l'ausculter.

Prescr. Deux sangsues à l'épigastre, eau gommée, cataplasme sur le thorax, diète absolue qu'on n'a pas observée jusqu'alors. Après les sangsues, potion avec infusion de mélilot, 120 grammes; tartre stibié, 5 centigrammes; magnésie, 2 grammes; sirop de capillaire, 30 grammes; une cuillerée à bouche toutes les heures.

Le 3, quelques vomissements; toujours diarrhée abondante, un peu moins de fièvre.

Le 4, même état. La potion a été prise en entier; mais l'enfant la refuse absolument. On la modifie avec eau commune, yeux d'écrevisses, sirop simple.

Le 5, la potion est prise plus volontiers. Diarrhée notablement diminuée. Peau moins brûlante, pouls à 110. Depuis que l'enfant prend des potions, il a moins d'agitation la nuit. Les vomissements ne se sont pas renouvelés après les premières cuillerées; mais, si on rapproche les doses, il y a un abattement marqué qui effraie la mère. L'enfant demande à manger.

Presc. Achever la potion. Une soupe maigre, cataplasmes *ut suprà.*

Le 7, la diarrhée a complétement cessé. Beaucoup moins de toux. Râles muqueux beaucoup moins abondants.

Le 8, même état. Tisane avec corne-de-cerf râpée, mie de pain et sucre. Encore une potion, cataplasmes.

Le 9, une selle moulée. Moins de toux, sommeil, un peu d'appétit.

Le 17, bon état, langue nette, selles normales; à peine de la toux. Point de râles muqueux à l'auscultation. Forces plus grandes, l'enfant va et vient dans la chambre.

Le mieux continuant, je cesse mes visites, en recommandant le régime, la tisane indiquée ci-dessus et l'huile de foie de morue.

Depuis ce temps, la santé s'est maintenue très-bonne.

Remarques. — On voit ici une enfant arrivée à un degré de dépérissement qui approche du marasme, et cela sous l'influence d'une diarrhée persistante. Les parents ne demandèrent d'avis que lorsque l'état chronique fut remplacé par un état aigu compliqué de bronchite intense. Je ne m'appesantirai pas sur cette particularité d'une maladie aiguë entée sur une maladie chronique : de pareils exemples sont fréquents et méritent toute l'attention du praticien, mais c'est un sujet trop important pour être ainsi effleuré en passant.

Pour revenir à notre observation, on remarquera la rapide influence du traitement sur la terminaison de la maladie. Comme particularité du traitement, je signalerai l'action éminemment calmante de la potion, fait déjà signalé et très-habituel.

OBSERVATION IV. *Diarrhée datant d'un mois, survenue aussitôt après le sevrage. Guérie au moyen des évacuants et des absorbants, aidés du régime.* — L'enfant de M. C., âgé de dix-huit mois, habituellement pâle, bien portant jusqu'à présent, d'un embonpoint extraordinaire, né de parents sains, fut allaité par sa mère jusqu'à il y a un mois. Ayant un appétit très-vif, il mangeait de la bouillie, de la soupe, tout en prenant le sein. Au moment du sevrage, on ne s'occupa plus de lui, et il mangea comme ses parents.

A partir de ce moment, diarrhée fréquente de matières jaunes très-liquides; grand appétit, soif vive, dépérissement marqué.

Les symptômes s'aggravant tous les jours, je fus appelé le 23 septembre 1848, un mois après l'apparition des premiers accidents. Figure beaucoup plus colorée que d'habitude, chairs molles, peau flasque, indiquant une très-grande diminution d'embonpoint. Langue blanche, pointillée de rose partout; soif extrêmement vive, perte complète d'appétit depuis quelques jours, ventre volumineux, non douloureux à la pression; diarrhée fréquente, composée de matières jaunes dans lesquelles on reconnaît les aliments à demi digérés; pouls à 110, développé, peau de chaleur naturelle, parfois brûlante. L'enfant ne se plaint que de quelques douleurs passagères dans le ventre; il crie peu, dort souvent, mais reste facilement éveillé.

Prescr. Potage avec eau de mélilot, 120 grammes; tartre stibié, 5 centigrammes; corail, 1 gramme. Tisane avec mie de pain et corne-de-cerf. Diète.

Le 24, vomissements abondants à la suite de la potion, dont la moitié a été prise. Appétit. — *Même prescr.* Lait tiède.

Le 25, état satisfaisant, deux selles. — Magnésie dans les aliments; le reste, *ut suprà.*

L'enfant se maintient dans le même état, avec des alternatives de diarrhée et de constipation. Toux avec quelques râles muqueux à l'auscultation. Une dent canine paraît vouloir percer la gencive. Pas d'appétit, dégoût pour le laitage, qui est rendu en grumeaux. Pas de sommeil la nuit. L'amaigrissement paraît augmenter.

Le 3 octobre, même état. Potion avec kermès, 10 centigrammes; yeux d'écrevisses, 2 grammes. Chaque fois que l'enfant prend une cuillerée de cette potion, il vomit et s'endort; elle dure deux jours. Vers la fin, les vomissements cessent; mais les cuillerées amènent toujours de l'assoupissement et du calme pour la nuit.

Même prescr. Potage au gras, œufs frais, éviter de donner, comme on l'a fait jusqu'à présent, du lard, des pâtisseries et autres aliments indigestes. Grand bain de dix minutes.

L'enfant revient peu à peu à un état de santé meilleur : sommeil et appétit, mais toujours un peu de diarrhée. — *Même prescr.*

Le 1er novembre, l'enfant est bien, sauf de la tendance à la diarrhée. Appétit et embonpoint en partie revenus. — *Même prescr.* Magnésie dans le lait.

Le 15, bon état. Je cesse mes visites en recommandant le régime. Un an après, l'enfant jouit toujours d'une bonne santé.

Remarques. — L'apparition de la diarrhée et de tous les accidents consécutifs survenant aussitôt après le sevrage ne permettent pas de douter que c'est le changement de régime qui a causé la maladie. La disparition des accidents à la suite d'un régime et d'un traitement appropriés vient encore fortifier cette opinion ; et cette observation démontre très-bien l'influence d'une mauvaise alimentation substituée tout d'un coup à un autre régime, pour la production de la diarrhée. L'absence de toute douleur, de toute inflammation du côté des gencives, fait penser que l'évolution dentaire n'a pas pu causer ces accidents.

On remarquera que la potion avec le kermès et les yeux d'écrevisses, même en l'absence du vomissement, calmait et endormait l'enfant. C'est là un des effets habituels des absorbants, et ce qui les a fait considérer par plusieurs praticiens comme les meilleurs et les plus innocents calmants de l'enfance.

L'observation suivante est un nouvel exemple de la diarrhée produite par un brusque changement de régime.

Observation V. — Une petite fille de dix mois, née de parents sains, nourrie par sa mère, s'était bien portée jusqu'à il y a un mois, époque où elle fut sevrée. A partir de ce moment, elle mangea, avec ses parents, de la soupe au lard, du lard, des légumes, etc. Presque aussitôt elle parut souffrante, commença à vomir, fut prise de diarrhée, et dépérit rapidement.

Son état s'aggravant tous les jours, on me l'apporta le 7 décembre 1846, un mois après le début des accidents. Figure pâle et fatiguée, yeux languissants, chassieux ; paupières rouges depuis la maladie. Peau formant des plis nombreux qui indiquent un amaigrissement considérable ; pouls normal. Par moments l'enfant est rouge et brûlante. Quelquefois un peu de toux ; expansion vésiculaire pure partout. Langue rosée, blanche au centre ; l'enfant vomit tout ce qu'elle prend ; soif vive, appétit très-marqué ; développement normal du ventre, qui n'est ni tendu ni douloureux ; selles fréquentes, diarrhéiques, quelquefois brunes ou jaunes ; contenant des aliments non digérés. L'enfant dort plus qu'en santé et ne se plaint pas : elle paraît comme inerte. Deux dents, pas de traces d'évolution dentaire, pas de douleur aux gencives.

Prescr. Magnésie, 1 gramme ; yeux d'écrevisses, 50 centigrammes ; rhubarbe, 30 centigrammes ; pour deux paquets, un par jour dans de l'eau sucrée. Lait coupé avec de l'eau d'orge pour boisson : potage avec farine rôtie ou pain grillé additionné d'une cuillerée à bouche de gelée de corne de cerf.

Quinze jours après, le vomissement et la diarrhée ont disparu.

Le 20 décembre, deux mois après le début des accidents, l'enfant jouit d'une très-bonne santé.

Ce cas est identique au précédent, les mêmes réflexions lui sont applicables.

Observation VI. *Diarrhée datant de huit mois, ayant amené à la suite une faiblesse extrême. Guérison de la diarrhée par le traitement convenable : persistance de la faiblesse et disposition au rachitisme. Guérison par l'huile de foie de morue.* — Un enfant de onze mois, du sexe masculin, me fut apporté le 20 janvier 1845 : voici ce que j'appris sur les antécédents. Il vint au monde bien portant et fut nourri par sa mère : il commença à manger de la bouillie huit jours après sa naissance. Depuis l'âge de trois mois il a une diarrhée qui a un peu diminué au moment du sevrage, à sept mois. Les parents n'ont aucun vice héréditaire, ils sont tous deux pâles et maigres : la mère est sujette à des flueurs blanches abondantes : ils sont ouvriers, et paraissent négliger même les précautions de propreté fréquentes dans cette classe.

Au moment de l'examen l'enfant paraît encore vigoureux, les poignets sont entourés d'une éruption vésiculaire : au thorax, éruption peu abondante de prurigo. Diarrhée de matières grises, vertes ou blanches, contenant des aliments non digérés; appétit très-vif, ventre tendu, volumineux, non sensible à la pression. Pas de toux. Quelques râles muqueux dans la poitrine. Pouls normal, faiblesse générale qui empêche l'enfant de se soutenir même quand on le porte sur les bras. Nulle déviation de la colonne vertébrale, mais convexité formée par la saillie régulière des vertèbres dorsales et lombaires.

Prescr. Potion avec eau de pouliot, 120 grammes; tartre stibié, 2 centigrammes; magnésie, 4 grammes. Frictions avec huile d'olive et laudanum sur les vésicules. Potages au gras et au maigre avec gelée de corne-de-cerf.

Le 30, le traitement n'a été suivi qu'incomplétement. Les frictions ont fait disparaître les démangeaisons : même état du reste.

On remplace la potion, que l'enfant refuse absolument, par des poudres analogues.

Le 9 février, selles copieuses et vertes, même état du reste.

Presc. Tisane avec lierre terrestre, gruau et corne de cerf râpée. Friction générale avec une flanelle imprégnée de vapeur de benjoin. Suspendre les frictions huileuses, l'éruption et le prurit ayant cessé.

Le 27 mars, le traitement a été suivi, mais quelquefois interrompu. Le régime a été bien exécuté. Très-peu de diarrhée, appétit vif. Toujours faiblesse générale; chairs toujours molles; même état de la colonne vertébrale.

Prescr. Huile de foie de morue, une cuillerée à bouche tous les jours, le reste *ut suprà.*

Le 1er avril, bon état général, forces plus grandes. — Deux cuillerées d'huile.

Le 15, l'état de l'enfant est très-bon : il se tient seul sur ses jambes. Bon appétit, point de diarrhée.

Depuis ce temps la santé s'est maintenue bonne, sauf une éruption générale de prurigo qui survint deux ans après et qui fut très-tenace.

Remarques. — Cette observation nous fait pénétrer dans une autre phase de la maladie. Jusqu'à présent nous avons vu des diarrhées datant d'un ou deux mois, arrêtées par le traitement convenable, et à la suite de ce traitement un rétablissement complet. L'exemple actuel n'est plus le même; la diarrhée avait eu une très-longue durée et avait amené un commencement de rachitisme. Le traitement contre la diarrhée réussit comme dans les cas précédents, mais ne parut pas agir efficacement contre l'état général, c'est-à-dire contre un commencement de rachitisme dépendant d'une nutrition depuis longtemps imparfaite. L'huile de foie de morue a eu une action rapidement salutaire qui doit être notée avec soin, car elle est des plus caractéristiques. Ce médicament a encore eu la même action dans l'observation suivante.

Observation VII. *Enfant bien portant, allaitement par une nourrice ; alternatives fréquentes de diarrhée et de constipation ; commencement de rachitisme. Action rapidement salutaire d'un changement de régime, joint à l'emploi de l'huile de foie de morue.* — L'enfant de M. C., père sain, mère atteinte d'eczéma chronique, vint au monde vigoureux et bien portant. Mis en nourrice de suite, il resta en bonne santé pendant plusieurs mois. Après ce temps il devint sujet à la diarrhée et commença à maigrir. Sa mère le retira de nourrice, mais il continua à être chétif. Vers l'âge de dix mois il était toujours sujet à la diarrhée. Comme il s'affaissait de plus en plus, je fus appelé à lui donner des soins en mars 1847 : il avait alors un an.

Je le trouve dans l'état suivant : figure naturelle, pleurs continus soit le jour soit la nuit, à moins qu'on ne le porte sur les bras. Il se soutient à peine assis et nullement sur ses jambes. La colonne vertébrale est droite, mais forme une concavité en dehors de manière à rendre les apophyses épineuses très-saillantes : état grêle des muscles lombaires et dorsaux. Genoux volumineux, paraissant l'être encore davantage à cause de l'extrême maigreur des jambes et des cuisses. L'enfant a toujours les jambes fléchies sous lui et pleure lorsqu'on veut les étendre. Appétit développé outre mesure. Ventre volumineux, souple et indolent. Selles tantôt naturelles, tantôt diarrhéiques. Pas de sommeil la nuit. Croûtes d'eczéma sur le cuir chevelu.

Prescr. Potion avec tartre stibié et magnésie. Mettre l'enfant sur un tapis, le promener en voiture : ne pas le tenir constamment sur les bras, comme on l'a fait jusqu'à présent : garnir les couchages de plantes aromatiques. Bains de même nature. Au lieu de le laisser manger de tout indifféremment, le tenir au laitage, au lait de chèvre, aux soupes grasses, aux panades. Huile de foie de morue, une cuillerée à bouche par jour : même huile en frictions sur les lombes.

Le 5 avril, pas de diarrhée, l'enfant se tient sur ses jambes.

Le 25, l'enfant vomit l'huile. On la donne en lavement. Séjour d'un mois à la campagne.

L'enfant se fortifie à vue d'œil. Il devient très-robuste pour son âge. Je l'ai suivi constamment depuis cette époque et c'est un des enfants les plus vigoureux que je connaisse.

Remarques. — On voit par cet exemple quelles sont les suites d'une diarrhée négligée. Non pas que les parents n'aient pas fait tout ce qu'ils croyaient convenable, mais ils ne savaient pas de quelle importance était le régime. Sous ce rapport, je ferai remarquer, en passant, que, contrairement à l'opinion généralement admise, j'ai insisté sur le régime lacté dans un cas qu'on pouvait considérer comme un commencement de rachitisme. Je ne veux pas traiter ici cette question, je ferai seulement remarquer que le résultat a été favorable, et je ne manquerais pas d'exemples analogues à citer. Pour l'huile de foie morue, mêmes remarques que pour l'observation précédente.

Jusqu'à présent je n'ai cité que des cas favorables. Il serait à désirer qu'il en fût toujours ainsi, malheureusement il n'en est rien, comme on le verra par les observations suivantes.

En continuant la lecture de ce travail, on verra la diarrhée chronique se terminer d'une manière fatale, non-seulement lorsqu'elle coïncide avec des tubercules pulmonaires, lorsqu'elle se complique d'œdème dur ; mais encore, comme dans l'exemple suivant, on verra que la diarrhée chronique simple, sans aucune complication, peut entraîner la mort, malgré le traitement que j'ai indiqué. Il n'est donc pas infaillible, mais j'ai l'espoir d'avoir fourni la preuve qu'il est de tous celui qui procurera le plus souvent la guérison.

Observation VIII. *Diarrhée chronique simple, datant de dix-huit mois et ayant coïncidé avec le sevrage. Mort malgré le traitement.* — Le 28 mai 1850, on m'amena un enfant de deux ans et demi sur lequel j'obtins les renseignements suivants. Cet enfant fut transporté en Afrique avec ses parents, lorsqu'il avait onze mois. Il dépérissait de jour en jour lorsqu'il rentra en France : il avait alors deux ans. La mère l'avait sevré en arrivant en Afrique, et à partir de ce moment il fut pris de diarrhée pendant huit mois. Après une constipation de quelques mois à son retour en France, la diarrhée survint de nouveau. Au moment de l'examen il est dans l'état suivant. Figure pâle, amaigrissement, pleurs fréquents. L'enfant se tient droit et marche un peu. Aussitôt qu'on touche les vertèbres dorsales et lombaires, il pousse des cris aigus, tout en disant qu'il n'a pas mal. Il n'y a ni saillie anormale, ni déviation. Langue nette, de temps en temps des vomissements soit glaireux, soit alimentaires. Appétit irrégulier, désir de crudités, de pâtisseries : soif vive, l'enfant demande toujours de l'eau. Ventre ballonné, volumineux, ne se laissant pas déprimer facilement, diarrhée de matières jaunâtres ou blanchâtres, quelquefois aqueuses : peau chaude, pas de sommeil.

Prescr. Potion avec de l'eau distillée de mélilot, 120 grammes. Tartre stibié, 5 centigrammes; magnésie, 3 grammes; sirop de limons, 30 grammes, pour deux jours, par cuillerée à bouche. Tisane avec pain, corne-de-cerf râpée, 30 grammes; calcinée, 4 grammes. Potage au lait et au gras, panade.

Cet enfant dépérit de plus en plus, malgré le régime précédent. J'y joins les grands bains gélatineux, les lavements d'amidon, l'huile de foie de morue, etc.

Le 10 juillet, il est réduit à un état de maigreur squelettique. Mort le 15 juillet.

Après avoir donné les observations précédentes pour justifier les assertions émises, dans la description générale, je crois devoir, en raison de l'importance de la diarrhée chronique coïncidant avec la diathèse tuberculeuse, rapporter des exemples de la maladie sous cette forme qu'il est si important de connaître au point de vue du pronostic principalement, ainsi que je me suis efforcé de l'établir lorsque j'en ai tracé l'histoire.

Observation IX. *Diarrhée très-tenace, accompagnée de toux. Guérison paraissant solide; rechutes successives, convulsions; enfin, mort avec les signes de la phthisie pulmonaire.* — L'enfant de M. G., âgé de dix-sept mois, né de parents sains, a eu, à l'âge de six mois, des coliques violentes. Depuis ce temps, il est assez bien portant, sauf de temps en temps un peu de diarrhée et un ventre volumineux. Dès l'âge de quinze mois, il a eu seize dents dont il a peu souffert. Actuellement il n'y en a plus qui paraissent sortir.

Depuis un mois (août 1847), vomissements fréquents de matières blanchâtres ou transparentes; diarrhée continuelle (vingt à trente selles par jour) de matières très-liquides, jaunes et quelquefois vertes. Sommeil agité; appétit très-vif, soif continuelle, pas de mouvement fébrile, pas de chaleur à la peau, ventre souple, volumineux, peu sensible à la pression. Toux très-fatigante, à la suite de laquelle il y a souvent des vomissements; râles sibilants épars.

Prescr. Potion avec émétique et magnésie. Grands bains, tisane de pain et corne-de-cerf râpée. Cataplasmes, lavements, laitage. — Plus tard, rhubarbe et magnésie; bicarbonate de soude dans le lait, lavements d'ipécacuanha.

Le 20 septembre. Diminution rapide de la diarrhée, mais persistance des autres symptômes.

Prescr. Même tisane; potion avec eau distillée de tilleul, 120 grammes; eau spiritueuse de cannelle, 6 grammes; yeux d'écrevisse, 3 grammes; sirop de pavots, 15 grammes; de capillaire, 15 grammes, une cuillerée toutes les heures. Lavements avec eau, 200 grammes; nitrate d'argent, 30 centigrammes. Laitage, potages divers.

Le 24, la diarrhée a diminué de fréquence, quoique toujours séreuse; mais l'enfant est très-agité. Perte complète d'appétit, pas de fièvre; toujours de la toux. — *Même prescr.* Frictions d'huile camphrée sur le ventre.

Le 25, amélioration. — Reprendre la potion avec émétique et magnésie.

Le 11 octobre, l'enfant est bien : selles normales, encore quelques vomissements, moins de soif, appétit, sommeil, gaieté.

Prescr. Teinture de Darélius.

Le 16, la diarrhée a repris ainsi que les vomissements.

Prescr. Revenir à la tisane de corne-de-cerf et à la potion stibiée, magnésie ; frictions huileuses, lavements, bains, cataplasmes.

L'enfant se rétablit peu à peu : la toux et la diarrhée disparaissent. En février 1848, sa santé paraît excellente sous tous les rapports.

Le 29 avril 1848, l'enfant est pris de vomissements qu'on attribue à une indigestion.

Le 30, il y a plusieurs convulsions, dont la durée n'est que de quelques minutes. Abattement général à la suite, pouls à 140, tête chaude, peau brûlante, figure pâle.

Prescr. Deux sangsues aux cuisses; compresses de vinaigre sur la tête ; lavements purgatifs.

Le 1er mai, même état, moins les convulsions. Assoupissement dont on tire assez facilement le malade; pas de vomissements, selles peu abondantes vert foncé; toujours douleurs de tête accusées par l'enfant qui y porte la main.

Prescr. Encore deux sangsues.

Le 2, nuit très-agitée, grande faiblesse, pouls à 140.

Prescr. Calomel, 1 centigramme toutes les demi-heures; frictions mercurielles sur la tête, cataplasmes aux pieds.

Le 3, chaque fois qu'on fait une friction, l'enfant reste pendant plusieurs heures tranquille, mais dans une sorte d'anéantissement qui effraie les parents : il ne parle pas, ne remue pas, ne dort pas cependant. Pouls à 100, peau fraîche. L'enfant ne se plaint plus de la tête. Quelques selles vertes.

Prescr. Continuer trois frictions, le calomel; un bain de dix minutes.

Le 4, nuit tranquille. L'enfant parle, joue un peu, demande à manger et ne se plaint plus de la tête.

Le 5, commencement de salivation. On cesse les frictions et le calomel.

L'enfant se rétablit très-bien. Mais en juin, même année, il est pris de fièvre avec peau brûlante, toux opiniâtre et continue. Constipation. Râles muqueux dans toute la poitrine, avec quelques craquements aux sommets. Ces symptômes augmentent de plus en plus, et l'enfant succombe, le 25 juillet, avec tous les signes de tubercules ramollis dans les poumons.

Remarques. — Tout indique que la diathèse tuberculeuse existait chez cet enfant, qu'elle a produit cette diarrhée si persistante, les symptômes de méningite, enfin la désorganisation pulmonaire qui a déterminé la mort. Malgré les succès apparents obtenus à plusieurs reprises, je crois qu'on peut dire que cet enfant était voué à une mort certaine : c'est ce que je ne pensais pas, et j'avoue qu'à plusieurs reprises j'ai cru l'avoir radicalement guéri. Les cas de cette nature rendent très-attentif sur le pronostic, car ils déjouent le traitement le mieux entendu, et ne peuvent le plus souvent être annoncés, même après l'examen le plus scrupuleux de tous les organes.

Observation X. *Mère morte phthisique. Diarrhée très-opiniâtre chez l'enfant, paraissant bien guérie pendant plus de deux ans. Récidive, symptômes de phthisie. Mort.* — L'enfant de M. B., âgé de dix-huit mois, a été sevré à trois mois, la mère étant devenue enceinte. A été vacciné. Le père est d'une constitution chétive, la mère, délicate, a eu deux frères qui ont succombé à la phthisie. Elle-même y succomba plus tard.

Cet enfant, deux ou trois mois après avoir été sevré, commença à être mal portant. Les aliments digéraient difficilement; souvent il y avait de la diarrhée. Il fut traité pendant plusieurs mois par les bains et les préparations de noyer. Examiné pour la première fois le 20 octobre 1844, je le trouve dans l'état suivant : Face pâle, légèrement bouffie, yeux sans vivacité, maigreur peu prononcée, volume considérable du ventre qui est dur, tendu, un peu douloureux à la pression; la tension des parties ne permet pas de constater l'état des organes situés profondément. Langue un peu pâle, appétit très-prononcé, diarrhée très-fréquente, composée de matières blanchâtres dans lesquelles on reconnaît des morceaux assez volumineux de pommes de terre, de carottes, de riz, etc. Croûtes d'eczéma, surtout au visage. Point de développement anormal des ganglions du cou. Pas de toux, expansion vésiculaire pure partout.

Prescr. Potion avec tartre stibié et magnésie; bouillon, potage, viandes rôties. Après l'emploi de trois potions, la diarrhée a notablement diminué; les selles restent blanches.

Même prescr. Potage avec farine cuite au four, gelée de corne de cerf, viandes rôties.

Le 15 décembre, à peine de la diarrhée; diminution très-notable du ballonnement du ventre, ce qui permet l'examen des organes profondément situés; on ne découvre aucune tumeur anormale. La figure est meilleure, les membres ont augmenté de volume; l'enfant se soutient bien sur les jambes, ce qu'il ne faisait pas auparavant. Il est pris de bronchite aiguë qui cède rapidement aux émollients et au sirop d'ipécacuanha.

Le 17 février 1845, sous l'influence de ce régime, l'enfant est devenu bien portant, sauf qu'il a encore le ventre volumineux. Du reste, il marche très-bien; sommeil excellent, appétit et soif à l'état normal, ainsi que les selles.

En 1846, la santé est toujours excellente.

En 1848, il devient sujet à de fréquentes éruptions d'ecthyma du cuir chevelu. En mai de la même année, sa santé s'altère; il éprouve de fréquents accès de fièvre avec peau brûlante, toux opiniâtre, râles muqueux généraux et très-abondants, auxquels se joignent plus tard des râles caverneux avec souffle dans le sommet du poumon droit. Bientôt la fièvre devient continue et très-intense. Tous les symptômes s'aggravent, et l'enfant succombe, avec tous les signes de la phthisie pulmonaire, le 30 mai 1848.

OBSERVATIONS

De diarrhées chroniques compliquées d'œdème dur.

Observation XI. — L'enfant de mon confrère, le docteur T., du sexe masculin, mère délicate, fut élevé à sec, et jouit jusqu'à trois mois et demi d'une bonne santé. A partir de ce moment, il fut pris de diarrhée qui, d'abord passagère, devint de plus en plus persistante; il rendit du sang dans les selles, et commença à dépérir. Les parents, habitant Paris, consultèrent un médecin distingué qui conseilla de ne plus donner de lait, que l'enfant aimait beaucoup, et de s'en tenir au bouillon, aux panades, biscotes, etc.

Il prescrivit des lavements avec quatre gouttes de laudanum, et des potions contenant de la codéine. Les garde-robes diminuèrent de fréquence, mais l'enfant dépérissait de plus en plus; c'est alors qu'on l'amena à Verdun. Le père me le confia en me disant qu'il considérait sa situation comme désespérée.

Examiné pour la première fois dans la seconde quinzaine du mois de février 1851. Maigreur générale du corps, légère bouffissure de la face, des mains et des pieds; yeux languissants et chassieux, entr'ouverts et laissant voir la sclérotique pendant le sommeil; peau brûlante et sèche, pouls difficile à compter, à cause de sa fréquence; langue rosée, vomissement du lait le matin, soif inextinguible, faim dévorante, qui fait que l'enfant regarde avec avidité tous les vases qu'il pense contenir des aliments. Ventre de volume médiocre, selles très-nombreuses, composées de matières d'un vert foncé; urines complétement supprimées depuis douze heures. Cris perçants, alternant avec de l'assoupissement.

Prescr. Potion émétо-magnésienne. Décoction blanche de Sydenham. Grand bain de cinq minutes; six cuillerées de bouillon.

Bientôt les selles diminuent de fréquence; elles deviennent jaunâtres et consistantes; les urines sont très-abondantes, la fièvre tombe, l'enfant est plus gai.

Même prescr. On augmente un peu les aliments.

Le 5 mars, la diarrhée est toujours de six à huit selles en vingt-quatre heures, mais peu abondantes chaque fois, consistantes et jaunâtres. Il semble que ces selles sont naturelles, et que la différence avec l'état normal consiste en ce que la même quantité d'aliments est expulsée en six ou huit fois, au lieu de l'être en trois ou quatre. Mais depuis quelques jours, les mains jusqu'au coude, les pieds et les jambes sont violets, d'un froid glacial, très-durs au toucher, ne conservant pas l'impression du doigt, très-douloureux au moindre contact. Le visage est également infiltré, les joues sont très-rouges, les yeux un peu fermés comme si l'enfant était très-gras, ce qui contraste avec le cou qui est très-ridé, ainsi que le reste du corps. L'enfant crie presque toujours et ne dort pas. Toujours faim et soif vives.

Prescr. Frictions générales avec l'alcoolat thériacal, puis enveloppement de l'enfant, pendant trois heures, dans une couverture. A la suite de cette manœuvre, qu'on répète deux fois par jour, l'enfant cesse de crier. Moiteur très-prononcée; les extrémités sont souples, d'un rouge vif, moins douloureuses.

Le 6, l'enfant n'a pas dormi; cependant il est gai, le visage est plus pâle et moins volumineux, les extrémités supérieures et les inférieures sont d'un rouge vif, encore volumineuses, non douloureuses au toucher, toujours dures. Même état du reste.

Prescr. Frictions comme hier, panade et lait.

Le 8, cinq selles jaunâtres et demi-liquides; l'œdème a diminué.

Même prescr.

Le 9, douze selles un peu vertes. L'enfant est très-faible. En auscultant, je ne trouve que 70 pulsations avec de fréquentes intermittences.

Prescr. Potion avec teinture de cannelle, 4 grammes; yeux d'écrevisses, 2 grammes; sirop de limons, 30 grammes; eau distillée de mélilot, 100 grammes. Une cuillerée à bouche toutes les deux heures. Grand bain.

Le 10, l'enfant est gai, toujours selles abondantes, même état du pouls. — *Même prescr.* Plus, dix gouttes de vin chalybé.

Le 12, la diarrhée diminue, pouls régulier, gaieté, un peu de sommeil.

Prescr. 30 gouttes vin chalybé; 2 grammes yeux d'écrevisses aux repas. On suspend les bains. — Potage au pain, au sagou, à la farine cuite au four, crème de riz au lait, eau de gruau.

Le 18, trois selles en vingt-quatre heures. L'enfant a le visage pâle et maigre, en raison de la disparition de l'œdème; les mains et les pieds sont à peine gonflés. Gaieté, sommeil, appétit, peu de soif; convexité très-prononcée des vertèbres lombaires, à cause de l'extrême faiblesse.

Prescr. Frictions sur les lombes, avec huile de foie de morue.

Le mieux se prononce tous les jours. Il n'y a que deux ou trois selles jaunâtres en vingt-quatre heures. L'enfant reprend à vue d'œil des forces, de l'embonpoint et des couleurs. Caractère très-enjoué.

On le maintient aux potages gras et au lait; toujours vin chalybé.

L'enfant quitte Verdun : il est repris de temps en temps de diarrhée, dont on se rend maître facilement au moyen de quelques potions stibio-magnésiennes. Actuellement (1860), c'est un garçon fort et vigoureux.

Observation XII. — On me demande des conseils, en novembre 1850, pour l'enfant de M. V., qui est atteint de diarrhée depuis un mois. Les parents, qui habitent Metz, sont fort chagrins de la maladie de cet enfant, attendu qu'ils en ont déjà perdu deux qui étaient atteints de la même manière. La mère est d'une bonne constitution, le père est lymphatique. Cet enfant, avant d'avoir la diarrhée, était atteint de pustules d'impétigo du cuir chevelu, qui ont presque entièrement disparu.

Les parents, après avoir consulté un médecin distingué de Metz, voyant que l'enfant dépérissait et qu'il y avait un commencement d'infiltration des pieds, me demandèrent de diriger le traitement par correspondance. A la suite de quelques prescriptions, il y eut un mieux marqué, l'impétigo reparut; mais, soit négligence dans le traitement, soit par suite de l'intensité de la maladie, la diarrhée se reproduisit avec une nouvelle force, ce qui les décida à venir à Verdun mettre l'enfant sous ma direction.

Examiné pour la première fois le 8 décembre 1850. Figure amaigrie, yeux enfoncés, physionomie abattue, peau brûlante et sèche, pouls difficile à compter, à 140 environ. On ne peut voir la langue. Soif incessante et très-intense, vomissement de tout ce que prend l'enfant, aliments et boissons; ventre dur, n'ayant pas acquis un volume extraordinaire; dix ou douze selles par jour, composées de matières liquides, brunes, parfois presque incolores ou vertes, ou jaunes; pas de sensibilité exagérée du ventre; urines rares et boueuses. Cris continuels; désir des aliments, qu'il repousse lorsqu'on les lui offre. La chaleur et l'abattement redoublent sensiblement le soir. Maigreur très-grande du corps, contrastant avec le volume des pieds et des mains qui sont luisants, blancs et froids.

Prescr. Eau albumineuse, et décoction de pain et corne de cerf râpée. Grand bain de dix minutes. Lait, bouillon de poulet.

Après quelques jours de calme, les vomissements et la diarrhée reparaissent avec intensité.

Prescr. Potion avec tartre stibié, yeux d'écrevisses, sirop de limons. Les premières cuillerées sont vomies. Bain tous les deux jours. Frictions d'huile de camomille camphrée sur le ventre, les pieds et les mains. Frictions sur tout le corps, avec une flanelle imprégnée de vapeur de benjoin. Deux vésicatoires derrière les oreilles. Potages gras et maigre, gelée de corne de cerf. Supprimer les pâtisseries et tous les aliments indigestes que réclame l'enfant.

Le 15, la fièvre a disparu, les vomissements ont cessé ainsi que la diarrhée. Appétit très-vif, que je défends de satisfaire entièrement. Encore une légère infiltration des pieds.

Même prescr., sauf la potion.

En janvier 1851, l'enfant n'a plus de diarrhée; appétit, mais toujours soif vive. Les forces reviennent lentement. — Huile de foie de morue.

En février, l'enfant commence à marcher; il se fortifie de jour en jour. La soif diminue : c'est cependant le symptôme qui persiste le dernier.

Depuis lors, la santé a été excellente.

Observation XIII. — On m'appelle pour visiter, le 28 septembre 1847, un enfant de seize mois, dont les parents sont très-pauvres, et qui s'était bien porté jusqu'à l'âge de quinze mois. Depuis deux mois, il avait de violentes coliques sans diarrhée, pour lesquelles on lui donnait fréquemment du sirop diacode. C'est à la suite de l'emploi longtemps continué de ce sirop que les vomissements et la diarrhée sont survenus. Les symptômes s'aggravent de plus en plus; vomissement de tout ce qui est ingéré, liquides et nourriture; quinze à vingt selles par jour de matières blanchâtres et incolores. Amaigrissement rapide, cris continuels, pas de sommeil.

On fait prendre de l'eau de riz et des cuillerées à café de sirop de pavots.

Examiné pour la première fois, un mois après le début des accidents. Figure amaigrie qui fait ressembler l'enfant à un petit vieillard; trait nasolabial très-prononcé, expression de souffrance pénible à voir, amaigrissement général très-marqué, cris continuels. Les pieds et les jambes sont volumineux, violacés, d'un froid glacial, ne conservant pas l'impression du doigt. Même état des mains. Langue rouge à la pointe, couverte d'un enduit blanchâtre au centre. Vomissements continuels de tout ce que l'enfant prend : ventre peu développé, diarrhée continuelle, aqueuse ou blanchâtre. Pouls misérable, peu accéléré; nulle chaleur anormale à la peau.

Prescr. Potion avec eau de mélilot, teinture de cannelle, yeux d'écrevisses, sirop de limons. Décoction de corne de cerf râpée;

frictions d'huile de camomille camphrée. Demi-bain de son sec et chaud. Lait et bouillon.

Le 29, peu de vomissements. Jambes chaudes et moins volumineuses, peu de cris. Les selles, moins nombreuses et plus copieuses, sont d'un vert très-prononcé.

Même prescription.

Le 30, l'enfant paraît mieux.

Le 2 octobre, la diarrhée reprend avec violence; les pieds deviennent bleus, volumineux et froids; l'enfant a vomi le lait. — Bain tiède.

Mort le 4, avec des mouvements convulsifs.

Observation XIV. — Le 23 août 1845, on m'apporte un enfant de onze mois, sur lequel j'obtiens les renseignements suivants. Il n'est pas sevré ; sa mère est enceinte de deux mois, fait qu'elle ne connaît que depuis quelques jours. Depuis vingt jours, il y a une diarrhée séreuse très-abondante, avec vomissements verdâtres : on a donné de l'eau de riz. La figure est pâle, la peau des extrémités inférieures est lisse, tendue, blanche, d'un froid glacial, ne conservant pas l'impression du doigt : même état des mains. Diarrhée notablement diminuée. Pouls à 100.

Prescr. Potion avec 2 grammes magnésie. Eau de gruau. Demi-bain de sable. Frictions avec alcoolat thériacal sur les parties infiltrées.

Le 25, toujours même état, cris plaintifs. Un peu d'appétit, pas de sommeil.

Le 27, trois à quatre selles en diarrhée séreuse; à peine des urines. — Potages.

Le 28, malgré mes recommandations, on a donné à l'enfant autant qu'il a voulu de panade et de pommes de terre. Diarrhée très-abondante de matières grumeleuses et blanches, coliques vives. L'enfant urine à peine : par la sonde, on ne retire qu'une cuillerée à café d'urine limpide. Le froid des extrémités devient excessif, la distension augmente. L'enfant meurt le lendemain.

DEUXIÈME PARTIE

MALADIES DE LA MATRICE

CHAPITRE Ier.

DE LA MÉTRITE CHRONIQUE.

Malgré les nombreux et intéressants travaux dont l'étude des maladies chroniques de la matrice s'est enrichie depuis quelques années, personne ne se dissimule que l'histoire de ces affections laisse encore beaucoup à désirer. Celle de la métrite chronique, entre autres, a donné lieu à tant de controverses, son existence même a été niée souvent, on a d'autre part si souvent exagéré l'importance de légères lésions de cet organe, que de nombreuses observations prises à divers points de vue paraissent encore nécessaires pour fixer la science et la pratique.

Symptômes de la métrite chronique.

Douleurs des lombes, des cuisses et des aines, d'un côté du ventre, quelquefois très-aiguës, généralement sourdes et rongeantes, sentiment de poids sur la matrice et le périnée. Utérus souvent abaissé, parfois en antéversion, col volumineux, dur, rouge, saignant, granuleux, ulcéré, sensible à la pression ou par le soulèvement en masse; quelquefois plus mou qu'à l'état physiologique. Menstruation généralement irrégulière avec coliques. Sécrétion utéro-vulvaire, variable pour la couleur, la consistance et l'abondance. Constipation habituelle. Urines limpides, parfois chargées de sels, avec émission fréquente. Augmentation des souffrances par la marche ou la station debout. Le plus souvent pâleur, langueur, signes de chlorose ou d'anémie, troubles digestifs, hystéricisme, marasme nerveux, névralgies et névroses diverses; dans quelques cas, apparences d'une bonne santé générale.

Des douleurs.

Les douleurs sont en général d'une nature difficile à définir, sourdes, rongeantes, ayant de l'analogie avec les douleurs de dents. Ce sont des pressions continues, un engourdissement très-pénible avec sentiment de fatigue, de courbature. Elles existent dans les lombes, les cuisses, les flancs, l'une ou l'autre aine, tout autour de la taille. Il y a rarement des douleurs de ventre proprement dites, mais lorsqu'elles existent, c'est surtout au bas-ventre qu'on les observe; en général elles sont moins pénibles que celles des lombes et des cuisses. Il n'y a non plus que très-rarement des douleurs siégeant à l'utérus. De ce côté les malades accusent plutôt un sentiment de poids, de fatigue, de tiraillement; il semble que le dos et le ventre sont collés ensemble, ou bien que *tout va s'échapper du corps*. Chez certaines malades on observe de temps en temps une exaspération momentanée des douleurs : alors il y a impossibilité de se lever, ou bien les malades marchent courbées en deux; douleurs analogues aux sots maux accompagnées de cris et de gémissements. La marche, la station debout, le coït, les règles exaspèrent généralement les souffrances. Le doigt appliqué sur le col détermine rarement des douleurs au col même, malgré l'opinion contraire généralement émise par les auteurs. Sur trente-trois observations détaillées que j'ai recueillies, j'ai trouvé : douleur en touchant, treize fois : col indolent à la pression, treize fois : douleur par le soulèvement de l'utérus en totalité, dix fois : pas de renseignements, trois fois. Ce nombre trente-neuf provient de ce que la douleur par le soulèvement en totalité peut coïncider ou non avec l'indolence du col.

De l'état de l'utérus.

Dans ce travail qui n'a rien de didactique je ne devrais pas parler des moyens connus d'exploration utérine, cependant comme dans un traité récent, M. Becquerel (1) signale trois sortes de spéculums comme étant exclusivement employés, le spéculum plein, le bivalve et le trivalve à développement que l'auteur préfère, je dois dire qu'il y en a un que je considère comme fort bon, c'est le spéculum à quatre valves, qu'on rend bivalve à volonté. Il est d'une introduction aussi facile que le bivalve, n'a pas les inconvénients de ce dernier au point de vue de la hernie de la muqueuse vaginale, parce qu'étant développé il remplit l'office d'un spéculum plein. Lorsque j'examine dans mon cabinet, je me sers, pour enduire le spéculum, de glycérine qui facilite le glissement presque aussi bien qu'un corps gras, et qui n'a pas l'inconvénient de rancir. Enfin pour soustraire autant que possible les femmes à ce que cet examen a de pénible, j'ai l'habitude, d'après ce que j'ai vu faire au professeur Stoltz de Strasbourg, de couvrir la personne à examiner d'un drap qui tombe jusque sur les pieds : on introduit le spéculum sous le drap, dont on rassemble ensuite les plis autour de l'orifice vulvaire. En prenant quelques précautions, on peut ainsi examiner une femme sans mettre à découvert aucune autre partie du corps que le col utérin.

Au toucher et par le spéculum on constate une augmentation de volume du col, très-rarement du corps de l'utérus,

(1) *Traité clinique des maladies de l'utérus et de ses annexes.* Paris, 1859, 2 vol. in-8. — Scanzoni, *Traité pratique des maladies des organes sexuels de la femme*, trad. par les docteurs Dor et Socin. Paris, 1858, in-8, p. 19 et suiv.

qui porte d'ordinaire sur une des lèvres plus particulièrement Sur trente-trois observations détaillées j'ai trouvé : quatorze fois engorgement du col en totalité : huit fois la lèvre antérieure était notablement plus volumineuse : deux fois la lèvre postérieure était plus volumineuse : cinq fois il n'y avait pas augmentation sensible du volume : trois fois les renseignements manquaient. M. Bennet paraît avoir observé plus habituellement l'engorgement de la lèvre antérieure ; M. Gosselin (1) au contraire a observé plus fréquemment l'engorgement de la lèvre postérieure. Je n'ai pas d'observation où je puisse affirmer qu'il existait d'augmentation du corps de l'utérus sans développement de produits étrangers, fibreux ou cancéreux, sauf lorsque j'examinais peu de temps après un accouchement.

L'une des lèvres est souvent double ou triple de sa congénère : elle peut avoir le volume d'une noix, d'un œuf de pigeon et plus : dans ce cas la consistance des parties a changé : tantôt elles sont dures, rigides, sans élasticité : plus rarement elles sont plus molles qu'à l'état normal, comme spongieuses. L'état de dureté coïncide souvent avec une pâleur plus marquée des tissus malades, tandis que quand le tissu est mou et spongieux, il y a une teinte d'un rouge vif et vineux qui tranche avec les parois vaginales restées à l'état normal. Indépendamment de ces nuances de volume, de consistance et de coloration, il y a souvent des granulations, des ulcérations, variant d'étendue, depuis la largeur d'une lentille jusqu'à celle d'un franc. La muqueuse présente une rougeur vive qui, portée plus loin, donne lieu à un aspect framboisé avec excoriation : à un degré de plus on a l'ulcération. La différence entre l'ulcération et la granulation est peu marquée. On constate aisément leur existence lorsqu'elles se présentent sur les lèvres du col, mais les difficultés commencent lorsqu'elles se prolongent dans la cavité cervicale. On peut souvent s'assurer

(1) *Archives générales de médecine,* juin 1843.

par l'œil de cette extension de l'état morbide, l'induration se prolongeant sur le col et laissant le museau de tanche entr'ouvert (Obs. 1re), (Névr. lombaire, Obs. 6me) on écarte les lèvres par quelques manœuvres du spéculum ou au moyen d'un stylet, de la sonde utérine, et on voit assez bien ce qui se passe dans l'intérieur. Mais la maladie peut être renfermée dans la cavité du col, le museau de tanche étant fermé, alors la difficulté devient très-grande. Il ne faut pas se dissimuler qu'elle peut être insoluble, car on n'est nullement fixé sur la valeur des signes généraux propres à diagnostiquer la métrite du col, à plus forte raison celle du corps. Pour M. Bennet, toutes les fois qu'il y a métrite du col avec ou sans ulcération, le col se dilate et reste plus ou moins entr'ouvert (1). S'il en était ainsi le diagnostic de la métrite même bornée au col serait facile, mais tout en reconnaissant l'importance du signe donné par M. Bennett, tout en admettant qu'il en est généralement ainsi surtout lorsqu'il existe un engorgement considérable du tissu utérin, je ne puis admettre ce signe comme aussi important que le voudrait ce médecin, car on observe des cas où il existe des signes bien manifestes de métrite avec irradiation douloureuse sur les parties voisines, sécrétion utérine abondante, etc., le col étant sain en apparence et non entr'ouvert. M. Bennet reproche aux pathologistes français d'avoir confondu les symptômes dans les deux cavités du col et du corps. Selon lui il existe un rétrécissement normal situé à la partie supérieure du col qui arrête la sonde utérine lorsqu'on veut lui faire franchir cette région pour pénétrer dans l'utérus. Lorsque la cavité du col est enflammée, ce rétrécissement n'existerait plus et la sonde utérine pourrait pénétrer facilement. Je crois que de nouvelles observations sont nécessaires pour trancher cette difficulté.

Longtemps on s'est occupé de la métrite chronique sans se douter que cette maladie pouvait se présenter chez les

(1) *Traité pratique des maladies de l'utérus*, traduit par M. Aran.

femmes enceintes. M. Boys de Loury et Costilhes (1) paraissent être les premiers qui aient fixé l'attention sur ce point important. Ces médecins ont démontré par des observations intéressantes, confirmées depuis par MM. Bennet, Becquerel, etc., que l'ulcération existait dans ce cas et qu'elle était souvent une cause d'avortement. Ils ont observé que l'ulcération s'accompagnait d'un écoulement blanc jaunâtre abondant, de douleurs dans le bas-ventre. Selon eux, l'ulcération est assez caractéristique pour pouvoir faire en quelque sorte diagnostiquer l'état de grossesse : elle est d'un rouge foncé, violacée, irrégulière, ayant un aspect fongueux et végétant, couverte de bourgeons charnus plus ou moins saillants : tout le col est violacé, fortement tuméfié et comme boursouflé. Si j'en juge d'après les quelques faits que je possède sur ce sujet, il y a lieu de tenir grand compte de la possibilité de cette complication. Mais il ne faut pas se dissimuler que le début de la grossesse chez un certain nombre de femmes simule une véritable maladie, s'accompagne d'accidents analogues à ceux de l'inflammation de l'utérus, c'est-à-dire de langueur générale, dyspepsie, constipation, douleur des lombes, urines fréquentes, fleurs blanches abondantes ; et comme d'autre part le col de l'utérus, pendant les premiers mois de la grossesse devient plus volumineux, plus chaud, se gorge de sang et devient douloureux comme j'ai eu parfois l'occasion de m'en assurer, il faut se garder de confondre cet état tant local que général, et qui n'est en quelque sorte que physiologique, avec une véritable métrite compliquant la grossesse. Si je parle ainsi, c'est qu'ayant eu occasion d'examiner des femmes atteintes d'affections insignifiantes au col, j'ai vu à plusieurs reprises cet organe augmenter de volume, devenir rouge, comme fongueux, ce qui me paraissait indiquer une aggravation de la maladie de la matrice, puis la

(1) *Recherches cliniques faites à l'hôpital Saint-Lazare sur les ulcères du col de l'utérus* (*Gazette médicale* du 5 juillet 1845).

suppression des règles survenant avec des vomissements, je m'apercevais que j'avais affaire à une grossesse commençante, qui suivait bientôt sa marche régulière sans complication du côté de l'utérus. Ces médecins sont également les premiers qui aient signalé l'état violacé de tout le conduit utéro-vaginal comme un signe de grossesse. Cet aspect a, il est vrai, une certaine valeur diagnostique ; mais il ne faut pas perdre de vue qu'il est identiquement semblable chez un certain nombre de femmes à l'approche des règles. En tenant compte de cette remarque, on pourra éviter l'erreur de diagnostic que j'ai commise pour m'être fié au signe indiqué par MM. Boys de Loury et Costilhes. Je soignais une dame atteinte de métro-vaginite simple : cette dame, ayant eu déjà plusieurs enfants, n'avait pas vu ses règles depuis deux mois : lorsque je mettais en avant la possibilité d'une grossesse, elle me répondait qu'elle ne pouvait rien dire, attendu qu'elle avait une menstruation très-irrégulière, que jamais elle n'avait l'estomac dérangé pendant ses grossesses et qu'elle ne savait qu'elle était enceinte que quand l'enfant remuait. En l'examinant au spéculum, je constatai une teinte violacée du col utérin, du vagin et de la vulve : j'émis l'opinion qu'il y avait de fortes présomptions pour une grossesse. Deux jours après les règles survinrent sans douleur et en quantité trop modérée pour faire croire à un avortement. Je dois dire, d'autre part, qu'ayant vu plusieurs malades devenir enceintes pendant le traitement d'engorgements et d'ulcérations, il m'est arrivé de ne pas observer dans l'état du col les modifications signalées par les auteurs cités : il est vrai que dans ces cas je n'observais que pendant les premiers mois de la grossesse.

Dans quelques cas la muqueuse vaginale participe à l'inflammation et paraît même être le point de départ de la maladie. Ces faits existent en dehors de toute affection vénérienne comme j'en ai cité deux observations intéressantes. (Obs. VIII et IX.) Dans ce cas il y a rougeur intense, granulations nombreuses et volumineuses, augmentation de volume du col sans induration, douleur vive au toucher. Ces phénomènes sont plus aigus, plus développés que dans l'inflammation du col utérin sans extension au vagin, ils sont sujets à récidive surtout sous l'influence de la menstruation et quelquefois sans cause connue.

En résumé, si on distingue la métrite d'après l'aspect des parties, on aura les formes suivantes :

Pour l'état des tissus.	Métrite, Érythémateuse, granuleuse, ulcéreuse, congestive, avec engorgement, variqueuse, avec induration, avec ramollissement.
Pour le siége.........	Métrite, Superficielle, profonde, du museau de tanche, de la cavité du col, de la cavité du corps, métro-vaginale.
Pour les sécrétions...	Sèche, catarrhale, purulente, hémorrhagique.

Ce ne sont pas là des formes différentes, mais des aspects divers sous lesquels pour la facilité de l'étude on peut considérer la question de la métrite chronique, car dans la pratique ces formes se confondent et se combinent continuellement les unes avec les autres. Ce sont des aperçus de l'esprit qui peuvent guider pour l'observation, mais dont les types n'existent pas dans la nature.

De la situation de l'utérus.

Sur trente-trois observations, j'ai trouvé l'utérus dans sa situation normale, dix-huit fois : très-notablement abaissé, quatre fois : en antéversion le col appuyé sur le rectum, sept fois : renseignements insuffisants, quatre fois. De ces diverses situations l'abaissement est la seule qui ait disparu par la guérison de la métrite, elle seule me paraît donc liée directement à l'inflammation utérine, les autres constituant des complications accidentelles ou reconnaissant d'autres causes. J'ai observé dans ma pratique des cas assez fréquents de rétroversion avec col fortement appuyé contre le pubis, mais sans corrélation avec la métrite.

De la dysménorrhée.

Quoique dans un certain nombre de cas la menstruation conserve sa régularité, on peut dire que la dysménorrhée est un des phénomènes qu'on observe le plus souvent dans la métrite chronique. Depuis la suppression des règles jusqu'à la perte la plus intense, tous les degrés et toutes les nuances peuvent être observés successivement et sur la même personne. Ainsi la menstruation est régulière mais d'une abondance exceptionnelle et dure plus longtemps qu'avant la maladie : ou bien, tout en reparaissant avec régularité, elle est presque insignifiante et ne consiste qu'en quelques taches : parfois une période s'accomplit dans les conditions normales, puis à l'époque suivante il y a perte ou suppression complète. Chez certaines malades la menstruation constitue une période très-orageuse avec coliques atroces, perte, ténesme vésical et rectal, douleurs des lombes, crises hystériques, vomissements ; puis à l'époque suivante les règles apparaissent sans douleur, normales pour la quantité et la durée : chez d'autres il y a des suppressions de plusieurs mois qui donnent des présomptions de grossesse, puis les règles surviennent sans crise de douleur, sans caillots.

Il est hors de doute que ces divers accidents sont sous l'influence de l'engorgement et de l'inflammation de l'utérus lorsqu'on observe leur coïncidence avec les signes généraux et locaux de cet état morbide, leur disparition avec l'inflammation utérine, comme on le constate tous les jours dans la pratique, comme le prouvent les observations particulières citées plus loin.

On se demande par quel mécanisme l'inflammation utérine produit des accidents de cette nature, opposés en quelque sorte, tels que l'aménorrhée et la métrorrhagie ainsi que toutes les nuances intermédiaires. Tout en constatant la difficulté d'une explication satisfaisante, je crois qu'une discussion sur ce sujet éclaire le diagnostic et aide à faire connaître la nature intime de la maladie. Ainsi quoique les coliques utérines existent à l'époque menstruelle chez une foule de femmes et surtout de vierges chez lesquelles on n'observe aucun état morbide de l'utérus, aucun symptôme de maladie dans l'intervalle d'une époque à l'autre, il est hors de doute que ces coliques apparaissent très-fréquemment chez des femmes atteintes d'engorgement dur du col de l'utérus, et que le peu de perméabilité de ce tissu dont les mailles cellulaires engorgées compriment les vaisseaux, donne une explication très-plausible de ces douleurs ; d'autant qu'elles n'existaient pas avant, qu'elles ont disparu avec l'engorgement et que, comme je l'ai observé souvent, elles se développent à un haut degré lorsqu'à la suite de fatigues, de courses à pied ou en voiture, d'une station debout prolongée, les femmes présentent des douleurs lombaires et une aggravation manifeste de l'engorgement ; puis disparaissent ou deviennent insignifiantes lorsque le repos et surtout les cataplasmes émollients sur le ventre, en favorisant l'expulsion du sang, ont diminué l'engorgement et l'état inflammatoire.

L'étroitesse du col est une cause souvent invoquée pour les coliques utérines. Ceux qui la contestent prétendent que des cols de vierge excessivement étroits ne les provoquent pas : que chez certaines femmes il y a une étroitesse excessive qui ne permet pas l'introduction de la sonde utérine et qu'il n'existe pas pour cela de colique. Toutefois on doit dire que chez les vierges où la cavité du col est naturellement très-étroite les coliques sont plus fréquentes que chez les femmes mariées, et que très-souvent après le mariage ces coliques cessent, même avant que la femme ait eu des enfants, ce qui s'explique par ce fait que l'acte seul détermine une vitalité, une turgescence physiologique du col et par conséquent augmente sa cavité. D'autre part, quoiqu'on n'observe jamais de cicatrices sur le col utérin pas plus que sur les autres muqueuses, et qu'après des cautérisations énergiques au fer rouge et à la potasse il conserve sa forme et sa coloration normales, j'ai constaté plusieurs fois que dans ce cas, après une guérison radicale de l'engorgement, les femmes deviennent bien plus sujettes qu'auparavant aux coliques utérines, ce qui s'explique par l'étroitesse plus considérable du col et la condensation des tissus cautérisés.

Telles sont quelques-unes des causes que l'on peut invoquer pour expliquer les coliques utérines, mais le même mécanisme sert aussi à expliquer l'aménorrhée et la ménorrhagie. Cette difficulté qu'éprouve le sang à traverser le tissu utérin peut être telle qu'aucune partie ne puisse filtrer, et alors on éprouve, à l'époque menstruelle, tous les signes physiologiques habituels : bouffées de chaleur, pesanteur de tête, vertiges, gonflement des seins, douleurs lombaires, pesanteur au périnée, gonflement presque tympanique du ventre ; puis tous ces phénomènes se dissipent sans que les règles aient paru. Si par suite de la pléthore, de la constitution sanguine de la malade ou de sa débilité et de la diminution dans la plasticité du sang, ou encore de la diminution de l'engorgement, le sang peut filtrer, alors le molimen hémorrhagique, surexcité par l'aménorrhée des mois précédents, se convertit en une ménorrhagie souvent très-violente qui peut être suivie de plusieurs mois de suppression complète. Les conditions dans lesquelles se fait l'écoulement sanguin sont tellement peu sûres alors, qu'une impression morale, une commotion physique, le froid, la cause la plus légère enfin peut le supprimer. C'est ce qui explique comment certaines femmes voient arriver tout à coup des suppressions après que les règles avaient commencé à bien couler, malgré toutes les précautions qu'elles prennent pour s'en garantir, prévenues qu'elles sont par des accidents précédents.

Des sécrétions utéro-vaginales.

Pour les sécrétions, mettant en dehors le fluide sanguin, on observe des modifications de sécrétions connues sous le nom de fleurs blanches, modifications très-complexes par la nature, la quantité et l'époque de l'apparition.

Sur trente-trois observations, je trouve : fleurs blanches abondantes, dix-sept fois ; modérées, quatre fois ; nulles, six fois ; renseignements insuffisants, six fois. Mucus utérin demi-transparent, treize fois ; blanc jaunâtre ou blanc, cinq fois ; renseignements insuffisants, douze fois.

Ces sécrétions peuvent, comme on sait, exister en dehors de toute inflammation des organes génitaux, de même qu'on les voit manquer dans quelques cas de métrite chronique. Tout en examinant avec soin ce qui y a trait, il ne faut pas cependant lui accorder une importance exagérée. Celle qui me paraît devoir principalement fixer l'attention, consiste en un mucus visqueux demi-transparent, qui s'échappe du museau de tanche et qu'on ne découvre souvent qu'à l'examen au speculum. On sait que l'utérus, à l'état normal, est le siége d'une sécrétion de cette nature, peu abondante et qui paraît avoir pour siége la cavité du col, car on l'observe souvent avant l'âge de la puberté chez les jeunes filles vierges, lorsque la cavité du corps n'existe pour ainsi dire point. Dans la métrite chronique, elle est souvent très-abondante, sans avoir changé de caractère, et les remarques précédentes tendent à faire penser que la cavité du col en est le siége principal, contrairement à l'opinion de plusieurs médecins, notamment de M. Bennet (*loc. cit.*), qui la considère comme un des signes les plus habituels de la métrite du corps. Cette sécrétion est parfois le signe le plus important d'un état morbide de l'utérus : alors elle est abondante, demi-transparente, d'une grande ténacité, ayant dans quelques cas une âcreté particulière qui détermine à la vulve une irritation vive avec ou sans rougeur et parfois un prurit insupportable qui constitue le symptôme le plus pénible de la maladie. (Obs. IV.) Ce qui prouve que ce prurit tient aux fleurs blanches, c'est qu'il disparaît lorsque les femmes font des injections exactes et répétées, et se reproduit lorsqu'elles les négligent. (Obs. IV.) J'ai observé, comme l'indique M. Mélier, que les femmes affectées de cette sécrétion à un haut degré sont généralement stériles (Obs. IV, VI), ou qu'elles le deviennent momentanément tant qu'elle existe. (Obs. V.) Ce catarrhe utérin peut n'exercer aucune influence sur la santé générale, mais il n'est pas rare de le voir se compliquer de gastralgie, de délabrement général. La sécrétion utérine peut changer de caractère, devenir séreuse, blanchâtre, laiteuse, jaunâtre et même verte, sans que l'état des tissus soit modifié d'une manière appréciable. Elle peut être d'une extrême abondance, puis devenir presque insignifiante : chez un certain nombre de femmes, on ne l'observe que quelques jours avant et après la période menstruelle. La présence d'un flux abondant indique d'ordinaire une ulcération accompagnée d'engorgement volumineux et de rougeur inflammatoire, tandis qu'elle est presque nulle lorsque l'ulcération est bien limitée et entourée de tissus sains.

De la constipation et du ténesme rectal.

La constipation est l'accompagnement presque obligé de la métrite chronique. Elle se dissipe avec cette inflammation ou peu après, à moins qu'elle n'existe depuis longtemps comme état habituel. Elle est souvent mécanique en quelque sorte, c'est-à-dire produite par l'engorgement de l'utérus, qui presse sur l'intestin à une certaine hauteur, et empêche le libre passage des matières : la rétroversion qui complique parfois la métrite peut encore augmenter cette disposition; c'est alors que les lavements sont pris difficilement ou rejetés immédiatement. J'ai observé que dans ce cas les lavements étaient gardés lorsque les malades les prenaient étant couchées sur le côté droit ; c'est un moyen assez singulier qui s'explique ici facilement, et qui m'a réussi même dans un certain nombre de constipations simples. Souvent les selles sont marronnées, enveloppées de mucus ; il peut y avoir ténesme douloureux, complication d'hémorrhoïdes, de fissure. C'est qu'alors l'inflammation et la congestion utérines se sont propagées jusqu'au rectum. Toutefois, il ne faut pas oublier que cet état pourrait donner lieu à une erreur de diagnostic et faire croire à une métrite qui n'existerait pas. Ainsi, je crois devoir insister sur un fait généralement peu connu : c'est la fréquence de la fissure à l'anus à la suite des couches, fréquence qui paraît tenir à ce que les femmes négligent de prendre un lavement lorsqu'elles vont à la selle pour la première fois, à la suite de la constipation presque constante qui suit la couche. Dans ce cas on observe de la constipation, des douleurs cuisantes à l'anus au moment et à la suite des garde-robes, souvent des douleurs des lombes très-cruelles, du ténesme vésical, de la pesanteur au périnée, et pour peu qu'il existe un léger engorgement de l'utérus, comme cela s'observe si souvent, même plusieurs mois après une couche, on pourrait, par suite d'une préoccupation justifiée par l'état de couche antérieure, attribuer ces symptômes à l'utérus, tandis qu'ils auraient leur point de départ dans la fissure.

De l'excrétion urinaire et du ténesme vésical.

Le ténesme vésical est un des signes qu'on observe le plus souvent dans la métrite chronique ; il est rarement permanent et revient à la suite de fatigue, d'efforts, par la station debout prolongée, par l'exaspération des symptômes inflammatoires. Il consiste en une émission très-fréquente de quelques gouttes d'urine, sans douleur et avec exspuition pénible ; quelquefois il y a sentiment d'ardeur, de cuisson, le long de l'urètre et aux nymphes : ou bien les urines sont rendues difficilement et avec de grands efforts : alors elles sont copieuses et expulsées à de longs intervalles. Quoiqu'il y ait presque constamment trouble de cette fonction dans la métrite, on ne peut se dissimuler que ce symptôme n'a pas l'importance que lui attribuent un grand nombre de médecins, car ces dérangements sont fréquents chez les femmes en bonne santé, surtout chez les femmes nerveuses.

La cause du ténesme vésical et de ses phénomènes variés n'est pas une, même dans les inflammations utérines. Il peut tenir à un simple état nerveux, arriver comme complication névralgique, être produit par une inflammation propagée au méat par un déplacement de l'utérus, par les sels et l'acide urique en excès dans l'urine, car si les urines sont habituellement limpides, il n'est pas rare de les voir troubles et fortement chargées de sels qui leur communiquent des propriétés irritantes. (Voir pour plus de détails la névralgie lombaire et son diagnostic différentiel.)

De quelques causes de la métrite chronique.

La première cause que l'on peut invoquer, c'est la congestion sanguine, le travail physiologique auquel la nature est exposée au moment de la puberté. Aussi l'inflammation de l'utérus est-elle très-rare avant cette époque et après l'âge de retour. Au moment où la jeune fille devient nubile, il se produit des congestions sanguines sur l'utérus, le col de cet organe augmente de volume, sa vascularisation est plus prononcée ; aussi est-ce à ce moment qu'on commence à observer la métrite, que viennent parfois favoriser les excitations physiques et morales. Tant que la fonction menstruelle s'accomplit normalement, l'inflammation est rare, mais on observe souvent à ce moment des coliques utérines très-violentes, des douleurs lombaires, un suintement sanguin qui dure plusieurs semaines, phénomènes qui tiennent à la difficulté que le sang éprouve à traverser les vaisseaux et qui, par la plus petite circonstance, refroidissement, impressions morales répétées, peuvent amener l'engorgement utérin et consécutivement la métrite.

Il y a chez certaines femmes une atonie du système utérin

qui les prédispose aux fleurs blanches, à la décoloration des tissus vaginaux, à un engorgement passif du col qui, bien que donnant des signes analogues à ceux de l'inflammation, en est en quelque sorte l'antipode. Mais on voit plus fréquemment des femmes dont les organes sont doués d'une exquise sensibilité, d'une irritabilité telle que cet état primitivement physiologique devient facilement morbide sous l'influence des excitants même naturels. C'est ainsi que l'état de mariage détermine souvent des inflammations utérines, surtout des granulations et des ulcérations du col, qui reconnaissent évidemment pour cause l'exaltation nerveuse et sanguine que détermine ce nouvel état. (Obs. IV.) Aussi la femme pubère, soumise à cette nouvelle influence, nous présente-t-elle des cas plus nombreux de maladies utérines que la même femme vierge. Les rapports sexuels même modérés peuvent amener ce résultat, mais surtout leur abus peut le déterminer, même chez les femmes qui paraissent dans de bonnes conditions d'ailleurs. (Obs. V.) J'ai soigné une jeune femme qui eut deux fausses couches successives dans la première année de son mariage et dont les organes génitaux étaient le siége d'une telle exaltation de la sensibilité que l'introduction d'une canule, du doigt, produisait des douleurs intolérables ; la vulve avait sa teinte rosée habituelle : je ne pus introduire le speculum bivalve qu'avec des difficultés inouïes à cause des douleurs, et je constatai que le col était rouge et granuleux. Cette dame était sujette aux névralgies et dans d'autres moments la sensibilité des organes génitaux était presque comme à l'état normal.

Cette inflammation peut être une cause de stérilité, comme elle peut permettre l'imprégnation. Dans ce second cas, la nouvelle vie dont l'utérus est le siége peut augmenter l'inflammation déjà existante ou la provoquer lorsqu'elle n'existe pas. Aussi a-t-on fréquemment constaté, dans ces derniers temps, l'inflammation du col chez les femmes enceintes. (Boys de Loury et Costilhes, *loc. cit.*, et Bennet, *id.*)

Mais dans les états précédents l'inflammation est rare comparativement à ce qu'on observe après l'accouchement. La distension violente de l'orifice utérin, sa déchirure fréquente constituent une cause de métrite parfaitement étudiée par M. Chomel (1), et par M. Willemin (2).

Le travail inflammatoire qui accompagne les suites de couches est une nouvelle cause d'inflammation. Les praticiens savent combien sont nombreux les cas dans lesquels les femmes font remonter à une couche le début des accidents pour lesquels elles réclament des soins : accidents qui d'abord obscurs et assez insignifiants pour que les malades les aient négligés, ont pris peu à peu une intensité et une persistance qui les contraignent à s'en occuper. L'obscurité du début semble indiquer que la maladie a commencé par l'état chronique en quelque sorte et s'est aggravée peu à peu. Cependant je crois qu'il n'en est pas toujours ainsi, et pour bien se rendre compte du mode de développement de la maladie, il faut se rappeler une forme de métrite que MM. Chomel et Willemin ont nommée métrite post-puerpérale ou idiopathique et qui est souvent le point de départ des accidents. On sait qu'à la suite d'une couche naturelle l'utérus présente un volume considérable. Le retour à l'état normal a lieu pour les unes quinze jours après l'accouchement, et pour d'autres deux mois et plus : Mme Boivin et Dugès (3) disent qu'il varie beaucoup suivant les individus. Il y a donc déjà lieu, comme le dit M. Willemin, de se demander si ces variations dans la rapidité du retrait utérin ne dépendraient pas quelquefois d'états pathologiques qui n'auraient pas été suffisamment appréciés. Dans ces sortes de cas on observe fréquemment la tuméfaction du ventre avec sensibilité vive à la pression au-dessus des pubis : la malade a un léger mouvement fébrile, des frissons principalement le

(1) *Dictionnaire de médecine en 30 vol.* Paris, 1832-1845, art. *Métrite.*

(2) *De la Métrite puerpérale idiopathique* (*Archives générales de médecine*, novembre et décembre 1847).

(3) *Traité pratique des maladies de l'utérus et de ses annexes.* Paris, 1833, 2 vol. in-8.

soir, quelquefois un véritable accès de fièvre avec frisson, chaleur brûlante, sueurs, inappétence, langue blanche, courbature générale ; l'accès pouvant se présenter plusieurs fois sans périodicité marquée. Ces accidents, qui se confondent avec la fièvre de lait et avec les suites naturelles de couches, font dire seulement que la malade ne se remet pas vite. Je suis convaincu que des accidents de cette nature passent souvent inaperçus : je les ai observés nombre de fois chez des personnes qui, par leur position sociale, demandent des soins assidus, et c'est chez ces personnes seules qu'on peut les bien étudier, les autres n'y prêtant généralement pas attention. Dans ces cas on ne pratique le toucher que par exception, et l'examen au speculum a rarement lieu ; cependant lorsque quelques circonstances, principalement des douleurs vives, font recourir à cet examen, on trouve, contrairement à ce qu'on observe dans l'accouchement simple quinze jours et plus après l'accouchement, le col volumineux, mou, douloureux au toucher avec retentissement pénible dans les lombes et le bas-ventre ; il est anfractueux, souvent divisé en plusieurs lobes ou présentant une fissure profonde, résultant d'une déchirure produite pendant l'accouchement, comme le prouve la plaie vive dont il est le siége. Ce sont ces plaies qui entretiennent et perpétuent la métrite. Lorsqu'elles existent, l'écoulement lochial reste longtemps sanguinolent : lorsque le sang disparaît, les lochies, au lieu d'être blanchâtres, sont jaunes ou vertes ; les malades se plaignent de la persistance de cet écoulement verdâtre qui, dans certains cas, n'a pas disparu deux mois après la couche. Si dans quelques cas on a suivi les malades dès le début, il en est un bien plus grand nombre d'autres où on ne peut constater cette cause de métrite que par les commémoratifs. (Obs. Ire, III, VII, IX.) Il y a donc ici une lacune difficile à combler, c'est la période de transition entre l'état que l'on pourrait appeler aigu et l'état chronique. Il est en effet bien rare de suivre une malade depuis la première période jusqu'à la dernière, et cela par plusieurs raisons. D'abord il est certain que beaucoup d'inflammations de la nature de celles dont il est question se guérissent spontanément, sans que les malades prennent d'autres soins que ceux qui sont nécessités par une couche ordinaire. Chez d'autres on se rend facilement maître des accidents au moyen d'injections émollientes, de cataplasmes sur le ventre, du repos, du régime. Soit que les malades aient suivi ou non un traitement convenable, les accidents inflammatoires se dissipent, l'état de la malade devient moins pénible, on cesse les soins, et lors même que la métrite passe à l'état chronique on ne vient réclamer des secours que plusieurs mois après la couche; et souvent les accidents sont si longs à se développer, si obscurs, que la malade reste parfois des années sans se soigner. Suivant la remarque très-exacte de M. Gosselin, le catarrhe utérin avec ulcération ne s'observe guère que chez les femmes qui ont eu des enfants, ce qui tend à confirmer l'opinion que les déchirures et les plaies consécutives à l'accouchement sont le point de départ d'un grand nombre de métrites compliquées d'ulcérations.

Je crois qu'il n'existe pas de cause plus fréquente de la métrite chronique que l'accouchement, si ce n'est l'avortement: aussi, dans la pratique, on doit plus redouter les suites d'une fausse couche que celles d'une couche naturelle, quoique les femmes, se trouvant généralement très-bien quelques jours après la fausse couche, ne veulent le plus souvent s'astreindre à aucune des précautions qu'on leur recommande. Dans ce cas l'utérus et surtout la membrane muqueuse qui revêt sa surface interne subissent des modifications profondes, d'autant plus fâcheuses qu'elles ne résultent pas d'un acte physiologique comme dans l'accouchement à terme, mais d'un véritable état morbide. Le peu de réaction qui suit cet accident prouve que quand il arrive, la nature n'étant pas préparée à se débarrasser par des crises salutaires de tout principe morbide, il n'est pas surprenant de voir persister des phlegmasies de l'utérus et de sa muqueuse d'autant plus fâcheuses et opiniâtres qu'elles se sont développées sourdement sans se manifester par des symptômes tranchés. Dans quelques cas j'ai pu suivre la métrite dès son début, presque immédiatement après l'avortement : ainsi, dans l'Observation II, l'avortement a lieu sans cause connue, la perte est médiocre, les suites sont très-simples ; quinze jours après, les douleurs se développent et on constate tous les signes d'une métrite granuleuse avec engorgement. Dans un autre cas (Obs. IX, art. *Métrorrhagie*), la grossesse suivait sa marche habituelle sans que rien indiquât un état morbide de l'utérus, lorsqu'à quatre mois et demi, à la suite d'efforts répétés pour courber des branches dans une forêt, il survint une fausse couche. La délivrance n'arriva pas de suite, il y eut une perte très-abondante pour laquelle je fus appelé : je ne perdis pas de vue cette malade qui, malgré mes recommandations, reprit les occupations de son ménage. J'avais pu, voyant la malade de temps en temps, m'assurer qu'elle n'avait pas cessé de souffrir du ventre, lorsque survint, deux mois après l'avortement, une métrorrhagie avec mouvement fébrile. A l'examen je trouvai le col volumineux, la lèvre antérieure avait la grosseur d'un demi-œuf de pigeon, entr'ouvert, enduit de mucosités visqueuses très-abondantes, enfin tous les signes d'une métrite succédant à l'avortement.

L'inflammation des organes voisins peut se communiquer par contiguïté de tissu au col de l'utérus et réciproquement, de manière à constituer une maladie nouvelle dont les symptômes utérins forment le caractère dominant. Aucune cause n'est plus fréquente sous ce rapport que la vaginite, qu'elle soit vénérienne ou simple. Cette dernière, qu'on observe quelquefois, doit surtout attirer notre attention (Obs. VIII, IX), l'autre rentrant plus particulièrement dans l'étude des maladies vénériennes dont je ne m'occupe pas ici.

Lorsqu'on observe une inflammation vaginale intense avec rougeur vive, douleur, sécrétion très-abondante de muco-pus jaune ou vert, la première pensée du médecin doit être de se méfier d'une blennorrhagie. Toutefois, comme dans quelques cas cette inflammation peut être idiopathique, il est bon de chercher à quels signes on pourra s'en assurer. Il y aura des présomptions pour penser que l'inflammation est simple, si elle se présente chez une femme d'une conduite régulière, mariée, et *dont le mari, continuant les rapports sexuels, est reconnu après un examen attentif exempt de blennorrhagie.* Dans plusieurs cas de cette espèce, les commémoratifs tendent à faire penser que l'inflammation a existé primitivement au col utérin et de là s'est propagée au vagin : lorsqu'à l'examen on constate le même état, c'est-à-dire une inflammation vive avec granulation, engorgement et sécrétion abondante du col, l'inflammation diminuant à mesure qu'on s'approche de la vulve, contrairement à ce qu'on observe d'ordinaire dans la vaginite blennorrhagique, où la vulve, la partie inférieure du vagin, la portion cutanée des grandes lèvres sont le siége d'une violente inflammation, le col étant sain, ou ne présentant qu'une légère rougeur sans sécrétion abondante.

Dans le cas d'inflammation du col avec vaginite simple, il y a rougeur intense, granulations très-nombreuses, augmentation de volume du col sans induration, douleur très-vive au toucher, à l'examen par le speculum et lors des cautérisations. Ces phénomènes sont plus aigus que dans l'inflammation du col sans propagation au vagin ; on est même disposé tout d'abord à penser que cette inflammation bien franche, bien tranchée, sera d'une curation facile. Cependant après une première modification favorable, cet état reste stationnaire et devient très-réfractaire au traitement. Une des particularités qu'on y observe le plus souvent, c'est la fréquence des récidives. (Obs. VIII.) Sous l'influence de la menstruation et souvent sans cause appréciable, une recrudescence des accidents inflammatoires vient tout remettre en question lorsqu'on croyait toucher au terme de la maladie. Toutes les causes des inflammations utérines paraissent propres à amener la forme actuelle, mais on l'observe surtout chez les femmes sanguines, vigoureuses, d'un tempérament ardent, mariées et ayant eu beaucoup d'enfants coup sur coup. (Obs. IX.) Un principe morbide intérieur m'a paru parfois en être le point de départ, principalement la scrofule, la goutte, le vice dartreux, je dirais volontiers le vice cancéreux, car j'ai observé plusieurs fois cette métro-vaginite chez des femmes qui furent plus tard affectées de cancer, non de la matrice, mais du sein.

L'action des causes locales qui tendent à développer l'inflammation de la matrice est singulièrement favorisée par l'état général, qui doit être étudié avec soin dans chaque cas. Le tempérament lymphatique est une des causes prédisposantes les plus habituelles de cette inflammation. La chlorose, qui s'allie si souvent au tempérament lymphatique, doit être rangée dans la même catégorie. On sait que les fleurs blanches sont un apanage très-habituel de ce tempérament, et on comprend de suite la corrélation intime qu'il y a entre les fleurs blanches et les engorgements utérins. Dans ce cas, les symptômes inflammatoires sont obscurs, l'aménorrhée et la dysménorrhée qu'on observe fréquemment entretiennent la stase et la congestion sanguine subinflammatoire qui constitue les engorgements lymphatiques, soit qu'ils aient pour siége l'utérus, le système ganglionnaire, le système osseux, la muqueuse nasale, oculaire, etc. J'aurai à revenir plus loin sur ce sujet, lorsqu'il s'agira du traitement, sur lequel la connaissance de la cause exercé nécessairement une grande influence, puisque alors la métrite n'est qu'une manifestation locale d'une grande importance, il est vrai, mais dominée par l'état général.

Parmi les prédispositions fréquemment observées dans les maladies utérines, il y en a une que l'on peut considérer tour à tour comme dépendant du tempérament lymphatique, des scrofules, des dartres, mais qui dans certains cas ne peut rentrer dans aucune de ces catégories. Je veux parler des personnes qui sont constituées de façon à être toujours en proie à quelque localisation morbide. Ainsi ces personnes ont eu dans leur enfance des éruptions diverses, des diarrhées fréquentes, des inflammations des yeux ; puis à l'âge de la puberté elles ont toussé, ont eu une menstruation difficile, puis, pour un temps leur santé est devenue florissante lorsque la menstruation s'est régulièrement établie ; mais le mariage a provoqué une inflammation utérine qui les a débarrassées de toutes leurs autres souffrances, tout en les laissant dans un état dont elles désirent vivement être débarrassées, et qui est caractérisé par une inflammation granuleuse ou ulcéreuse du col utérin, des fleurs blanches abondantes, souvent d'une âcreté à donner un prurit insupportable. (Obs. IV.) Si par le traitement local, notamment par les injections astringentes et les cautérisations, on supprime brusquement la sécrétion, on voit survenir des catarrhes des bronches non franchement inflammatoires, des difficultés de respirer ou bien un enchifrènement très-pénible et opiniâtre, des diarrhées, enfin les signes manifestes de la répercussion d'un flux muqueux. Puis tout à coup ces nouveaux accidents disparaissent, et on voit revenir les douleurs des lombes et la sécrétion utérine. J'ai vu ainsi, à plusieurs reprises, alterner chez la même malade ces divers états de la muqueuse des fosses nasales, des bronches, du col utérin, ce qui prouve qu'il y avait répercussion d'une sécrétion morbide d'une muqueuse à l'autre. Je dis d'une sécrétion et non d'une inflammation, car, dans certains cas, le traitement approprié ayant fait disparaître les accidents, on voit persister la sécrétion utérine sans phénomènes inflammatoires.

La constitution dartreuse, qu'il faut bien se garder de confondre avec la constitution lymphatique ou scrofuleuse, présente encore une prédisposition générale aux inflammations utérines, et les exemples sont très-nombreux dans lesquels on voit coïncider ou alterner des maladies de la peau avec des inflammations utérines plus particulièrement caractérisées par de la rougeur, des ulcérations superficielles, des granulations framboisées, sans engorgement volumineux, sans fleurs blanches abondantes, mais plutôt avec des sécrétions séro-sanguines en petite quantité, et souvent d'une âcreté toute spéciale.

Comme contraste, je signalerai de suite parmi les causes prédisposantes aux engorgements surtout aigus, inflammatoires, la constitution pléthorique dont le traitement exige des moyens presque complétement opposés à ceux de la première catégorie. Dans ces cas on voit souvent les malades, malgré un engorgement volumineux, une inflammation vive, des douleurs cruelles, conservant de l'embonpoint, du coloris, de l'appétit ; enfin, toutes les apparences d'une santé excellente qui ne s'altère que longtemps après l'apparition de la maladie utérine; tandis que, dans les cas précédents, l'altération de la santé générale a en quelque sorte précédé la manifestation locale. C'est ainsi que s'expliquent ces différences singulières qui frappent tout le monde, et qui font que de deux femmes affectées d'inflammation de la matrice, l'une conserve toutes les apparences d'une santé parfaite, tandis que l'autre, au bout de quelque temps, semble atteinte d'une maladie très-grave.

Je n'ai pas l'intention de passer en revue toutes les causes de la métrite chronique ; mais une de celles qui me paraissent mériter une sérieuse attention, c'est l'habitude trop fréquente chez beaucoup de mères de ne pas allaiter. On a considéré les femmes à la suite de couches, comme étant dans un état analogue à celui des blessés ou des personnes qui viennent de subir une grave opération. L'organe lésé est la matrice, et l'on sait que le repos d'un organe malade est la première condition de guérison. Or, l'allaitement, en déterminant l'afflux, la congestion, les sécrétions vers les seins, en fait un centre puissant de vitalité qui permet à l'utérus de rester dans un repos complet pendant le temps nécessaire à un travail réparateur. Si au contraire l'allaitement n'a pas lieu, les lochies deviennent plus abondantes, les règles reparaissent bientôt, et la matrice reprend immédiatement ses fonctions sans avoir eu le temps de relâche que lui aurait procuré la puissante diversion de l'allaitement.

Du pronostic de la métrite chronique.

La question du pronostic a une grande valeur dans la pratique pour toutes les maladies, car c'est d'après cette épreuve qu'on a l'habitude de juger le mérite du médecin. Dans les maladies de l'utérus, le pronostic tire de diverses circonstances une importance particulière. En effet, les questions de la malade et de son entourage, ne portent pas seulement sur le pronostic de la maladie telle qu'elle est actuellement, mais on s'enquiert de sa durée probable et de la possibilité de sa dégénérescence en cancer; ces divers points doivent donc être étudiés avec soin.

Toutes les inflammations chroniques, surtout lorsqu'elles ont eu un début obscur, sont très-lentes à disparaître, et c'est le cas des inflammations utérines. Le tissu de la matrice étant peu vasculaire, analogue au tissu fibreux, on conçoit que dans de semblables conditions la résolution soit très-lente. D'un autre côté, on n'a presque constamment à traiter la maladie que lorsqu'elle existe depuis longtemps; car le peu de souffrance que ressentent les malades, les malaises qu'elles éprouvent et qui s'observent fréquemment même chez les femmes en bonne santé, tels que les coliques utérines, les douleurs lombaires, les urines fréquentes, les fleurs blanches, font qu'en raison de la répugnance bien naturelle des femmes pour un examen direct, elles reculent autant qu'elles le peuvent pour parler de leurs souffrances. Lorsqu'elles s'y décident, on trouve des désordres dont la disparition n'a lieu que difficilement en raison de leur ancienneté et de la nature des tissus qui en sont le siége. Une autre cause de lenteur, c'est la nécessité d'interrompre le traitement, surtout le traitement direct pendant tout le temps de la menstruation, ce qui fait perdre une huitaine de jours par mois, plus ou moins. La menstruation n'est pas seulement fâcheuse, à cause de l'interruption du traitement, elle vient encore par elle-même contrarier la guérison. Dans le cas d'engorgement en voie de résolution, elle congestionne de nouveau l'organe, ce qui tend à ramener l'irritation inflammatoire, que l'on avait enlevée à grand'peine dans l'intervalle d'une période menstruelle à la suivante. Les granulations, les ulcérations qu'on était parvenu à modifier, à ramener à un état plus favorable ou qui commençaient à se cicatriser, sont ravivées par l'afflux du sang menstruel. On voit trop souvent ainsi des ulcères qui étaient presque guéris, acquérir leur étendue primitive après la période menstruelle, non pas immédiatement, mais dix, quinze jours après la cessation de l'écoulement sanguin, de sorte qu'on est obligé de recommencer le traitement sur de nouveaux frais, après avoir espéré et fait concevoir l'espoir d'une guérison prochaine.

Il faut donc en général préparer les malades à un traitement de plusieurs mois, et c'est pour l'ordinaire se flatter d'un vain espoir que de compter moins. Parfois, il arrive que le traitement direct par les cautérisations ne dure pas aussi longtemps, et que trois ou quatre cautérisations pratiquées dans l'intervalle d'une époque à l'autre, suffisent pour modifier les tissus et les disposer à la cicatrisation : mais dans ce cas le traitement général, le repos, les injections doivent être continués encore pendant un certain temps, sous peine de récidive presque infaillible.

La ténacité bien connue de certaines ulcérations et de certains engorgements durs fait que parfois une année entière suffit à peine pour procurer la guérison. Enfin, il ne faut pas oublier qu'il y a des cas extrêmement réfractaires sur lesquels les médications ont une action à peine appréciable, qui ne se dissipent qu'à la longue, qui s'usent en quelque sorte d'eux-mêmes ; et des cas rares il est vrai, contre lesquels la médecine est complétement impuissante, ou qui récidivent avec une désespérante facilité.

Pour l'état local, les rougeurs inflammatoires sont les moins tenaces ; les granulations simples ne le sont guère plus ; les granulations fongueuses le sont davantage ; les ulcères granuleux viennent après ; les ulcères gris, secs, ne s'accompagnant pas de fleurs blanches abondantes, offrent en général une grande ténacité. Les engorgements simples sont plus ou moins tenaces selon leur dureté. Les plus mous sont les moins réfractaires ; ceux qui sont durs et qui s'accompagnent d'une sécrétion visqueuse très-consistante, demi-transparente, sont très-difficiles à guérir ; la sécrétion visqueuse indiquée paraît jouer ici un grand rôle, car lorsqu'elle existe seule, sans engorgement utérin, mais avec ces caractères de viscosité très-prononcée, il est fort difficile de la faire disparaître. L'inflammation intense du col bien franche, bien dessinée, avec extension vers le vagin, semble d'une curation plus facile ; cependant après une modification favorable, ces inflammations restent très-souvent stationnaires et deviennent très-réfractaires au traitement.

Les ulcères qui reposent sur un engorgement dur sont très-tenaces, par le même mécanisme à l'utérus que dans les autres parties du corps. On sait que les plaies qui reposent sur un fond dur, calleux, ne se cicatrisent solidement que quand la base indurée a disparu, soit qu'on l'ait détruite par des agents directs, soit qu'on l'ait fait dissoudre par des moyens tant locaux que généraux.

Il y a encore une remarque importante à faire au point de vue du pronostic, c'est qu'on est généralement porté à attribuer une trop grande importance aux ulcérations. Je dirai à l'article du traitement ce que je pense de l'abus des caustiques ; cet abus vient en partie de ce qu'on ne voit trop souvent dans la métrite chronique que les altérations subies par la muqueuse, granulations ou ulcérations, on attaque cet état par les caustiques, et c'est souvent le moyen d'exaspérer l'inflammation au lieu de la combattre. Lors même que, dans ce cas, on est arrivé à ramener la muqueuse à l'état normal, on n'a fait que masquer le mal au lieu de le guérir. L'engorgement, cause de la plus grande partie des accidents, persiste, et si on ne se rend pas bien compte de cet état du tissu utérin, on est tout surpris et découragé de voir continuer les souffrances qu'on attribuait à tort à l'ulcération. Sans doute ramener la muqueuse à l'état normal est nécessaire, mais il ne faut pas oublier l'altération plus profonde qui fait la base de la maladie. C'est pourquoi loin de croire avoir tout fait en guérissant l'ulcération, il faut redoubler de soins, insister plus que jamais sur les moyens qui peuvent à la longue guérir l'engorgement.

Le pronostic qui vient d'être établi, relativement à la ténacité plus ou moins grande de l'inflammation utérine d'après l'état local, est subordonné à une foule de conditions indépendantes de cet état local, parmi lesquelles il faut compter, en première ligne, la constitution générale de la malade. Ainsi, les inflammations granuleuses ou ulcéreuses, liées à un vice dartreux, sont d'une grande ténacité, quoique la lésion soit d'ordinaire peu étendue et n'attaque pas profondément les tissus. La scrofule rend également le pronostic plus fâcheux et l'inflammation présente dans ce cas le désavantage d'une plaie qui est liée à ce vice de constitution. L'anémie, la débilité, le vice scorbutique sont des conditions défavorables à la guérison, mais le pronostic varie selon que la débilité est acquise ou congénitale. Si la faiblesse générale provient de la maladie utérine, si elle est survenue récemment sous l'influence de conditions diverses et qu'il soit possible d'y soustraire les malades, cette débilité, loin d'être défavorable, est souvent l'occasion d'une guérison rapide qui fait honneur au médecin; car lorsqu'on a, par les moyens convenables, rendu à la malade une constitution plus vigoureuse, on voit l'état local se modifier en quelque sorte de lui-même avec une merveilleuse facilité. Il n'en est plus ainsi, lorsqu'on a affaire à ces constitutions débiles, à ces femmes nerveuses, hypocondriaques, hystériques, sur lesquelles réagissent violemment toutes les impressions physiques ou morales. Chez ces personnes, la guérison n'est pas aisée, mais eût-on fait disparaître l'état local, on le voit récidiver avec une grande facilité, et de plus on n'a enlevé qu'une des causes de leurs nombreuses souffrances; les réactions nerveuses, tant utérines que générales, se reproduisent bientôt. Dans ce cas, du reste, il est rare que l'on ait affaire à des inflammations franches et bien décidées : ce sont des indurations douteuses, des ulcérations superficielles, des rougeurs sans granulations; souvent un état inflammatoire borné à la cavité du col, et ne se traduisant par aucune ulcération à l'orifice, de sorte que l'on est parfois embarrassé pour savoir jusqu'à quel point l'utérus contribue aux souffrances accusées par les malades. Il n'en est pas ainsi chez les femmes pléthoriques; chez elles, les granulations sont rouges et nombreuses, l'augmentation de volume est considérable, les douleurs locales et sympathiques sont franches, nettes, bien accentuées; le rapport entre l'altération utérine et son retentissement sur les organes voisins est facile à saisir. Dans ce cas, malgré des symptômes plus marqués, on a chance d'arriver à un bon résultat plus facilement et plus vite que dans les cas précédents. Enfin il faut dire que souvent l'inflammation utérine est survenue soit spontanément, soit à la suite d'accouchement, d'avortement, etc., chez des femmes d'une bonne constitution, chez lesquelles il n'existe ni vice dans le sang, ni tempérament marqué, et alors les circonstances seules de la maladie, telles que nature de la lésion, état des souffrances, durée antérieure, action des remèdes déjà employés, etc., donnent au pronostic plus ou moins de gravité.

Mais il y a, au sujet du pronostic, une question importante qui préoccupe fortement les malades, et sur laquelle les médecins eux-mêmes ne sont pas encore complétement fixés : c'est la possibilité de la dégénérescence cancéreuse. Avant l'emploi général du speculum, on ne connaissait et on ne traitait pour ainsi dire que le cancer de l'utérus, sauf les polypes. Lorsque Récamier vulgarisa l'emploi de cet instrument, de nombreux travaux furent mis au jour, et les inflammations utérines occupèrent, comme elles occupent encore aujourd'hui, une place importante dans la pathologie du sexe féminin. Les travaux modernes sur les inflammations de l'utérus coïncidèrent avec ceux de Broussais sur l'ensemble de la pathologie : on rattachait alors tout à l'inflammation, l'utérus n'échappa pas aux conséquences de cette doctrine. Les caractères particuliers des inflammations de cet organe, l'ulcération et l'induration, firent penser de suite au squirrhe et à l'ulcère cancéreux; les hémorrhagies qui compliquent si souvent les inflammations utérines furent rapprochées de celles qu'on observe dans l'ulcère cancéreux : ces mots d'ulcère, d'induration, prononcés devant les malades les disposaient à se croire atteintes d'une de ces formes graves de maladies de matrice, les seules en quelque sorte dont elles eussent entendu parler jusque-là. Les médecins eux-mêmes, sous l'influence des idées de Broussais, crurent qu'en guérissant l'inflammation chronique de l'utérus, ils mettaient les malades à l'abri d'un futur cancer. Des chirurgiens haut placés propagèrent ces idées, les exploitèrent à leur profit, il faut le dire, en s'emparant en quelque sorte de ces maladies encore peu connues, dont ils firent pour eux une spécialité, un monopole. Ceux qui s'en occupèrent après eux avaient été instruits à leur école, ils ne parlèrent d'abord et n'agirent que d'après la parole du maître, jusqu'à ce que quelques-uns, s'avisant de juger par eux-mêmes, soumirent les données cliniques au contrôle de l'expérience et de l'observation. Je ne parle pas ici de ces discussions scandaleuses où de part et d'autre on écrivait et on s'attaquait dans un but de lucre et de haine personnelle ; je parle des débats scientifiques purs.

On comprend combien cette question est grave pour le

pronostic et de quelle importance il est pour le médecin praticien de pouvoir dire à une femme affectée d'inflammation chronique de l'utérus, qu'elle n'a rien à craindre pour une dégénérescence cancéreuse; ou bien d'être obligé de mettre vis-à-vis l'entourage des réserves inquiétantes à ce sujet.

Si l'on consulte les auteurs qui ont soutenu l'opinion de la dégénérescence fréquente de l'inflammation utérine chronique en cancer, on remarque qu'ils s'appuient principalement sur les cas observés par eux, dans lesquels la lésion avait les apparences cancéreuses à leur avis, et où à l'aide d'un traitement convenable ils ont guéri les malades, s'applaudissant de les avoir préservées d'une dégénérescence contre laquelle l'art aurait été impuissant plus tard. Ce traitement a principalement consisté en émissions sanguines locales et générales, cautérisations, injections, repos, ciguë, iode, et tout le cortége des remèdes dits fondants. Or, on est frappé des nombreuses guérisons obtenues par ces médecins, dans des affections qui, observées ailleurs, sont reconnues comme le plus souvent incurables, non-seulement avec l'emploi des moyens qui ont si bien réussi pour l'utérus, mais encore aidés de l'extirpation complète du tissu morbide, comme on le fait au sein et comme on ne peut le faire à l'utérus. Il en résulterait donc, pour ne comparer que deux organes l'un à l'autre, que la maladie cancéreuse à l'utérus serait d'un pronostic moins grave qu'à la glande mammaire. Cependant, le cancer confirmé du premier de ces organes est certainement parmi les plus graves et les plus réfractaires qu'on puisse observer; et cette immunité de la maladie à son début doit nous trouver très-réservés.

Si l'on voyait des inflammations utérines simples attaquées par les moyens les plus rationnels persister et dégénérer en cancer sous les yeux du médecin, alors la corrélation entre ces deux états morbides serait jusqu'à un certain point établie, et l'on devrait redouter cette dégénérescence toutes les fois qu'on aurait à s'occuper de l'inflammation de cet organe, sans avoir toutefois la prétention de guérir dans ce cas un cancer au début, pas plus ici que dans les dégénérescences des autres organes où l'on sait combien cela est rare, mais je parle au point de vue du pronostic. Or, un seul cas bien observé d'inflammation utérine chronique dégénérant en cancer sous les yeux du médecin, et malgré le traitement le plus rationnel, prouverait plus pour la possibilité de cette dégénérescence, que des centaines de guérisons. C'est ce que ces auteurs ne nous offrent pas, et on peut dire que les faits qu'ils citent ne prouvent rien pour avoir voulu trop prouver. M. Duparcque donne bien quelques faits d'inflammations utérines simples négligées, qui plus tard ont présenté à son observation des cas de cancer confirmé. Mais encore cet auteur semble attribuer la dégénérescence à la négligence des malades, et laisse à entendre qu'un traitement convenable aurait empêché ce funeste résultat : en un mot, il ne cite pas de cas qui dégénère malgré le traitement, comme cela s'observe si souvent dans le cancer des autres organes.

Les inflammations chroniques de l'utérus ne se comportent pas non plus comme le cancer, elles ont lieu beaucoup plus souvent chez les femmes jeunes qu'à toute autre époque de la vie, tandis que le cancer se présente, comme on sait, le plus souvent vers l'âge de quarante ans et au delà. On dira que le germe existe depuis longtemps sous forme d'inflammation d'apparence bénigne, que si on enlève cette inflammation, on soustrait la malade à la chance d'une dégénérescence, et que si on ne le fait pas, le vice cancéreux se développe lorsque la malade se trouve dans les conditions d'âge, de chronicité favorable à sa manifestation. Mais ce n'est pas de cette façon que se comporte le cancer dans les autres organes : une fois qu'il se manifeste, il ne recule plus et il parcourt ses périodes d'une manière en quelque sorte inflexible, avec des temps d'arrêt plus ou moins longs.

L'exemple remarquable de cancer cité plus loin (*Métror-*

rhag., (Obs. XII) semble en contradiction avec quelques-unes des assertions précédentes, surtout au point de vue de l'âge, puisque cette intéressante malade a succombé à l'âge de vingt-cinq ans. Cependant je le citerai à l'appui de ma thèse, car malgré l'âge de la malade, malgré son coloris, son embonpoint, malgré des doutes généralement exprimés, je n'hésitai pas à porter un pronostic funeste, parce que la maladie avait éclaté inopinément, et ne présentait aucun des caractères locaux propres aux phlegmasies utérines simples. Si donc ici je n'ai pas hésité à diagnostiquer d'emblée un cancer, c'est que, malgré la jeunesse de la malade, les signes au début étaient ceux d'un cancer et non d'une phlegmasie simple : l'une n'avait donc pas succédé à l'autre.

Cette dégénérescence est-elle impossible? Je ne le prétends pas d'une manière absolue, mais je la crois excessivement rare et je ne l'ai jamais observée. D'un autre côté, une femme qui aura plus tard, vers l'âge du retour, un cancer utérin, n'a pas par cela même une immunité contre les phlegmasies utérines simples pendant la période menstruelle ; mais la question pour le praticien est de savoir si, étant donnée une femme atteinte de phlegmasie utérine chronique, sans vice cancéreux dans les ascendants, on doit faire entrer en ligne de compte pour le pronostic, la possibilité d'une dégénérescence cancéreuse. D'après les motifs invoqués plus haut, je pense que non.

Traitement de la métrite chronique.

De la médication antiphlogistique. — Obs. I, II, IV, V.

La saignée du bras occupe ici le premier rang, mais elle peut être pratiquée de plusieurs manières. Chez une personne forte, vigoureuse, sanguine, une ou plusieurs larges saignées du bras sont souvent utiles. S'il y a suppression ou diminution très-notable des menstrues, la saignée du pied est généralement plus efficace comme dérivative et emménagogue. Lorsque les phénomènes de réaction inflammatoire sont moins marqués, on a retiré des effets si satisfaisants de petites saignées du bras d'une palette environ, répétées tous les mois après l'époque menstruelle, que Lisfranc en avait fait la base de son traitement dans l'immense majorité des cas. Ces petites saignées trouvent également leur indication chez les personnes dont la constitution a été affaiblie par la longueur de la maladie, surtout lorsqu'elles ont des couleurs fouettées, la peau sèche et brûlante, de l'agitation, de l'insomnie, des chaleurs âcres de la vulve, du ventre et des lombes, des bouffées de chaleur à la tête, des urines âcres et chaudes, enfin cet ensemble qui indique un véritable état inflammatoire du sang.

Les saignées locales ont pour but de remédier à une souffrance locale; ainsi on les applique avec succès sur les lombes lorsqu'il existe dans cette région des battements, une douleur sourde et pesante, un lumbago avec sentiment de pression, de constriction pénible, impossibilité de se redresser : symptômes qui indiquent une congestion rachidienne, et qu'une application de sangsues ou de ventouses scarifiées fait quelquefois disparaître très-rapidement. (Obs. V.) On les applique également sur le bas-ventre, au niveau de l'une ou de l'autre région ovarique, lorsqu'il existe des douleurs fixes et pénibles; enfin on en a usé avec succès sur le col utérin, lorsqu'on constate l'existence d'une congestion inflammatoire très-prononcée sur cet organe, et ce moyen, quoique incommode, a rendu souvent de grands services.

Très-souvent on observe un état de faiblesse générale joint à ces congestions locales : il y a état phlegmasique et irritabilité excessive. Si on enlève du sang on soulage momentanément, mais on débilite davantage, et l'irritabilité étant augmentée par la faiblesse, on se trouve dans l'impossibilité d'employer les émissions sanguines générales et même locales, sous peine de voir pour un mieux momentané persister et s'aggraver l'état nerveux. Alors on est obligé de se borner aux moyens antiphlogistiques autres que la saignée, qui trouvent aussi leur indication concurremment avec les émissions sanguines lorsqu'on croit devoir employer ces dernières.

Ces moyens sont : les bains, les injections, les cataplasmes émollients, les lavements de même nature, les boissons rafraîchissantes, les ventouses sèches comme révulsives, le régime, le repos.

Les bains doivent être donnés aussi peu chauds que possible : je ne parle pas des bains frais ou froids qui rentrent dans la médication tonique. Certaines personnes ne peuvent rester une heure entière dans l'eau à 28 ou 30 degrés centigr. sans éprouver au bout de quelque temps un frisson très-pénible, qui détruit tout le bénéfice du bain. Ce sont en général des personnes délicates ou déjà affaiblies par la maladie, dont l'organisme ne réagit pas suffisamment pour maintenir le corps à une température supérieure à l'eau : elles entrent en équilibre de température avec l'eau du bain, et lorsqu'elles sont arrivées à cet équilibre qui est au-dessous de la chaleur normale du corps humain, elles ont le frisson. Si on élève la température du bain, il nuit et affaiblit par sa grande chaleur. Je préfère alors diminuer la durée de l'immersion et faire retirer les malades avant l'arrivée du frisson : de cette façon le bain ne devra durer chez certaines personnes que vingt minutes ou une demi-heure.

Les bains d'eau simple affaiblissent à la longue, et lorsqu'on en fait prendre une série, il faut chercher à les rendre fortifiants. Le bain d'eau de son est émollient seulement ; le bain de gélatine est émollient et tonique ; le bain avec les plantes aromatiques est tonique, mais je me sers très-volontiers du bain alcalin contenant 500 grammes de carbonate de soude cristallisé qui est antiphlogistique et tonique, en même temps qu'il calme les douleurs et provoque l'appétit. Très-souvent alors je fais faire des injections avec l'eau du bain. Quelques personnes ne peuvent supporter cette dose de sel de soude sans éprouver une vive irritation à la peau ; je fais alors diminuer la dose de moitié ou bien suivant l'indication je fais ajouter de la gélatine ou de l'amidon. Chez un grand nombre de femmes, le bain alcalin provoque une cuisson douloureuse aux mamelons : dans ce cas, une serviette maintenue autour des seins fait disparaître la douleur ou la rend très-supportable. Quant au nombre de bains, tout dépend de la malade, de la saison, de la manière dont ils sont supportés; en général j'en fais prendre tous les jours dans la belle saison et plus rarement pendant l'hiver. Chez plusieurs personnes je me suis bien trouvé d'une série de bains pris tous les jours pendant une heure ou deux, absolument comme on les prend dans les établissements d'eaux minérales.

Les injections émollientes sont un des moyens les plus utiles dans la métrite chronique. Elles le sont d'autant plus que la métrite est bornée à l'extérieur du col et à la muqueuse vaginale voisine. Elles réussiront surtout lorsqu'on aura affaire à des granulations et à des ulcérations franchement inflammatoires du museau de tanche avec sécrétion muco-purulente. Elles sont encore utiles mais moins efficaces lorsqu'il y a un simple engorgement sans ulcération. Si la maladie est bornée à la cavité du col sans aucune lésion au museau de tanche, comme cela a lieu assez souvent, elles n'ont d'autre effet que de soustraire la muqueuse vaginale au contact des sécrétions utérines ; cependant elles agissent encore avec succès comme bain local et parce qu'elles entraînent les sécrétions plus ou moins âcres dont le séjour dans le vagin est une cause nouvelle d'irritation.

Les injections émollientes habituellement employées sont composées de décoction de racine de guimauve, de graine de lin, de lait coupé ; on y joint souvent des narcotiques, comme une décoction de coques de pavots, de morelle, de belladone, du laudanum, etc. Un point capital pour les injections, c'est le mode d'administration. La plupart des femmes les font debout ou assises sur le vase employé d'ordinaire à cet usage. Pratiquées ainsi elles sont inutiles et ne pénètrent qu'à peine dans le vagin, jamais ou presque jamais jusqu'au col. Les malades résistent fortement lorsqu'on leur parle d'un autre mode d'administration; il est certain qu'un grand nombre ne suivent pas les prescriptions faites à ce sujet, mais j'ai l'habitude de dire que si elles ne veulent pas se conformer à ce que je leur demande, je les engage à n'en point faire du tout, parce que faites étant debout ou assises elles ne servent à rien, et de plus elles ont l'inconvénient de jeter sur ce moyen en lui-même, une défaveur qui ne doit peser que sur le mode d'administration. Il faut que les injections soient prises la malade étant couchée sur un lit, un canapé, à terre, sur un tapis ou un matelas, les jambes fléchies, le bassin un peu haut, un vase plat étant placé de manière à recevoir le liquide qui retombe. Il est presque toujours possible aux femmes de conserver une petite partie de l'injection ; pour cela il faut que les dernières portions soient poussées doucement, la canule retirée avec précaution, la femme rapprochant les genoux en faisant le moins de mouvement possible. Lorsqu'on parle aux malades de conserver du liquide, elles ne manquent pas de se récrier et de dire que cela est impossible; mais il faut tenir bon, leur affirmer qu'elles y arriveront avec un peu d'habitude, et la plupart finissent par obtenir le résultat demandé que je considère comme important. Les injections émollientes doivent être faites une ou deux fois par jour selon les cas; la quantité varie de un demi-litre à un ou deux litres; elles sont employées tièdes ou chaudes; je les préfère généralement chaudes.

Les lavements émollients sont presque indispensables dans les inflammations utérines en raison de la constipation qu'on y observe presque constamment. On les compose de la même manière que les injections; on les rend laxatifs dans certains cas, au moyen de l'huile émulsionnée avec un jaune d'œuf, du miel, de la décoction de mercuriale fraîche, laxatif très-doux et assez sûr dont j'use fréquemment en été et en automne. On les rend calmants au moyen de douze à quinze gouttes de laudanum.

Un point très-important au point de vue du traitement antiphlogistique, c'est le régime. La diète n'est que bien rarement indiquée, à moins d'inflammation aiguë momentanée ou dans le cas d'inappétence complète, ce qu'on observe quelquefois. Je ne parle pas de la dyspepsie qui complique si souvent la métrite chronique et qui présente les indications générales propres à cette complication. J'ai surtout en vue le régime qui convient comme adjuvant des antiphlogistiques et qui doit porter bien plus sur la qualité que sur la quantité des aliments. Or lorsque les malades éprouvent une inflammation aiguë ou subaiguë de l'utérus avec sécrétion de muco-pus, surtout lorsqu'il existe en même temps un état inflammatoire général, caractérisé par des douleurs aux lombes et au bas-ventre, des gonflements abdominaux momentanés, une gastralgie subinflammatoire avec langue blanche, piqueté rouge au pourtour, bouche amère, soif vive, éructations nidoreuses, appétit diminué ou capricieux, douleur et distension de l'épigastre, constipation opiniâtre, selles dures, noires ou couvertes de mucus, ténesme rectal, hémorrhoïdes fluantes ayant coïncidé avec la maladie utérine, coloration vineuse des pommettes, peau brûlante, moiteur habituelle des mains, sommeil agité, urines rouges et troubles rendues en petite quantité avec des cuissons et de l'ardeur, il n'est pas douteux qu'un régime tonique et composé de viandes rôties et de vin fort serait contre-indiqué. Il en est de même lorsqu'on a lieu de soupçonner un vice général du sang, surtout lorsqu'il y a un principe dartreux qui se manifeste ou s'est manifesté par des éruptions cutanées. Alors malgré l'apparence de débilité générale, malgré le fond jaune de la peau, la maigreur des malades, il ne faut pas hésiter à conseiller les viandes blanches, le pain additionné d'un quart de son qui a pour effet habituel de faire cesser la constipation, les légumes frais en grande quantité, les juliennes, la salade; souvent même le régime lacté et le petit-lait. On interdit le gibier, les viandes faites, les salaisons, les épices, le vin. Je n'hésite pas dans ce cas à mettre les malades à l'eau pure, et sous l'influence de ce régime, les accidents inflammatoires se dissipent, le sommeil devient plus calme, les urines reprennent leur limpidité et leur abondance en même temps qu'elles sont rendues sans douleur; les digestions deviennent plus faciles, la soif moins vive, la constipation moins opiniâtre avec cessation d'ardeur brûlante au passage; la peau reprend de la souplesse au lieu d'être sèche et écailleuse. Enfin toutes les sécrétions, cutanée, intestinale, urinaire, deviennent plus abondantes et moins âcres. Celle de l'utérus prend le même caractère; on voit les surfaces ulcérées au lieu d'être rouges, sèches, saignantes, devenir roses et sécréter des liquides plus abondants et d'une nature plus louable, au lieu d'offrir des sécrétions dont l'âcreté entretenait les excoriations, l'inflammation vaginale et surtout celle de la vulve. J'ai souvent remarqué que le sang, chez les femmes qui se trouvent dans les conditions indiquées plus haut, coulait dans les veines et au moment de la saignée avec une extrême lenteur; il était d'un rouge très-foncé, le caillot restait noir, entouré d'un liquide jaunâtre, visqueux, dans lequel il se délayait avec facilité. Tout indiquait une hématose incomplète, un excès des éléments carbonés avec défibrination; et à la suite du régime rafraîchissant, le sang coulait plus vite lors de la saignée, était moins noir et se séparait plus nettement en sérosité citrine et caillot résistant.

Quoique le repos ne fasse pas précisément partie de la médication antiphlogistique, je crois devoir en parler ici attendu que mon but n'est pas de tracer le traitement méthodique de la métrite, mais de dire ce que j'ai observé de quelques médications en particulier. Il est facile de s'assurer que l'exercice, la station debout prolongée, l'action de lever les bras, de porter des fardeaux, surtout de les soulever comme on le fait lorsqu'on prend un enfant dans les bras, aggravent les souffrances. Aussi une des grandes difficultés du traitement consiste à empêcher les femmes de vaquer aux soins d'un ménage, d'un commerce, de faire des courses, des visites, de satisfaire aux nombreuses obligations sociales dont elles ne veulent pas se dispenser, et que l'ennui de l'inaction où on les tient leur fait rechercher avec plus d'ardeur. On ne saurait donc trop insister sur ce point, et on peut être sûr que dans l'immense majorité des cas on n'obtiendra pas ce repos dans la mesure prescrite. Peut-être a-t-on dans ces derniers temps exigé le repos avec un rigorisme au moins inutile. Ainsi de petites promenades à pied, en voiture, un peu d'exercice dans la maison en évitant de rester longtemps debout sans marcher sont souvent utiles. Je fais sous ce rapport tout ce que je puis pour éviter un repos absolu, interrogeant les malades avec soin et les engageant à bien observer ce qu'elles éprouvent, afin de s'assurer s'il faut faire moins ou si l'on peut accorder davantage. Je ne pense pas que le médecin doive demander plus pour avoir moins, parce que, quand on croit pouvoir ne pas faire tout ce que le médecin prescrit, il n'y a plus de limites aux infractions que l'on se permet. Lorsqu'on demande aux malades juste ce qu'on doit demander et qu'on peut leur faire comprendre qu'il est de leur intérêt de suivre les prescriptions, elles les exécutent plus facilement. Une fois persuadées que, si on insiste sur une particularité du traitement, c'est qu'on la croit nécessaire et qu'on n'agit pas par suite d'une exigence méticuleuse, on en obtient plus que par une sévérité excessive. Une autre prescription qui doit être aussi absolue que possible, c'est la cessation des rapports sexuels; on comprend que le repos de l'organe malade et l'éloignement de tout ce qui stimule ou irrite doit être expressément recommandé.

De la médication tonique et astringente.

Cette médication est utile dans un grand nombre de cas, mais il faut se garder d'être trop exclusif dans son emploi. Il y a des personnes qui avec une inflammation utérine présentent l'ensemble d'une constitution anémique, chlorotique, dont le sang est décoloré, les tissus blafards avec prédominance du système lymphatique, sans aucun mélange de tempérament sanguin, sans indice de cette réaction inflammatoire signalée plus haut. Chez d'autres, la maladie a amené cet état d'anémie, ou bien après que l'orgasme inflammatoire a été apaisé par le traitement antiphlogistique, l'état tant local que général reste stationnaire. Chez les unes et chez les autres on observe souvent une lésion utérine avec phénomènes inflammatoires obscurs ; ainsi il y a engorgement blanchâtre, induration sans trace d'inflammation du col, sécrétion abondante, laxité des organes génitaux, enfin les signes d'une atonie complète. On observe en même temps des névralgies diverses, des gastralgies, des phénomènes nerveux variés qui viennent compliquer et exaspérer la maladie locale. Il est évident qu'alors on doit recourir à d'autres agents qu'aux débilitants et aux antiphlogistiques. C'est dans ces cas que les toniques produisent souvent des résultats remarquables ; sous leur influence l'estomac fonctionne mieux, l'appétit renaît, l'embonpoint et les couleurs reviennent, la menstruation se régularise, les fleurs blanches diminuent, les névralgies cessent de tourmenter les malades, les ulcérations de l'utérus prennent un meilleur aspect et les engorgements entretenus par l'atonie se résolvent.

Parmi les toniques propres à amener ce résultat on doit compter au premier rang le fer, qui, comme on sait, joue un grand rôle dans toutes les affections du sexe féminin dépendantes de l'utérus. Cependant le praticien doit se tenir en garde contre l'usage banal de cet excellent médicament ; et dans les phlegmasies utérines, s'il est fort utile lorsqu'il est employé avec discernement, il peut être nuisible comme j'ai eu fréquemment l'occasion de m'en assurer. Ainsi j'ai observé à plusieurs reprises des malades dans des conditions de pâleur, d'anémie qui paraissaient une indication à l'emploi des ferrugineux, et ce médicament amenait une recrudescence manifeste dans les douleurs des lombes et du ventre, un sentiment d'ardeur, de tension dans les organes génitaux, en même temps de l'agitation, une insomnie pénible ou un sommeil troublé par des rêves, une constipation opiniâtre, la peau brûlante, des urines ardentes et troubles; accidents qui cessaient par la suppression des ferrugineux et qui reparaissaient lors de leur administration. J'ai dû ainsi plusieurs fois renoncer à m'en servir, et les malades eux-mêmes s'apercevaient très-bien de la différence de leur état dans l'un et l'autre cas. Ces contre-indications à l'emploi des ferrugineux sont certainement beaucoup plus fréquentes qu'on ne le croit généralement. La forme la plus habituelle sous laquelle je les administre est celle de pilules de limaille ou de carbonate de fer combiné à l'extrait alcoolique de quinquina; j'y ajoute de l'assa fœtida, de la rhubarbe ou de l'aloès pour prévenir la constipation. Je me sers aussi du vin chalybé du Codex, forme très-utile et qui n'offre pas si souvent les inconvénients signalés plus haut. Lorsque ces formes répugnent, je prescris un gramme de citrate de fer dans un litre d'eau à prendre avec du vin. J'ai employé plusieurs fois avec succès les pilules de Fuller, composées de ferrugineux, d'antispasmodiques et de purgatifs; mais dans beaucoup de cas, l'effet purgatif se produit avec une ou deux pilules, ce qui ne permet pas d'user de doses suffisantes; chez certaines malades, j'ai pu en faire prendre jusqu'à huit, en augmentant graduellement, sans effet purgatif notable et j'en ai obtenu de bons effets. Levret les vante beaucoup dans le traitement des engorgements de l'utérus. Dans certains cas, employées à faible dose et de temps en temps, elles sont utiles pour empêcher la constipation.

Les autres agents de la médication tonique, eaux minérales ferrugineuses, quinquina, colombo, gentiane, petite centaurée, mille-feuilles, sous forme de poudre, de vin, d'extrait, de tisane, rendent également de grands services. Après le traitement antiphlogistique, lorsque je craignais d'irriter et que je voulais fortifier, je me servais avec avantage du sirop d'écorce d'oranges amères, à la dose d'une cuillerée à bouche, une heure avant chaque repas, et ce moyen fort anodin n'est certainement pas à dédaigner. Lorsque les vins de gentiane ou de quinquina étaient supportés difficilement, j'ai pu les administrer avec succès en les faisant prendre après le potage, en guise de madère.

Parmi les injections toniques et astringentes que l'on substitue aux émollients lorsque l'état inflammatoire a diminué, celles dont j'ai retiré les meilleurs effets sont : la décoction de feuilles de noyer, de roses de Provins, de coloquinte (on en met huit grammes pour un litre d'eau et on fait bouillir pendant une heure), de bistorte, d'aigremoine, d'écorce de chêne, de tanin, de lierre terrestre; que l'on emploie le plus souvent froides et qui doivent être continuées pendant longtemps après que tout symptôme morbide a cessé, si on veut en empêcher le retour.

Je préfère, en général, les astringents végétaux pris parmi les précédents aux astringents minéraux qui sont parfois trop énergiques. Lorsque les premiers ont échoué et que je ne redoute pas la suppression trop brusque de la sécrétion utérine, je recours aux seconds parmi lesquels l'alun occupe le premier rang. La dose ordinaire est de quatre grammes par litre d'eau froide. Le sulfate de zinc s'emploie à la même dose ainsi que l'acétate de plomb. Ces injections sont quelquefois suivies d'une irritation vive à la vulve avec démangeaison; leur suspension pendant trois ou quatre jours, l'emploi des émollients ou d'une injection d'eau de cerfeuil font bientôt justice de ces accidents et permettent de reprendre la médication. On se sert aussi avec succès d'injections d'eau froide comme tonique, d'injections chlorurées lorsqu'il y a écoulement fétide ou ulcère sanieux, même dans les cas d'inflammation simple avec sécrétion rebelle : on met vingt grammes de chlorure de soude (liqueur de Labarraque) pour cinq cents grammes d'eau ; on peut aller jusqu'à cinquante grammes.

Les anciens, tout en méconnaissant d'ordinaire la nature inflammatoire de la maladie et en rapportant à la suffocation, aux mouvements de l'utérus les accidents qu'ils observaient, n'avaient pas pour cela négligé l'emploi des injections. On peut lire dans Ambroise Paré (1), parmi les moyens préconisés contre la suffocation de la matrice, l'indication des injections dans le siége et la matrice. Elles se composaient d'armoise, de lavande, de pouillot, de camomille, de mélilot, c'est-à-dire des toniques antispasmodiques, et peut-être ferait-on bien d'y revenir plus souvent. Le même auteur conseille également les lavements composés de feuilles d'absinthe, de sauge, d'armoise, d'origan, les semences de rue, de cumin, les fleurs de petite centaurée. Depuis longtemps j'use avec avantage de lavements analogues dans les affections atoniques de la matrice et du tube digestif : je me sers habituellement du mélange que conseille fortement Hufeland, sous le nom de lavements de Kampf, et dont on retrouve la trace avec des variantes dans de nombreux auteurs ; voici le mode auquel je me suis arrêté : on prend parties égales de fleurs de camomille, de feuilles de chicorée et de sommités de mille-feuilles ; on fait bouillir une forte poignée du mélange dans un litre d'eau, jusqu'à réduction à moitié ; on passe avec expression. Ce lavement doit être gardé : c'est pourquoi on ne le prend qu'après l'administration et l'expulsion d'un lavement simple.

L'emploi topique des remèdes au moyen des injections

(1) *Œuvres complètes*, édition Malgaigne, Paris 1840, *de la Génération*, livre XXIV, chap. LVII.

n'est pas toujours suffisamment efficace, les caustiques peuvent être mal supportés comme nous le verrons plus loin. Dans ce cas, je me suis servi avec succès du tamponnement préconisé par MM. Ricord et Trousseau, surtout dans les cas rebelles d'inflammation du vagin et du col. Je l'emploie en cerf-volant, c'est-à-dire composé d'une série de tampons de ouate, ou mieux de charpie, noués entre eux comme la queue d'un cerf-volant. J'ai imprégné ces tampons de solutions astringentes de nitrate d'argent et de sulfate de zinc, mais quelques accidents tels que coliques utérines, ballonnement momentané du ventre, nausées, m'ont fait craindre une certaine pénétration du liquide du côté de l'utérus et des trompes, et actuellement je me sers plus volontiers d'une poudre composée d'alun, de sucre et d'iris; ou de sulfate de zinc, ou de calomel et de sucre, dont on saupoudre les tampons, et qu'on retire au bout de quelques heures. Ce moyen a un inconvénient, c'est de nécessiter l'emploi répété du speculum : j'ai quelquefois fait précéder ce tamponnement d'insufflations faites au moyen d'un petit soufflet chargé de la même poudre et qu'on trouve facilement dans le commerce pour insuffler les poudres insecticides.

Des médications altérante, alcaline et dépurative.

Je réunis sous ce titre divers agents dont l'action présente une certaine analogie entre eux et dont l'indication se présente assez fréquemment dans la maladie qui nous occupe.

Au premier rang se trouve l'iode par l'importance de son action, par son introduction relativement récente dans la thérapeutique, par les nombreux travaux dont il a été l'objet. J'ai employé ce médicament surtout sous forme d'iodure de potassium en solution étendue, à la dose d'un gramme ou deux dans un grand nombre de cas, mais je ne parlerai ici que des faits dont je possède l'observation détaillée. On voit que dans deux cas (Obs. IV et VI), l'iodure de potassium a été mal supporté, il a déterminé de l'irritation à la gorge, aux narines, avec douleur à la déglutition, des pincements d'estomac, perte d'appétit, sentiment de malaise général, et après quelques essais il a fallu y renoncer. Dans l'Observation VII, il a été parfaitement supporté et la malade a guéri rapidement.

En relisant attentivement les observations que je possède d'ailleurs, je trouve que, dans deux cas, l'iodure de potassium a été mal supporté, et on a été obligé de le suspendre. Une fois il a été bien supporté et la guérison a été rapide; une autre fois, quoique pris avec exactitude, il n'a paru produire aucun effet sur la maladie. Dans plusieurs cas, il n'a pas été employé avec assez de suite pour qu'on puisse en tirer des conclusions. On peut consulter aussi comme complément ce que j'en dis à propos de la névralgie lombaire, soit seule, soit liée à la métrite chronique; on verra que j'en ai retiré parfois de bons effets, surtout pour apaiser la complication névralgique. En résumé, lorsqu'il n'y avait ni état pléthorique, ni anémie prononcée, auquel cas le traitement antiphlogistique et le traitement tonique sont mieux indiqués, l'iode et l'iodure de potassium ont été parfois mal supportés, et on a dû renoncer à leur emploi; dans d'autres cas, l'effet a été manifestement nul, dans quelques-uns, la maladie a suivi une marche satisfaisante, mais en présence de la lenteur de l'action de l'iodure de potassium, et en raison de l'emploi simultané d'autres agents locaux et généraux, on ne peut se dissimuler qu'il est difficile d'apprécier la part qu'il a eue à la guérison. Cette question demande donc encore de nouvelles recherches.

Les alcalins ont une action analogue à celle de l'iodure de potassium, ils modifient d'une manière lente l'état des liquides et des solides, et rentrent ainsi dans la médication altérante. Je les ai employés dans un certain nombre de cas sous forme de savon médicinal, de magnésie, de bi-carbonate de soude et de potasse, de bains alcalins, etc. Les résultats que j'en ai obtenus ont de l'analogie avec ceux de la médication iodée, sauf que les alcalins sont mieux supportés. Je les crois appelés à rendre des services: des auteurs recommandables les ont préconisés depuis longtemps comme résolutifs des engorgements, et les données de la chimie moderne leur accordent un grand rôle dans l'économie. Ainsi Levret (1) fit lecture à l'Académie des sciences d'un long mémoire sur un moyen qu'il donne comme un dissolvant de la lymphe épaissie et qui a pour base le sel fixe de tartre (sous-carbonate de potasse) et pour véhicule l'eau de pluie distillée : il le considère comme un dissolvant très-actif des engorgements lymphatiques, il émettait même l'espoir de résoudre par son moyen les tumeurs cancéreuses et le considérait comme très-nuisible chez les scorbutiques. Mascagni parle avec les plus grands éloges du carbonate de potasse comme résolutif dans la pneumonie. La teinture de gentiane additionnée de carbonate de soude prend le nom d'élixir antiscrofuleux de Pérylhe, etc. La chimie organique nous démontre le rôle très-important que jouent les alcalins dans l'organisme. Ils sont absolument indispensables à l'assimilation des aliments : ce sont les médiateurs des fonctions organiques par lesquels les aliments plastiques comme les aliments de respiration sont rendus aptes à entretenir la vie. Toutes les matières éminemment nutritives contiennent des alcalis dans les mêmes proportions que le sang, lequel offre chez tous les animaux une réaction alcaline due à la présence d'un alcali libre, incombustible. Tous les animaux nourris d'aliments qui ne contiennent pas la quantité d'alcali nécessaire à la formation du sang meurent d'inanition (2). C'est l'alcali libre qui maintient à l'état liquide les parties essentielles du sang ; l'extrême facilité avec laquelle le sang se meut dans les vaisseaux les plus tenus, il la doit à ce que les parois de ces vaisseaux sont fort peu per-

(1) *Mercure de France*, août 1744.
(2) Liébig, *Trente-quatrième Lettre sur la chimie.*

méables au liquide alcalin. Plus le sang contient d'alcali, plus aussi s'élève le point auquel l'albumine se coagule. C'est encore à l'alcali que le sang doit la propriété de dissoudre les oxydes de fer qui font partie de sa matière colorante, de manière à donner avec eux des liqueurs entièrement limpides (1). Lorsqu'on réfléchit à ce rôle des alcalis dans l'économie, lorsqu'on connaît l'importance de ces agents pour faire circuler le sang dans les capillaires sanguins et lymphatiques les plus déliés, et que l'obstruction existe dans un organe comme l'utérus où le sang circule si difficilement, on ne peut s'empêcher de considérer cette médication comme pouvant rendre de grands services dans la maladie qui nous occupe. Cette médication favorise en outre la sécrétion de l'urine, a une action souvent favorable sur la digestion, sur la composition du chyle, sur l'assimilation des sels de fer. Tout indique donc qu'on ne doit pas la négliger dans le traitement de la métrite chronique, surtout lorsqu'elle est liée à une constitution lymphatique ou à la scrofule.

Le soufre peut aussi rendre de grands services, surtout lorsqu'il y a complication d'un principe dartreux. Combiné à la magnésie hydratée ou à la crème de tartre, à la dose de quatre grammes du mélange tous les matins, il entretient assez facilement le ventre libre sans coliques ni purgation. Dans quelques cas il existe à l'utérus un état congestif, comme variqueux, ayant de l'analogie avec l'état hémorrhoïdal de l'anus ou de la vessie : le soufre rend alors le même service que dans les hémorrhoïdes anales, il diminue la congestion en activant la circulation du sang veineux du bassin, et agit probablement d'abord sur le système de la veine porte et sur le foie dont il stimule les fonctions.

A ces moyens on joint les tisanes dépuratives de saponaire, de bardane, etc. J'ai cru m'être parfois bien trouvé des pilules de ciguë, des narcotiques, de la belladone, de la

(1) Liébig, *Lettres sur la chimie.*

gomme ammoniaque, des mercuriaux, des purgatifs, mais je n'ai rien d'assez particulier à dire sur ces agents pour y insister.

Des cautérisations.

Avant d'aborder l'étude des cautérisations proprement dites, il y a une question préalable généralement trop négligée que je veux traiter, c'est celle de leur opportunité. Depuis qu'on s'occupe des maladies de l'utérus, sauf les cas qui sont considérés comme des déplacements, l'application du speculum et les cautérisations ont marché de front, de sorte qu'il semble que ces deux opérations soient similaires, et les discussions roulent le plus souvent non sur l'utilité de la cautérisation, mais sur l'agent avec lequel elle sera pratiquée. Je crois devoir m'élever contre cette pratique trop générale, et après avoir cherché à signaler l'abus je m'occuperai de l'usage.

Appliquer, comme on le fait, la cautérisation à toutes ou presque toutes les inflammations utérines est une pratique très-générale qui ne s'explique ni par les succès obtenus ni par l'analogie avec ce qui se fait pour les autres parties du corps. Les inflammations de l'utérus consistent principalement en granulations, ulcérations et engorgements : raisonnant d'après ce qui se passe ailleurs, si des plaies grisâtres et avec bourgeons exubérants sont modifiées avantageusement par les caustiques, il est bien reconnu que ce moyen appliqué d'une manière banale produirait des effets souvent fâcheux. Aucun chirurgien n'emploie pour les plaies extérieures ou pour les inflammations granuleuses, les caustiques avec la libéralité dont on use pour le même état siégeant à l'utérus. Cette critique est encore bien plus justifiée lorsqu'il s'agit d'un engorgement simple sans ulcérations ni granulations, comme cela arrive si souvent. Sans doute dans ce cas, des caustiques énergiques, tels que la potasse solidifiée ou le cautère actuel, peuvent, en modifiant puissamment les tissus, changer la nature de l'engorgement et hâter la résolution; mais cette pratique généralisée, comme on le fait actuellement, n'est certainement pas logique; outre qu'elle n'est pas justifiée par la théorie des engorgements en général, elle peut substituer, comme on l'observe assez souvent, une inflammation ulcéreuse à un engorgement, et ajouter aux difficultés de la guérison au lieu de la favoriser. Si donc on prend la peine de juger par analogie avec ce qui se passe dans d'autres parties du corps, on n'hésitera pas à conclure que le traitement banal des ulcérations, des granulations et des engorgements de l'utérus par l'emploi répété des caustiques, ne se justifie pas par les règles du traitement des affections similaires dans les autres parties du corps. Si on réfléchit d'autre part aux variations si nombreuses qui existent entre les diverses inflammations utérines, selon la nature de la lésion, selon la constitution normale ou acquise de la malade, si on se reporte à ce qui a été dit plus haut des symptômes et des causes de ces inflammations, si on se rappelle que chez certaines femmes il y a une irritabilité telle des organes génitaux que l'examen est presque impossible ou très-douloureux, que chez d'autres, au contraire, malgré un engorgement considérable et des plaies étendues, il y a indolence complète; si l'on songe que chez certaines femmes il y a menstruation très-abondante revenant pour les moindres causes, par les plus petites commotions physiques et morales, on ne peut s'empêcher de penser qu'avant d'appliquer les caustiques, il y a lieu de s'assurer que la partie malade est dans les conditions voulues pour être avantageusement modifiée par ces agents énergiques.

La pratique journalière justifie les réserves que je fais à l'endroit des caustiques. On dit que les cautérisations sont indolentes et que les femmes n'en ont point conscience. Il est vrai que la sensibilité de l'utérus est peu développée à l'état normal et d'ordinaire à l'état morbide; mais il n'est pas moins certain qu'on observe tous les jours, dans la pratique, des personnes chez lesquelles les cautérisations développent soit immédiatement, soit au bout de quelques heures des douleurs, des cuissons brûlantes, des coliques utérines avec retentissement douloureux dans les lombes, accompagnées de brisement, abattement général, sentiment de souffrance difficile à définir, parce qu'il a son siége dans le grand sympathique et le pneumo-gastrique, et qui chez certaines femmes détermine un état d'irritabilité, d'agacement, de fièvre nerveuse qui se prolonge pendant tout le temps des cautérisations. On dira que ce n'est pas là une contre-indication et qu'on doit continuer l'emploi des caustiques quand même. Outre que dans certains cas ces agents ne font qu'exaspérer l'inflammation locale au lieu de la guérir, en continuant l'emploi d'un moyen irrationnel on augmente l'état de souffrance générale, l'appétit se perd, l'insomnie devient habituelle, la maigreur augmente et la malade se plaint avec raison d'être plus souffrante qu'avant le traitement. Non-seulement par cette médication intempestive, on peut aggraver la maladie utérine; mais on peut produire plus de mal encore et provoquer l'explosion de maladies dangereuses, lorsqu'on s'obstine quand même à ne pas écouter les avertissements de la nature souffrante. J'ai vu ainsi à la suite de cautérisations énergiques éclater une péritonite mortelle, chez une malade soignée par un des plus habiles chirurgiens de Paris. Il y a aussi à établir une différence importante suivant le lieu précis de la cautérisation. Si on se contente de toucher, même avec des caustiques puissants, le pourtour du col, il est rare que la malade ressente des douleurs vives; mais si on introduit le caustique dans la cavité du col, ce qu'on est obligé de faire souvent, puisqu'elle est le siége habituel de la maladie, les douleurs précédemment indiquées s'observent fréquemment et forcent parfois à interrompre cette médication.

Les maladies de l'utérus restent souvent pendant un temps fort long à l'état latent, sans que les malades s'en occupent : ce n'est que quand les symptômes s'aggravent, que les souffrances deviennent vives, ou que les malades ne peuvent plus vaquer à leurs occupations habituelles, qu'elles se décident à accepter des soins toujours pénibles dans cette circonstance. Ainsi donc on a affaire fréquemment à une maladie chronique, compliquée d'une inflammation aiguë avec congestion sanguine et irradiation douloureuse sur les organes voisins. Dans les cas de cette nature, qui sont les plus fréquents, y a-t-il rien de plus irrationnel que d'appliquer d'emblée les caustiques, comme on le fait très-souvent ? Le traitement antiphlogistique local est le seul indiqué et doit précéder les autres moyens; de même que le traitemeut antiphlogistique général doit souvent précéder le traitement par les toniques. Je fais toutefois cette réserve : de même que le traitement tonique peut être souvent employé d'emblée pour remédier à l'état général, le traitement local par les caustiques peut être dans certains cas employé de suite, lorsqu'il n'existe aucune des contre-indications dont je viens d'essayer de donner un aperçu.

Actuellement que je me suis efforcé de signaler les cas dans lesquels on pourrait faire abus des caustiques, étant admise l'indication de ces puissants modificateurs, je vais passer en revue les principaux d'entre eux.

Le plus habituellement employé est le nitrate d'argent. Il convient, en effet, dans un grand nombre de circonstances, il est portatif, ne s'altère pas à l'air, ne fuse pas au contact des plaies qu'il modifie d'une manière remarquable ; il en change l'aspect, les rend rosées, réprime les bourgeons charnus; accélère la cicatrisation, resserre les vaisseaux, quoique son premier effet soit souvent de déterminer un léger écoulement sanguin et de hâter le retour de l'époque menstruelle. Lors donc qu'il y a surface rouge ou enflammée, granulations, ulcérations superficielles rouges et grisâtres, le nitrate d'argent qui cautérise superficiellement est des mieux indiqués. C'est le plus doux des caustiques, et lorsqu'on doit agir sur la cavité du col qui est si souvent le siége de l'inflammation et sur laquelle, comme il a été dit plus haut, les caustiques déterminent des douleurs avec retentissement dans les lombes et organes voisins, le nitrate d'argent convient presque constamment.

Lorsqu'il est insuffisant ou qu'on croit devoir agir par une cautérisation plus énergique, on recourt souvent au nitrate acide de mercure, porté au moyen d'un pinceau qu'on a soin de bien exprimer avant de s'en servir. Cet agent produit une cautérisation plus profonde, modifie plus puissamment les tissus et peut être introduit dans la cavité du col; mais son action doit être surveillée, il faut prendre garde qu'une petite partie ne s'infiltre dans la cavité du corps de l'utérus. Ce caustique a joui et jouit encore d'une grande vogue, c'est pourquoi j'en parle ici; mais je dois dire qu'après m'en être servi fréquemment, je ne lui ai trouvé que rarement des propriétés qui soient de nature à me faire insister sur son emploi, outre qu'il détermine quelquefois la salivation après une ou deux cautérisations; et actuellement je ne m'en sers que dans quelques cas spéciaux, lorsque je n'arrive pas à mon but par les autres caustiques. Cependant il convient quelquefois lorsque des ulcères gris, sanieux, demandent à être modifiés et que sans chercher à produire des escarres profondes, on désire un agent plus actif que le nitrate d'argent.

Au surplus, il ne faut pas oublier que changer le pansement d'une plaie en général, par conséquent changer la nature des caustiques pour les plaies du col utérin, est une des conditions favorables à la cicatrisation. Ce fait peu connu, même des chirurgiens, explique bien des succès obtenus au moyen d'un caustique, d'une pommade, d'un onguent, qui amènent des cicatrisations rapides à l'utérus, aux jambes, aux yeux et partout ailleurs, après le long insuccès d'un pansement méthodique.

Les caustiques précédents s'emploient dans le cas d'inflammation simple ou bien avec granulations ou ulcérations. Ils conviennent encore lorsque l'inflammation repose sur une base engorgée sans induration chronique, parce que la résolution de l'engorgement suit d'ordinaire la guérison de la muqueuse. Mais lorsque l'ulcère est plus profond, d'un aspect grisâtre, qu'il résiste aux agents précédents, lorsque la base en est dure, hypertrophiée, blanchâtre et comme squirrheuse, alors on est obligé de recourir à des caustiques plus énergiques qui modifient plus profondément la surface malade et qui amènent la résolution en détruisant une petite partie du tissu, de manière à déterminer un travail de suppuration qui devient résolutif de l'engorgement. Les principaux de ces agents sont : la potasse caustique, les crayons de potasse solidifiés par la chaux et le fer rouge.

Avant de discuter leur valeur et leur mode d'application, il y a une question préalable qu'il faut trancher, c'est de savoir si ces agents peuvent convenir dans les cas assez fréquents d'engorgement dur du col, avec augmentation de volume, consistance squirrheuse sans élasticité, aspect blanchâtre des tissus, sans inflammation, ni granulations, ni ulcérations, état qu'on observe assez fréquemment en dehors de toute préoccupation pour un cancer à venir. Cet état a la plus grande analogie avec l'engorgement chronique de certaines glandes, telles que les amygdales et la prostate. Le col de l'utérus, doué dans l'état de vacuité d'une faible vitalité, subit difficilement l'action résolutive des agents internes. Je crois cependant que le traitement général fondant, iode, alcalins, ciguë, bains, frictions stibiées, peut amener de bons résultats. Les moyens locaux, notamment les injections émollientes, narcotiques, résolutives m'ont donné des résultats si satisfaisants, que je crois qu'à eux seuls ils peuvent souvent suffire, et qu'en tous cas ils ne doivent jamais être négligés. Mais qu'ils aient échoué ou qu'on croie devoir ne pas s'y borner, en raison de l'état des tissus, les caustiques énergiques peuvent rendre de véritables services. La potasse caustique, appliquée par M. Gendrin, atteint assez bien le but qu'on se propose; mais la difficulté de limiter son action, sa lenteur à agir, les précautions que nécessite son application y ont fait renoncer. Plusieurs médecins, parmi lesquels il faut citer M. Bennet, se sont servis avec avantage de la potasse solidifiée par la chaux. On est arrivé, en mélangeant deux parties de potasse et une de chaux fondues ensemble, à couler des crayons dans des tubes en fer. Ces crayons sont solides, non déliquescents, seulement ils deviennent spongieux à l'air : en les recouvrant d'une couche de cire, on les conserve longtemps dans un flacon bien bouché, et on en met à nu une petite partie au moment de la cautérisation. L'application ne doit durer que de quelques secondes à une minute. Il suffit, pour éviter les accidents, d'appliquer sur le col, comme l'indique M. Bennet, un tampon imbibé de vinaigre que l'on retire le lendemain. L'escarre met huit à quinze jours à se détacher lorsqu'elle est profonde : après sa chute il est parfois nécessaire, avant de recourir à une nouvelle cautérisation de même nature, de passer à plusieurs reprises le nitrate d'argent sur la place qui se cicatrise en général plus vite que celles qui surviennent spontanément sur le même organe. Si l'on croyait devoir se servir de ce caustique pour la cavité du col, il faudrait employer des cylindres plus minces, ne pas les introduire profondément de peur qu'ils ne se brisent, et ne les laisser en contact que quelques secondes. S'il en reste quelques parcelles, on les retire avec des pinces.

Le fer rouge, préconisé par M. Jobert, agit dans le même sens, c'est-à-dire en détruisant les tissus et déterminant une abondante suppuration. Je l'ai employé trop peu souvent pour discuter sa véritable valeur; mais il est remarquable qu'après des cautérisations énergiques et répétées par les deux moyens précédents, le col reprenne sa forme, sa souplesse, sa coloration, et ne conserve trace ni de cicatrice, ni de perte de substance, comme j'ai eu occasion de le constater plusieurs fois.

Certains cas d'induration réfractaire étaient considérés par Lisfranc comme un commencement de cancer, et alors comme on sait, il enlevait avec le bistouri les parties malades. Sans partager cette manière de voir au point de vue du pronostic, il y a lieu de se demander si l'on n'a pas eu tort d'abandonner entièrement ce mode de traitement, qui dans certains cas rebelles pourrait rendre le même service qu'on obtient journellement par l'excision des amygdales. Ainsi, dans ces engorgements anciens, durs, volumineux, qui ont résisté à des traitements méthodiques, mais surtout lorsque ces engorgements sont accompagnés, on peut dire entretenus par des corps fibreux d'un petit volume enchâtonnés dans le tissu du col, l'excision peut être parfaitement indiquée.

OBSERVATIONS PARTICULIÈRES.

OBSERVATION I. *Métrite granuleuse simple consécutive à une couche, abaissement de l'utérus, guérison rapide.* — Madame R., âgée de vingt-cinq ans, cheveux châtains, petite, délicate, mais ayant toujours joui d'une bonne santé, père et mère bien portants, sœur morte phthisique avec des symptômes de scrofules, d'une position aisée, mariée depuis quatre ans, a eu trois enfants dont le premier a nécessité l'application du forceps, a eu son dernier en juillet 1854 : la couche a été heureuse, les suites de couches également. En ce moment le choléra sévissait à Verdun et faisait une victime dans sa famille : son mari fut longtemps souffrant d'une cholérine tenace. Ces diverses circonstances forcèrent madame R. à être sur pied, beaucoup plus tôt que d'habitude et à fatiguer plus qu'elle ne le fait d'ordinaire à la suite de ses couches. Dans les premiers temps elle ne ressentit rien de particulier, mais quoiqu'elle ne nourrît pas son enfant, les règles ne reparurent que quatre mois après la couche. Pendant tout l'hiver il y a eu du malaise, des souffrances, mais pas assez pour qu'elle réclamât mes soins. Enfin les accidents s'aggravant on me fait appeler le 20 juillet 1855, un an après la couche.

Teint plus pâle que d'ordinaire, amaigrissement, sentiment de faiblesse générale, douleurs habituelles dans le dos, dans le bas-ventre, augmentant par la pression, ballonnement du ventre, difficulté de rester debout, de lever les bras, de marcher : douleurs vives dans les cuisses et dans les jambes, comme si on exerçait une pression pénible. Urines fréquentes, tantôt rouges et épaisses, tantôt limpides. Peu de fleurs blanches, menstruation régulière, peu douloureuse, d'une abondance ordinaire sauf la dernière pour laquelle on m'a fait appeler et qui était survenue après dix jours de retard. Celle-ci fut très-abondante avec caillots, syncope, sans qu'un examen attentif ait permis de constater la présence d'un germe. Appétit généralement vif, constipation opiniâtre existant depuis plusieurs mois. Col abaissé à un pouce de la vulve, dur, volumineux, non douloureux à la pression, mais provoquant lorsqu'on le soulève avec le doigt, un retentissement pénible dans le bas-ventre. Au speculum, les deux lèvres du col ont le triple de leur volume habituel : l'antérieure est d'un tiers plus volumineuse que la postérieure : elle a la forme et le volume d'une amande avec sa coque. Les deux lèvres sont d'un rouge vif, couvertes de granulations qui lui donnent un aspect framboisé, saignant facilement ; à peine du mucus utérin.

Prescr. Cautérisation avec le nitrate d'argent. Deux injections de pavots et guimauve par jour. Un grand bain tous les deux jours. Lavement d'eau de guimauve. Cataplasme de farine de lin sur le ventre, embrocation d'huile camphrée. Repos complet.

Le 25, mieux manifeste, pas de douleur du bas-ventre, langue blanchâtre, bouche pâteuse.

Prescr. Bouillon de veau et limonade purgative pour demain. Les jours suivants la malade souffre à peine.

Le 6 août, nouvelle cautérisation : 6 pilules par jour, extrait alcoolique de quinquina, 10 grammes ; gomme ammoniaque, 6 grammes ; savon amygdalin, 10 grammes ; pour 100 pilules.

Le 15, les règles apparaissent sans douleur, sans caillot, elles durent quatre jours. Bon état général, l'embonpoint et le coloris reparaissent ; pas de douleur du ventre et des cuisses comme autrefois, marche facile, appétit, sommeil. Le col est à deux pouces et demi de la vulve, c'est-à-dire remonté d'un pouce et demi : il est encore volumineux, mais souple et indolent ; le museau de tanche est encore légèrement entr'ouvert ; point de granulation, mais encore rougeur vive.

Prescr. Trois cautérisations de huit en huit jours. Le reste, *ut suprà.*

L'amélioration continue les mois suivants. A mon dernier examen en septembre, le col a repris presque son volume normal. La santé générale est bonne. Je cesse de voir la malade.

Depuis cette époque, deux couches ont eu lieu sans altérer la santé; mais toutes deux ont été suivies de pertes abondantes qui ont nécessité, par mesure de prudence, un séjour un peu plus prolongé au lit.

Remarques.—Cette observation peut être considérée comme un exemple bien caractérisé de métrite granuleuse simple, avec abaissement : les symptômes sont ceux de la maladie dans sa plus grande simplicité, parfaitement en rapport avec les lésions locales. La cause est une de celles que nous aurons occasion de signaler le plus souvent, des fatigues prématurées à la suite de couche.

Observation II. *Métrite granuleuse avec engorgement, suite de fausse couche. Exaspération très-grande des douleurs à la suite d'un voyage en voiture. Guérison. Plus tard, développement de la phthisie pulmonaire.* — Madame B., âgée de vingt-quatre ans, petite, brune, bien constituée, née de parents sains et encore vivants, n'a jamais été malade, a eu une petite fille, il y a deux ans, qu'elle a nourrie, accoucha, le 16 septembre 1846, d'un fœtus du sexe masculin, qui était présumé avoir cinq mois et demi : l'enfant vécut une demi-heure. Les jours suivants, il n'y eut qu'une perte sanguine médiocre : les suites furent très-simples; et malgré mes recommandations, la malade vaqua au bout de quelques jours aux soins de son ménage. Quinze jours après, elle commença à souffrir du ventre, sans y prêter attention.

Le 17 octobre, un mois après l'avortement, étant déjà fort souffrante, elle fit huit lieues en charrette. Les douleurs devinrent atroces, et, n'y pouvant plus tenir, elle se fit ramener à Verdun, où je la vis le 20 au soir. Douleurs très-vives, principalement dans le flanc gauche, dans l'aine et autour du nombril; presque nulles aux lombes. La palpation est tellement douloureuse qu'on ne peut s'assurer de l'état des parties sous-jacentes. Les douleurs augmentent lorsque la malade est sur le dos, diminuent lorsqu'elle se met sur l'un et l'autre côté. La station debout rend les douleurs plus vives : la malade marche avec peine, toute courbée et avec précaution : légère douleur en urinant. Au toucher, le doigt atteint très-difficilement le museau de tanche ; la lèvre postérieure, qui a son volume normal, appuie fortement sur le rectum ; la lèvre antérieure, plus facilement accessible au doigt, a au moins le double du volume de la postérieure : elles ne sont ni l'une ni l'autre douloureuses au toucher ; mais le soulèvement de l'utérus, en totalité, augmente les souffrances du flanc, de l'aine et de l'ombilic. Au speculum, mucosités épaisses, caillebotées, demi-transparentes, obstruant l'orifice : lèvre postérieure de volume et de couleur normales ; lèvre antérieure ayant le volume d'une petite noix, surface d'un rouge vif, granulée, de la largeur d'une pièce de cinquante centimes, partant de l'orifice. Pas de constipation.

Prescr. Onction d'onguent mercuriel et d'extrait de belladone sur le ventre. Cataplasmes émollients, lavements de guimauve, diète, repos absolu au lit.

Le 22, les règles apparaissent et durent deux jours.

Le 24, lavements avec la mercuriale fraîche. Plusieurs garde-robes à la suite. Diminution des douleurs, mais toujours impossibilité de rester levée.

Prescr. Saignée du bras ; le reste, *ut suprà.*

Le 25, la malade se trouve très-bien ; mais l'écoulement menstruel a reparu très-abondant après la saignée. — Même traitement.

Le 31, les règles coulent toujours, la malade souffre peu ; mais elle est faible et ne peut rester levée.

Le 3 novembre, les règles ont cessé, elles sont remplacées par un écoulement jaunâtre très-abondant, ce qui contrarie beaucoup la malade, qui jusqu'alors n'avait jamais eu de flueurs blanches. Hier et avant-hier, il y a eu encore des douleurs dans les lombes et les fosses iliaques, analogues à celles qui accompagnent les couches au début. Constipation depuis deux jours, pouls à 80, peau un peu chaude. La malade reste levée quelques heures.

Prescr. Injections de morelle et de lait, aliments légers, cataplasmes.

Le 7, même état. — *Prescr.* Tisane de saponaire, pilules avec savon médicinal, 4 grammes ; calomel, 2 grammes ; extrait de ciguë, 2 grammes. Pour quarante pilules, quatre par jour.

Le 14, stomatite assez intense qui force à suspendre les pilules. La malade ne souffre plus ni des lombes ni du ventre, même en restant levée une partie de la journée : à peine des flueurs blanches, une selle tous les jours.

Prescr. Miel rosat, quinquina pulvérisé, eau d'orge.

Le 20 janvier, la malade va très-bien. La dernière menstruation a été abondante et a duré quinze jours : peu de flueurs blanches. La malade a cessé tout traitement.

Je revois souvent madame B., qui continue à jouir d'une bonne santé. Cependant la menstruation est toujours d'une abondance extrême, quoique régulière : peu à peu la malade maigrit, elle a une petite toux sèche, à laquelle elle ne veut faire aucune attention. Malgré mes recommandations, elle refuse de se soigner et ne veut prendre ni précautions ni médicaments. Elle succombe en novembre 1851, avec de nombreuses cavernes au sommet des deux poumons.

Remarques. — Dans la première observation, nous voyons la métrite se développer à la suite d'une couche, ici c'est à la suite d'un avortement. Dans les deux cas j'ai pu suivre la marche des accidents, de façon que je viens invoquer cette cause, non d'après des commémoratifs, mais en m'appuyant sur mon observation personnelle, puisque je n'ai jamais perdu de vue mes malades. Ici il y avait engorgement, ulcération et antéversion : il est probable que le déplacement de l'utérus se combinant avec l'inflammation a provoqué les cruelles douleurs constatées à la suite du voyage en charrette : cependant on observe ces vives douleurs dans des cas assez fréquents où il n'y a pas de secousses violentes, mais j'ai remarqué qu'alors il y avait presque toujours abaissement de l'utérus ou déplacement ; à moins que l'on n'ait affaire à une complication de névralgie lombaire (voir l'article que j'ai consacré à cette affection). Le traitement a amené un résultat rapidement favorable, et ce fait peut être considéré comme un type de métrite subaiguë dans laquelle la cause de la maladie, les symptômes locaux et généraux, la résolution prompte de l'état morbide coïncidant avec la cessation des douleurs, ne laissent aucun doute sur la nature de l'affection. La phthisie pulmonaire qui s'est développée quelque temps après avait-elle du rapport avec la métrite antérieure, et a-t-elle été favorisée par une menstruation trop abondante ? C'est une question dont je m'occuperai en traitant de la métrorrhagie.

OBSERVATION III. *Métrite post-puerpérale chez une jeune femme qui habite la campagne. Amaigrissement et névrose générale : attaques d'hystérie.* — Une jeune femme de vingt-six ans, d'une bonne santé habituelle, grasse, colorée et robuste, ayant eu un enfant, devint enceinte une seconde fois, et commença à souffrir à partir du septième mois de sa grossesse. La couche fut heureuse, mais la malade continua à pâlir et à maigrir; elle devint tellement faible qu'elle passait une partie de ses journées au lit. Cette femme, voyant que les soins assidus de son médecin ordinaire ne la guérissaient pas, me consulta le 25 février 1850, dix-huit mois après le début des accidents. Figure pâle, maigreur générale, état de faiblesse qui rend toute marche pénible; douleurs continuelles, mais augmentant surtout par la station et la marche, se faisant sentir dans les aines, les flancs et les lombes des deux côtés. Urines fréquentes, transparentes, non douloureuses; flueurs blanches abondantes, composées de mucus transparent, souvent jaunâtre et qui tache le linge. Col utérin mou, douloureux au toucher; au speculum, on constate qu'il a la largeur d'une pièce de deux francs : il est rouge vif, surtout autour de l'orifice interne, comme fongueux et couvert de granulations nombreuses. Perte d'appétit, langue blanchâtre, douleurs fréquentes à l'estomac, constipation. Céphalalgie habituelle, bourdonnements d'oreilles, caractère plus triste qu'autrefois; sentiment d'oppression, surtout lorsque la malade agit; rien du reste du côté de la poitrine. Crises hystériques de temps en temps, avec perte de connaissance qui dure une demi-heure ou trois quarts d'heure sans agitation. Lorsque la malade revient à elle, elle sent, chaque fois qu'elle respire, quelque chose qui remonte dans la poitrine et qui vient la serrer à la gorge. Douleur pleurodynique au côté gauche du thorax. Pouls calme, pas de bruits anormaux aux artères, palpitations fréquentes, au dire de la malade, mais battements du cœur à l'état normal, sauf qu'ils sont plus éclatants.

Prescr. Tisane de saponaire, pilules de fer, extrait de quinquina et aloès, quatre par jour; sirop de quinquina, un verre à liqueur, deux fois par jour. Injection de racine de guimauve et coques de pavots. Repos complet du corps et de l'organe malade. Ceinture hypogastrique. Potages, viandes, œufs, vin coupé avec de l'eau aux repas.

Le 17 mars, vingt-cinq jours après ma consultation, la malade revient me voir. Elle se trouve très-bien. Coloration du visage meilleure, forces plus grandes, elle ne se recouche plus dans la journée : appétit excellent, pas de constipation depuis les pilules. A peine des flueurs blanches. Douleurs presque nulles dans les flancs et dans les aines. Le col utérin n'est plus douloureux au toucher : il a sensiblement diminué de volume; il est rouge et à peine granulé. — *Même prescription.*

Le mieux se soutient jusqu'en mai 1850. A ce moment, la malade est reprise de crises hystériques, semblables à celles qu'elle éprouvait étant enceinte, et depuis la couche, jusqu'au moment où elle vint me consulter. L'amélioration du côté des organes utérins persiste.

Prescr. Pilules avec assa fœtida; gomme ammoniaque, et extrait de valériane. Tisane de valériane. Repos.

Le 1er septembre 1850, la malade est mieux, état général plus satisfaisant, un peu plus d'embonpoint. Depuis plus d'un mois, il y a suppression des règles. — Petite saignée du bras. Plus tard, je constate l'existence d'une grossesse.

Remarques. — La grossesse paraît être également ici le point de départ de la métrite, mais contrairement aux deux observations précédentes c'est par les commémoratifs que je puis émettre cette opinion. C'est du reste le cas le plus habituel, parce qu'on n'assiste que par exception au début des accidents; et d'ordinaire soit parce que les malades ne réclament des soins qu'après avoir souffert pendant longtemps, soit parce qu'elles ont vu d'autres médecins, il arrive fréquemment que la maladie existe depuis un temps fort long lorsqu'on est appelé à la constater. Alors, comme dans le cas actuel, les symptômes ne se localisent plus autour du bassin comme au début de la maladie, on constate des phénomènes généraux, de l'amaigrissement, de l'anémie, des symptômes nerveux qui peuvent masquer l'affection utérine. Ce n'est pas à dire que la métrite s'accompagne nécessairement de cet ordre de phénomènes, il n'est pas rare de voir des femmes conserver de l'embonpoint, du coloris, sans complication de névrose générale ; mais le contraire est au moins aussi fréquent pour peu qu'il y ait prédisposition générale, et si je ne craignais de fatiguer l'attention, je pourrais donner plusieurs observations dans lesquelles un état analogue au précédent s'est développé en même temps que la métrite. Une observation répétée m'a fait voir que ces affections sont loin d'être rares, même à la campagne où on les désigne habituellement sous le nom de *mal de mère*. Cette appellation est curieuse, et quoique sous ce nom on désigne plusieurs maladies très-distinctes, il est certain qu'elle se rapporte généralement aux affections consécutives à l'accouchement. Ici, du reste, comme dans presque toutes les circonstances analogues, c'est dans les livres de médecine que le public a pris ses opinions médicales. Ainsi on trouve dans Ambroise-Paré, des renseignements intéressants sur la *suffocation de matrice ou mal de mère*, avec l'indication précise des ulcères qui peuvent alors exister sur la matrice, et la figure d'un speculum à trois branches, propre à examiner les organes malades.

Observation IV. *Métrite catarrhale développée à la suite du mariage ; stérilité. Flueurs blanches avec prurit insupportable. De temps en temps, coliques avec diarrhée et ballonnement du ventre. Mauvais effets des toniques et des ferrugineux. Guérison par les émollients, les dépuratifs et un régime doux.* — Madame A., âgée de vingt-cinq ans, grande et forte, mère morte à trente-six ans, d'une maladie de matrice, a été très-délicate étant enfant, était sujette à des conjonctivites prolongées qui l'empêchaient de voir le jour pendant plusieurs mois ; eut à l'époque de la puberté les symptômes d'une chlorose des plus opiniâtres, se portait bien lorsqu'elle se maria il y a près de six ans et n'avait pas de flueurs blanches. Depuis ce moment elle est en proie aux accidents qu'elle éprouve encore aujourd'hui et pour lesquels elle a suivi divers traitements par les cautérisations, les injections, les ferrugineux, etc.

Examinée pour la première fois le 11 février 1853, je la trouve dans l'état suivant : teint légèrement jaunâtre, bon appétit, de temps en temps diarrhée avec coliques et ballonnement du ventre qui est sensible à la pression. Quelquefois coliques atroces avec gémissements, nausées, vomissements, ténesme très-pénible, mouvement fébrile. Ces accidents ne durent que quelques jours puis tout rentre dans l'ordre, sauf une constipation opiniâtre. A plusieurs reprises, conjonctivite ou angine, ou coryza ou bronchite se produisant sous l'influence des causes les plus légères. La malade va et vient, vaque à des occupations fatigantes, fait de grandes courses sans en souffrir, n'éprouve ni douleurs des lombes, ni douleurs des cuisses, ni phénomènes nerveux généraux; mais ce qui la tourmente le plus, ce sont des flueurs blanches abondantes, d'une âcreté telle qu'elles déterminent un prurit extrêmement pénible qui va jusqu'à la privation de sommeil. Les urines sont souvent chargées d'urates. A l'examen, le col est bien placé, arrondi, souple, rosé, complétement indolent à la pression et par le soulèvement : sécrétion transparente, très-consistante, ayant lieu par l'orifice utérin. Jamais il n'y a eu ni accouchement ni fausse couche. Je cautérise à la profondeur de deux centimètres environ dans la cavité du col. Cette cautérisation produit un malaise indéfinissable qui se fait sentir dans le ventre, dans les cuisses, et dont la malade ne peut rendre compte, même dans le moment.

Prescr. Iodure de potassium, 1 gramme; pilules de carbonate de fer, extrait de gentiane, aloès.

Les jours suivants, douleurs de gorge, toux, ardeur d'estomac qui force à suspendre les médicaments que je remplace par des pilules de savon et d'extrait de pissenlit; tisane de lichen. La malade marchera peu et se recouchera trois heures dans l'après-midi. Suspendre l'alimentation tonique et la remplacer par des potages, légumes, poissons, viandes blanches, œufs frais, etc.

Éviter le vin pur, les épices, l'ail, l'oignon, etc. Pour se soustraire à l'action irritante de la sécrétion utérine, tamponnement permanent de la vulve avec des bourdonnets de charpie trempés dans une décoction émolliente.

Les règles surviennent le 24 février, le lendemain de la seconde cautérisation.

Le 27, à peine des flueurs blanches, urines limpides : les douleurs du ventre ont cessé ; assez bonne coloration du visage. — Même prescription. Troisième cautérisation de la cavité du col : il a fallu pour la pratiquer enlever avec des pinces le mucus très-consistant qui exsudait du méat utérin et qui ne mouillait même pas le tampon de coton auquel je cherchais à le faire adhérer. Les douleurs sourdes consécutives à la cautérisation persistent pendant la plus grande partie de la journée.

Le 29 mars, je pratique la septième cautérisation, toujours à la profondeur de deux centimètres au moins : elle est également douloureuse. Le jour et le lendemain la sécrétion est complétement supprimée, il s'écoule seulement des eaux roussâtres. Les jours suivants, la sécrétion devient très-abondante, mêlée de pellicules blanches et d'un peu de sang. Bon état général, douleurs rares dans le ventre ; coloris beaucoup meilleur qu'autrefois. Constipation.

Prescr. Pilules de Fuller, deux par jour : je cesse les cautérisations après la neuvième.

Le 15 mai, les pilules déterminent de l'ardeur à l'estomac, des coliques avec sensibilité du ventre qui me forcent à les suspendre.

Prescr. Bain tous les deux jours avec 500 grammes cristaux de soude : injection avec l'eau du bain. Sirop antiscorbutique, trois cuillerées par jour.

Pendant les mois suivants bon état général, coloris bien meilleur qu'autrefois, pas de douleurs abdominales ni lombaires, flueurs blanches tantôt presque nulles, tantôt abondantes ; prurit beaucoup moindre.

En septembre j'essaie une cuillerée à bouche par jour de sirop de tartrate de fer et de potasse, mais il est très-mal supporté et détermine des douleurs vives avec distension de l'abdomen, soif, urines chargées, agitation générale, impossibilité pour la malade de trouver une bonne position dans son lit, langue blanche, soif, perte d'appétit, diarrhée ; j'assiste à une de ces crises de douleurs pendant laquelle la malade s'agite en poussant des cris aigus. Ces accidents durent plusieurs jours et se dissipent par l'application de cataplasmes émollients, bains et boissons de même nature, diète.

Prescr. Insister sur les émollients sous toutes les formes, petit-lait pour boisson. Bains alcalins, injection avec l'eau du bain. Sachant que la malade n'a pas réformé suffisamment son régime alimentaire, je défends absolument le vin, je fais supprimer tout aliment excitant, le gibier, les épices, l'ail, etc.

En mai 1854, la malade a suivi exactement ce régime. Les couleurs sont beaucoup plus vives qu'autrefois, le fond du teint est rosé au lieu d'être jaune ; les digestions sont parfaites, les douleurs du ventre presque nulles ; il n'y a eu depuis cette époque ni diarrhée ni coliques violentes ; la constipation n'existe plus, ce que la malade attribue surtout à un verre à liqueur de vin de quinquina que je lui fais prendre une fois par jour en commençant le repas : le sommeil est très-bon. Il n'y a plus ni coryza ni angine. Les flueurs blanches existent toujours, mais ne déterminent que par exception un prurit léger.

Pendant les années suivantes et encore actuellement, madame A. jouit d'une santé qu'elle n'a en quelque sorte jamais connue, aussi persiste-t-elle avec confiance dans son traitement, malgré les avis contraires. Ainsi dînant un jour avec un médecin, celui-ci la voyant boire de l'eau pure ne put s'empêcher de lui dire qu'elle avait tort, et lui conseilla le bon vin et une nourriture substantielle : à quoi elle répondit que pendant six ans elle l'avait fait et s'en trouvait fort mal, et que sa santé n'était devenue bonne que depuis qu'elle suivait le nouveau régime objet de ses critiques.

Remarques. — Ce cas est intéressant sous plusieurs rapports. Nous voyons une jeune fille qui presque immédiatement après son mariage est prise de phlegmasie utérine affectant la marche chronique, sans aucune cause apparente autre que les rapports sexuels. Rien chez le mari ne fait soupçonner qu'il y ait eu une affection communicable ; le siége de la phlegmasie dans l'utérus et non dans le vagin tend à faire écarter toute cause d'infection. Tout indique un état d'irritabilité préexistant au mariage dans les organes utérins, et comme depuis son enfance la malade était sujette à des phlegmasies avec sécrétion de diverses membranes muqueuses, il est évident que l'utérus a subi par l'action du mariage, l'influence qui jusqu'alors avait agi sur d'autres organes. Quel était le siége réel de la maladie? tout indique que c'était la cavité du col et non celle du corps. Il n'y avait pas d'altération de la santé générale, pas de coliques violentes pendant la menstruation, pas de flueurs blanches sanguinolentes, symptômes qui accompagnent habituellement la phlegmasie de la cavité du corps de l'utérus. De plus, la cautérisation de la cavité du col supprimait toute sécrétion de flueurs blanches pendant deux jours, ce qui semble indiquer que la surface sécrétante ne s'étendait pas au delà.

Je ferai remarquer aussi la sensation indéfinissable éprouvée par la malade pendant la cautérisation et quelques heures après. On a prétendu que les cautérisations du col étaient indolentes et que l'utérus ne renfermait pas de nerfs : deux opinions erronées. L'utérus, et surtout la cavité du col, est très-abondamment fourni de nerfs, mais qui tirent principalement leur origine du grand sympathique et du pneumogastrique; c'est ce qui explique le vague des douleurs éprouvées par beaucoup de malades, quoique, si fort souvent la douleur est nulle, il y ait des cas, et j'en ai actuellement deux en traitement de cette nature, dans lesquels l'orifice du museau de tanche fait éprouver manifestement à la malade la même sensation douloureuse qu'une plaie de toute autre partie du corps.

Pour le traitement j'ai suspendu les toniques, j'ai rendu l'alimentation moins animalisée.

Lorsqu'on a pendant longtemps employé les antiphlogistiques, on obtient parfois une amélioration rapide au moyen des toniques. Parfois même on joue le rôle peu flatteur de

Bertrand : un autre mange les marrons qu'on a tirés du feu ; c'est-à-dire que, après un long traitement antiphlogistique en apparence infructueux, une malade se fatigue et s'adresse à un autre médecin qui, administrant le traitement tonique, a tous les honneurs d'une cure qu'on a laborieusement préparée.

Ces réflexions s'appliquent à l'inflammation chronique de l'utérus, mais aussi, comme on l'a vu ailleurs, à l'inflammation chronique du tube digestif ; et si j'ajoute cette remarque, c'est que dans le cas actuel le tube digestif participait également à l'inflammation, comme l'indiquent les douleurs abdominales, la diarrhée, etc. Remarquons aussi les effets du traitement sur cet état morbide. Tous les médecins qui ont donné des soins à la malade ont conseillé les toniques et les ferrugineux ; les accidents augmentaient toujours sous l'influence de cette médication, et cependant on y persistait. J'agis de même au début, mais bientôt je changeai de régime ; et, chose remarquable, le coloris devint meilleur que pendant l'administration des ferrugineux. A trois reprises, je voulus revenir à cette médication dans l'espoir de raffermir la constitution, et de supprimer les flueurs blanches, et chaque fois le retour des accidents me força à y renoncer.

Observation V. *Métrite chronique avec antéversion : ulcération et engorgement très-notables de la lèvre antérieure. Gastralgie et réaction fébrile. Longue durée de la maladie. Fréquentes congestions utérine et rachidienne.* — Madame ***, âgée de vingt-huit ans, d'une bonne constitution, ayant eu deux enfants qu'elle a nourris, se tenant debout toute la journée par suite de son commerce, a éprouvé il y a deux ans des douleurs des lombes et du côté, et a déjà subi à cette époque un traitement pour un engorgement de la matrice. Depuis un an elle ne s'est plus occupée de sa santé, mais les douleurs étant revenues plus violentes que jamais, je suis appelé pour la première fois le 30 mai 1846.

Embonpoint normal, bonne coloration du visage ; flueurs blanches très-abondantes et jaunâtres ; besoins fréquents d'uriner ;

douleurs lombaires très-intenses par moments, augmentant par la station debout. Douleur fixe, constante, du côté droit du ventre, se faisant sentir à égale distance de l'ombilic et de la crête iliaque, sans tumeur apparente, et paraissant tenir à une névralgie lombaire. Le doigt porté dans le vagin atteint difficilement le col utérin qui est fortement porté sur le rectum, volumineux, dur et tellement élevé qu'il est impossible de soulever la matrice en totalité. Des renseignements que j'ai pris auprès du mari, qui est très-ardent, donnent la presque certitude que cette situation de l'utérus a été déterminée par le coït trop répété. Au speculum, le col est embarrassé de mucosités transparentes, on les enlève et on voit la lèvre antérieure d'un rouge vif, couverte de fines granulations: son étendue apparente est celle d'une pièce de cinq francs. La lèvre postérieure moitié moins volumineuse a le même aspect. Douleur et tension épigastriques, digestions pénibles, peu d'appétit, constipation habituelle très-opiniâtre. Insomnie avec agitation, peau brûlante depuis plusieurs années : pouls normal. La malade était sujette autrefois à des migraines violentes, à des érysipèles de la face qui ont notablement diminué depuis qu'elle souffre de la matrice. Hypertrophie considérable des amygdales datant de la première jeunesse.

Prescr. Tisane de saponaire, deux injections de morelle par jour. Lavement laudanisé, onction sur les aines avec onguent populéum, extrait de belladone et de ciguë. Emplâtre de térébenthine à l'épigastre. Repos absolu du corps et de l'organe malade. Régime doux, œufs, viandes blanches, légumes, potages, vin coupé avec de l'eau au repas. Cautérisation tous les huit jours avec le nitrate d'argent. Deux grands bains par semaine.

Les jours suivants, insomnie, agitation, peau sèche et brûlante la nuit, soif vive, recrudescence des douleurs lombaires, ce que la malade attribue à l'approche des règles.

Le 4 juin, les règles apparaissent moitié en rouge, moitié en blanc. L'agitation et les douleurs diminuent.

Le 10, les règles ont cessé depuis trois jours : on reprend le traitement et les cautérisations.

Le 11, flueurs blanches très-abondantes : la malade a souffert plus de deux heures à la suite de la cautérisation.

Le 6 juillet, le col utérin est toujours porté très-haut et en arrière : il est moins dur qu'autrefois, on atteint plus facilement le corps qui est en avant et dont le soulèvement en masse retentit douloureusement dans les lombes, le côté droit, et autour de l'ombilic. Le col a diminué de volume et se loge plus facilement dans le speculum : il est toujours rouge vif et granulé : moins de douleur qu'autrefois à la suite de la cautérisation.

Prescr. Pilules de rhubarbe, scammonée et savon médicinal. Le reste *ut suprà.*

Le 11, les douleurs épigastriques ont repris plus violentes : langue blanche au centre, d'un rouge vif au pourtour, très-peu d'appétit. Nuits agitées.

Prescr. Dix sangsues à l'épigastre.

Les jours suivants les douleurs persistent avec une grande intensité et durent jusqu'à l'apparition des règles, le 20 du mois.

Le 23, saignée du bras. Le sang est noir, coule lentement. Caillot très-mou, sérum rougeâtre.

Prescr. Eau de Vichy aux repas. Tisane de douce-amère, le reste *ut suprà.*

Le 1er août, injection avec une décoction de coloquinte, 4 grammes pour un litre d'eau.

Les jours suivants les flueurs blanches n'ont pas reparu, mais il survient de violentes douleurs dans les lombes, le ventre et le côté, ce que j'attribue à la suppression de la sécrétion utérine. Je fais suspendre les injections de coloquinte.

Pendant tout ce mois et le suivant, on continue le traitement qui est varié suivant les circonstances : ainsi je donne le petit-lait pour boisson, j'administre les pilules de ciguë qui calment les douleurs de l'estomac : pour vaincre la constipation je fais prendre tous les matins un verre d'infusion de salsepareille, séné et sulfate de soude : je conseille les lavements d'eau froide, des ventouses sèches sur les lombes. Je fais alterner les injections de morelle et celles de coloquinte. Les symptômes sont tantôt intenses, tantôt modérés. Les règles déterminent chaque fois des douleurs dans les lombes et le bas ventre, analogues aux sots maux : la suppression des flueurs blanches par les injections de coloquinte détermine de vives douleurs dans les jambes et dans les cuisses.

En octobre, l'état de la malade est satisfaisant, elle va et vient dans la maison sans souffrir : les douleurs lombaires sont peu intenses même au moment des règles. Les douleurs d'estomac sont rares, l'appétit est vif et les digestions convenables. Les bonnes nuits l'emportent de beaucoup sur les mauvaises, c'était autrefois le contraire. A l'examen la lèvre antérieure quoique encore volumineuse est souple, indolente, son tissu est rosé, sans ulcération ni granulations ; la lèvre postérieure a le volume normal; le déplacement est moindre, les parois du vagin viennent faire hernie par les fentes du speculum à deux vulves, ce que j'attribue à ce que, le col utérin étant moins volumineux, les parois vaginales n'étant plus distendues se précipitent au-devant du col utérin. Aussi cet inconvénient est-il en général plus marqué à la fin du traitement qu'au commencement.

Continuation du traitement.

En septembre 1847, madame *** jouit d'une bonne santé, sauf quelques douleurs de reins, surtout au moment des règles. Elle a repris depuis longtemps toutes ses occupations.

En 1848, la santé continue à être satisfaisante, sauf qu'en décembre les règles s'arrêtèrent après avoir coulé un jour et il survint des douleurs atroces des lombes et le long de la cuisse droite, arrachant des larmes à la malade et l'empêchant de changer de position dans son lit.

Prescr. Saignée du bras, cataplasmes sinapisés qui enlèvent rapidement les douleurs.

Madame *** devint enceinte et accoucha en septembre 1851. La couche fut heureuse, elle nourrit pendant trois mois. A ce moment il survint dans la région splénique des douleurs intenses avec accès de fièvre irréguliers suivis d'évacuation de pus par les selles. La malade ne fut bien rétablie que quatre mois après. La santé depuis lors a été très-bonne : elle a eu en 1857 un autre enfant qu'elle a nourri. Elle continue à se porter très-bien quoique fatiguant plus qu'autrefois.

Remarques. — Il y a eu ici évidemment un engorgement considérable avec granulations du col utérin. Nous observons de plus une sécrétion épaisse, demi-transparente, analogue à du blanc d'œuf très-consistant qui s'écoulait par l'orifice utérin, et qui indique une inflammation chronique du col. Mais avait-elle son siége exclusif dans la cavité du col ou gagnait-elle la cavité du corps? On n'est pas encore complétement fixé sur les signes propres à faire connaître le siége précis de la phlegmasie dans ces sortes de cas. Toutefois, il est bien établi que l'inflammation de la cavité cervico-utérine est beaucoup plus fréquente que celle du corps. Remarquons que la malade accuse un mouvement fébrile pendant la nuit avec soif, insomnie, peau brûlante; les règles s'accompagnent fréquemment de douleurs cruelles que la malade compare à celles qu'on éprouve au début de l'accouchement; le sang contient des matières blanchâtres, et les flueurs blanches sont souvent teintes de sang; enfin il y a eu pendant presque tout le cours de la maladie des troubles marqués du côté de l'estomac, des douleurs épigastriques, la langue blanche, du dégoût pour les aliments. Or, ces signes sont considérés comme propres à l'inflammation de la cavité du corps, et lorsque je me rappelle les cas nombreux dans lesquels la cavité du col est enflammée seule sans donner lieu à des signes de réactions semblables, je suis tout disposé à penser que ces signes donnés comme pathognomoniques par plusieurs auteurs et sur lesquels le docteur Bennet a surtout insisté, sont en effet caractéristiques. Je crois donc qu'il y avait ici inflammation des deux cavités du col et du corps, outre l'engorgement et les granulations du col. On constate aussi que le doigt, même porté très-haut, atteignait difficilement le col qui appuyait fortement sur le rectum : la constipation était très-opiniâtre : on sentait en avant un corps arrondi formé évidemment par le corps de l'utérus; il y avait donc antéflexion, c'est-à-dire que le corps était fléchi à angle obtus sur le col. Quelle part cette position anormale de l'utérus exerçait-elle sur la santé ? Certains auteurs considéreront cet état comme la cause presque absolue des accidents, tandis que d'autres en tiendront à peine compte, rappelant qu'on a trouvé cette flexion fort souvent dans l'état sain de l'utérus, surtout à mesure que les femmes avancent en âge. Je crois que le déplacement était la cause de la constipation opiniâtre qu'on observait, mais que les autres symptômes étaient dus à l'inflammation utérine. Quant à la cause présumée de la maladie, on voit que madame*** présentait une disposition toute spéciale aux engorgements, aux stases sanguines : elle avait un engorgement considérable des amygdales, les pieds et les jambes étaient constamment froids. Lors de la saignée, malgré une apparence générale plutôt sanguine qu'anémique, le sang coule mal, les veines se distendent avec une extrême lenteur, le sang est remarquable par sa coloration noire : tout indique une circulation et une hématose imparfaites. On voit encore une preuve de cette disposition à la stase sanguine dans la difficulté et la douleur de la menstruation, dans ces congestions de la région lombo-abdominale qui déterminent des crises de douleur si intenses, avec sensation analogue aux douleurs de l'accouchement. C'est la véritable congestion rachidienne : elle semble avoir été le point de départ de la maladie et on l'a vue après la guérison de la métrite se reproduire lorsque la menstruation était insuffisante et être avantageusement combattue par la saignée générale, les cataplasmes sinapisés, les ventouses sèches, qui agissaient évidemment contre la congestion et ranimaient la circulation lombo-abdominale.

Observation VI. *Métrite chronique avec engorgement et granulations, survenue à la suite d'une fausse couche. Stérilité depuis cette époque. Difficulté de l'administration des remèdes. Résistance opiniâtre des accidents locaux.* — Madame R..., âgée de vingt-huit ans, grande, brune, élancée sans être maigre, peau fine, teint pâle sans signes de chlorose, a eu un enfant et une fausse couche, cette dernière il y a huit ans. Depuis ce moment, pas de grossesse. C'est à cette dernière époque que madame R... rapporte le début de ses souffrances. La fausse couche est survenue rapidement, sans cause accidentelle appréciable. La malade a subi plusieurs traitements sans succès, tant à Paris que dans diverses villes qu'elle a habitées successivement.

Actuellement, 20 septembre 1849, elle est dans l'état suivant :

flueurs blanches abondantes, souvent analogues à du blanc d'œuf, col utérin rouge, couvert de granulations, surtout à la lèvre supérieure; écoulement par le museau de tanche d'un liquide transparent et visqueux; urines fréquentes, debout ou au lit; utérus ayant sa place normale. Douleur habituelle dans les lombes, dans le flanc gauche et dans la cuisse du même côté; impossibilité de faire une longue course. Règles abondantes tous les mois. Bon état général.

Prescr. Cautérisation au nitrate d'argent tous les huit jours. Tisane de saponaire. Iodure de potassium, 1 gramme par jour. Injections de morelle.

Chaque fois qu'on cautérise il vient un peu de sang rouge vif. Ces moyens augmentent les douleurs des lombes et du côté, et amènent un malaise général avec ardeur à l'estomac, perte d'appétit, phénomènes que la malade a éprouvés chaque fois qu'on a employé les cautérisations et la solution d'iodure de potassium déjà prescrites par d'autres médecins.

Prescr. Injections de morelle; bains généraux.

J'essaie à plusieurs reprises les pilules de ciguë, quelques légères cautérisations; mais il en résulte toujours une aggravation dans les symptômes. Je suis obligé de m'en tenir aux injections émollientes et narcotiques, aux bains locaux et généraux, à quelques préparations ferrugineuses très-mitigées. L'état de la malade est supportable, mais les flueurs blanches persistent ainsi que la stérilité.

Remarques. — On voit dans ce cas les accidents dater de l'époque de la fausse couche, et nous avons déjà eu occasion de signaler la fréquence de cette cause. Quoique madame R. ait eu un enfant et une fausse couche, et quoique issue d'une mère qui a eu dix-sept enfants, elle n'est pas devenue enceinte depuis le début de la métrite, malgré le chagrin qu'elle en ressent. Tout fait donc présumer que c'est dans l'affection utérine que réside la cause de cette stérilité: la malade en est convaincue, et c'est surtout dans l'espoir de la faire cesser qu'elle a consulté plusieurs médecins à Paris et ailleurs. Jamais elle n'a pu suivre un traitement avec persévérance : tous les accidents augmentaient bientôt, les digestions se faisaient mal, la pâleur et la maigreur augmentaient, et de l'avis des médecins, elle devait suspendre le traitement.

Observation VII. — *Signes de gastro-entérite avec diarrhée survenue quelques mois après une couche laborieuse. Disparition de la diarrhée et des coliques, et apparition de flueurs blanches avec douleurs du bas-ventre. Nécessité de marcher courbée. Métrite avec abaissement du col. Guérison.* — Madame C..., âgée de trente-six ans, a eu cinq enfants sans fausse couche. Le dernier enfant venu, il y a quatre ans, était mort : il y a eu présentation de l'épaule et accouchement très-laborieux. Les suites de couches furent heureuses, la malade paraissait assez bien rétablie, lorsqu'elle éprouva quelques mois après des douleurs dans tout le ventre, avec coliques et diarrhée. Elle était maigre et pâle, peu d'appétit, souvent de la fièvre. Les règles continuaient à bien couler. On essaya plusieurs traitements sans succès, lorsque deux ans environ après l'apparition de ces accidents, la diarrhée et les coliques cessèrent à la suite d'une marche forcée, et furent remplacées par une douleur vive dans le bas-ventre, pesanteur à la vulve, obligation de marcher courbée en deux, lorsque les douleurs sont trop vives.

Cet état persistant, cette dame qui habite une ville voisine vient me consulter le 15 août 1851, et me donne les renseignements précédents. Je trouve le col utérin placé à deux centimètres de la vulve, dur, douloureux au toucher : au speculum il a le volume d'une grosse noix, mou, rouge vif, couvert de granulations et saignant au moindre attouchement : des mucosités transparentes l'embarrassent. Douleur des lombes, sentiment de pesanteur à la vulve et au périnée : douleurs atroces dans les mêmes régions, parfois avec cris, obligation de rester au lit ou de marcher courbée en deux. Maigreur, pâleur du visage, yeux cernés, pouls calme, pas de bruits aux carotides ; appétit modéré.

Prescr. Cautérisation immédiate avec le nitrate d'argent, émission sanguine assez abondante à la suite, quoique la malade ne soit pas à l'époque des règles. Tisane de saponaire avec 1 gramme iodure de potassium. Pilules de ciguë de 10 centigrammes, 1 à 8 par jour. Injections de pavot et morelle. Deux grands bains par semaine ; repos complet. Régime doux et tonique.

Cette dame revient me voir tous les huit jours. Je cautérise chaque fois : le sang diminue d'abondance à chaque nouvelle cautérisation. Les règles viennent comme d'habitude.

Le 12 octobre, je pratique la cinquième cautérisation. Il y a une amélioration remarquable dans l'état général. La malade n'éprouve plus de douleurs qui la forcent de rester couchée. Elle va et vient librement dans la maison. L'utérus n'est plus abaissé, il a repris sa place normale. Pas de douleur à la pression du col, qui a diminué de moitié. L'orifice du museau de tanche est encore un peu entr'ouvert, les lèvres du col ont repris de la souplesse, la rougeur est moins vive, point de granulations, flueurs blanches notablement diminuées.

Prescr. Je remplace le traitement ioduré par des pilules de fer et de quinquina. Tisane de petite centaurée. Injections avec décoction de coloquinte. On cesse les cautérisations.

La santé se rétablit peu à peu, et en 1852 je revois cette malade dont l'état est tout à fait satisfaisant.

Remarques. — Cette observation diffère complétement de la précédente. Ainsi, dans la première, l'utérus avait sa place normale, il était à peine augmenté de volume, indolent, ne présentait que quelques granulations : les douleurs étaient fugaces, mal localisées, la santé générale avait peu souffert, le traitement était mal supporté et n'amenait aucun bon résultat. Ici, au contraire, l'utérus est très-volumineux, abaissé tout près de la vulve, dur, douloureux au toucher, rouge vif, couvert de granulations saignantes, il y avait des douleurs atroces du bas-ventre, des pesanteurs, un amaigrissement général. Malgré ces symptômes si fâcheux en apparence, le traitement est facilement supporté et amène une amélioration rapide, bientôt suivie de guérison. Il en est ainsi de beaucoup de maladies : celles qui se manifestent par des symptômes violents, facilement appréciables, sont souvent beaucoup moins fâcheuses et d'une curation plus facile que celles qui n'offrent qu'une forme indécise : c'est l'histoire du Torrent et de la Rivière. Remarquons qu'ici la métrite paraît s'être substituée à une gastro-entérite chronique, dont la malade était tourmentée depuis longtemps, et qui a complétement cessé lorsque la phlegmasie utérine a paru. L'abaissement était évidemment la conséquence de l'engorgement, puisqu'il a disparu avec ce dernier.

Je ne crois pas devoir multiplier les observations particulières dont la lecture deviendrait fastidieuse par la répétition des mêmes faits. Je termine par deux observations de métro-vaginite non blennorrhagique, et, quoique ce ne soit pas de mon sujet, j'ajoute un cas de cystocèle vaginale, parce que cette affection est généralement peu connue, et qu'offrant des phénomènes analogues à ceux de certaines maladies utérines, il est bon de l'avoir présente à l'esprit, afin d'ôter toute obscurité à quelques affections complexes.

Observation VIII. *Métro-vaginite non blennorrhagique : quatre récidives à de longs intervalles.*— Madame P..., âgée de quarante-cinq ans, grande, forte, bien constituée, colorée, n'ayant jamais été malade, aimant la bonne chère et vivant largement, a eu deux enfants qu'elle n'a pas nourris, très-peu sujette aux flueurs blanches, d'une conduite à l'abri de tout soupçon, éprouve des douleurs vives avec gonflement de la vulve, urines douloureuses, sécrétion abondante. Son mari affirme n'avoir eu depuis de longues années aucune affection vénérienne; il a vu plusieurs fois sa femme depuis qu'elle est souffrante, et n'a positivement pas de blennorrhagie. Cette inflammation se continua pendant quatre mois sans amélioration. Je fus appelé à ce moment, en février 1847.

Je constate une vaginite avec sécrétion blanc jaunâtre, douleur en urinant, rougeurs par plaques autour de la vulve, rougeur de tout le vagin et du col utérin sans engorgement. Bon état général.

Prescr. Injections narcotiques puis astringentes. Tamponnement du vagin avec des bourdonnets de coton. Au bout d'un mois de ce traitement, la sécrétion et l'inflammation avaient disparu.

En mars 1848, plus d'un an après cette première inflammation, je suis appelé de nouveau pour soigner madame P..., qui souffre plus que jamais. Toujours bonne santé générale. Mêmes symptômes que précédemment : cuisson douloureuse de toute la vulve, col utérin très-rouge, douloureux, irrégulier, avec une légère ulcération granuleuse. Sécrétion jaunâtre extrêmement abondante, tachant toutes les chemises.

Prescr. Les injections et lotions émollientes déterminent un redoublement de douleur et de sécrétion, de façon que je suis obligé de renoncer à tout topique liquide. Cautérisation avec le nitrate acide de mercure. Tamponnement avec des bourdonnets de coton roulés dans une poudre de calomel et sucre.

En avril, il y a amélioration très-notable, sécrétion tantôt abondante, tantôt presque nulle, blanchâtre, laiteuse et non jaunâtre comme auparavant. Selles naturelles.

Prescr. J'essaie de nouveau les injections de coloquinte. Cautérisation tous les quatre jours avec le nitrate d'argent. Grand bain tous les huit jours.

En juin, les injections raffermissent les tissus, diminuent la sécrétion. État rosé de toute la muqueuse vaginale et du col.

Prescr. Limonade purgative. Le reste *ut suprà*.

En novembre, il ne reste aucune trace de la maladie.

En décembre, sans cause connue, nouvel écoulement très-abondant, avec inflammation, douleur et rougeur de tout le vagin.

On reprend les injections de coloquinte, qui ne tardent pas à faire disparaître les accidents.

En 1850, cette dame présente un gonflement douloureux des articulations des doigts, qui a quelque analogie avec la goutte, mais qui se dissipe rapidement et sans retour.

En 1851, la malade éprouve à plusieurs reprises, comme cela a eu lieu parfois pendant les deux années précédentes, de très-fortes oppressions avec respiration très-pénible, surtout en montant; râles sibilants généralisés, toux, expectoration épaisse, battements de cœur, accidents dont je la débarrassais d'habitude, au moyen d'une saignée, mais qui dans d'autres cas résistaient quelque temps.

Une autre fois il y a eu congestion et coliques hépatiques avec ictère, dont la malade fut débarrassée en trois jours, sans récidive, au moyen d'une saignée.

En octobre 1851, la malade toussait beaucoup, était très-oppressée, éprouvait une chaleur incommode le long de l'estomac. Tout à coup, sans cause connue, l'inflammation vaginale reparaît avec une violence extraordinaire sans que l'ardeur de poitrine ni la toux ne diminuent. La vulve est très-rouge et tuméfiée : tout le vagin et le col utérin sont d'un rouge de sang, fournissant une sécrétion demi-liquide très-abondante.

Les moyens indiqués plus haut déterminent une amélioration rapide.

Depuis ce temps cette dame a eu un engorgement glandulaire du sein, pour lequel trois médecins consultés ont conseillé l'ablation. J'ai pratiqué cette opération il y a cinq ans. La santé est très-bonne depuis cette époque, sauf, de temps en temps, les oppressions avec râles sibilants.

Remarques. — Ce fait est fort intéressant au point de vue du siége de l'inflammation dans le vagin, de son intensité extraordinaire et de ses nombreuses récidives. La première pensée est pour une blennorrhagie communiquée par le mari; mais ses affirmations, l'état sain des organes, malgré les communications avec sa femme, les retours fréquents de l'inflammation dans toute son intensité, ne permettent pas de s'arrêter à cette étiologie, de sorte que je crois que l'on peut considérer le cas actuel comme un exemple de vaginite simple non blennorrhagique. Jusqu'à quel point y avait-il corrélation entre l'inflammation des bronches avec congestion pulmonaire, la congestion hépatique avec ictère, le gonflement des doigts, l'engorgement du sein et la vaginite? Tous ces phénomènes étaient-ils des manifestations diverses du même principe morbide? C'est une question qu'il est plus facile de poser que de résoudre. On a vu qu'à certains moments les liquides en injections étaient nuisibles, et que constamment le tamponnement a été utile.

L'observation suivante est également remarquable par le même siége de l'inflammation.

OBSERVATION IX. *Métro-vaginite ulcéreuse non blennorrhagique. Intensité extrême de l'inflammation et sensibilité exquise des par-*

ties malades. Guérison sans récidive. — Madame ***, âgée de vingt-huit ans, grande et robuste, quoique un peu pâle, a eu six enfants et une fausse couche en six ans de mariage, en a nourri deux; a joui, malgré ses fatigues, d'une bonne santé, quoique plus nerveuse qu'autrefois. Elle éprouve depuis sa dernière couche un malaise général avec sécrétion blanc jaunâtre très-abondante par la vulve, affection dont elle n'a pas voulu s'occuper jusqu'à présent en raison de la nature des soins à recevoir.

Après un traitement interrompu, je la soigne avec suite en septembre 1855, plus de cinq mois après le début des accidents. A l'examen, rougeur vive de tout le vagin qui est d'une sensibilité excessive. Examen au speculum très-douloureux; les manœuvres font presque pousser des cris à la malade et la mettent dans un état d'exaltation nerveuse très-pénible: le spasme est si grand, qu'après le toucher en retirant le doigt, on voit comme un flot de muco-pus expulsé brusquement. On a peine à découvrir le col qui est placé très-haut et un peu sur le rectum. Il est très-rouge, volumineux, présente une plaque ulcérée couverte de granulations, de la largeur d'une pièce de cinquante centimes, d'où le sang suinte avec facilité : du muco-pus abondant le tapisse. La malade sent que cette sécrétion exagérée l'épuise, elle n'a plus ni force ni courage. Le coït est douloureux depuis le début de l'inflammation; mais ce qui prouve qu'il n'y a rien de vénérien dans cette phlegmasie, c'est que le mari, malgré les approches conjugales, que je lui recommande d'éloigner le plus possible, n'a aucun écoulement.

Prescr. Je tente les cautérisations au nitrate d'argent, mais elles sont chaque fois plus douloureuses. L'introduction du speculum est suivie d'un sentiment de brisement et de douleurs si cruelles que la malade dit qu'elle aimerait mieux mettre un enfant au monde. J'y renonce et je me contente d'introduire tous les jours des bourdonnets de charpie liés entre eux par un fil et roulés dans : iris de Provence, sucre candi, calomel, par parties égales.

Malgré une injection fortement calmante, il y a une sensibilité telle des parties, que l'introduction du doigt, d'une canule, des bourdonnets, sont des opérations cruelles pour la malade; lorsqu'on introduit le speculum, il est immédiatement expulsé si on n'y prend garde.

Prescr. Grand bain, repos, régime doux.

Au bout de quelque temps, les tampons soulagent beaucoup : la sensibilité des parties diminue. Je remarque que le jour du bain, la douleur par le tamponnement est atroce ; elle est plus supportable le lendemain, et mieux encore le surlendemain, pour reprendre avec intensité le jour du bain. Je suspends les bains, et au bout de quatre jours l'introduction se fait presque sans douleur. Je fais également suspendre les injections, et à partir de ce moment le tamponnement a lieu presque sans souffrance. J'ai essayé à deux reprises une injection avant le tamponnement, qui a été alors beaucoup plus douloureux, ce qui fait que je renonce définitivement aux injections.

Sous l'influence de ce traitement fort simplifié, la sensibilité du conduit vulvaire disparaît, la sécrétion diminue avec rapidité, les forces et l'appétit reviennent.

Depuis cette époque la santé s'est maintenue bonne, il n'y a pas eu de récidive.

Remarques. — Je ferai pour cette observation les mêmes remarques que pour la précédente, avec laquelle elle a la plus grande analogie, pour le siége de la maladie et la nature des accidents. Celle-ci s'en distingue par l'excessive sensibilité des parties malades : elle était remarquable, mais moins forte cependant que dans un autre cas que j'ai observé également et que je ne rapporte pas ici pour ne pas multiplier la relation des mêmes faits. Ce qui est digne d'attention, c'est l'effet fâcheux des bains et des injections : on l'avait déjà constaté dans l'observation précédente, mais à un moindre degré. En tout cas, c'est là une particularité qui paraît propre à cette forme d'inflammation et qu'il ne faut pas oublier dans le traitement. J'ai insisté pendant tout le temps sur les injections combinées avec le tamponnement, et je suis disposé à penser que cela a pu contribuer à contrarier la guérison. La nature non blennorrhagique de cette vaginite me paraît complétement démontrée par l'état sain du mari avant et pendant la maladie de sa femme.

Observation X. *Cystocèle vaginale, suite probable de couche.* — Madame V..., âgée de vingt-huit ans, brune, grasse, très-forte, ayant toujours joui d'une bonne santé, ayant eu deux enfants, souffre depuis sa dernière couche, qui date de deux ans.

Voici son état habituel : fatigue pour le moindre objet, impossibilité de se tenir longtemps debout et même de se livrer aux soins du ménage.

Quoique très-courageuse, madame V... est obligée souvent de se coucher dans l'après-midi, et même de passer des journées entières au lit. Les douleurs les plus vives ont lieu dans les lombes, dans le bas-ventre ; souvent ces douleurs sont atroces, comme des maux d'enfants. Envies extrêmement fréquentes d'uriner, surtout lorsque la malade est debout. Menstruation difficile, régulière, pas de flueurs blanches. Constipation habituelle très-pénible à laquelle la malade attribue toutes ses souffrances. Elle observe qu'un corps volumineux fait saillie par la vulve. A l'examen je constate l'état suivant : vulve à l'état normal ; au-dessous du méat, saillie arrondie, rougeâtre, très-lisse, allongée dans le sens de la vulve, devenant très-apparente lorsque la malade tousse ou fait un effort, disparaissant dans les autres moments, non douloureuse au toucher. Le doigt, pénétrant dans la vulve, sent ce corps gonflé, résistant, devenant volumineux sous le doigt lors des efforts de toux ou autres, s'aplatissant dans l'intervalle. En portant le doigt plus haut, on sent le col utérin qui est de volume normal, souple, mobile, descendant et remontant selon les mouvements très-développés de la tumeur vésico-vaginale. Cette tumeur paraît parfois tellement volumineuse, qu'on croirait la vessie distendue par une grande quantité d'urine ; cependant par le cathétérisme on en tire à peine plein deux coques de noix, et la tumeur s'affaisse aussitôt. Au speculum, paroi vésico-vaginale d'un rouge vif et lisse ; col utérin à l'état normal ; mucosités épaisses peu abondantes.

Prescr. Pessaire en gimblette.

Aussitôt après l'application du pessaire, la malade dit qu'on lui a enlevé son mal comme avec la main : elle marche et ne souffre plus. Je prescris en outre une ceinture abdominale. Injections astringentes.

Le pessaire développe une inflammation très-vive qui force à l'ôter. Injections.

Au bout de vingt jours, toute inflammation a disparu : la malade ne souffre plus du tout. J'attribue ce résultat à ce que l'inflammation a resserré les parties. Depuis cette époque il n'est rien survenu du côté de la vulve.

Depuis dix ans la guérison ne s'est pas démentie.

Remarques. — Ce fait emporte avec lui sa signification : c'est un exemple très-évident d'une affection peu connue et qui mérite de l'être, attendu que, comme on a pu le voir, de son diagnostic précis dépend tout le traitement. Le résultat a été rapidement et complétement favorable : mais je crois qu'il ne faudrait pas y compter dans tous les cas, car j'ai observé des cystocèles moins prononcées, dont on n'a pas eu raison aussi facilement.

CHAPITRE II.

DE LA MÉTRORRHAGIE.

Les membranes muqueuses en général ont une grande tendance à laisser échapper le sang à leur surface ; ainsi on voit des hémorrhagies très-fréquentes sur les muqueuses nasale, pulmonaire, intestinale. L'utérus, étant de plus sous l'influence d'une émission sanguine physiologique, devient très-souvent le siége d'une perte de sang excessive par son abondance, sa durée et la fréquence de ses retours, c'est ce qui constitue la métrorrhagie. Les vaisseaux capillaires de la membrane utérine, membrane dont l'existence est actuellement bien démontrée, paraissent être le point de départ de cette déperdition. On a beaucoup discuté pour savoir s'il y avait alors simple exsudation sanguine ou déchirure des extrémités capillaires. On doit remarquer à ce sujet que des flueurs blanches abondantes alternent souvent avec l'émission du sang rouge, et même il y a souvent dans la sécrétion mélange de l'un et de l'autre; chez beaucoup de femmes les règles sont précédées et suivies pendant quelques jours d'une sécrétion blanchâtre, qui paraît n'être qu'une modification de l'écoulement sanguin. Les jeunes filles, au moment de la puberté, sont fréquemment incommodées par des fleurs blanches très-abondantes qui précèdent la première apparition des règles. Les observateurs les plus exacts, notamment Morgagni, Bichat, affirment que malgré l'examen le plus attentif, ils n'ont pu constater la moindre érosion de la matrice sur les femmes mortes pendant la période menstruelle, quoique par la pression du tissu utérin on fît sourdre sur la muqueuse, un plus ou moins grand nombre de gouttelettes sanguines. Les modernes ont généralement admis cette manière de voir, et M. Chomel en conclut (*Dictionnaire des sciences médicales*, article Hémorrhagie) que les hémorrhagies doivent être rapportées aux sécrétions morbides et placées à côté des hydropisies, des flux muqueux. Cependant les études micrographiques modernes semblent démontrer qu'il y a véritablement rupture des vaisseaux dans cette hémorrhagie comme dans celle de toute autre muqueuse (1); mais je crois que même si ce fait était parfaitement démontré, il ne devrait pas modifier la manière de concevoir la métrorrhagie telle que l'indique M. Chomel.

Des causes de la métrorrhagie.

Les observateurs anciens étaient disposés à rapporter à un état général les causes de la métrorrhagie ; les modernes tendent à les rapporter presque exclusivement à des causes locales. Ainsi, M. Bennet dit : « On considère généralement « la métrorrhagie comme le résultat d'une congestion active « ou passive de l'utérus (sauf bien entendu les cas de dégé- « nérescence ou de tumeur utérine); cette opinion, si géné- « rale et si étendue parmi les pathologistes anciens et mo- « dernes, est loin de reposer sur une appréciation rigoureuse « des faits. La vérité est qu'en l'absence de dégénérescences « cancéreuses ou de tumeurs utérines, il est rare de voir les « femmes avoir des pertes ou les époques menstruelles se « rapprocher d'une manière morbide, à moins de quelque « inflammation chronique avec ulcération du col, ou bien à « moins que la menstruation ne soit sur le point de dispa- « raître d'une manière définitive (2). »

M. Chomel dit également (*loc. cit.*) : « Une hémorrhagie

(1) *Dictionnaire de médecine* de Nysten. 11e édition, revue et corrigée par Littré et Ch. Robin.

(2) *Traité pratique des maladies de l'utérus.*

« utérine abondante avec expulsion de caillots de sang dé-« note presque sûrement l'existence d'un cancer ou d'un « corps étranger dans la matrice, ou une grossesse ou un « avortement. »

Si l'opinion des anciens était trop exclusive dans un sens, il faut se tenir en garde contre celle des modernes, partisans peut-être trop prévenus de la localisation des lésions. Cela est tellement vrai, que M. Bennet lui-même, après avoir nettement établi son opinion, se ménage une retraite pour les faits qui ne s'y prêteraient pas en disant plus loin : « Ajoutons « cependant que ces remarques ne s'appliquent pas aux « femmes qui ont des règles trop abondantes, ou à celles qui « éprouvent des espèces de pertes sous l'influence de causes « particulières comme des impressions morales, des exercices « violents ou toute autre cause accidentelle ou temporaire. » Avec ces correctifs, l'assertion de M. Bennet, très-tranchée au premier abord, s'amoindrit singulièrement. Il en est de même de M. Chomel qui ajoute aux paroles citées plus haut : « Si « cette proposition paraissait exagérée, je répondrais d'abord « qu'elle est le résultat d'observations très-nombreuses, « j'ajouterais que ma proposition n'est pas exclusive, que je « ne nie pas qu'il ne survienne quelquefois des hémorrha-« gies de l'utérus qui ne se relient à aucune altération appré-« ciable de cet organe; je prétends seulement que ces cas « qu'on a présentés comme fréquents sont au contraire « exceptionnels. »

Ces réserves sont bonnes à constater après une affirmation si positive, et il est bien entendu que, dans certains cas, on pourra convenir qu'il existe des métrorrhagies dont aucune lésion locale n'explique le point de départ.

S'il n'est pas habituel de voir l'hémoptysie exister sans la présence de quelque altération de tissu : tubercules, apoplexie pulmonaire, etc., quoique cela soit moins rare qu'on ne le croit généralement, ne voit-on pas tous les jours l'épistaxis se présenter sans la moindre altération de la membrane pituitaire, autre que la déchirure des extrémités capillaires admise par MM. Littré et Robin (1). Pourquoi n'en serait-il pas de même pour la muqueuse utérine qui est tous les mois le siége d'un écoulement physiologique?

On trouvera aux observations particulières plusieurs cas dans lesquels, malgré l'examen le plus attentif, il n'a pas été possible de constater de lésion utérine (Obs. I, II), et dont l'issue définitive a fait voir qu'il n'y avait rien de grave dans la maladie.

Cette discussion n'est pas oiseuse, car un praticien consciencieux se trouvant en présence d'une métrorrhagie, et ne constatant aucune lésion locale de nature à expliquer ce flux morbide, se trouvera dans une grande perplexité s'il est imbu des idées exclusives des localisateurs, tandis que si un examen minutieux confirme cette absence de lésion, il devra considérer l'hémorrhagie comme idiopathique et agir dans ce sens au point de vue du pronostic et du traitement ; tout en faisant ses réserves pour le cas où il existerait une lésion impossible à découvrir actuellement mais appréciable plus tard, par ex. : un polype ou un corps fibreux renfermé dans l'utérus.

Dans le cas même où des lésions locales existent en même temps que la métrorrhagie, ainsi chez les femmes enceintes, à la suite de fausses couches, lorsqu'il y a engorgement du col, etc., l'explication de la métrorrhagie par les lésions locales ne satisfait pas toujours l'esprit, car pourquoi sur un certain nombre de femmes affectées de la même manière, n'y en a-t-il que quelques-unes chez lesquelles on observe des pertes de sang excessives ? Il faut admettre une prédisposition spéciale qui amène la complication, car on voit le plus souvent cette diathèse hémorrhagique exister avant la lésion locale qui n'en est par conséquent que la cause occasionnelle. Ainsi, j'ai observé souvent que la métrorrhagie qui avait existé avant le mariage, reparaissait après les premières approches conjugales, se renouvelait pendant la grossesse, et reparaissait de

(1) *Dictionnaire de médecine* de Nysten, 11e édition.

temps en temps même en l'absence de toute lésion de l'utérus. Le principe de ces règles immodérées paraît tenir chez certaines personnes à une sorte de diathèse hémorrhagique qui les rend sujettes à des pertes de sang sous l'influence des causes les plus légères, un refroidissement, une impression morale, etc. (Obs. II, VIII). Cette prédisposition est parfois héréditaire ; les auteurs en citent de nombreux exemples. Je connais une dame qui à l'époque de son retour a eu des métrorrhagies effrayantes qui ont duré huit ans. Sa fille, mère de huit enfants, a été affectée, depuis l'âge de trente-quatre ans, de pertes très-considérables qui alternaient avec un suintement sanguin. Cette personne, que j'ai suivie depuis plus de dix ans, jouit actuellement d'une bonne santé et n'a plus de pertes. Sa fille, âgée de vingt-deux ans, est affectée à la suite d'une fausse couche de métrorrhagie opiniâtre sans engorgement utérin marqué.

Chez quelques malades, l'utérus paraît l'organe faible, et par suite celui sur lequel se porte avec excès le molimen hémorrhagique.

Dans beaucoup de cas les causes débilitantes paraissent avoir une grande influence, surtout une vie sédentaire et une mauvaise alimentation. J'ai fait à cet égard une remarque assez curieuse ; pendant les mauvaises années de 1847 à 1857, j'ai observé de nombreuses métrorrhagies, ainsi j'avais presque toujours en traitement quelques personnes atteintes de cette fâcheuse maladie, et chez plusieurs d'entre elles les pertes se reproduisaient avec opiniâtreté, de manière à exiger à plusieurs reprises des soins assidus. On doit se rappeler qu'à cette époque il n'était pas possible de se procurer des aliments de bonne quantité, fût-on dans l'aisance, car le blé sans gluten ne fournissait qu'un pain indigeste et pâteux ; le peu de raisin que l'oïdium avait épargné n'arrivait pas à maturité et donnait un vin incolore sans qualité fortifiante ; les pommes de terre étaient malades, les viandes provenant d'animaux nourris de végétaux trop aqueux ne donnaient pas au sang ses qualités plastiques habituelles. Les années qui suivirent furent, comme on le sait, excellentes. Des saisons chaudes et sèches succédèrent à des étés froids et pluvieux, le vin, les fruits, les viandes et le blé étaient d'excellente qualité. Je remarquai qu'à partir de cette époque, il se présenta fort peu de cas nouveaux de métrorrhagie dans ma clientèle ; et, chose plus remarquable, les personnes que je soignais depuis plusieurs années, et chez lesquelles j'avais toutes les peines du monde à détruire les pertes qui se renouvelaient sans cesse, en furent entièrement débarrassées à partir de cette époque. J'ai encore actuellement dans ma clientèle plusieurs de ces femmes, dont la santé ne laisse rien à désirer après plusieurs années de souffrance.

En parlant de la gastrite chronique, j'ai signalé l'influence des alcooliques comme cause débilitante de nature à amener par la défibrination du sang, des hémorrhagies par diverses muqueuses. Parmi ces hémorrhagies, je dois signaler celle de l'utérus. Sans doute, cette cause de débilitation et d'appauvrissement du sang est rare chez les femmes, cependant elle existe, et j'ai observé plusieurs cas dans lesquels la métrorrhagie paraissait avoir son point de départ dans des excès alcooliques. (Voir au chapitre de la Gastrite chronique l'Observation IV, dans laquelle une gastrite produite par les alcooliques fut suivie de métrorrhagies répétées.)

On a également signalé parmi les causes prédisposantes, la pléthore, l'anémie, le scorbut, un état particulier du sang qui prédispose aux hémorrhagies. Je crois qu'on doit en tenir compte, mais ne pouvant pas ajouter d'observations personnelles suffisamment probantes à celles qui ont été données par les auteurs, je me contente de les indiquer en passant.

Les fatigues prolongées et les chagrins persistants déterminent parfois la métrorrhagie. On voit aux observations particulières plusieurs cas dans lesquels ces causes peuvent être invoquées. (Obs. IV, VII.) Les impressions morales brusques produisent quelquefois le même effet, comme dans le cas suivant : Une demoiselle de trente-cinq ans, de mœurs extrêmement pures, bien portante, bien réglée, n'ayant jamais eu d'hémorrhagie utérine, était au moment de ses règles depuis trois jours, lorsqu'on lui annonce brusquement une nouvelle pénible. Elle est prise aussitôt d'un tremblement et d'un malaise qui la forcent à s'asseoir, mais elle se remet peu à peu. Six heures après, les règles coulent plus abondamment ; perte excessive avec caillot pendant toute la journée suivante : plusieurs syncopes. Je prescris le repos horizontal, se peu couvrir, aliments froids, limonade, potion astringente, puis 2 pilules par jour contenant chacune : extrait de digitale, 5 centigrammes ; opium, 1 centigramme ; extrait de cachou, 10 centigrammes. Trois jours après, la perte s'était convertie en un suintement sanguin sans caillots : bientôt, cessation de tout écoulement sans récidive. J'ai également donné des soins à une dame affectée depuis six mois d'une métrorrhagie qui était survenue à la suite de l'épouvante qu'avaient causée à la malade les scènes de carnage dont elle fut témoin à Paris en juin 1848. Ni avant ni depuis cette époque on n'observa de pertes utérines.

Les secousses rudes produisent parfois le même effet. On a cité souvent des cas de perte abondante survenue à la suite d'une chute sur le bassin, et j'ai observé plusieurs fois cet accident. On sait que les cahots d'une voiture dans un chemin raboteux, produisent parfois le même résultat, et j'ai vu plusieurs fois cette secousse déterminer les règles chez des jeunes filles atteintes d'aménorrhée ou de dysménorrhée, de sorte que le même moyen peut produire des pertes utérines ou agir dans d'autres cas comme traitement. Une course prolongée à pied peut agir de la même manière : ainsi, j'ai vu une jeune fille très-forte, bien réglée, être prise d'une métrorrhagie effrayante avec caillots volumineux, s'étant produite huit jours avant l'époque présumée des règles, après avoir fait par bravade une lieue à pied en courant.

L'hémorrhagie utérine chez les vierges, quoique beaucoup plus rare que chez les femmes ayant eu des enfants, se présente quelquefois, et n'a pas attiré suffisamment l'attention des observateurs. Elle peut consister en un suintement séro-sanguinolent ou s'accompagner de caillots. Elle est complétement indolente, ou se complique de coliques utérines très-intenses : elle détermine l'état chloro-anémique beaucoup plus rapidement et plus complétement que chez les femmes. Cet état peut être porté très-loin, et on verra (Obs. IV), un cas curieux par le développement extraordinaire du tissu graisseux consécutif à une métrorrhagie de cette espèce. D'après les faits que j'ai observés, le pronostic n'est généralement pas très-grave, quoique la maladie soit souvent réfractaire à tout traitement. Les causes de la métrorrhagie chez les vierges paraissent être diverses, et l'on ne peut se dissimuler qu'elles sont en général fort obscures. Dans un cas (Obs. III), la malade avait toujours eu de vives coliques à chaque époque menstruelle, avec douleurs congestives cruelles des lombes; du bas-ventre, des parties génitales ; le col était presque effacé, très-dur, l'orifice utérin d'une étroitesse remarquable : il y a tout lieu de penser que la métrorrhagie et les accidents qui l'accompagnaient étaient causés par la difficulté que le sang éprouvait à traverser le tissu utérin induré, difficulté augmentée par l'étroitesse du museau de tanche, de telle sorte que quand la congestion pelvienne était trop forte, il y avait émission de caillots sanguins avec coliques vives, et lorsqu'elle était moindre, suintement sanguin sans douleur. Je n'ai cité que deux observations de cette nature, parce que les accidents étaients très-intenses ; mais j'aurais pu rapporter des cas très-nombreux de jeunes filles chez lesquelles de violentes coliques utérines avec caillots sanguins, sont suivies d'un suintement sanguinolent très-prolongé qui s'explique par la difficulté que le sang éprouve à traverser les tissus utérins. Ces phénomènes sont souvent en quelque sorte physiologiques, c'est-à-dire qu'ils ne compromettent pas la santé générale, et par des motifs que l'on comprend, les jeunes filles s'opposent vivement à ce qu'on en parle au médecin.

Lorsque la métrorrhagie devient intense et prolongée, on observe presque toujours un engorgement, une dureté des tissus qui les rend encore moins perméables. Il est bien démontré que la métrite chronique peut exister chez les vierges, et lorsqu'on sait d'autre part que les coliques utérines de la période menstruelle se présentent fréquemment chez les femmes qui ont eu des enfants, et qui n'y étaient pas sujettes auparavant, lorsqu'on sait que ces coliques reconnaissent pour cause un état d'engorgement de l'utérus, qui n'existait pas auparavant, on s'explique que cette même induration chez les vierges devienne cause de dysménorrhée avec alternatives de suppression et de métrorrhagie. On comprend que si un état chlorotique reconnaît pour point de départ une lésion de cette nature, les ferrugineux seront contraires, tandis qu'un régime doux, des bains tièdes, les lavements émollients additionnés de teinture ou d'extrait de belladone, contribueront efficacement à la guérison.

Une cause de métrorrhagie, récemment signalée par M. le docteur Marrotte (1) et qui me paraît mériter une sérieuse attention, c'est la névralgie lombaire. Ce médecin, qui me fait l'honneur d'appuyer son opinion sur quelques-uns des faits que j'ai cités dans mon Mémoire sur la névralgie lombaire, rapporte des observations intéressantes qui démontrent la puissante influence de cette forme de névralgie sur les pertes utérines.

J'ai signalé plus haut (art. *Métrite chronique*) les travaux importants de MM. Boys de Loury et Costilhes, sur la métrite chronique pendant la grossesse : affection fréquente suivant ces auteurs, qui détermine souvent l'avortement et explique un grand nombre des accidents qu'on observe pendant la grossesse. M. Bennet, qui a confirmé les recherches de ces observateurs, dit que dans ce cas il existe souvent des hé-

(1) *Archives générales de médecine*, avril 1860.

morrhagies fournies par les surfaces ulcérées. Hors le cas de décollement du placenta et d'insertion sur le col, il n'hésite pas à rapporter à ces ulcérations fongueuses les hémorrhagies périodiques qui simulent parfois le retour des époques menstruelles pendant la grossesse. Quoique j'aie souvent entendu des femmes m'affirmer qu'elles avaient été réglées pendant les premiers mois de leur grossesse, je n'ai jamais pu observer rigoureusement un fait de cette nature ; mais j'ai plusieurs fois donné des soins à des femmes qui ont eu soit des pertes abondantes avec caillots, soit un suintement noirâtre irrégulier, ou bien alternativement l'un ou l'autre de ces accidents pendant les premiers mois de leur grossesse, ce qui ne les a pas empêchées d'amener à terme des enfants vigoureux et bien portants. De ces malades, une seule fut examinée au speculum, et présentait en effet un état fongueux du col sans ulcération : elle avait eu précédemment une métrite chronique, et, après l'accouchement, je fus obligé de lui faire suivre un traitement pour la même affection. Mais dans ce cas même, je suis obligé de considérer la métrite chronique comme n'étant pas la cause unique de la métrorrhagie, car cette malade avait eu, étant fille, des hémorrhagies utérines inquiétantes ; elle en avait eu d'excessivement graves à la suite d'accouchements antérieurs, et depuis cette époque j'ai dû lui donner des soins très-assidus pour des métrorrhagies qui ont mis sa vie en danger et qui survenaient sans cause appréciable. Il y avait donc ici une diathèse hémorrhagique générale qui dominait l'état local. Dans trois autres cas, malgré l'écoulement de sang des premiers mois, on n'observa ni avant ni après la grossesse de signes de métrite : je dois dire que dans ces derniers cas l'examen du col n'a pas été pratiqué. Chez deux de ces femmes, la constitution générale était délicate, anémique, et j'ai craint longtemps le développement des tubercules pulmonaires. Ces faits sont bien incomplets, je l'avoue ; mais ils me paraissent de nature à faire tenir grand compte, dans la métrorrhagie des premiers mois de la grossesse, en dehors de l'insertion vicieuse ou du décollement du placenta, au moins autant de l'état général des malades que de l'état local du col utérin, qui ne doit pas cependant être négligé.

Nous avons vu plus haut que les avortements étaient souvent le point de départ de la métrite chronique : ils provoquent aussi l'hémorrhagie utérine. Je n'entends pas parler ici de la perte de sang abondante qui précède, accompagne ou suit l'expulsion du fœtus : c'est là un phénomène habituel qui rentre dans l'étude de l'avortement, lorsqu'il suit sa marche ordinaire ; mais je veux parler de la métrorrhagie qu'on observe d'une manière exceptionnelle par son intensité, c'est-à-dire que pendant le temps qu'elle dure et qui n'est pas plus prolongé que celui de la fausse-couche simple, les malades perdent du sang par caillots volumineux avec une abondance effrayante. Dans ce cas, les douleurs sont très-vives, le pouls devient petit et accéléré ; il y a pâleur excessive du visage, anéantissement général, syncope, perte momentanée de connaissance, délire, céphalalgie insupportable, parfois mort dans une faiblesse ou par épuisement : toutefois, dans cette forme comme dans les autres, sauf dans le cas de perte et surtout de perte intense à la suite d'une couche naturelle, la terminaison fatale est bien rarement la suite immédiate de la métrorrhagie : elle est presque toujours déterminée par quelque complication ou par quelque maladie intercurrente. L'hémorrhagie peut être exceptionnelle par sa durée ; alors elle n'a pas l'intensité de la forme précédente, ou du moins elle ne l'a que pendant peu de temps ; mais il reste un suintement plus ou moins copieux qui redouble ou reparaît à chaque époque menstruelle, épuise les malades et entraîne des conséquences fâcheuses, locales et générales, dont il sera question plus loin. Lorsque l'hémorrhagie est exceptionnelle par ses récidives, on se trouve dans un des cas les plus fâcheux que puisse présenter la forme morbide qui nous occupe. Les malades ont eu une fausse couche, mais le suintement sanguin n'a cessé que lentement, revenant parfois au moment où on croyait tout terminé. Elles se remettent difficilement, restent languissantes, pâles, anémiques, sans appétit. La menstruation a perdu sa régularité, il y a parfois une suppression d'un ou deux mois sans cause connue, bientôt suivie d'une hémorrhagie considérable, qui se prolonge en suintement fatigant ; ou bien les menstrues reviennent assez régulièrement tous les mois, mais elles sont d'une abondance excessive, et durent quinze jours ou trois semaines, de manière que les malades ont à peine huit ou dix jours de repos. Si, à force de soins, de précautions et avec l'aide du temps, les malades reviennent à un état de santé plus satisfaisant, il n'est pas rare de voir une nouvelle imprégnation suivie d'une nouvelle fausse couche qui fait perdre le terrain qu'on avait gagné; si même l'état général ne devient pas pire. Telle est la manière dont l'hémorrhagie utérine se comporte lorsqu'elle constitue une complication exceptionnelle de l'avortement ; voici quelques-unes des causes sous l'influence desquelles elle paraît s'être développée. Lorsque le placenta adhérent très-fortement à l'utérus n'est pas expulsé en même temps que le fœtus, il devient une cause d'hémorrhagie souvent funeste, non-seulement par la perte de sang qui en résulte immédiatement, mais parce que, comme je l'ai plusieurs fois observé, les malades qui ont éprouvé cet accident (Obs. IX) demeurent sujettes à des métrorrhagies fréquentes ou à des règles d'une extrême abondance, soit que l'utérus ait reçu une modification de tissu qui le dispose à laisser échapper le sang, soit que l'hémorrhagie prolongée ait fait perdre à ce fluide d'une manière difficilement remédiable, les qualités plastiques nécessaires à sa conservation dans les vaisseaux. L'observation IXe paraît se rapporter à la première espèce et l'observation VIIIe à la seconde. Ces considérations sont importantes au point de vue du traitement, car on voit combien il est important de s'assurer si la délivrance est sortie, ce qui parfois est fort difficile, de l'expulser si cela n'a pas eu lieu, de rendre au sang la plasticité qu'il a perdue et de remédier à la modification, surtout au ramollissement qu'a pu subir le tissu utérin. Quelquefois tout indique qu'il existait antérieurement à la grossesse un état d'irritation inflammatoire qui a provoqué la fausse couche, qui a favorisé l'hémorrhagie et qui devient une cause de récidive (art. *Névr. lomb.*, Obs. V[e]). Il y a aussi des personnes chlorotiques, anémiques, débilitées par une mauvaise alimentation, par un virus quelconque, syphilitique, scorbutique, scrofuleux, qui, ayant fait une fausse couche même par une circonstance accidentelle, sont en proie à des métrorrhagies qui aggravent à leur tour la diathèse morbide antécédente. Aussi lorsqu'il y a lieu de soupçonner l'une ou l'autre de ces mauvaises dispositions constitutionnelles, doit-on redoubler d'attention et de soin, exiger même des précautions excessives pour préserver les malades d'accidents dont elles ne peuvent soupçonner la gravité. Des cas trop nombreux ont attiré mon attention sur une complication fréquente et redoutable qui survient à la suite des fausses couches avec métrorrhagies abondantes et répétées, je veux parler des tubercules pulmonaires. On verra que plusieurs jeunes femmes (Obs. VIII et IX), qui ne présentaient jusqu'alors aucun signe de maladie de poitrine, ayant eu des métrorrhagies intenses et prolongées, virent peu à peu des accidents obscurs survenir, de l'amaigrissement, un léger mouvement fébrile, une petite toux sèche, une bronchite, puis la tuberculisation se développer et ces personnes succomber à la phthisie pulmonaire. Qu'on explique ces faits par la spoliation de certains éléments du sang, par la diminution de sa plasticité, par l'anémie qui résulte de la perte trop abondante et trop répétée de ce générateur de tous nos organes, toujours est-il que des faits nombreux prouvent la relation entre ces pertes excessives et la tuberculisation pulmonaire. Je dirai en outre que j'ai vu fréquemment des règles trop abondantes exister pendant longtemps chez des personnes dont la poitrine était délicate, et qui finissaient par succomber à la phthisie pulmonaire. La menstruation était-elle ici cause ou effet de la tuberculisation? c'est ce qu'il est parfois bien difficile de décider, même lorsqu'on a suivi les malades dès le début.

On sait qu'à l'époque de la ménopause, on observe divers états morbides dont on s'est généralement exagéré le danger, mais qui rendent chancelante la santé de beaucoup de femmes pendant plusieurs années; on voit alors se développer des affections cutanées diverses, notamment des eczémas des oreilles et des érysipèles de la face. Ces affections suivent une marche toute spéciale: ainsi, les eczémas sont chroniques, mais avec des retours fréquents à l'état aigu; l'érysipèle n'est pas intense comme dans la variété franchement inflammatoire; on observe une plaque douloureuse qui gagne de jour en jour en disparaissant de son siége primitif, et qui fait en huit jours le tour de la tête en commençant d'ordinaire par le cuir chevelu ou le nez; la réaction fébrile est presque nulle, la perte d'appétit n'est pas complète et les malades ne sont pas alitées; ces érysipèles se représentent ainsi un certain nombre de fois dans le courant de l'année et disparaissent définitivement au bout de deux ou trois ans, plus ou moins. On sait qu'à cette époque de la vie les névroses en général, et les névroses gastriques en particulier, prennent souvent un développement très-remarquable. La mélancolie, l'hypocondrie, l'hystéricisme atteignent non-seulement les femmes qui y étaient prédisposées, mais encore un certain nombre d'autres chez lesquelles rien dans les antécédents ne pouvait faire prévoir cette exaltation du système nerveux. Quoique les deux états précédents s'observent souvent sans liaison avec les métrorrhagies de l'âge critique, il est à remarquer que les érysipèles se présentent d'ordinaire chez les femmes qui n'ont point eu de pertes excessives; tandis que la surexcitation nerveuse dont il vient d'être question paraît tenir dans un certain nombre de cas à l'épuisement produit par des pertes abondantes. Les métrorrhagies de cette époque sont souvent effrayantes par leur intensité et par la fréquence de leur retour. J'en ai vu durer ainsi huit ans avec des alternatives de pertes énormes et de suppression de plusieurs mois. Chez quelques femmes la perte accompagnée de caillots volumineux, ne cessait que lorsqu'il semblait réellement qu'il ne restait plus de sang dans les vaisseaux ; les malades étaient d'une pâleur effrayante, couchées sur le dos, ne pouvant faire aucun mouvement sans éprouver un commencement de syncope. Elles étaient plusieurs mois à se remettre, et à peine avaient-elles commencé à réparer leurs forces qu'une nouvelle perte aussi intense les replongeait dans le même état. Dans certains cas de cette espèce, le col de l'utérus était mou, augmenté de volume, un peu bosselé, et quoiqu'il n'existât aucune altération morbide analogue au squirrhe ou au cancer, j'avais de sérieuses inquiétudes sur l'issue définitive qui a été heureuse. Dans quelques cas, on observait au col de l'utérus des noyaux durs analogues aux corps fibreux, qui peut-être existaient avant l'époque de la ménopause, mais qui semblaient être la cause déterminante des hémorrhagies auxquelles les malades étaient sujettes (Obs. X). Malgré leur intensité parfois effrayante, ces hémorrhagies de l'âge critique ont semblé plutôt favorables que nuisibles. J'ai vu la plupart des femmes qui en avaient été atteintes, jouir plus tard d'une excellente santé, et en observant tous les membres d'une même famille, soit coïncidence, soit rapport de cause à effet, j'ai vu la santé de celles qui avaient eu des pertes abondantes à cette époque, devenir plus satisfaisante que celles de leurs parentes qui n'en avaient point éprouvé. Car tout en reconnaissant que cet âge n'est pas aussi critique pour les femmes qu'on le croit d'ordinaire, en admettant que la plupart des altérations cancéreuses ou autres qu'on constate existaient antérieurement, ou ne se sont développées que quand la ménopause était entièrement terminée, il est hors de doute que les diverses maladies dont il vient d'être question, névroses, maladies cutanées, squirrhe, etc., prennent à cette époque du développement ou subissent une transformation fâcheuse, que des pertes utérines excessives influencent parfois d'une manière favorable.

L'attention des observateurs a été fixée, depuis quelques années, sur une forme de métrorrhagie désignée sous les divers noms d'*hémorrhagie* ou *hématocèle péri* ou *rétro-utérine*, et dans laquelle du sang en quantité plus ou moins grande s'accumule dans la cavité du péritoine suivant les uns, dans le tissu cellulaire sous-péritonéal qui enveloppe l'utérus suivant les autres, et qui probablement occupe tantôt l'une, tantôt l'autre de ces deux régions. Je ne veux pas entrer ici dans l'étude des causes très-nombreuses qui ont été signalées comme propres à déterminer cette forme particulière d'hémorrhagie (1). Dans l'observation que je rapporte (Obs. VI), je considère l'hématocèle et la métrorrhagie consécutive comme ayant leur point de départ dans l'étroitesse trop grande du col utérin. Cette issue naturelle étant en grande partie fermée à l'écoulement physiologique, il y a eu reflux vers les organes intérieurs. Ce fait me paraît venir à l'appui de la théorie de M. Bernutz (2), qui admet dans ces sortes de cas le reflux du sang de l'utérus dans les trompes et le péritoine. Je ne prétends pas, en m'appuyant sur un seul fait dont l'autorité peut être contestée, rejeter l'opinion de ceux qui considèrent ces épanchements sanguins comme produits par la rupture d'une vésicule de Graaf; les faits prouvent que la même explication ne peut servir pour tous les cas, et que l'épanchement peut se produire sous l'influence de causes diverses. Les auteurs signalent plusieurs modes de terminaison de l'hématocèle. M. Becquerel en donne le résumé suivant : 1° mort subite et rapide ; 2° résorption de la tumeur ; 3° évacuation du sang

(1) Nous signalerons à l'attention des praticiens la monographie que M. le docteur A. Voisin vient de publier sur ce sujet : *De l'Hématocèle rétro-utérine et des épanchements sanguins non enkystés de la cavité péritonéale du petit bassin, considérés comme accidents de la menstruation.* Paris, 1860, avec 1 pl.

(2) *Leçons cliniques sur les maladies des femmes*, 1861.

par le rectum ; 4° ouverture du kyste dans le vagin ; 5° ouverture dans le péritoine. Ce n'est d'aucune de ces manières que s'est terminée l'hématocèle dont je donne l'observation : l'hémorrhagie a continué, mais avec des alternatives diverses dans l'intensité et la coloration ; il s'est fait pendant longtemps un écoulement noirâtre par le col utérin, constaté au moyen du spéculum, et ce sang altéré avait évidemment séjourné hors de ses vaisseaux ; il provenait donc de la tumeur hématique, que l'on voyait diminuer à mesure qu'avait lieu cette expulsion par l'orifice utérin. Le diagnostic de cette forme de métrorrhagie se tire de la présence d'une tumeur plus ou moins douloureuse qui se trouve entre l'utérus et le rectum, généralement plus à droite qu'à gauche, et que l'on constate au moyen du toucher et de la palpation abdominale.

Dans beaucoup de cas où on observe des métrorrhagies répétées et opiniâtres, on constate l'existence d'un engorgement utérin avec granulations et ulcérations, qui paraît singulièrement favoriser le retour de ces hémorrhagies. Cet état morbide remarquable, que M. le docteur Duparcque (1) a surtout fait connaître, mérite une grande attention. Il est fréquemment consécutif aux fausses couches, mais on l'observe aussi en dehors de cette complication (Obs. VII). Dans ce cas, on trouve d'ordinaire l'utérus abaissé à 2 ou 5 centimètres de la vulve, tantôt indolent, tantôt très-douloureux au toucher ; l'orifice est entr'ouvert, quelquefois l'utérus a augmenté de volume dans sa totalité, surtout chez les vierges ou chez les femmes qui n'ont pas eu d'enfants ; mais, dans les autres cas, les deux lèvres du museau de tanche, quoique augmentées de volume dans leur totalité, le sont inégalement, de façon que l'une d'elles a jusqu'à quatre et cinq fois le volume de l'autre. Le tissu engorgé est généralement

(1) *Traité théorique et pratique des altérations organiques de la matrice*, 2e édition, 1839.

mou, élastique, moins dense que le tissu normal; cette mollesse augmente à mesure qu'on se rapproche de l'orifice utérin. La coloration est rouge vif ou rouge foncé, plus intense aux environs du museau de tanche. On observe sur les parties malades de fines granulations sur une surface de 2 centimètres quelquefois. Le sang suinte de ces granulations avec une grande facilité, par les mouvements du speculum, par le tamponnement et par le contact d'un caustique solide. Après la cautérisation, on voit généralement cesser le suintement sanguin, qui est remplacé par une sécrétion séreuse abondante qui dure un jour ou deux, et qui paraît provenir d'une sorte d'infiltration du col qu'on observe fréquemment dans ce cas. On trouve rarement de véritables ulcérations, si j'en crois ma propre expérience; cependant M. Bennet (1) cite des cas intéressants, desquels il conclut que l'ulcération inflammatoire du col est le symptôme le plus caractéristique de la métrorrhagie consécutive à l'accouchement et à l'avortement. Les fleurs blanches existent souvent chez des femmes qui jusqu'alors n'en avaient jamais été atteintes : elles peuvent manquer complétement. Outre les douleurs habituelles dans les maladies utérines, telles que celles des lombes, des cuisses, de l'aine, on en observe très-souvent spontanément et à la pression du bas-ventre : elles se répandent de là dans tout l'abdomen, avec résonnance tympanique très-marquée. Cette douleur et cette tuméfaction sont surtout très-prononcées pendant les quelques jours qui précèdent l'hémorrhagie et lorsqu'elle commence à se faire : les souffrances sont parfois intolérables, revenant par coliques que les malades comparent aux premières douleurs de l'accouchement et s'accompagnant de vomissements lorsqu'elles deviennent très-intenses. Dans plusieurs cas, j'ai observé des vomissements bilieux très-abondants comme signe précurseur de l'hémorrhagie. L'écoulement du sang suit la marche que j'ai indi-

(1) *Traité de l'inflammation de l'utérus*. Paris, 1850.

quée plus haut en parlant de la métrorrhagie consécutive aux fausses couches; je n'ai pas à y revenir.

Comme dans l'engorgement hémorrhagique, l'inflammation est plus vive, le volume de l'organe plus considérable que dans beaucoup d'autres formes de métrite chronique; la congestion sanguine y est très-active, la constipation très-opiniâtre, et se complique fréquemment d'hémorrhoïdes avec flux et de fissure à l'anus. L'état général est en rapport avec l'abondance de l'écoulement et subordonné à la constitution antérieure. Les névralgies, principalement des nerfs lombaires, du sciatique, des intercostaux, du trifacial, y sont d'une ténacité et d'une fréquence exceptionnelles. Elles sont favorisées par l'anémie et la débilitation résultant des pertes sanguines répétées. L'appétit est d'ordinaire très-vif, les malades éprouvent des tiraillements d'estomac provenant du besoin de réparer les forces. M. Duparcque dit que, lorsque la maladie n'est pas traitée, elle peut dégénérer en une sorte de cancer mou qui entraîne la mort des malades. Je n'ai pas eu occasion d'observer cette transformation, et je crois qu'il faut être très-réservé pour en admettre la possibilité. Je ne pourrais que répéter à ce sujet ce que j'ai dit plus haut en parlant du pronostic de la métrite chronique.

Certains produits existant au sein des organes parenchymateux, tels que les tubercules dans le poumon, les calculs dans le rein, déterminent des hémorrhagies; les corps fibreux de l'utérus produisent le même effet. On sait que, quant à leur siége, ils ont été divisés en interstitiels, sous-muqueux et sous-péritonéaux, et que le col de l'utérus est considéré comme en étant atteint beaucoup plus rarement que le corps de l'organe. Tout en considérant cette proposition comme vraie, je crois devoir signaler quelques cas de métrorrhagie qui semblaient provenir de petites tumeurs dures, ayant la plus grande analogie avec les corps fibreux et siégeant dans l'épaisseur du col (Obs. X). Je n'ai pu examiner ces tumeurs qu'au moyen du toucher et du speculum, de sorte que leur nature fibreuse reste jusqu'à un certain point douteuse; cependant ces noyaux d'induration avaient toutes les apparences des corps fibreux. Ils sont dignes de remarque, parce qu'ils ont coïncidé avec la métrorrhagie, qu'ils ont fini par disparaître sans donner lieu à aucune dégénérescence cancéreuse. Ce qui est à observer aussi, c'est que la terminaison a été celle qu'on a indiquée pour un certain nombre de corps fibreux, c'est-à-dire qu'après l'époque de la ménopause ils se sont flétris et n'ont pas laissé de signes de leur présence.

Lorsque les corps fibreux se développent dans l'intérieur de la matrice et adhèrent à la muqueuse par un pédicule plus ou moins volumineux, ils prennent le nom de *polypes*. Dans ce cas, ils donnent lieu le plus souvent à des métrorrhagies inquiétantes. Je n'en parlerai que relativement à quelques faits que j'ai observés. Les auteurs ont signalé certains cas de guérison par suite de la chute spontanée des polypes : j'ai eu occasion de voir un fait de cette nature. J'avais été appelé avec un de mes confrères pour examiner une femme atteinte depuis deux mois de métrorrhagies inquiétantes. Elle était exsangue et très-faible. Le toucher et l'examen au speculum nous permirent de constater la présence d'un polype situé dans le vagin et ayant le volume d'un œuf de pigeon. Je dis aux parents que l'hémorrhagie épuiserait la malade, si on n'enlevait pas le polype au moyen d'une opération. Pendant plusieurs mois je n'en entendis plus parler, et, en ayant demandé des nouvelles à mon confrère, il me dit qu'on n'avait pas voulu se décider à l'opération, qu'à un moment donné les hémorrhagies avaient cessé et qu'à l'examen il n'avait plus trouvé de polype. Lorsque le corps fibreux est encore enfermé dans la cavité de la matrice et donne lieu à des métrorrhagies qui mettent la vie en danger, le diagnostic, le pronostic et le traitement présentent un difficile problème à résoudre. Le fait que je rapporte (Obs. XI), et qui a trait à un cas de ce genre, me paraît intéressant : le diagnostic était primitivement fort douteux, et, quant au traitement, j'ai cru devoir relater le mode opératoire que j'ai employé et qui a parfaitement réussi, parce que j'avais trouvé dans les auteurs bien peu de renseignements précis pour me guider dans ce cas embarrassant.

Une cause rare de métrorrhagie qui mérite cependant d'être signalée, et dont l'observation V me paraît un exemple curieux, c'est la présence et l'expulsion d'hydatides contenues dans l'utérus. Le diagnostic de cette cause n'est pas facile, même après l'expulsion comme dans le cas que je cite; cependant c'est encore à des hydatides que me paraissent se rapporter les membranes et l'espèce de vésicule observées. Les recherches modernes ont permis de constater plusieurs faits de cette nature, dans lesquels l'expulsion a toujours été accompagnée de métrorrhagie.

Quoique je ne partage pas entièrement l'opinion de Valleix, qui, s'appuyant sur les recherches inédites de M. Louis et sur les siennes propres, pense que dans l'immense majorité des cas le premier symptôme du cancer au début est la métrorrhagie, quoique j'aie observé des cancers utérins qui n'avaient pas présenté ce phénomène initial, je crois que l'opinion de ces observateurs mérite une très-sérieuse attention, parce qu'elle est souvent juste, et on doit leur savoir gré d'avoir établi nettement ce fait important. On devra donc dans une métrorrhagie qui se présente inopinément et sans cause, et qui persiste avec opiniâtreté, ne pas perdre de vue l'assertion émise par ces observateurs. Le seul cas de métrorrhagie avec cancer que je rapporte (Obs. XII) vient confirmer cette opinion, car la métrorrhagie a éclaté inopinément, elle a persisté avec une opiniâtreté exceptionnelle, et j'ai cité ce fait parce qu'il offre cette particularité d'un cancer rapidement mortel chez une jeune femme de vingt-cinq ans qui présentait toutes les apparences d'une magnifique santé. J'en ai déjà parlé à propos du diagnostic différentiel de la métrite chronique et du cancer : je renvoie à ce que j'en ai dit, en faisant observer que les signes de ces deux affections au début sont différents, puisque malgré les circonstances nombreuses qui devaient me faire rejeter l'idée d'un cancer, je n'ai pas hésité à porter un funeste prognostic, confirmé immédiatement par les confrères qui ont examiné après moi.

Tout écoulement de sang qui vient par la vulve après la cessation définitive des règles est généralement l'indice d'une grave altération de l'utérus et le plus communément d'un cancer. Cependant on observe de temps en temps des exceptions à cette règle. J'ai vu plusieurs fois un écoulement de sang survenir ainsi à la suite d'impressions morales ou de commotions physiques sans qu'il en résultât rien de fâcheux. Je connais une femme âgée de cinquante-cinq ans qui a presque constamment ce suintement sanguin non régulier depuis l'époque de la cessation habituelle des menstrues, et qui jouit d'une bonne santé. Pendant une grave maladie qui a duré trois mois tout écoulement sanguin a cessé, et il a reparu avec la santé qui continue à se maintenir bonne. Il ne m'a pas été permis d'examiner l'utérus.

Du traitement de la métrorrhagie.

D'après la discussion à laquelle je viens de me livrer, on comprend que le traitement de la métrorrhagie doit varier en raison de la cause sous l'influence de laquelle elle s'est développée : je n'ai pas à m'en occuper ici, c'est pourquoi je ne parlerai que du traitement que réclame la perte de sang, et encore le ferai-je d'une manière très-incomplète, me proposant de ne parler que d'après mes propres observations.

Lorsque l'hémorrhagie devient trop violente et que le suintement persiste avec une grande opiniâtreté, les moyens hygiéniques doivent être d'abord employés, tels que la position horizontale, le repos absolu, les couchages frais, un appartement aéré, les aliments froids, puis, si cela ne suffit pas, les acides végétaux et minéraux, la limonade au citron ou sulfurique, l'eau de Rabel, les révulsifs, notamment les manuluves sinapisés qui souvent produisent d'excellents effets. L'eau froide bue abondamment suivant les conseils d'Hoffmann, Pomme, etc., et la glace sucée par petits morceaux rendent des services. Il est également d'usage d'employer les applications froides extérieures, les compresses d'eau glacée sur les cuisses et le ventre, les lavements de même nature : j'ai usé comme tout le monde de ces derniers moyens, cependant je dois reconnaître que je n'en ai jamais obtenu des effets bien satisfaisants, et je suis porté à croire que dans certains cas ces applications ont redoublé la perte en refoulant le sang des parties extérieures vers l'utérus. Le tamponnement dans un cas grave serait plus utile, mais il est d'une application fort difficile en raison de l'écoulement du sang et de l'extrême faiblesse des malades. Les astringents sont recommandés ici comme dans toutes les hémorrhagies ; ce sont surtout la ratanhia, le cachou, l'écorce de chêne, le tannin, la noix de galle, etc. L'alun est certainement parmi les astringents minéraux un des plus efficaces : on peut le donner à l'intérieur à la dose de 2 grammes et plus, sans qu'il en résulte d'inconvénients, en pilules ou en poudre, comme le faisait Helvétius qui lui donne de pompeux éloges, non sans motif. Remarquons que ces moyens sont propres à faire cesser l'écoulement de sang, et que leur emploi peut devenir dangereux s'ils suppriment un effort hémorrhagique utile. C'est pourquoi il est rare qu'on doive en user au début.

La saignée générale peut rendre de grands services pour dériver le sang qui se porte trop exclusivement à l'utérus, mais faible ou abondante il est bien rare qu'elle parvienne à arrêter l'hémorrhagie ; trop souvent elle semble lui donner un redoublement d'activité, et je considère ce moyen comme très-infidèle. Les sangsues appliquées au bas-ventre ont à ma connaissance arrêté des métrorrhagies jusque-là insurmontables, et je crois ce moyen préférable d'ordinaire à la saignée du bras. Les dénominations habituelles de constitution sanguine, lymphatique, anémique, etc., ne doivent pas guider d'une manière exclusive lorsqu'on veut tirer du sang, car on voit très-souvent des femmes fortes, colorées, supporter fort mal les émissions sanguines, tandis que de petites femmes pâles, grêles, nerveuses, qui semblent n'avoir que le souffle, paraissent à peine s'en ressentir. La saignée générale m'a paru plus utile dans l'intervalle des pertes ou vers la fin : elle agissait alors comme dérivative ou déplétive, et voici comment dans ce dernier cas je m'explique son utilité : il y a des personnes chez lesquelles la pléthore générale est cause de la métrorrhagie, mais la perte trop prolongée du sang produit l'anémie, ou bien l'utérus est prédisposé à devenir avec une grande facilité le siége d'hémorrhagies interminables et répétées, sans pléthore générale, sans anémie, peut-être par débilité naturelle de cet organe en particulier, comme on voit d'autres personnes être sujettes à des épistaxis, à des congestions pulmonaires, à des hémorrhoïdes. Si l'on supprime brusquement le flux sanguin, il en résulte des accidents généraux, des congestions cérébrales, des palpitations, de l'oppression, enfin les malades souffrent plus qu'auparavant et regrettent l'hémorrhagie pendant laquelle elles éprouvaient un certain bien-être (Obs. VII) : de sorte qu'on se trouve entre deux écueils, ou rendre la malade plus souffrante en supprimant la métrorrhagie, ou l'épuiser en la laissant persister. Dans ce cas, j'ai remarqué qu'une petite émission sanguine détournait le sang de l'utérus, diminuait les accidents produits par la rétention du sang dans les vaisseaux et permettait d'administrer les astringents même énergiques (Obs. VII). Il m'est ainsi arrivé de pratiquer plusieurs mois de suite une petite saignée et de supprimer sans inconvénient, au moyen des astringents, des métrorrhagies pour lesquelles on était partagé entre la crainte de laisser la malade s'affaiblir et l'inconvénient nombre de fois répété de voir les accidents s'aggraver sous l'influence des astringents purs et même l'hémorrhagie reparaître ultérieurement avec plus de violence.

La métrorrhagie pouvant se développer sous l'influence des

causes les plus contraires, notamment par suite d'une vie trop sédentaire ou d'une activité extrême, d'une alimentation trop substantielle ou insuffisante, il n'y a pas lieu de s'étonner si les moyens les plus opposés réussissent à surmonter la maladie. Si les antiphlogistiques et les émissions sanguines réussissent dans un certain nombre de cas à faire disparaître l'hémorrhagie, on voit les moyens les plus opposés, les toniques et les ferrugineux, amener le même résultat. Il y a des femmes chez lesquelles une atonie générale, ou un état particulier du sang fort souvent inappréciable à nos moyens d'investigation, déterminent un flux menstruel exagéré qui peut dégénérer en perte par les plus légères circonstances. Dans ces sortes de cas, même lorsque l'état général paraissait bon, j'ai obtenu d'excellents effets d'un vin tonique préparé de la manière suivante : Quinquina rouge, 30 grammes ; écorce d'oranges amères, 15 grammes ; cannelle de Ceylan, 5 grammes. Faire infuser pendant vingt-quatre heures dans un demi-verre de bonne eau-de-vie, puis ajouter une bouteille de bon vin blanc ou à son défaut de bon vin rouge. Laisser infuser huit jours en agitant tous les jours et filtrer. A prendre depuis un verre à liqueur jusqu'à un verre à bordeaux deux fois par jour, une heure avant le repas, ou après le potage pour les personnes dont l'estomac est irritable.

Je puis dire avoir obtenu des effets remarquables de ce vin dans lequel le quinquina agit comme tonique et astringent, l'écorce d'oranges amères comme tonique et antispasmodique, la cannelle comme ayant une action tonique spéciale sur l'utérus, ce qui la rend très-utile dans la métrorrhagie, surtout lorsqu'il y a pâleur, débilité générale, atonie de l'utérus.

Les ferrugineux, comme toniques, astringents et reconstituants du sang, peuvent rendre de grands services, surtout lorsque la métrorrhagie est liée à la chlorose ; mais il ne faut pas oublier que le fer a une action spéciale comme stimulant de l'utérus, action que j'ai déjà signalée en parlant du traitement de la métrite chronique et qui peut en contre-indiquer l'emploi, attendu qu'il pourrait très-souvent augmenter l'hémorrhagie ou la supprimer brusquement en déterminant l'inflammation de l'utérus. Je crois donc que cet agent doit être manié avec prudence et, même lorsqu'il paraît bien indiqué, être surveillé dans ses effets.

Je n'ai rien à dire de particulier à propos du seigle ergoté, qui doit certainement être considéré comme un moyen fort utile dans la métrorrhagie, mais je dirai quelques mots d'un autre agent préconisé par un médecin anglais, le docteur Howthip Dickinson (1), c'est l'infusion de digitale à haute dose. Suivant ce médecin l'hémorrhagie a été arrêtée invariablement chez tous les malades, dans un espace de temps plus ou moins rapide selon l'élévation des doses du médicament. Lorsque la dose était très-élevée, l'hémorrhagie cessait dès le second jour; quand au contraire la digitale était prescrite sous une forme plus diluée, elle s'est prolongée jusqu'au quatrième jour, mais jamais au delà. Ces doses, du reste, sont effrayantes, car il parle d'une once et demie en infusion trois fois par jour, ce qui détermine des coliques comme pour accoucher, des douleurs de reins avec expulsion de caillots volumineux le plus souvent. Je l'essayai pour la première fois chez une femme de trente ans, nerveuse, irritable, d'une constitution délicate, et épuisée par des pertes nombreuses qui existaient déjà lorsqu'elle était fille : mariée, elle eut deux enfants et des pertes excessives à la suite. Un troisième enfant vint très-bien sans métrorrhagie, mais la malade ayant fait de grandes imprudences un mois après et s'étant fatiguée à l'excès selon son habitude, il survint des métrorrhagies excessives. Après un temps d'arrêt elles se reproduisirent avec violence, le cinquième jour j'employai la digitale, mais non à la dose indiquée par le médecin anglais : je fis infuser 15 grammes de feuilles dans un litre d'eau bouillante, on en donna trois tasses à thé dans la journée, environ un tiers de litre. Dès le soir, vomissements tous les

(1) *Archives générales de médecine*, janvier 1856.

quarts d'heure de matières aqueuses et verdâtres très-liquides, douleur excessive à la pression de la région épigastrique, pâleur de la face, anxiété, crachotement chaque fois que le vomissement doit survenir, langue nette et rose, pas de soif, peau froide, pouls à 58, faible, bien régulier, ni vertige ni céphalalgie, constipation : pas de douleurs de reins ni du bas-ventre. Cet état, qui me donnait de sérieuses inquiétudes, persista vingt-quatre heures, malgré la potion de Rivière, l'eau froide, la glace : cependant les vomissements s'éloignèrent peu à peu ; la seule boisson qui ne fût pas vomie était le thé léger, il contribua évidemment à rétablir les fonctions de l'estomac ; j'ai cru aussi m'être bien trouvé des ventouses sèches à l'épigastre, suivies de l'application d'un emplâtre de thériaque avec une assiette chaude par dessus. La perte disparut presque complétement pendant tous ces désordres et à la suite. Je l'employai aussi chez une jeune femme de vingt-cinq ans, pâle, qui, à la suite d'une fausse couche à cinq mois et demi, eut une perte modérée. Au bout d'un mois la perte revint excessivement abondante avec caillots, et durait depuis huit jours augmentant plutôt que de diminuer malgré les astringents, lorsque j'employai une infusion de 3 grammes de digitale pour un litre d'eau qui fut bu en vingt-quatre heures, par tiers de verre toutes les deux heures. Il survint des vomissements bilieux qui durèrent plus de vingt-quatre heures : la malade était très-mal à l'aise, dans un état d'anxiété continuelle, vomissant tout ce qu'elle prenait, sans diminution sensible du nombre des pulsations. A partir du moment où le litre d'infusion fut pris, la perte cessa complétement.

Je me suis servi plusieurs fois avec succès d'un agent autrefois réputé astringent et qui, employé avec persévérance, m'a paru en outre agir comme résolutif, sans que j'en aie observé d'inconvénient comme astringent (Obs. II), c'est le suc de l'*urtica urens* à la dose de deux jusqu'à quatre cuillerées à bouche par jour.

Les bains tièdes employés pendant l'hémorrhagie la suspendent habituellement. Ce moyen semble irrationnel, dangereux même, et les praticiens se méfieront d'une médication qui leur ferait le plus grand tort si elle était suivie d'accidents. Toutefois l'ayant expérimentée non sans une certaine appréhension, je dois reconnaître que je n'ai pas vu d'accidents survenir à la suite, et que j'ai ainsi arrêté sans inconvénient des métrorrhagies opiniâtres, par un ou deux bains d'une heure. L'observation m'avait fait considérer ce moyen comme un de ceux sur l'efficacité desquels on peut compter, lorsque je trouvai dans Pomme (1) la confirmation de ce que ma propre observation m'avait démontré ; il dit dans son style emphatique, en parlant de pertes de sang immodérées et compliquées : « Le bain qui paraît aujourd'hui le « spécifique assuré d'une maladie si redoutable, ne doit point « alarmer les médecins par les contre-indications qui parais« sent d'abord se présenter sur son usage : *les moins hardis* « *ne l'emploieront que dans l'intervalle de l'hémorrhagie*, et « par ce moyen ils en éloigneront peut-être le retour, et les « autres, plus courageux sans être téméraires, franchiront « tous les obstacles pour arriver plus promptement à leur « but. Pour se conformer cependant aux lois que la nature « nous impose, on s'arrêtera prudemment aux jours marqués « pour cette évacuation. » Il cite ensuite plusieurs observations dans lesquelles il a employé le bain avec succès pendant l'hémorrhagie.

On trouve dans le même ouvrage un fait qui rentre tout à fait dans l'hydrothérapie moderne. Il s'agit d'une cantinière en proie à une métrorrhagie très-intense avec mouvements convulsifs, qui fut rapidement guérie après avoir été enveloppée d'un drap trempé dans l'eau froide. Du reste, Pomme, dans le livre duquel les idées théoriques et l'enthousiasme pour sa méthode exclusive déparent de bonnes observations

(1) *Traité des affections vaporeuses*. 4e édit. 1769.

pratiques, préconise l'eau froide à haute dose dans la métrorrhagie en s'appuyant sur l'autorité d'Hoffmann.

Je signalerai en passant un moyen qui m'a rendu des services, ce sont les purgatifs, notamment les purgatifs salins. J'ai vu des cas de métrorrhagies qui avaient résisté aux traitement les plus méthodiques, appliqués par des médecins très-habiles, et qui avaient cédé à l'emploi des purgatifs salins répétés tous les huit jours, même pendant l'hémorrhagie.

Les cautérisations peuvent être souvent utiles. Elles agissent d'abord comme des astringents énergiques appliqués sur le siége du mal, mais surtout comme modificateurs de la surface sécrétante. S'il y a atonie, elles provoquent une inflammation qui resserre les vaisseaux : s'il y a ramollissement du tissu, végétations fongueuses, elles les ramènent par la suppuration à l'état normal, comme elles le font sur les bourgeons d'une plaie qui saigne facilement. Le nitrate d'argent, la bouillie d'alun, le fer rouge trouvent dans ces divers cas leur application. Je renvoie, du reste, pour cette étude, à ce que j'en ai dit en parlant de la cautérisation dans la métrite chronique.

OBSERVATIONS PARTICULIÈRES.

OBSERVATION Ire. — *Pertes répétées, quelquefois abondantes, le plus souvent faibles et continues, nulle altération organique appréciable; opiniâtreté de la maladie sans que l'état général paraisse s'en ressentir. Cessation définitive des pertes et santé parfaite depuis cette époque.* — Madame..., âgée de trente-cinq ans, petite, blonde, colorée, d'un tempérament sanguin, ayant toujours eu une bonne santé, mariée depuis une quinzaine d'années, ayant eu un enfant, menstruée très-régulièrement, se portait bien, sauf que les règles avaient diminué de quantité depuis quelques mois.

En octobre 1849, elle eut trois semaines de retard, sans que rien indiquât une grossesse, ni nausées, ni vomissements, ni gonflement des seins. Tout à coup perte très-abondante avec caillots volumineux, sans douleur ni tumeur du ventre.

Prescr. Repos, boissons acidulées, aliments légers.

Il y eut pendant six semaines des alternatives de pertes avec caillots abondants, de suintement modéré ; sans douleur ni colique ; bonne figure, bon appétit, sommeil.

Quelques jours après, l'écoulement étant trop fort, je prescris : seigle ergoté, 4 grammes, vessie remplie d'eau glacée sur le ventre, lavements froids.

L'hémorrhagie augmente notablement, alors je fais suspendre les applications froides : potion avec 4 grammes extrait de ratanhia.

L'écoulement diminue rapidement, mais ne cesse pas, malgré des injections avec 3 grammes d'alun par litre d'eau.

Examen au speculum le 25 novembre. Col situé assez haut, sans déviation, arrondi, légèrement bosselé, plus dur qu'à l'état normal, sans élasticité, orifice fermé, pas de douleur par le soulèvement en masse : col rosé, arrondi, sans granulations ni ulcérations. Constipation.

Le traitement fut continué et varié plusieurs fois : on employa surtout le repos, les lavements émollients, le bouillon de veau, les injections de morelle, guimauve, coques de pavot, alun ; on donne l'iodure de potassium, des pilules de fer, cannelle et extrait de cachou.

A plusieurs reprises pendant l'été de 1850, les pertes paraissent et disparaissent pendant plusieurs semaines, sans que la santé générale soit altérée. La malade se décida à aller consulter à Paris. MM. Paul Dubois et Dagneau ne trouvèrent aucune lésion. M. Jobert de Lamballe dit que la maladie était sérieuse, sans se prononcer sur sa nature, quoique M. Lallemand de Montpellier, présent à la consultation, trouvât l'affection légère.

La malade revint à Verdun et conserva ses alternatives de perte et de cessation d'écoulement, malgré le régime doux et le repos, une saignée du bras, les manuluves sinapisés, les ferrugineux, les astringents, deux cautérisations au fer rouge, moyens conseillés par les médecins consultés.

En février 1851, M. Paul Dubois, consulté de nouveau, conseille des cautérisations tous les huit jours et les ferrugineux. Tout en portant un pronostic rassurant, il était d'avis de faire cesser l'écoulement. Ces moyens restant sans effet, je conseillai à la malade de ne plus garder le repos auquel elle s'était soumise dans l'espoir de la guérison, de vaquer à ses occupations comme d'habitude, et de ne plus s'inquiéter de sa maladie. J'emploie encore le suc d'ortie sans succès, puis je cesse tout traitement.

Pendant l'hiver de 1851 à 1852, il y a encore une menstruation irrégulière et souvent prolongée : bonne santé générale.

Pendant les années suivantes la santé devient excellente et la malade ne s'aperçoit de son ancien état que par un peu d'irrégularité dans la menstruation. La bonne santé depuis cette époque ne s'est pas démentie.

Remarques. — Voilà une métrorrhagie que nous sommes bien forcés d'appeler idiopathique, car ni dans les solides, ni dans les liquides, il n'est possible d'en trouver le point de départ; et ce n'est pas seulement sur mon examen que je m'appuie, mais sur celui des praticiens éminents qui ont vu la malade. Rien n'indique qu'il y ait eu grossesse, et en tous cas l'avortement n'aurait été que le point de départ de l'affection qui a duré plus de deux ans. On aurait pu penser à une ménopause prématurée, mais le retour d'une menstruation régulière pendant plusieurs années ne permet pas de s'arrêter à cette opinion. Force nous est donc d'avouer notre ignorance sur la véritable cause de cette métrorrhagie, et les exemples de cette nature ne sont pas rares dans la pratique.

Ce cas n'est pas plus satisfaisant au point de vue du traitement, car aucun des nombreux moyens employés n'a paru avoir la moindre influence sur l'écoulement, sauf cependant l'eau glacée sur le ventre et les lavements glacés, qui ont paru agir,... mais en augmentant l'hémorrhagie. Ceci paraît d'abord tellement anormal qu'on est disposé à invoquer le précepte : *post hoc, ergo propter hoc.* Cependant il ne faut pas trop précipiter son jugement, et parce que nos idées modernes nous portent à considérer l'application du froid comme propre à arrêter les hémorrhagies, il ne faut pas rejeter sans examen les faits contraires. Pomme qui considère les coliques hystériques ou sanguines comme produites par un dérangement du flux menstruel, indique comme un spécifique pour apaiser les douleurs, *et pour provoquer en même temps le flux menstruel*, l'application d'un linge trempé dans l'eau froide sur toute la capacité du ventre et renouvelé aussi souvent qu'il le faut pour le maintenir dans une certaine froideur, une copieuse boisson d'eau froide et des lavements froids très-fréquents (1).

OBSERVATION II. *Prédisposition aux hémorrhagies dès l'enfance. Métrorrhagies fréquentes à la suite de couche et dans l'état de vacuité, revenant sans cause connue et ne s'expliquant pas par l'état des organes.* — Madame ***, âgée de trente ans, grande, d'un embonpoint ordinaire, assez colorée, très-agile, était sujette aux épistaxis dans son enfance; a eu à l'âge de seize ans deux hématémèses qui ont mis sa vie en danger et qui étaient consécutives à des suppressions menstruelles survenues sans cause connue. Mariée à dix-sept ans, a eu deux enfants bien portants. Les deux couches, la seconde surtout, ont été suivies d'une hémorrhagie inquiétante, avec perte de connaissance, qui empêcha pendant plusieurs mois la malade de reprendre des forces. Règles habituellement très-abondantes. Je la soignai il y a quelques années pour une métrorrhagie survenue subitement sans cause connue et dont je regrette de n'avoir pas pris l'observation, car trois semaines après cette métrorrhagie, il survint des accidents formidables : ballonnement énorme du ventre, sensibilité exquise au toucher, vomissements incessants de matières vertes comme des herbes hachées, traits profondément altérés, pouls à 130, filiforme, peau brûlante, soif inextinguible, accidents que je considérai comme produits par une métro-péritonite. La malade fut longtemps à se remettre, elle a conservé un cruel souvenir de ces souffrances et du danger qu'elle a couru, aussi est-elle dans l'anxiété chaque fois qu'elle voit apparaître une métrorrhagie,

(1) Pomme, *Traité des affections vaporeuses et hystériques*. Art. Colique hystérique.

ce qui lui arrive de temps en temps, parce qu'elle considère cet accident comme le prélude d'une nouvelle atteinte de métro-péritonite.

Voici la description d'une de ces métrorrhagies comme elle en a éprouvé plusieurs entre trente et quarante ans. Cette dame, qui était grasse et colorée autrefois, est un peu pâle et très-maigre : la mobilité nerveuse est devenue excessive. En octobre 1854, les règles, ayant paru pendant trois jours, se convertissent en perte avec caillots, à la suite d'une impression morale. La perte continue abondante les jours suivants : exaltation nerveuse très-grande, pleurs, crainte pour le retour d'une maladie grave, frissons alternant avec des sueurs, froid habituel aux extrémités, demi-syncopes, vertiges, pouls calme, peu développé, appétit, sommeil lorsqu'il n'y a pas de pertes trop abondantes. Cet état diminue peu à peu sous l'influence du repos au lit, des aliments et des boissons pris complétement froids; de la limonade et de potions avec ratanhia, teinture de cannelle et sirop de cachou. Cependant, dix jours après, la malade s'étant levée, l'hémorrhagie reparaît abondante avec caillots. J'emploie le suc de petite ortie à la dose de quatre cuillerées à bouche par jour : c'est la malade qui me demande ce médicament dont elle se rappelle les bons effets dans une métrorrhagie antérieure. L'écoulement diminue peu à peu et avait cessé au bout de seize jours.

L'examen au speculum pratiqué plusieurs fois a toujours fait voir le col indolent, de volume normal, sans ulcérations ni granulations.

Actuellement (1860), cette malade a des pertes moins fréquentes, quoique les règles soient toujours très-abondantes : la mobilité nerveuse est moins prononcée, mais la maigreur persiste. Parmi les moyens que j'ai employés, des purgatifs avec l'eau de Sedlitz et le citrate de magnésie paraissent avoir eu une action favorable sur les pertes. Je n'ai pas usé des ferrugineux, parce que leur emploi avait été suivi une fois d'une perte formidable.

Remarques. — Je n'ai donné que les traits principaux de cette observation dont les détails seraient fastidieux. Je ferai remarquer qu'il a existé pendant toute la vie une prédisposition hémorrhagique qui domine toute la maladie ; aussi, lorsque les pertes utérines surviennent, c'est elle qui, sous l'influence d'un accouchement, d'une impression morale, et le plus souvent en l'absence de toute cause appréciable, amène la métrorrhagie. La malade était forte, sanguine et douée d'embonpoint, de sorte que la pâleur, l'amaigrissement, la mobilité nerveuse que l'on observe plus tard ne sont pas la cause, mais l'effet des pertes : l'utérus a toujours été sain, on est donc forcé ici, comme dans l'observation précédente, de renoncer à chercher dans l'état local une cause à la maladie, et l'on est obligé de la considérer comme idiopathique, c'est-à-dire comme ne pouvant pas être rattachée à une cause appréciable.

J'ai connu une dame très-robuste et ayant eu trois enfants qui a été en proie à des métrorrhagies répétées et inquiétantes à partir de l'âge de trente-cinq ans. La cause de ces métrorrhagies n'a jamais été nettement définie, quoique la maladie eût été traitée par des médecins instruits de Nancy et par M. Marjolin père et Monod ; actuellement elle a quarante ans, les pertes sont nulles, les règles viennent tous les mois. Il est à noter au point de vue du traitement que les saignées, quoique fréquentes, n'ont pas arrêté les pertes et que les purgatifs salins ont seuls été favorables, aussi cette dame redoutait-elle beaucoup les saignées qui la laissaient dans un état de faiblesse et d'anéantissement beaucoup plus pénible que celui qui suivait les pertes lorsqu'on n'ouvrait pas la veine.

Observation III. *Pertes utérines chez une vierge avec engorgement du col; opiniâtreté de la maladie, plus tard, retour à la santé et grossesse.* — Une jeune fille de dix-huit ans, grosse, colorée, domestique, a toujours eu une menstruation difficile. Depuis quelque temps elle souffre considérablement dans les lombes, au point qu'elle ne peut continuer son travail ; dans ces derniers temps, les règles sont revenues plusieurs fois dans le mois avec une grande abondance, elle a cru qu'elle serait soulagée ; mais depuis ce moment elle souffre davantage et éprouve surtout de violentes douleurs dans les grandes lèvres. Elle ne peut attribuer ces pertes qu'à l'obligation de frotter des appartements pendant plusieurs heures par jour. La membrane hymen est intacte, cependant le doigt peut être porté jusque sur le col qui, au lieu d'être allongé comme chez les vierges, paraît faire suite avec le corps : il est dur, arrondi, paraît avoir le volume d'un œuf, au milieu duquel serait percé, comme un petit trou, qui est l'orifice du museau de tanche. Aucune douleur à la pression. L'examen au spéculum ne serait pas possible. Teint beaucoup plus pâle qu'autrefois, susurrus dans les carotides.

Cette fille, ne pouvant continuer son service, retourne chez elle.

Prescr. Repos absolu, tisane de saponaire. Pilules avec carbonate de fer et extrait de pissenlit.

Elle est prise en arrivant d'un mouvement fébrile pour lequel je prescris une saignée du bras. Je l'ai revue plusieurs fois, mais elle a toujours des pertes fréquentes. Elle suit mal son traitement, quoique les souffrances et les pertes l'obligent à garder habituellement le repos. Peu à peu la menstruation se régularise. Je l'ai revue quelques années après, elle est mariée, bien portante et a eu deux enfants.

Remarques. — Dans les observations précédentes il n'y avait pas de cause locale appréciable aux pertes utérines. Si dans ce cas les causes existent, elles sont obscures et difficiles à déterminer. J'ai cité ce fait parce qu'il se rapporte aux métrorrhagies chez les vierges. On sait que chez elles, surtout au moment où la menstruation s'établit, il est fréquent de voir durer pendant un temps plus ou moins long un suintement sanguin alternant parfois avec une sorte de perte. Tout indique que ces phénomènes tiennent à la difficulté qu'éprouve le sang à traverser des capillaires jusque-là très-étroits et peu extensibles. L'habitude de frotter des appartements était-elle le point de départ de la maladie ? Un cas ne prouve rien à cet égard, mais on sait que cet exercice continué longtemps, est très-nuisible aux personnes du sexe, et qu'il a rendu par contre des services pour rappeler les règles. L'engorgement du col était manifeste ainsi que l'étroitesse extrême du museau de tanche : cela était-il l'effet et non la cause de la métrorrhagie ? Je suis disposé à le croire, mais il en résultait nécessairement un nouvel obstacle au passage du sang.

OBSERVATION IV. *Métrorrhagie opiniâtre chez une jeune fille, développement extraordinaire du tissu graisseux avec diminution des forces : chloro-anémie très-marquée : engorgement du col.* — Je fus consulté en juin 1848 par une jeune fille de dix-neuf ans, qui me donne sur ses antécédents les renseignements qui suivent : réglée abondamment à treize ans, elle jouissait d'une bonne santé ; souvent effrayée par des discussions entre ses parents, elle vit ses règles devenir de plus en plus abondantes et ne plus conserver les intervalles habituels entre chaque époque. Elle fut alors obligée de quitter le commerce pour entrer, il y a deux ans, comme demoiselle de compagnie dans une maison particulière. Depuis ces deux années, divers traitements ont été employés sans succès.

Au moment de l'examen, elle est dans l'état suivant : embonpoint général très-marqué pour son âge, ayant notablement augmenté depuis les pertes ; les tissus sont fermes, mais comme de la graisse figée. Malgré le volume des membres, les forces sont beaucoup moindres qu'autrefois, la malade ne peut que très-lentement vaquer à ses occupations. Pâleur du visage avec une légère teinte jaunâtre, rougeur à la moindre émotion. Pouls large et plein, susurrus continu dans les carotides, par moments bruit musical. Les pertes sont en grande partie composées de caillots de sang très-rouges ; pas de flueurs blanches dans l'intervalle des règles, qui n'est jamais de plus de huit jours. Actuellement il n'y a pas de perte. Cette jeune fille se décide à l'examen local : membrane hymen intacte, col utérin situé à 7 centimètres de la vulve, non douloureux au toucher ; les deux lèvres du col sont plus que doubles de l'état normal, très-consistantes, allongées et plutôt en lèvres qu'arrondies comme d'habitude chez les vierges : col légèrement entr'ouvert. J'essaye d'introduire le speculum, mais l'hymen en gêne tellement les mouvements, que je ne puis apercevoir le col. Cette malade quitte peu après Verdun pour se faire soigner chez elle.

Remarques. — J'ai cité cette observation quoiqu'elle soit bien incomplète, parce que c'est un cas remarquable de métrorrhagie chez une vierge, en raison de sa durée prolongée, du développement extraordinaire du tissu adipeux et de l'engorgement notable du col. Ce développement particulier du tissu graisseux se remarque quelquefois, comme on sait, chez les personnes épuisées par des pertes de sang, et c'est ce qui a fait dire souvent que les saignées engraissent. Le pouls large et plein avec chlorose très-prononcée vient à l'appui de l'opinion de M. Beau sur l'hydrohémie ou pléthore aqueuse. L'engorgement du col était incontestable et beaucoup plus marqué que dans le cas précédent, mais ici non plus il n'était pas possible de dire s'il était cause ou effet de la métrorrhagie : en tout cas, le col étant entr'ouvert, il n'y avait pas à invoquer son étroitesse comme cause de rétention du flux menstruel. Je ferai remarquer que la malade considérait comme point de départ des pertes, les frayeurs nombreuses qu'elle avait éprouvées. J'ai vu souvent la même cause déterminer d'une manière manifeste la dysménorrhée et la chlorose.

Observation V. *Métrorrhagie avec violentes douleurs, suivie de l'expulsion d'une membrane très-consistante et cessation de la perte peu après. Probablement hydatides de l'utérus.* — Mademoiselle ***, âgée de vingt-cinq ans, ayant toujours eu une conduite régulière qui éloigne toute idée d'imprégnation, d'une santé un peu délicate, sujette à des vomissements nerveux qui ont duré une fois plus d'un an, menstruation régulière, flueurs blanches, était bien portante lorsqu'elle eut une suppression des règles pendant deux mois, sans que la santé générale en souffrît. Après ce temps, au commencement de l'année 1854, elle éprouva des douleurs, des coliques dans le bas-ventre, et les règles parurent. Elles durèrent quelques jours, mais, au lieu de se dissiper après ce temps, elles devinrent plus abondantes et s'accompagnèrent de douleurs avec sensibilité exquise de tout l'abdomen et de la région épigastrique ; le sang était rouge vif, souvent pur ou composé de petits caillots noirâtres qui étaient précédés d'une sécrétion de sérosité sanguinolente. Pas de fièvre, faiblesse générale, peu d'appétit. Cet état dura vingt jours environ, pendant quelques jours il n'y avait qu'un écoulement séro-sanguinolent sans douleur, puis les coliques utérines, les douleurs des lombes, la sensibilité de tout le ventre spontanément et à la pression reparaissaient, et on voyait alterner l'écoulement de sérosité sanguinolente, de sang pur et de caillots noirâtres.

Dans la nuit du 21 au 22 janvier, on me fit appeler. Les douleurs étaient plus violentes que jamais et s'accompagnaient de vomissements. Un peu avant mon arrivée, la malade avait expulsé, avec de grandes douleurs, une substance qu'on me montra. C'était une membrane ayant l'épaisseur et l'étendue de quatre doigts réunis, incolore, analogue à une vessie demi-transparente, résistant à la déchirure, contenant entre les mailles, assez serrées, une sorte de sérosité demi-consistante ; çà et là quelques caillots sanguins adhérents.

Prescr. Potion antispasmodique qui calme les douleurs.

Le matin, on me montra une seconde membrane de même nature, qui avait été expulsée presque sans souffrances.

Les jours suivants, écoulement sanguin comme dans les règles ordinaires. Le 1er février, tout cesse, et la malade ne tarde pas à se rétablir sans récidive. Depuis cette époque elle s'est mariée et a fait une fausse couche. Actuellement elle est enceinte de sept mois et la grossesse marche régulièrement.

Remarques. — La première pensée qui vient à l'esprit est de soupçonner une môle ou faux germe : je ne puis rien affirmer à cet égard n'ayant pas obtenu la permission de toucher, cependant la connaissance parfaite que j'avais des mœurs et des habitudes de cette personne me donne les plus fortes présomptions pour écarter cette idée. En tout cas la forme de la substance expulsée ne se rapporte pas à ce que nous connaissons de l'aspect des véritables môles. J'ai en conséquence rapproché ce fait des précédents, parce qu'il me paraît devoir se rapporter à la métrorrhagie chez les vierges, mais produite évidemment par le développement d'un corps étranger dans l'utérus. De quelle nature était ce corps étranger? Avait-on affaire à la membrane muqueuse développée d'une manière anormale, à un kyste, à un polype vésiculeux ? Tout indique que l'on avait affaire à de véritables hydatides développées dans l'utérus. Les faits de cette nature, quoique rares, ont été signalés par divers auteurs, notamment par Laënnec, Lisfranc (1), MM. Charcot (2), Lasègue (3), Davaine (4) et les accoucheurs anglais.

Observation VI. *Métrorrhagie inquiétante avec tumeur abdominale produite par une hématocèle péri-utérine, avec point de départ probable dans l'étroitesse congéniale de l'orifice utérin.* — Madame ***, âgée de vingt-six ans, maigre, habituellement pâle, d'une constitution délicate, n'a jamais été bien réglée, sujette à de violentes névralgies de la face et de l'estomac, mariée depuis cinq ans, a eu pendant six semaines de fortes métrorrhagies peu après son mariage, a continué à être menstruée très-irrégulièrement, n'a eu ni grossesse ni fausse couche constatée, perd continuellement du sang depuis six semaines et s'affaiblit beaucoup.

Je suis appelé près d'elle pour la première fois à ce moment de la maladie en août 1848. Je la trouve dans l'état suivant: décubitus sur le dos, peau chaude et sudorale, pouls à 120, mou et régulier, céphalalgie frontale intense, pâleur du visage. Douleur très-violente dans le flanc droit, dans la cuisse du même côté, dans les reins ; augmentation marquée de la douleur par la pression sur quelque partie du ventre que ce soit. Tumeur dure dans le flanc droit, débordant le pubis de trois travers de doigt, paraissant avoir au moins le volume du poing. Ventre modérément distendu, son gazeux à la partie supérieure, mat au niveau de la tumeur, obscur dans la fosse iliaque droite. Perte médiocrement abondante mais continue, sang rouge foncé, émission des urines fréquente et douloureuse. Langue blanche, perte d'appétit, constipation depuis trois jours. Agitation extrême suivie de demi-syncopes.

(1) *Leçons cliniques sur les maladies de l'utérus.* Paris, 1836, in-8.

(2) *Mémoire sur les kystes hydatiques du petit bassin.* (*Mémoires sur la Société de biologie*, 1852, t. IV, p. 101.)

(3) *Recherches nouvelles sur les hydatides de l'homme.* (*Archives générales de médecine*, juin 1860.)

(4) *Traité des entozoaires et des maladies vermineuses de l'homme et des animaux domestiques.* Paris, 1860.

Prescr. Sucer des morceaux de glace, cataplasmes à peine tièdes sur le ventre. Sirop de framboises avec de l'eau pour boisson.

Le 18, nuit assez tranquille, pouls à 100, mou et dépressible, peau de chaleur normale, faiblesse extrême qui fait que la malade ne peut parler qu'à voix basse, constipation.

Prescr. Calomel, 40 centigrammes.

Le 19, deux selles, toujours douleurs violentes par crises dans le bas-ventre, suivies d'un écoulement sanguin avec caillots.

Prescr. Pommade stibiée en frictions dans l'aine et sur le ventre, alternativement.

Un peu de mieux les jours suivants, légère salivation.

Le 25 août, les douleurs sont moindres, l'écoulement a diminué. J'examine les organes malades. Au toucher, col de l'utérus de volume normal, situé à un pouce et demi de la vulve, lisse, arrondi, insensible à la pression, douleur retentissant dans les lombes lorsqu'on cherche à soulever l'utérus en totalité, immobilité de cet organe qui semble faire corps avec la tumeur suspubienne. Au speculum, col lisse, rose, orifice ayant à peine le diamètre d'un gros grain de blé : le col n'est pas plus gros qu'une forte noisette : un peu de sang rouge s'écoule de l'orifice utérin. Tumeur suspubienne dure et douloureuse au toucher avec sentiment de douleur pulsative.

Prescr. Emplâtre de ciguë dans le flanc droit. Pilules d'extrait de ciguë. Iodure de potassium, 1 gramme par jour. Tisane de saponaire.

Le 14 septembre, les douleurs du flanc et des lombes reviennent avec force : il s'écoule par la vulve une matière de couleur chocolat. Toujours même immobilité de l'utérus. — Même prescription.

Le 20, la tumeur paraît un peu diminuée ; peu de douleurs ; toujours léger écoulement sanguinolent ; s'il cesse une demi-journée, les douleurs augmentent. Lorsqu'on presse sur la tumeur, la douleur retentit aussitôt dans un point très-limité sur le côté droit entre la quatrième et la cinquième côte.

Prescr. Seigle ergoté, 2 grammes par jour.

Le 26, peu d'écoulement sanguin, ventre un peu météorisé, la tumeur de la fosse iliaque paraît beaucoup moins volumineuse, elle est arrondie, limitée, paraissant du volume d'une petite pomme, beaucoup plus détachée qu'autrefois du pubis, située plus haut dans l'abdomen, ce qui paraît tenir à une diminution dans l'engorgement qui l'entourait.

Prescr. Continuer le seigle ergoté.

Le 8 octobre, cessation de l'écoulement sanguin. La santé se raffermit peu à peu.

En juillet 1849, suppression des règles, bientôt après signes manifestes d'une grossesse. L'enfant arrive à sept mois et ne vit que trois jours. Depuis lors nouvelle grossesse et accouchement à terme d'un enfant bien portant. Depuis cette époque la santé est meilleure qu'elle n'a jamais été.

Remarque. — Ce fait rentre évidemment dans les cas d'hématocèle péri ou rétro-utérine, dont on s'est beaucoup occupé dans ces derniers temps. On voit que la malade, délicate et mal réglée avant son mariage, a eu depuis lors plusieurs métrorrhagies. L'épanchement sanguin intérieur, constaté par la palpation abdominale et le toucher utérin, s'est évidemment compliqué d'une péritonite partielle. Dans ce cas, je crois qu'il y a lieu de tenir compte, au point de vue du diagnostic, de l'extrême étroitesse du museau de tanche, constatée au moyen du speculum. On doit penser que le sang, ne trouvant pas une issue facile au dehors, a reflué en partie pour former l'hématocèle qui aurait eu lieu en quelque sorte par regorgement, une partie du sang seulement ayant pu se frayer une issue à travers le col. Ce qui vient à l'appui de cette manière de voir, c'est que la malade a toujours eu une menstruation très-irrégulière depuis sa puberté, avec alternatives d'aménorrhée, de dysménorrhée et de métrorrhagie; qu'elle est restée cinq ans mariée sans enfants, qu'elle est devenue enceinte à la suite de la maladie dont j'ai relaté l'observation, et que depuis cette époque on a vu la menstruation rester régulière et tous les accidents disparaître; de sorte qu'il ne me semble pas trop hasardé d'attribuer l'imprégnation et la régularité des menstrues à une plus grande dilatation de l'orifice utérin. Dans le traitement, le seigle ergoté paraît avoir eu une influence favorable.

Observation VII. *Métrite granuleuse avec engorgement hémorrhagique; opiniâtreté et récidive des pertes; bons effets de la saignée combinée avec les astringents. Guérison définitive.* — Madame ***, âgée de vingt-cinq ans, brune, d'une excellente santé habituelle, réglée à douze ans et demi, perdit son mari il y a un an, après quatre mois de mariage, sans avoir eu ni enfant ni fausse couche; éprouve quelques mois après des métrorrhagies abondantes qu'elle néglige, espérant qu'à l'époque prochaine elles ne reparaîtront plus. Cependant comme cet état s'aggrave tous les jours, elle me fait appeler le 15 juin 1855. Visage coloré avec une légère teinte jaunâtre autour des lèvres et du nez, embonpoint assez marqué, mais chairs molles. La métrorrhagie dure depuis trois semaines, elle est abondante avec caillots volumineux : en général la malade a à peine huit jours entre chaque époque menstruelle. Fatigue générale, douleurs vives dans le dos, les lombes et le bas-ventre, coliques utérines modérées. Point douloureux constant, augmentant par la pression dans l'étendue d'une pièce de deux francs environ au-dessus de la crête iliaque droite, et produit manifestement par une névralgie lombaire. Pas de constipation, appétit très-vif, état général très-satisfaisant lorsque les pertes cessent, ce qui fait croire chaque fois à la malade qu'elle est guérie.

La perte cesse quelques jours après et j'examine au speculum; col élevé, appuyant un peu sur le rectum, non douloureux par la pression, arrondi, du volume d'une forte noix, d'un rouge vif, saignant par les manœuvres du speculum et par le tamponnement, élastique sans dureté, plus mou et plus granuleux à mesure qu'on approche du centre.

Prescr. Cautérisation immédiate au nitrate d'argent, injections de guimauve et pavots deux fois par jour. Lavements émollients. Repos complet. Tisane de saponaire. Aliments légers, diète blanche.

L'hémorrhagie reparaît le 9 juillet avec l'intervalle ordinaire de huit jours: pendant les trois premiers jours la perte est très-abondante; le quatrième jour je fais prendre un bain tiède d'une heure.

Le 10, diminution notable de l'écoulement. Nouveau bain.

Le 11, suintement léger qui cesse les jours suivants.

Le 24, la perte ayant cessé depuis plus de huit jours, j'examine au speculum. Col ayant diminué d'un tiers, d'un rouge moins vif, granulations moins exubérantes.

Prescr. Cautérisation au nitrate d'argent. Mouche de Milan sur le point douloureux iliaque.

Le 25, la menstruation reparaît, mais peu abondante. La malade souffre beaucoup, elle a des douleurs dans la poitrine, le ventre, les flancs, elle est oppressée, nuits agitées sans l'ombre de sommeil. Crachement de sang rosé à la suite de toux, rien de particulier à l'auscultation.

Prescr. Cataplasmes très-chauds pour ramener les règles, qui reparaissent en effet avec abondance. Bon état général les jours suivants.

Le 5 août, l'hémorrhagie continue, faiblesse générale, bourdonnements d'oreilles, difficulté de rester longtemps debout. Insomnie opiniâtre.

Prescr. Infusion de cannelle, trois tasses à thé par jour.

Le 6, même état. — *Prescr.* Grand bain tiède d'une heure. Potion avec infusion de cannelle, 120 grammes; laudanum de Rousseau, 10 gouttes; sirop de cachou, 30 grammes.

Le 8, sommeil la nuit. Même état des pertes. — Nouveau bain et potion *ut suprà.*

La perte cesse les jours suivants.

Pendant les deux époques qui suivent, les pertes sont d'une abondance modérée, je cesse de voir la malade dont la santé se maintient bonne jusqu'en juin 1857.

A partir de ce moment, nouvelles pertes que la malade néglige encore, espérant les voir cesser d'elles-mêmes. Elle commence à se soigner sérieusement en octobre 1857. Éprouvant encore les inconvénients signalés plus haut, c'est-à-dire des accidents généraux aussitôt que les pertes sont supprimées, et voyant la malade s'affaiblir je prescris : alun, 2 grammes par jour dans une décoction d'aigremoine. L'hémorrhagie diminue rapidement. Aussitôt qu'elle a cessé, je pratique une saignée du bras de deux palettes. La malade se trouve mal pendant la saignée et reste pâle et faible les jours suivants, contrairement à ce qu'on observe lorsqu'elle perd par l'utérus une quantité de sang beaucoup plus considérable. Caillot consistant, médiocrement volumineux.

Le 23 novembre, le sang reparaît avec caillots. Le cinquième jour, 2 grammes d'alun dans une décoction d'aigremoine. Suppression des règles au bout de huit jours, bon état général. —

Prescr. Saignée du bras de deux palettes le 8 décembre : syncope à la suite. Journée mauvaise, mouvement fébrile très-intense le soir, courbature le lendemain.

Au bout de deux jours, amélioration notable.

Prescr. Prendre tous les jours en trois fois un demi-litre d'eau dans lequel on aura fait infuser pendant deux heures : quinquina gris, 15 grammes ; racine de gentiane, 5 grammes ; cannelle de Ceylan, 5 grammes.

La malade reprend peu à peu ses forces, les pertes cessent et sauf quelques époques menstruelles qui dégénèrent en perte de temps en temps, la malade va bien.

Actuellement (année 1860), la santé est parfaite sans récidive.

Remarques. — On trouve ici un cas bien caractérisé de métrorrhagie liée à un engorgement du col, dont le point de départ paraît être le veuvage prématuré chez une jeune femme forte et sanguine. On voit par quelles phases diverses la maladie a passé avant la terminaison, et quelles difficultés a rencontrées le traitement. Lorsque je vis survenir l'hémoptysie, je considérai la situation comme grave, parce que je me rappelais les cas de phthisie que j'avais observés à la suite de métrorrhagies opiniâtres, même lorsque rien dans les antécédents de la malade et de sa famille ne donnait à craindre le développement de cette funeste maladie : je préférai donc pour le moment favoriser l'écoulement menstruel. On a vu qu'à plusieurs reprises j'ai employé le bain tiède dans le moment de la métrorrhagie, et que ce moyen a toujours diminué doucement la perte sans entraîner d'inconvénient à la suite. Mais toujours je me trouvais entre deux écueils : ou laisser le sang s'écouler par l'utérus, ce qui augmentait de jour en jour l'affaiblissement général de la malade ; ou arrêter la perte et voir apparaître non-seulement la congestion vers la poitrine avec hémoptysie, mais des accidents généraux, un malaise insupportable provenant de la suppression d'une hémorrhagie dont l'organisme avait déjà pris l'habitude. C'est alors que je me décidai à combiner l'emploi de l'alun et des petites saignées, ce qui m'a réussi. L'alun est, comme on sait, un des meilleurs astringents dans ce cas : je l'ai employé à la dose de deux grammes par jour. Helvétius, qui le vante beaucoup, dans toutes les hémorrhagies, sauf les hémorrhagies critiques, l'employait ainsi; mais il recommande, avant d'en venir à son usage, d'avoir recours à la saignée du bras ou du pied. On a vu les bons effets de ce mode d'opérer : une faible saignée du bras de deux palettes paraissait suppléer avantageusement à une métrorrhagie intense et prolongée. Ce qui est remarquable, c'est que cette petite saignée était mal supportée, déterminait une syncope immédiate et amenait un affaiblissement très-grand à la suite, ce qui n'avait pas lieu même après une métrorrhagie de trois semaines. Il y a matière à réflexion sur l'usage et l'abus de ce moyen, et on peut le rapprocher d'un cas que j'ai cité plus haut, dans lequel la malade redoutait à l'excès la saignée. Cela ne tient-il pas à ce que la saignée doit être employée ici comme médication substitutive et non curative, c'est-à-dire qu'impuissante à arrêter la perte elle supplée à sa suppression par les astringents ?

OBSERVATION VIII. *Métrorrhagies incoercibles avec mouvement fébrile fréquent; phthisie pulmonaire consécutive.* — Madame ***, âgée de trente-huit ans, mariée, ayant eu plusieurs enfants, d'un tempérament nerveux, d'une position peu aisée, était dans un état de santé assez satisfaisant, lorsqu'en janvier 1846, elle éprouva une perte considérable sans cause appréciable. Ces pertes se renouvelaient tous les huit ou quinze jours, la malade s'affaiblissait et éprouvait des mouvements nerveux très-prononcés ; elle fut saignée plusieurs fois, mais se soigna mal.

Examinée pour la première fois en mai 1846. Visage coloré, peu d'embonpoint, anxiété continuelle, craintes pour une mort prochaine, pouls dur, tendre, à 100; peau chaude. Langue blanche, bouche amère, perte d'appétit, constipation. Toux fréquente, sèche et fatigante, disparaissant du jour au lendemain. Rien d'anormal à l'auscultation et à la percussion, expansion vésiculaire pure. Ventre souple, tantôt sensible à la pression, tantôt indolent. Perte abondante en caillots depuis quatre jours.

Prescr. Saignée du bras, purgation saline, tisane de grande consoude.

Les jours suivants la perte s'arrête et reparaît bientôt. Coloration du visage et céphalalgie intense pendant les pertes, pâleur de cire dans l'intervalle ; au toucher, col entr'ouvert, douloureux, dur, ayant le volume d'un œuf de pigeon pour les deux lèvres. Au speculum, orifice utérin d'un rouge vif et granulé, pas de fleurs blanches, laxité très-grande de la muqueuse vaginale.

Prescr. Injections de morelle, lavements simples et frais, frictions avec onguent mercuriel et extrait de belladone. Seigle ergoté, 2 grammes par jour.

Le sang s'arrête les jours suivants.

Le 4 juin, la perte reparaît avec intensité ; céphalalgie violente, visage coloré, pouls à 76, médiocrement développé, peau fraîche, mobilité nerveuse très-pénible.

Même prescr. La perte s'arrête bientôt.

Le 15 août, la menstruation est forte sans perte. Vomissement de sang abondant. Rétention d'urine qui dure vingt-quatre heures et se dissipe d'elle-même.

Continuation des pertes avec des intervalles de huit à dix jours jusqu'en octobre même année, malgré une saignée, l'ergot de seigle, la limonade sulfurique, les lavements froids. A ce moment la perte étant arrêtée un peu brusquement, il survient des ecchymoses aux paupières, aux cuisses et aux bras : chaleur générale avec accélération du pouls. Même état de l'utérus.

Prescr. Tisane de racine de fraisier, pilules avec extrait de ciguë et sang-dragon.

Je revois de temps en temps cette malade, qui continue à avoir des pertes fréquentes, malgré les divers traitements employés.

En septembre 1847, l'état est toujours le même. La malade a vomi et craché du sang ; peu d'appétit, pouls dur et vif. — Saignée du bras, qui ne paraît pas affaiblir la malade. Le sang d'un rouge violacé très-limpide coule rapidement.

En 1851, la malade est grasse et colorée : les règles sont quelquefois trois mois sans paraître. En 1852, menstruation assez régulière, sans pertes abondantes ; mais la malade tousse et crache depuis quelque temps. J'entends quelques craquements au sommet des poumons. Peu à peu les signes du ramollissement des tubercules se prononcent, et la malade succombe en décembre 1852, avec des cavernes au sommet des deux poumons.

Remarques. — Il existait manifestement ici un engorgement de l'utérus, mais tout en tenant compte de cette lésion locale, ce serait s'abuser étrangement il me semble, de la considérer comme le point de départ des accidents. On ne peut se dissimuler qu'il y a ici une inconnue qu'il est bien difficile de dégager et qui domine la maladie ; c'est cette diathèse hémorrhagique qui non-seulement rendait incoercibles les pertes utérines, mais qui déterminait des hémorrhagies sur la muqueuse gastrique, dans le tissu pulmonaire, dans le tissu cellulaire. Je ferai remarquer en même temps cet appareil fébrile qui accompagnait chaque hémorrhagie, la couleur violacée et l'aspect livide du sang qui n'était certainement pas étranger à cette funeste tendance aux hémorrhagies. Je ne dirai rien du traitement, sinon qu'il a été infructueux, et j'attirerai l'attention sur la phthisie pulmonaire qui a enlevé la malade, quoiqu'elle ne fût plus à l'âge où cette maladie se développe habituellement. Dans l'observation suivante on verra la métrorrhagie survenir d'une manière tout accidentelle et être suivie également du développement des tubercules.

Observation IX. *Constitution lymphatique, fausse couche et pertes répétées à la suite, affaiblissement général, phthisie pulmonaire.* — Madame ***, âgée de trente ans, blonde, constitution molle et lymphatique, se portant bien du reste, a déjà eu une couche heureuse il y a deux ans ; étant enceinte de quatre mois et demi elle fit, en septembre 1847, des efforts répétés dans une forêt pour abaisser des branches de coudrier. Fausse couche le lendemain. Deux jours après, l'hémorrhagie étant toujours très-forte et la malade s'affaiblissant, je suis appelé. La malade est très-pâle ; pouls tranquille : la sage-femme me dit que la délivrance n'est pas venue avec le fœtus. Au toucher, je trouve le vagin rempli de caillots de sang : par le col utérin entr'ouvert je constate la présence d'un corps mou de la grosseur d'un œuf, assez résistant, mais pas assez pour pouvoir être entraîné avec les doigts, et que je considère comme une portion du délivre.

Prescr. Seigle ergoté, 2 grammes. Expulsion du placenta, cessation de la perte.

Malgré mes instantes recommandations, la malade ne tarda pas à reprendre les occupations de son ménage. Elle reste languissante.

En novembre même année, métrorrhagie abondante pendant trois semaines. Volume très-considérable du ventre avec tympanite, douloureux à la pression, surtout dans les flancs, quintes de toux et vomissements à la suite : langue blanche, perte d'appétit, pouls à 90.

Prescr. Onctions d'huile camphrée, looch, tisane pectorale.

Lorsque la perte cesse, j'examine l'utérus : col volumineux, surtout la lèvre antérieure qui est grosse comme un œuf de pigeon, tissu mou et souple, orifice entr'ouvert, mucosités visqueuses venant du col de l'utérus, rougeur vive et granulations à partir du museau de tanche s'étendant à un centimètre au pourtour dans certaines parties : le reste est rose et tranche fortement avec la partie rouge : à peine de la douleur par la pression du doigt sur le col.

Prescr. Repos complet. Tisane de saponaire. Pilules avec extrait de ciguë, savon médicinal, éthiops minéral ; injections de morelle.

Le 15 janvier, nouvelle hémorrhagie utérine coïncidant avec l'époque des règles, caillots volumineux, faiblesse générale, coliques, douleurs des lombes, pouls calme.

Prescr. Limonade, seigle ergoté, 2 grammes.

Le 19, la perte est presque nulle, céphalalgie.

Prescr. Cautérisation au nitrate d'argent tous les huit jours. Frictions stibiées, lavements laudanisés.

Pendant les mois suivants, les fortes métrorrhagies disparaissent, mais d'ordinaire les règles sont très-abondantes et il y a parfois suintement rougeâtre dans l'intervalle.

Pendant l'hiver de 1848 à 1849, sans que les pertes augmentent d'intensité, il survient une bronchite opiniâtre qui s'aggrave malgré les nombreux traitements employés. Après plusieurs alternatives d'amélioration et de rechute, la malade finit par succomber à la phthisie pulmonaire en janvier 1850.

Remarques. — Quoique la constitution de cette malade fût lymphatique et qu'elle s'enrhumât facilement, rien ne donnait à craindre le développement d'une affection tuberculeuse, lorsqu'elle fit une fausse couche accidentelle. Soit défaut de précaution, soit prédisposition constitutionnelle, probablement par ces deux causes à la fois, des métrorrhagies vinrent à la suite, et dans ce cas l'engorgement du col était très-prononcé : il semble qu'il a dû jouer, dans la production des accidents hémorrhagiques, un rôle plus considérable que dans le cas précédent. Lorsqu'on fut maître des hémorrhagies, les règles continuèrent avec une abondance exceptionnelle, et tout indique que c'est à cet appauvrissement du sang qu'est due la phthisie pulmonaire qui a enlevé la malade. Ce qui vient encore à l'appui de cette manière de voir, c'est l'infiltration générale qui a coïncidé avec les symptômes de la phthisie.

Observation X. *Craintes pour un cancer utérin, métrorrhagies de l'âge de retour, tubercules fongueux du col. Retour à la santé sans nouveaux accidents utérins.* — Madame ***, âgée de quarante-cinq ans, ayant eu plusieurs enfants, d'une constitution très-nerveuse, éprouve depuis quelques années des souffrances dans les reins qui font craindre une maladie de matrice, parce que la mère et une de ses sœurs sont mortes de cancer utérin. A l'examen je trouve le col de volume normal, bien situé, sans rougeurs ni granulations. Je rassure la malade tout en lui recommandant de grandes précautions pour l'époque de la ménopause.

Quelques années plus tard, en juin 1849, il survient de l'irrégularité dans la menstruation, puis sans cause appréciable autre que l'âge de la malade, perte excessive avec caillots. Je suis appelé auprès d'elle à quelques lieues de Verdun. Le médecin de l'endroit avait appliqué l'eau froide en compresses et donné une potion astringente. — Trois jours après la perte était arrêtée.

Quinze jours plus tard, j'examine l'utérus. Col fortement porté sur le pubis, entr'ouvert, présentant sur un des côtés une tumeur dure, mal circonscrite, indolente au toucher : on perçoit distinctement un battement artériel en posant le doigt sur cette tumeur.

Au speculum, lèvre antérieure triple de la congénère, du diamètre d'une pièce de cinq centimes, de couleur normale, laissant apercevoir une tumeur d'un rouge vif, granulée, du volume d'une petite framboise, située sur un des côtés de la cavité du col. Stries sanguinolentes, constipation opiniâtre.

Prescr. Huile de ricin; pilules avec fer, quinquina, cachou. Repos. Plus tard, extrait de ciguë et iodure de potassium.

Pertes fréquentes pendant les mois suivants, faiblesse générale.

En janvier 1850, col toujours fortement porté sur le pubis, entr'ouvert, plusieurs bosselures dures, granuleuses, rouges, paraissant pénétrer dans le col et y être adhérentes par un des côtés, difficiles à limiter. Teint un peu jaunâtre.

Même prescription d'iodure de potassium et d'extrait de ciguë.

Pendant les mois suivants, les pertes se succèdent rapidement et laissent la malade dans une grande faiblesse. Les fongosités du col deviennent plus volumineuses. En raison de cet état de la malade et des antécédents je porte un pronostic défavorable et je donne à entendre que je crains le développement d'un cancer. Cependant il survient un mieux marqué, les pertes diminuent, le teint est meilleur, l'embonpoint revient un peu. Le mieux se continue pendant l'année 1851 ; les règles se présentent avec peu d'abondance et presque tous les mois : elles cessent bientôt.

Il y a plus de dix ans que ces accidents sont survenus et la malade vit encore (1860). Elle n'éprouve plus rien du côté de l'utérus, mais elle a le teint jaunâtre ; elle est maigre.

Remarques. — Avait-on affaire à des corps fibreux, à un tissu de la nature des polypes sans pédicule ? C'est probable, quoique la marche de la maladie ait donné à craindre le développement d'un cancer. L'issue favorable n'a pas permis de persister dans ce diagnostic; cependant il faut remarquer que cette malade n'a jamais recouvré une santé parfaite, et que, malgré tout, la nature de ces tissus framboisés reste un peu douteuse. J'ai tenu à rapporter ce cas en raison de l'obscurité du diagnostic et du pronostic; et, si j'en juge par quelques faits que j'ai observés, dans les métrorrhagies de l'âge de retour, il existe quelquefois un état fongueux du col avec hypertrophie et ramollissement, qui paraît être déterminé par le raptus hémorrhagique, et dont l'issue définitive est favorable.

Observation XI. *Polype fibreux enfermé dans la cavité du col utérin; épuisement de la malade par les hémorrhagies; excision du polype. Guérison.* — Madame ***, âgée de quarante-trois ans, petite, peau blanche, menstruée d'ordinaire très-abondamment, n'a eu qu'une couche très-laborieuse il y a vingt ans; d'une bonne santé mais très-nerveuse, elle éprouve depuis un an un malaise général avec affaiblissement, perte d'appétit, malaise épigastrique, ventre volumineux, irrégularité des menstrues, phénomènes qui avaient fait présumer une grossesse. Bientôt pertes très-abondantes aux époques menstruelles avec écoulement sanguin dans l'intervalle, puis fleurs blanches épaisses. La malade ne voulait pas se décider à un examen.

Appelé auprès d'elle en avril 1853, je la trouve dans l'état suivant : pâleur extrême, pouls petit, dépressible, à 100. La perte, qui a été excessive, est presque terminée. Agitation nerveuse continue, cris, demi-délire, vomissement des boissons, syncopes. Le ventre a son développement normal. Au toucher la vulve est large, la matrice assez bas, col entr'ouvert de la largeur de trois lentilles, on sent par l'ouverture un corps résistant. La malade a une crise nerveuse très-forte à la suite du toucher, cependant j'examine au speculum : par l'orifice du col entr'ouvert on aperçoit un corps violacé dont la partie apparente a le volume d'un gros pois et que je présume être un polype.

Nous convenons avec les médecins présents, car la malade habitait loin de chez moi, d'administrer du seigle ergoté, quelques toniques doux et de tamponner si l'hémorrhagie devenait considérable.

La perte diminue rapidement, elle est remplacée par un suintement sanguinolent, puis par des fleurs blanches épaisse, et abon dantes. Le seigle ergoté est vomi.

Les règles reviennent comme d'ordinaire en mai, un mois moins six jours après leur dernière apparition. Pendant huit jours tout se passe bien, mais au bout de ce temps, l'hémorrhagie devient très-abondante : on tamponne pour l'arrêter. Crises nerveuses avec demi-délire, insomnie opiniâtre, cris, vomissement de tout ce qui est ingéré : on s'attendait d'un moment à l'autre à une terminaison fatale. On m'envoya chercher en toute hâte.

Je trouve la malade excessivement faible, dans un état d'anémie complète, pouls, à 110, très-petit, vomissements incoercibles, rétention d'urine qui force à recourir plusieurs fois au cathétérisme. Constipation opiniâtre. La perte est en partie arrêtée. Le col est un peu plus dilaté : il a à peu près le diamètre d'une pièce de vingt centimes, le corps qui l'obstrue tend à s'y engager. L'excessive faiblesse de la malade fait que je ne pratique pas l'examen au spéculum.

Mieux sensible les jours suivants, les vomissements cessent, appétit, urines faciles, à peine un suintement sanguin.

Je revois la malade en juin. L'état général est bon : en touchant je trouve le col dilaté de la largeur d'un franc : le corps qui l'obstrue fait saillie à travers cette ouverture, il est dur, indolent, irrégulièrement bosselé, ne paraît adhérer nulle part au pourtour du col. Cet examen me confirme dans l'idée que j'ai affaire à un polype, et qu'en présence de l'état exsangue de la malade, il faut à tout prix tenter l'opération.

J'introduis le spéculum bivalve qui permet de voir le polype de couleur violacée à travers l'orifice du col. Je cherche d'abord à dilater l'orifice avec des pinces écartées en même temps que j'engage la malade à faire des efforts d'expulsion, mais le col élastique ne se laisse pas distendre. J'introduis alors les pinces de Museux fermées jusque sur le polype; arrivé là je les pousse doucement en les écartant de manière à glisser chaque branche entre le polype et le col; cela fait, je rapproche les branches et j'ai la satisfaction de sentir que le polype est saisi. J'exerce des tractions, mais rien ne cède, alors avec un bistouri boutonné je débride à ma gauche sur le col, puis en tirant je fais sortir le polype de la cavité du col : je le saisis plus haut avec une seconde paire de pinces de Museux et par de douces tractions je l'amène à la vulve, non sans douleur, car la malade n'avait pas été chloroformée en raison de son état d'anémie. Arrivé là, je porte le doigt profondément et je sens le pédicule qui me paraît avoir deux fois le volume d'un tuyau de plume : je porte sur mon doigt de forts ciseaux courbes et je coupe le pédicule. Le polype a la grosseur d'un œuf de pigeon, il est d'un tissu homogène, élastique, criant sous le scalpel. Ce qui nous surprend, c'est que ce polype qui était violacé dans le col est d'un blanc nacré lorsqu'il est détaché, quoiqu'il se soit écoulé à peine trois ou quatre gouttes de sang.

Pendant les jours suivants, insomnie, léger mouvement fébrile, à peine un suintement sanguinolent.

Les règles reparaissent peu abondantes les mois suivants. La malade se rétablit peu à peu, mais conserve son extrême impressionnabilité.

Prescr. Pilules de Vallet; teinture de cannelle.

La santé s'est maintenue bonne jusqu'en 1859. A cette époque la malade succomba à une attaque d'apoplexie.

Remarques. — J'ai cherché dans les observations particulières à signaler les diverses formes de métrorrhagies que j'ai observées; mais, pour les polypes, je me serais contenté de rappeler en termes généraux cette cause bien connue des pertes utérines, si le fait que je viens de relater ne présentait pas quelques particularités intéressantes, non-seulement pour l'histoire des polypes qui n'a rien à faire ici, mais pour celle du diagnostic de la métrorrhagie. En effet, à mon premier examen, j'étais dans une grande perplexité, étant appelé à neuf lieues de ma résidence, chez une personne d'une grande position sociale, pour décider une question aussi obscure. Mon opinion était attendue avec une grande anxiété; elle devait en quelque sorte décider en dernier ressort. Je savais qu'elle serait immédiatement connue, répandue, colportée, interprétée, et j'aurais bien voulu suspendre mon jugement jusqu'à nouvel examen et plus mûre réflexion. Mais on voulait un diagnostic, et lorsque je dis que toutes les présomptions étaient pour un polype encore renfermé dans la cavité de la matrice, il fut décidé que tel était le diagnostic définitif. Mais ce n'était pas pour moi une certitude, car un caillot organisé, adhérent, pouvait obstruer le col et produire les apparences que j'avais constatées. Aussi était-ce avec effroi que je pensais aux conséquences qu'aurait pour moi une erreur de diagnostic. On me demanda, en outre, ce qu'il y avait à faire, et, lorsque je parlai d'une opération qui n'était pas actuellement praticable, je fus assailli de différents côtés de sollicitations d'opérer, coûte que coûte, puisqu'on sentait que la malade ne tarderait pas à succomber. Dans le public, on citait à l'envi des cas de polypes qu'on avait enlevés, et des malades dans un état désespéré qui avaient été sauvés par cette opération. Toutefois, je ne voulus m'engager à rien, bien déterminé à résister à toutes les sollicitations et à ne consulter que l'intérêt de la malade. Le résultat a été satisfaisant; mais combien peu il eût fallu d'affaiblissement plus considérable ou de dilatation moindre, pour que l'issue fût fatale et qu'au lieu d'un succès qui m'a fait honneur je n'eusse eu un échec qui m'aurait été amèrement reproché.

Observation XII. *Métrorrhagies répétées chez une femme de vingt-cinq ans, cancer utérin.* — Madame ***, âgée de vingt-cinq ans, brune, grasse, bien colorée, sujette à des éruptions cutanées étant enfant, une blépharite ciliaire chronique, mais présente d'ailleurs toutes les apparences d'une luxuriante santé, a eu deux enfants bien portants, a toujours perdu considérablement de sang à la suite de ses couches, a nourri ses enfants et avait ses règles tous les mois pendant l'allaitement. Est accouchée pour la troisième fois il y a dix mois d'une petite fille qu'elle nourrit et qui est tourmentée par un eczéma du cuir chevelu et de la peau des membres. (Les deux autres enfants n'ont pas d'éruption cutanée.)

La couche a été heureuse, mais la perte à la suite a été peu abondante contrairement à ce qui a eu lieu aux deux couches précédentes; aussi la malade s'est-elle rétablie beaucoup plus vite. Pendant les quatre mois suivants, bonne santé apparente, sauf que la menstruation n'était pas régulière. Après cette époque la malade commence à souffrir des lombes et à avoir des fleurs blanches abondantes. Elle reste ainsi jusque dix mois après la couche et sèvre alors son enfant. Perte très-abondante qui dure quinze jours. C'est alors seulement qu'elle se décide à me faire appeler.

Prescr. Repos, aliments légers. Les injections exaspérant les pertes, je m'en abstiens.

Bientôt l'écoulement sanguin diminue, les forces reviennent.

Pertes blanches séreuses, parfois rosées ou jaunâtres, douleurs des lombes et du bas-ventre souvent intolérables surtout le soir, cessant en général lorsque la malade est couchée, constipation, urines d'abord troubles puis limpides, rendues fréquemment avec ténesme. A l'examen je trouve le col dans sa situation normale, complétement indolent, plus que doublé de volume, très-dur, bosselé, difficile à soulever : le corps paraît également augmenté de volume. L'examen au speculum est impossible en raison de l'afflux sanguin qui n'a pas paru depuis plusieurs jours, mais qui au moment de l'examen devient tellement abondant qu'il remplit le speculum et paraît augmenter à mesure qu'on tamponne.

Prescr. Repos absolu. Saignée du bras de deux palettes. Grand bain.

Les jours suivants, alternatives de pertes rouges abondantes et de secrétion liquide blanc jaunâtre, s'écoulant continuellement et tachant le linge. Le bain paraît soulager beaucoup.

Des confrères appelés en consultation décident qu'il faut arrêter l'hémorrhagie avant qu'eux-mêmes constatent l'état des choses, et nous instituons le traitement suivant. — Trois injections par jour avec 8 grammes d'alun par litre d'eau. Pilules d'alun, cachou, opium. Limonade sulfurique.

Les douleurs cruelles des lombes et du bas-ventre se calment pendant deux jours sous l'influence de l'opium, diminution de la perte rouge, mais bientôt nouvelle hémorrhagie avec des douleurs plus atroces coïncidant avec l'époque menstruelle.

Après examen fait par le toucher, mes confrères reconnaissent, comme je l'avais annoncé après mon premier examen, qu'il existe une dégénérescence cancéreuse du col utérin. M. Stoltz, de Strasbourg, appelé en consultation, ne peut malheureusement que confirmer ce funeste diagnostic.

La maladie suit sa marche habituelle, et malgré les cautérisations au fer rouge, la ciguë, l'opium, les fumigations d'acide carbonique, etc., la malade succombe au milieu de cruelles douleurs supportées avec une admirable résignation, huit mois après l'époque à laquelle j'ai commencé à lui donner des soins.

Remarques. — Pas plus que pour la métrorrhagie avec polype, je n'aurais pensé à donner une observation de métrorrhagie avec cancer, si le cas actuel ne présentait pas une particularité rare, celle de l'âge. En effet, parmi les cinq médecins consultés et dont plusieurs avaient vieilli dans la pratique, aucun ne put citer un cas de cancer de l'utérus chez une personne aussi jeune. C'était, en effet, la dernière maladie à laquelle il semble qu'on dût s'arrêter en présence d'une métrorrhagie survenue chez cette jeune femme, qui avait joui jusqu'alors d'une admirable santé dont elle conservait encore toutes les apparences. Aussi, lorsqu'on sut que je portais un funeste pronostic, tout le monde, y compris mes confrères, me témoignait des doutes à cet égard. M. Stoltz ne dissimula pas qu'avant l'examen il s'attendait à constater une erreur de diagnostic. Mais dès le début, malgré les apparences contraires d'ailleurs, mon opinion avait été fixée par les circonstances suivantes : hémorrhagies que les moyens ordinaires n'arrêtent pas, très-abondantes, sans caillots, alternant avec des pertes séreuses, jaunâtres ou rosées, d'une abondance extraordinaire ; douleurs intolérables dans les lombes et le bas-ventre ; état dur, bosselé du col, immobilité presque absolue de l'organe, augmentation de volume du corps de l'utérus ; parents morts jeunes sans qu'on puisse connaître la nature de la maladie, mais tante morte d'une maladie de l'utérus mal caractérisée.

TROISIÈME PARTIE

NÉVRALGIES ET NÉVROSES

CHAPITRE Ier.

DE LA NÉVRALGIE LOMBAIRE ET DE LA NÉVRALGIE SACRÉE, OU NÉVRALGIE DES PLEXUS LOMBAIRES ET SACRÉS.

Je désigne sous le nom de névralgie lombaire et de névralgie sacrée celles qui affectent tout ou partie des nerfs lombaires et des nerfs sacrés. Sauf un mémoire publié récemment par M. le docteur Marotte (1) et postérieur à celui que j'ai publié dans le même recueil (2) sur le même sujet, on peut dire que cette névralgie n'a été jusqu'à présent décrite nulle part d'une manière spéciale.

Lorsqu'à propos du siége et du diagnostic je parlerai de la partie anatomique, il sera facile de s'apercevoir que les auteurs n'ont eu en vue que certaines portions très-restreintes du système nerveux lombo-abdominal, lorsqu'ils ont parlé des névralgies de ces régions. Ainsi Chaussier décrit une variété très-intéressante, il est vrai, sous le nom d'ilio-scrotale. M. Malgaigne (3), M. Chomel (4), ne parlent que de la né-

(1) *Archives générales de médecine*, avril et mai 1860.

(2) *Archives générales de médecine*, juillet et août 1858.

(3) *Des névralgies du col utérin* (*Revue médico-chirurgicale*, décembre 1848).

(4) *Dictionnaire de médecine en 30 volumes*, articles *Utérus*, *Névralgie*.

vralgie du col et du corps de l'utérus. Lagneau (1) ne parle que de la névralgie spermatique ou des filets nerveux du cordon spermatique. M. Campaignac décrit une autre variété sous le nom de *névralgie des organes génitaux urinaires et de l'anus*. Valleix lui-même (2), le plus complet de tous, sous le nom de *névralgie lombo-abdominale*, ne parle que de la névralgie des branches postérieures et de l'extrémité terminale des branches abdominales, mais ne s'occupe nullement des phénomènes névralgiques affectant les organes contenus dans le bassin. Du reste, il est conséquent avec son point de départ, puisqu'il a dit qu'il ne s'occuperait pas des viscéralgies.

L'étude que je me propose de faire comprendra toutes les névralgies occupant les branches antérieures et les branches postérieures des nerfs lombaires et sacrés, soit qu'elles affectent les branches superficielles ou cutanées, soit qu'elles se présentent sur les plexus profonds et les branches viscérales. Il ne sera pas question toutefois des affections douloureuses des branches terminales, le nerf sciatique et le nerf crural, qui ont eu de tout temps une place distincte dans les nosographies.

Symptômes de la névralgie lombaire et de la névralgie sacrée.

Dans cette névralgie, comme dans toutes les autres, il importe de distinguer les douleurs spontanées des douleurs à la pression.

Les douleurs spontanées se font sentir principalement au moment des crises; elles ont ce cachet particulier qu'on a désigné sous les noms d'engourdissement, de picotement, de crampe, d'élancement, et que Chaussier avait pris pour caractère principal des névralgies. Quoique très-cruelles, ce

(1) *Maladies syphilitiques.*

(2) *Traité des névralgies ou affections douloureuses des nerfs.* Paris, 1841, p. 431 et suiv.

n'est que par exception qu'elles arrachent des cris aux malades; mais elles provoquent un état d'agacement très-pénible, empêchent parfois les mouvements du tronc ou forcent les malades à rester courbés. Il leur semble qu'ils sont serrés comme dans un étau, qu'il y a une constriction autour de la taille et du ventre (1).

En même temps que la névralgie lombaire, on observe souvent des douleurs de même nature siégeant dans d'autres organes, notamment des névralgies faciales, intercostales, etc. Dans les cas violents elle se propage aux autres régions de l'épine dorsale, entre les deux épaules, sous l'une des deux omoplates, avec sentiment d'oppression tantôt perceptible seulement pour le malade, tantôt avec accélération manifeste des mouvements respiratoires, palpitations nerveuses, vomissements de même nature, exaltation douloureuse de la sensibilité cutanée des lombes, du ventre et de la cuisse du côté malade, se propageant aux nerfs du côté opposé, qui présentent alors un certain nombre de points douloureux. Dans un autre moment, sensibilité obtuse de ces mêmes parties, persistance des douleurs dans une région très-limitée, celle qui paraît le point de départ de la névralgie; les douleurs généralisées qui ont évidemment lieu par action reflexe ou par sympathie, cessant avec la crise qui les a provoquées.

C'est ainsi qu'on s'explique les variations extraordinaires d'étendue et d'intensité qu'on trouve dans une névralgie lombaire, selon qu'on examine pendant la crise ou dans l'intervalle. Souvent sensation de froid alternant avec celle de chaleur brûlante dans les parties douloureuses. Sentiment de

(1) On a remarqué que la névralgie lombaire siégeait plus souvent à gauche qu'à droite; mes propres observations confirment ce fait, car sur un relevé de vingt cas détaillés, je trouve que la névralgie siégeait neuf fois à gauche, trois fois à droite, une fois des deux côtés avec fixation définitive à gauche. Dans deux cas de névralgie ilio-scrotale, elle siégeait une fois à droite et une fois à gauche. Dans les cinq cas restants, elle affectait exclusivement des organes centraux, tels que l'urètre, la vessie, le vagin, sans qu'un côté parût plus affecté que l'autre.

vacuité comme si le ventre n'existait plus, et que les femmes comparent à celui qu'on éprouve immédiatement après l'accouchement. Les douleurs sont ordinairement continues avec exacerbations, ou reviennent par accès irréguliers. Parfois les crises reviennent avec une régularité remarquable qui peut exister pendant toute la maladie, mais qui cesse le plus habituellement, même en l'absence d'une médication antipériodique. Ce retour à heure fixe a lieu tous les jours : je n'ai pas observé de cas dans lesquels la douleur se soit présentée tous les deux ou trois jours avec la régularité d'une fièvre intermittente. Dans quelques cas la crise avance ou recule de quelques heures. Des douleurs sourdes peuvent exister quelque temps avant la crise, de façon qu'en l'absence d'une régularité bien établie les malades prédisent le retour prochain des accès.

Les douleurs limitées à la pression sur lesquelles Valleix a le premier attiré l'attention dans la névralgie qui nous occupe, sont surtout très-appréciables dans les formes qui affectent les nerfs superficiels, les seules dont il se soit occupé ; mais elles sont beaucoup plus rares et plus difficiles à constater dans les formes profondes ou viscérales, quoiqu'elles forment aussi un élément important de diagnostic, comme nous le verrons plus loin.

Les points douloureux à la pression sont très-multipliés et très-variables. Ils peuvent se présenter un grand nombre de fois chez le même individu, se succéder dans le cours de la maladie, ou bien occuper un siége unique et invariable. Malgré toute l'attention qu'ils méritent, je dois ici, comme je le dirai plus loin pour la névralgie brachiale et la névralgie faciale, protester contre la doctrine trop absolue du regrettable Valleix, qui ne permettrait pas en quelque sorte d'admettre la névralgie lombaire sans l'existence de ces points douloureux.

Selon l'intensité de la maladie, le moment de l'examen, la période de temps écoulé, j'ai constaté souvent que les douleurs spontanées et à la pression occupaient les deux côtés du bassin, les lombes, le ventre, sans qu'on pût en quelque sorte distinguer une région moins douloureuse de l'autre : cela avait lieu pendant la crise ; mais une fois la crise passée, on ne pouvait au contraire trouver un seul point qui fût sensible à la pression, de sorte que, surtout dans les cas de névralgie intermittente, les malades se trouvaient tellement bien qu'ils se berçaient tous les jours de l'espoir que leur mal ne reviendrait pas. Cette intermittence des douleurs éloignait déjà l'idée d'une congestion sanguine ; mais ce qui confirmait le diagnostic, c'est qu'après un certain temps on pouvait constater ces points douloureux qui manquaient au début.

Les principaux points douloureux à la pression sont les suivants :

Les *points postérieurs*, souvent au nombre de deux ou trois, bien limités, rarement accusés comme très-vifs par les malades qui souvent n'en parlent pas, et qu'alors on ne découvre que par la palpation. Dans ce cas, on observe que la pression détermine des douleurs dans un ou plusieurs points de l'étendue d'une pièce de cinq francs, sur les côtés des vertèbres lombaires ; quelquefois les apophyses épineuses correspondantes sont douloureuses à la pression.

Le *point iliaque*, au milieu de la crête iliaque, est souvent le seul que les malades signalent. C'est *à la taille* qu'ils rapportent les douleurs, ou bien ils disent qu'ils ont mal aux os. Par la pression, on trouve un point douloureux peu étendu sur la crête iliaque même. Il est important d'être prévenu de son existence et de connaître son origine ; autrement on serait dérouté par cette douleur qu'on ne saurait à quoi rapporter, et qui peut mettre sur la voie d'une névralgie lombaire qu'on n'aurait pas autrement soupçonnée. En effet, il est en dehors de toutes les connexions utérines ; il ne peut être rapporté à une souffrance des intestins ; il est trop bas pour tenir au foie ou au poumon : on ne saurait donc à quoi l'attribuer, si la connaissance de la névralgie lombaire ne venait lui restituer sa véritable valeur.

Le *point abdominal*, à la partie inférieure du muscle droit, a une importance particulière, comme j'espère le faire voir lorsqu'il s'agira du diagnostic différentiel. Il est généralement très-limité et persiste avec une grande opiniâtreté; très-souvent il fixe seul l'attention, et on ne trouve que par des recherches ultérieures ceux des lombes et de la crête iliaque qui l'accompagnent.

Le *point inguinal*, près de l'anneau inguinal, est aussi un de ceux qu'on observe le plus souvent, et que les malades signalent d'ordinaire.

Le *point de la grande lèvre*, de même que le précédent, se fait sentir spontanément plutôt qu'à la pression, et consiste en douleurs avec élancements, cuisson, sorte de crampe très-pénible, sans la moindre trace d'inflammation.

Le *point suspubien* s'observe plus rarement : il disparaît plus rapidement que les autres, et dépasse le plus souvent la ligne médiane; de sorte qu'il se fait sentir fréquemment des deux côtés, au-dessus des pubis.

Le *point crural* consiste en vives douleurs qui se propagent le long de la partie antérieure et interne de la cuisse, qui est sensible à la pression dans toute son étendue plutôt que dans un point limité. Cette irradiation est généralement momentanée et cesse avec les fortes crises.

Le *point aortique* me paraît devoir être considéré comme faisant partie de la névralgie lombaire, ou, pour parler avec plus de précision, de la névralgie sacrée. Il consiste en une douleur très-remarquable qu'on observe à la région épigastrique. Lorsqu'on applique les doigts sur cette région, on sent un battement extrêmement fort, un choc violent qui est causé par l'aorte, dont on constate la présence avec une grande facilité; ces battements sont très-incommodes pour le malade, et s'accompagnent à l'auscultation d'un bruit unique, semblable au premier bruit du cœur. Lorsqu'on presse sur l'aorte et qu'on a les battements sous la main, le malade accuse une vive douleur; tandis qu'aussitôt que l'on quitte l'aorte pour presser sur les parties voisines, il n'y a plus aucune sensation pénible. Non-seulement le tronc de l'aorte, mais ses principales divisions, sont le siége de cette douleur à la pression qui retentit jusque dans les lombes. Tels sont les phénomènes observés pendant les crises; mais, dans l'intervalle, l'impulsion de l'aorte est faible, même difficilement perceptible; l'artère a manifestement diminué de volume, et la douleur à la pression est presque nulle.

Le *point sacré,* sur lequel l'attention n'a pas été fixée jusqu'ici, consiste en une douleur très-vive à la pression sur l'une ou l'autre moitié antérieure du sacrum, et quelquefois sur toute son étendue. Ce point douloureux ne peut être facilement perçu que dans certains cas particuliers, lorsque les parois abdominales sont molles et très-dépressibles, soit à cause de la maigreur, soit par suite d'accouchement récent. Cependant, lorsqu'on est prévenu de la possibilité de son existence, on le découvre beaucoup plus facilement qu'on ne serait porté à le croire. Il s'accompagne de douleurs spontanées dans les vertèbres lombaires, à la partie postérieure de la cuisse; de douleur à la pression de la région sacrée avec faiblesse des extrémités inférieures. Le soulèvement en masse de l'utérus ravive les souffrances, probablement parce que le corps de cet organe vient presser contre le plexus sacré, siége de la névralgie. Lorsque la palpation à travers les parois abdominales ne permet pas d'arriver sur le sacrum, on peut découvrir le point sacré en portant le doigt dans le vagin et pressant non sur le col, mais sur les côtés dans le cul-de-sac vaginal; on détermine ainsi une vive douleur du côté où siége la névralgie.

Le *point utérin* occupe le col de l'utérus en l'absence de toute inflammation de cet organe. On a prétendu que la douleur était exactement bornée à la partie du col située du côté affecté de névralgie; j'ai observé parfois de la douleur à la pression du col sans inflammation, mais j'avoue qu'il m'a été impossible de m'assurer d'une manière certaine si elle occupait la moitié ou la totalité du col. Ce que j'ai remarqué beaucoup plus souvent, c'est l'indolence du col et la sensibilité vive à la pression d'un des côtés du cul-de-sac vaginal ou bien le retentissement très-prononcé des souffrances dans les points lombaire et iliaque lorsqu'on soulève cet organe par une pression un peu forte (voir le point sacré). Dans ce cas, les malades se plaignent d'une douleur vive, et si l'on ne porte pas plus loin les demandes, on pourra croire à tort que cette douleur siége à l'endroit où l'on presse ; dans le point utérin, la douleur est spontanée, profonde, par élancements aigus et rapides, alternant avec un calme momentané et complet, n'ayant pas un siége précis, mais s'irradiant d'une manière obscure dans les aines, les lombes, les cuisses, le sacrum, revenant parfois par crises violentes que les malades comparent aux premières douleurs de l'accouchement. En même temps le col utérin est d'une exquise sensibilité au toucher, de façon que parfois le moindre contact détermine des crises nerveuses. Cette sensibilité peut s'étendre à tout le vagin et rendre impossible l'introduction du speculum.

Le *point anal* qui fait partie de la névralgie sacrée, occupe l'anus, dont la douleur au toucher peut rendre impossible l'administration des lavements. Il existe en même temps des douleurs spontanées très-aiguës, puis des élancements qui ne permettent pas aux malades de rester assis ; ténesme rectal des plus pénibles et expulsion répétée des matières fécales. Ce qui distingue ces douleurs de la fissure, c'est d'une part l'absence de toute lésion appréciable, et d'autre part le caractère des douleurs qui cessent par moments ou sont remplacées par des douleurs névralgiques de l'utérus, de la vulve ou des régions voisines.

Tels sont les principaux points sur lesquels on constate de la douleur à la pression ; ils peuvent être observés simultanément ou successivement chez le même individu de manière à constituer une névralgie lombaire généralisée; mais une région en particulier peut être le siége des douleurs, de manière à attirer l'attention exclusive du médecin, les autres régions ne présentant que quelques phénomènes obscurs propres seulement à éclairer le diagnostic.

C'est pour ces sortes de cas qu'il faudrait, pour plus de précision, ne pas se borner à caractériser la maladie névralgie lombaire ou névralgie sacrée, mais établir de véritables formes, surtout lorsqu'il y a à craindre des erreurs de diagnostic. Considérée à ce point de vue, la névralgie lombaire se diviserait en forme lombaire postérieure, forme iliaque, forme abdominale, forme suspubienne, forme inguino-vulvaire, la névralgie sacrée en forme aortique, forme anale, forme utérine. On compléterait par l'étude de quelques autres dont je n'ai pas encore parlé et qu'on observe d'ordinaire isolées, telles que la forme ilio-scrotale : la forme vésico-urétrale chez la femme, la forme vésico-urétrale chez l'homme.

La *forme ilio-scrotale*, bien connue depuis la description de Chaussier, est caractérisée par une pression continue avec douleurs spontanées par élancements à l'urètre ; douleurs en urinant qui semblent partir de l'anneau inguinal externe pour s'irradier dans le testicule et dans le flanc, parfois dans la cuisse et le genou, la poitrine et la tête du côté malade. Points douloureux à la pression sur le trajet du cordon spermatique, sur des portions limitées de l'épididyme, quelquefois avec gonflement du testicule. Pollutions fréquentes, désirs vénériens plus vifs au moment des crises.

La *forme vésico-urétrale et urétro-vaginale* doit être considérée comme une dépendance de la névralgie lombo-abdominale; M. Campaignac en a donné plusieurs observations (1) dans lesquelles, sans la moindre inflammation, on observe

(1) *Considérations sur les névralgies des organes génitaux urinaires et de l'anus.* (*Journ. hebdom. de médecine*, t. II, p. 396, ann. 1829.)

des douleurs vives et intermittentes dans les grandes et les petites lèvres; le méat urinaire, et l'orifice du vagin, avec ténesme et constipation. Cette forme peut exister seule, mais souvent elle se complique de douleurs dans les autres régions animées par les nerfs lombaires; elle est très-fréquente et se présente à l'état aigu et à l'état chronique, comme les autres névralgies. A l'état aigu on observe les symptômes suivants; besoins très-fréquents d'uriner, survenant tout à coup, urines limpides, rendues goutte à goutte ou en petite quantité, avec sentiment d'ardeur, de douleur et de cuisson dans la région vésicale et le long du canal de l'urètre, se propageant souvent à la vulve et au rectum, avec expulsion douloureuse des gaz, occupant aussi la partie antérieure du vagin, qui est le siége de douleurs spontanées très-cruelles, même en l'absence de ténesme vésical, avec congestion et rougeur momentanées de ces régions; crises répétées de minute en minute, suivies de quelques heures de répit; parfois besoin irrésistible de pousser comme au commencement des couches, ce qui fait dire aux malades que leurs douleurs ont de l'analogie avec celles de l'enfantement : elles s'accompagnent fréquemment de cris comme dans ces dernières; quelquefois les malades disent qu'il leur semble que tout va sortir du corps. Lorsque les besoins d'expulser sont répétés, ils se propagent à l'anus; les garde-robes deviennent très-fréquentes sans avoir changé de nature ni de consistance. Ces douleurs peuvent durer quelques heures, puis disparaître complétement pour ne plus revenir; souvent elles se prolongent plusieurs jours avec des alternatives. La maladie peut être chronique d'emblée. Dans cette forme les douleurs sont moins vives, la malade est fréquemment tourmentée d'envies d'uriner, avec des retours momentanés de l'état aigu. Dans quelques cas, la névralgie vésicale disparaît, mais est remplacée par une autre forme; cette substitution, toutefois, n'est pas aussi rapide qu'on serait porté à le croire : souvent les malades souffrent simultanément dans les deux régions, mais la douleur vésicale devient de moins en moins vive à mesure que celle de l'autre région affectée se développe. Dans d'autres cas, la névralgie vésicale succède à d'autres formes et en est la terminaison. Je connais une dame âgée de 48 ans, non réglée depuis quatre ans, pâle, très-nerveuse, sujette à des palpitations avec 140 pulsations à la minute, anxiété affreuse, oppression, demi-syncope, pâleur effrayante du visage, anéantissement complet, qui lui fait croire, ainsi qu'à son entourage, que la mort est proche. Ces crises reparaissent souvent plusieurs jours de suite, et se terminent invariablement par un poids sur la vessie, avec expulsion répétée d'urines limpides, cuisson, douleurs en urinant. Lorsque ces souffrances de la vessie surviennent, la malade sait que la crise touche à sa fin. Dans l'état habituel, le pouls est calme, à 70, régulier, sans intermittences ni bruits anormaux, ni matité exagérée. Je reviendrai sur cette forme en parlant du diagnostic différentiel.

La *forme vésico-urétrale* chez l'homme, quoique moins commune que la précédente, est cependant intéressante à étudier. J'en ai observé des cas assez nombreux et comme elle n'a pour ainsi dire pas été décrite comme espèce morbide bien caractérisée, qu'elle a souvent passé inaperçue ou qu'elle a été confondue avec d'autres maladies, je crois devoir y insister en citant les observations particulières à l'appui.

Voici, d'après ce que j'ai vu, quels sont les caractères de cette affection : douleurs par élancements, ayant lieu à des intervalles irréguliers, quelquefois sourdes, analogues à des picotements, ou très-aiguës, augmentant par le coït, par la position assise prolongée, par les mouvements de la voiture, se faisant sentir dans la région prostatique et dans la portion membraneuse de l'urètre, mais surtout et très-habituellement dans le gland ; jet des urines régulier, beaucoup plus fréquent qu'à l'ordinaire, douloureux surtout vers la fin. Pendant le cathétérisme il existe, beaucoup plus souvent qu'à l'état sain, un spasme, une contracture de l'urètre, qui rendent l'introduction de la sonde beaucoup plus difficile pour l'opérateur, et plus pénible pour le malade. Indépendamment du spasme il existe presque constamment une congestion légère aux environs de la prostate, comme l'indiquent la nécessité d'abaisser fortement le pavillon de la sonde, et la teinte sanguinolente qu'on observe presque toujours en retirant l'instrument.

Siége de la névralgie lombaire et de la névralgie sacrée.

Pour confirmer le diagnostic, je ferai voir que les douleurs signalées plus haut ont pour siége les nerfs qui animent ces régions, je discuterai le diagnostic différentiel avec diverses maladies qui ont un siége et des symptômes analogues.

Je crois nécessaire de rappeler dans ce but la distribution des nerfs lombaires et sacrés.

On sait qu'il y a cinq paires lombaires et six paires sacrées.

Les branches postérieures lombaires et sacrées sont très-petites ; elles se distribuent aux parois des lombes et du ventre, au scrotum chez l'homme, à la grande lèvre chez la femme ; elles peuvent être le siége de la névralgie ; ce sont elles surtout que Valleix a eu en vue dans sa description de la névralgie lombo-abdominale.

Les cinq branches antérieures des paires lombaires, très-volumineuses, et très-importantes pour le sujet qui nous occupe, s'anastomosent pour former le plexus lombaire ; ce plexus, situé sur les côtés du corps des vertèbres lombaires, entre les apophyses transverses et les faisceaux du muscle psoas, est le siége de douleurs névralgiques spontanées, à la pression ou dans les mouvements qu'on observe souvent dans cette région.

Les branches du plexus lombaire se divisent en collatérales et en terminales ; les branches collatérales sont : 1° les branches abdominales, destinées aux parois de l'abdomen, et que nous avons vues fréquemment affectées de douleurs spontanées et de douleurs à la pression (elles comprennent la grande branche abdominale connue sous le nom d'*ilio-scro-*

tale, parce qu'elle envoie un petit rameau cutané à la région pubienne ; la petite branche abdominale, qui se perd également dans la peau du pubis) ; 2° les branches inguinales, également au nombre de deux ; ce sont : la branche inguinale externe, destinée exclusivement aux régions tégumentaires externe et postérieure de la cuisse ; la branche inguinale interne, qui donne plusieurs rameaux ; le rameau interne ou scrotal, qui pénètre dans le canal inguinal, en sort pour se porter verticalement en bas, et s'épanouit dans la peau du scrotum chez l'homme, de la grande lèvre chez la femme.

Il faut se rappeler cette disposition lorsqu'on observe des douleurs dans les grandes lèvres, la vulve, le pubis chez la femme, comme cela arrive fréquemment dans la névralgie qui nous occupe; c'est l'analogue de celle qu'on a décrite chez l'homme sous le nom d'*ilio-scrotale*, sauf qu'elle est beaucoup plus fréquente. Lors donc qu'on observera ces douleurs sans altération appréciable des tissus, on examinera avec attention s'il n'existe pas de phénomènes névralgiques sur d'autres points animés par les nerfs lombaires : de cette façon, on sera mis sur la voie d'une névralgie qu'on aurait pu méconnaître.

Les branches terminales du plexus lombaire sont le nerf obturateur, le crural, la grosse branche de communication du plexus lombaire avec le plexus sacré, ou tronc lombo-sacré. Le nerf obturateur est exclusivement destiné au muscle obturateur externe, aux trois adducteurs, au droit interne. Cette distribution explique les difficultés que les malades éprouvent à se redresser pendant les fortes crises, l'obligation de marcher courbés, ou même de rester immobiles dans le lit, les jambes fléchies, la possibilité de marcher sans douleur, et même avec une complète liberté dans l'intervalle des crises.

Le nerf crural est destiné à tous les muscles de la région antérieure de la cuisse et aux téguments de la même région, à ceux de la jambe et du pied, ce qui explique comment il n'est pas rare de voir les douleurs se propager à la cuisse, au genou et jusqu'au pied, la peau de ces régions étant d'une sensibilité exquise au toucher pendant les douleurs, et parfois comme anesthésiée dans l'intervalle.

Des six branches antérieures des paires sacrées, les quatre premières jointes au gros tronc lombo-sacré qui vient du plexus lombaire forment, par leurs anastomoses, le *plexus sacré*, qui mesure toute la hauteur du sacrum. Il est en rapport, en arrière, avec le muscle pyramidal, en avant, avec les vaisseaux hypogastriques qui séparent le plexus du rectum et du péritoine. Les deux dernières branches sacrées antérieures sont très-grêles et peu importantes.

Le plexus sacré donne des branches collatérales et une branche terminale qui est le nerf sciatique.

Les branches collatérales sont : les branches viscérales qui se portent directement dans le rectum et la vessie chez l'homme, la vessie et le vagin chez la femme ; il y a également des branches très-nombreuses qui se jettent dans le plexus hypogastrique. Les autres branches se distribuent aux muscles de tout l'hypogastre, au releveur de l'anus, au muscle obturateur interne, au sphincter de l'anus, au scrotum, à la grande lèvre chez la femme, aux muscles du périnée, de la verge, à la peau de ces organes, aux muscles fessiers, au carré, aux jumeaux, à la région fessière, à la peau de cette région.

Cette distribution explique parfaitement les douleurs si fréquentes de l'anus, de l'urètre, de la vessie, de la vulve et de tout le vagin, de la région fessière ainsi que le ténesme vésical et rectal, signalés comme des symptômes si fréquents dans cette forme de névralgie, qu'à cause de cela je crois devoir désigner sous le nom de *névralgie sacrée*. Le plexus hypogastrique, qui couvre de ses ramifications l'aorte ventrale et ses divisions, étant constitué en partie par le grand sympathique et par les branches collatérales du plexus sacré, on comprend comment la névralgie sacrée peut se compliquer de battements aortiques d'une extrême intensité, comme on en trouvera plus loin un exemple intéressant.

Étant admise par l'étude des symptômes, appuyée sur l'anatomie, l'existence de la névralgie lombaire et de la névralgie sacrée, je vais essayer de corroborer les données précédentes par le diagnostic différentiel.

Les principales maladies avec lesquelles on pourrait confondre la névralgie lombaire et la névralgie sacrée sont : les altérations organiques de la moelle épinière ; la congestion rachidienne, l'irritation spinale ; la métrite ; l'ovarite ; le phlegmon des ligaments larges ; les déplacements de l'utérus, notamment l'antéversion ; la cystocèle vaginale ; les corps étrangers de la vessie et de l'urétre ; l'uretrite et la cystite ; les polypes de l'urètre ; l'anévrisme de l'aorte.

Diagnostic différentiel.

Avec les altérations organiques de la moelle épinière. Ces altérations, notamment l'inflammation chronique de la moelle et des méninges, très-obscures dans leur début, beaucoup plus rares que les névralgies, se bornent rarement à la région lombaire, mais donnent lieu à des symptômes du côté de la région dorsale, et surtout de la région cervicale et du cerveau. Lorsqu'il y a des signes de paralysie même incomplète du sentiment et du mouvement dans les membres inférieurs, la vessie et le rectum, mouvements convulsifs, il n'y a pas lieu à erreur de diagnostic, ces symptômes n'existant jamais dans la névralgie lombaire. Toutefois les maladies organiques de la moelle sont souvent très-obscures ; au début, il y a de la fatigue et des douleurs sourdes dans les membres avec des phases d'acuïté. Ce qui distingue ces douleurs de celles de la névralgie, c'est qu'elles ont lieu généralement des deux côtés, se propagent aux deux membres inférieurs, s'accompagnent habituellement de rigidité des muscles des lombes et des membres inférieurs. Elles n'augmentent pas par la pression, comme dans les névralgies, ou bien il y a exaltation générale de la sensibilité, surtout aux membres inférieurs. J'attache une importance particulière à ce diagnostic différentiel que des observations récentes m'ont confirmé de point en point.

Ces signes suffisent généralement ; remarquons cependant que si l'on a pu confondre des affections rhumatismales du rachis avec des inflammations de la moelle et des méninges, au début, les névralgies peuvent aussi donner lieu à l'erreur. Ainsi dans l'Observation IV, on voit la malade maigrir, les douleurs se propagent à la région dorsale, au cou, s'accompagnent d'accélération des mouvements respiratoires, de palpitations, de mouvements convulsifs. Je crus avoir affaire à une maladie de la moelle, mais la marche ultérieure de la maladie, la guérison qui ne s'est pas démentie, m'ont fait penser qu'il n'y avait réellement qu'une névralgie. De même, dans l'Observation III, les symptômes nombreux et bizarres, l'affaiblissement général qui se traduisait par l'impossibilité de se tenir debout, ont fait diagnostiquer à un de mes confrères une maladie de la moelle, quoique la guérison soit survenue et se soit maintenue depuis lors, ce qui doit faire penser qu'il n'existait qu'une névralgie lombaire.

Avec la congestion rachidienne et l'irritation spinale. La maladie désignée par les Américains et les Anglais sous le nom d'irritation spinale se présente avec des caractères si obscurs, qu'il n'est pas aisé d'établir le diagnostic différentiel avec la névralgie lombaire. Tout indique que cette affection n'est le plus souvent que la névralgie dorso-intercostale ou la névralgie lombaire, mais étudiée avec moins de précision et surtout sans le moyen de diagnostic par les points douloureux dont on doit la connaissance à MM. Bassereau et Valleix.

Ollivier (d'Angers) rapporte à la *congestion rachidienne* les accidents décrits sous le nom d'*irritation spinale* : je persiste à penser qu'ils ont plus d'analogie avec les névralgies. Toutefois il ne faut pas se dissimuler que la congestion rachidienne est une affection fréquente, dont l'étude a de l'importance au point de vue de la névralgie lombaire et de la névralgie sacrée, qu'elle complique souvent. C'est ainsi que nous voyons des phénomènes congestifs très-manifestes exister parfois au début de la maladie, donner lieu à des douleurs dans toute la région lombaire, le ventre, les flancs et les cuisses des deux côtés, s'exaspérer sous l'influence de la menstruation, puis diminuer peu à peu, persister d'un côté, et alors seulement apparaître les symptômes locaux qui rendent incontestable l'existence de la névralgie, dont le point de départ était probablement dans la congestion rachidienne. Dans d'autres cas, la maladie existe primitivement; mais elle s'exaspère sous l'influence d'une congestion rachidienne manifeste qui, parfois, en rendant douloureux tout le système nerveux lombo-sacré, masque les signes propres à la névralgie, lesquels reparaissent plus tard, lorsque la congestion est dissipée. En voyant ces douleurs générales des lombes, des flancs et des cuisses, un observateur, rapprochant ces symptômes de ceux que je signale comme propres à la névralgie lombaire qui n'a généralement lieu que d'un côté, les considérera comme tout à fait à part, et m'accusera même d'avoir laissé, dans ma description des affections douloureuses des lombes, une lacune importante; ou bien voyant apparaître plus tard les signes caractéristiques de la névralgie, on conclura que ce début est différent de celui que j'ai signalé, s'il ne tient pas compte de cette complication.

Avec la métrite. Il n'est pas douteux que les maladies de l'utérus et surtout les inflammations chroniques de cet organe, présentent comme symptômes habituels : des douleurs des lombes, des aines, des cuisses, c'est-à-dire que l'inflammation de cet organe retentit sur le système nerveux lombo-sacré. Nous verrons, en parlant des causes, qu'il en résulte souvent, comme complication, une véritable névralgie de la nature de celles que nous étudions ici; mais cela n'arrive que par exception, et ce serait tomber dans une confusion regrettable, de considérer comme telles toutes les douleurs qu'on observe alors. Ce qui distingue la névralgie lombaire, c'est l'acuïté des souffrances alternant avec un calme complet, la régularité des accès dans certains cas, le siége précis des points douloureux à la pression. Ce diagnostic différentiel est très-important au point de vue du traitement, car même en présence d'une métrite chronique, s'il existe une complication momentanée de névralgie lombaire ou sacrée et qu'elle soit méconnue ou considérée comme faisant partie de la métrite, on ne combattra pas cette dernière affection, et on laissera longtemps la malade en proie à la névralgie ; tandis que si on reconnaît le véritable caractère de cette complication, on l'attaquera par les moyens appropriés, tout en s'occupant de l'inflammation utérine. Il en résultera aussi que le médecin ne sera pas dérouté par des accidents momentanés très-pénibles, qui apparaissent ou disparaissent malgré l'état stationnaire de la métrite et dont les malades réclament la guérison avec insistance.

Je parle ici du diagnostic différentiel dans le cas d'existence simultanée des deux maladies ; mais il y a un autre écueil beaucoup plus fâcheux à éviter, c'est de prendre une névralgie lombaire simple pour une métrite. On dira que les signes de ces deux maladies sont très-différents et que l'erreur n'est pas possible. Il ne faut pas se dissimuler pourtant que cela arrive encore fort souvent. La névralgie lombaire est une maladie peu connue, qui n'attire que rarement l'attention ; les signes à l'aide desquels on la diagnostique d'une manière précise demandent un examen attentif, *manuel*, dans lequel on ne peut s'en rapporter au dire des malades. Lorsqu'ils accusent des douleurs des lombes, des aines et du ventre, l'attention se fixe ordinairement sur les organes utérins. Or, avec un peu de bonne volonté, on trouve toujours ou des flueurs blanches ou une légère augmentation de volume du col, un peu de rougeur, quelques granulations ; on se contente trop souvent de ces lésions insignifiantes, et on considère à tort tous les accidents comme produits par l'utérus.

Avec l'ovarite. Si on précise davantage et qu'on parle de certains points douloureux dans la névralgie lombaire, on trouvera qu'il se commet souvent une erreur de diagnostic qui fait rapporter à une douleur ovarique, à une inflammation de l'ovaire, le point abdominal que nous avons vu siéger en dehors du muscle droit. On sait que dans les maladies de matrice les femmes se plaignent très-souvent d'une douleur tenace, persistante, très-limitée, située sur un des côtés du ventre, et que la plupart des praticiens n'hésitent pas à rapporter à l'ovaire. Aussi l'ovarite passe pour une des complications les plus fréquentes de la métrite chronique ; il y a donc lieu d'en examiner avec soin le siége et la nature.

L'ovaire n'ayant aucune relation nerveuse avec la paroi abdominale, si on trouve un point limité, peu étendu, douloureux à la pression, siégeant au bas du muscle droit, les parties voisines étant complétement indolentes, sans tumeur appréciable, on devra nécessairement rapporter ces douleurs à la névralgie lombaire et écarter toute idée d'ovarite. Il existe dans le livre de M. Bennet, sur les phlegmasies utérines, une curieuse remarque à ce sujet. Ce médecin distingué signale la fréquence remarquable de la douleur dont je parle et l'attribue à l'irritation de l'ovaire ; mais ce qu'il trouve extraordinaire, c'est que la douleur siége presque constamment à gauche. Si on se rappelle ce fait difficile à expliquer, mais que des observations répétées ne permettent pas de révoquer en doute, l'existence presque constante à gauche des névralgies dorso-intercostale et lombaire, on aura de fortes présomptions pour penser que la douleur rapportée à l'ovaire a le plus souvent son point de départ dans une branche des nerfs lombaires.

Avec le phlegmon des ligaments larges. Même remarque à propos du point sacré qui peut être pris pour une inflammation des annexes de l'utérus. Il faudra se mettre en garde contre cette erreur souvent difficile à éviter, lorsqu'on examinera par le toucher le col de l'utérus et les parties voisines. Voici quels sont généralement les signes différentiels : dans les névralgies, les douleurs sont lancinantes, intermittentes, s'irradiant d'un côté surtout, et occupant des points précis douloureux à la pression. Dans le phlegmon des annexes de l'utérus, il existe aussi de la douleur à la pression dans un des côtés du cul-de-sac vaginal, mais en même temps on perçoit dans la région douloureuse une petite tumeur indépendante de la matrice, ou du moins une dureté des tissus qui n'existe pas du côté opposé. Les douleurs sont sourdes, gravatives, continues, souvent aussi intenses des deux côtés.

Avec l'antéversion. Poursuivant ce diagnostic différentiel chez les femmes, nous voyons la névralgie lombaire donner lieu à des symptômes spéciaux qui se traduisent par des douleurs dans la région vésico-urétrale avec troubles particuliers dans l'émission des urines. Cette forme se distingue difficilement des déplacements de la matrice, notamment de l'antéversion, dans laquelle il y a sentiment d'un poids à la région de la vessie, envies très-fréquentes d'uriner, émission de quelques gouttes d'urine limpide avec douleur dans la région de la vessie, le long du canal de l'urètre, au méat et aux petites lèvres, où on constate une cuisson insupportable, souvent de la rougeur et une légère tuméfaction. Pendant les crises, les malades sont obligées de pousser ; il semble, comme elles disent, que tout va sortir du corps ; il existe constamment une constipation opiniâtre. En examinant les organes dans la position verticale, on constate la présence d'un corps arrondi, plus ou moins volumineux, situé derrière le pubis, et qu'on atteint facilement quoique séparé du doigt par la vessie, parce que cette poche membraneuse est presque toujours aplatie. Ce corps arrondi, que l'on refoule facilement, est évidemment formé par l'utérus. Lorsqu'on porte le doigt dans le vagin, c'est sur lui qu'on tombe presque toujours, tandis que le col refoulé en arrière est difficilement accessible et s'appuie sur le rectum, ce qui explique comment le corps pressant sur la vessie, et le col sur le rectum, il survient du ténesme vésical et de la constipation. Les accidents produits par l'antéversion ont lieu presque toujours dans la station debout, la marche prolongée, les secousses d'une voiture. Les femmes se trouvent ordinairement mieux en sortant du lit que dans le courant de la journée. L'antéversion est infiniment plus fréquente chez les femmes qui ont eu des enfants que chez les jeunes filles ou les femmes stériles.

Tels sont les principaux accidents de l'antéversion. Voyons en quoi ils diffèrent de la névralgie vésicale : dans les deux cas on observe des envies fréquentes d'uriner; mais dans la névralgie, elles sont indépendantes du séjour au lit ou du repos; elles se présentent le plus souvent sans cause appréciable, tandis que dans l'antéversion elles viennent généralement à la suite d'efforts, de courses prolongées. L'antéversion attaque les femmes, quelle que soit leur constitution, tandis que dans la névralgie les femmes sont souvent pâles, chlorotiques, nerveuses, hypocondriaques ou sujettes à des douleurs dans diverses parties du corps; les jeunes filles en sont atteintes aussi souvent que les femmes. Enfin le signe le plus précieux est la situation normale de l'utérus dans le cas de névralgie son déplacement dans le cas d'antéversion.

Avec la cystocèle vaginale. La cystocèle vaginale est une affection fort curieuse, fort intéressante à connaître, sur laquelle, malgré les travaux de MM. Jobert, Malgaigne, Rognetta et quelques autres, on n'a que des données peu complètes. Il faut même dire que les travaux de ces chirurgiens n'ont pas suffisamment attiré l'attention sur cette affection qui n'a pas encore pris rang dans la pathologie. Il serait très-facile de la confondre avec la névralgie vésico-urétrale, car son symptôme le plus fréquent, le plus incommode, c'est la fréquente émission des urines.

L'examen des organes génitaux est nécessaire pour distinguer ces deux affections. Dans la névralgie vésicale, les organes sont sains et bien placés ; dans la cystocèle, les malades disent sentir une tumeur qui fait saillie entre les petites lèvres. Ce signe n'est pas suffisant, car dans la névralgie vésicale, dans l'inflammation simple du méat urinaire, les malades accusent cette sensation comme si un corps étranger tendait à s'échapper. Il est nécessaire d'examiner la malade debout, les jambes écartées, en l'engageant à pousser un peu. Dans le cas de cystocèle, on aperçoit une tumeur rougeâtre, ovoïde, molle, élastique, facilement réductible, du volume d'une amande ou d'un œuf, formée par le prolapsus de la vessie. J'ai dit qu'il faut examiner la malade debout ; en effet, souvent dans la position couchée la tumeur disparaît : il y a même des cas où dans la position debout elle est à peine appréciable, tandis que dans d'autres moments elle est volumineuse. Parfois aussi la cystocèle est trop peu prononcée pour faire saillie à l'extérieur : mais pour le toucher, on sent la paroi vésico-vaginale molle formant une saillie considérable dans le vagin. La cystocèle vaginale est très-rare chez les vierges et les femmes qui n'ont pas eu d'enfants ; elle arrive presque toujours à la suite de couches, tandis que la névralgie vésicale se présente indifféremment dans les deux cas. La première survient d'ordinaire avec lenteur et n'augmente que par la marche prolongée ou à la suite d'efforts. Si dans les deux affections le besoin d'uriner est très-fréquent, la douleur en urinant, vive avec des élancements dans la névralgie, est faible dans la cystocèle, excepté lorsque le contact trop fréquent de l'urine a déterminé au pourtour du méat une inflammation avec gonflement appréciable.

Avec les corps étrangers de la vessie et de l'urètre. Les corps étrangers, soit qu'ils viennent de l'intérieur, comme les calculs contenus dans la vessie ou engagés dans l'urètre, soit qu'ils viennent du dehors, comme des épingles, des aiguilles à friser, etc., déterminent des douleurs vives spontanément et en urinant, de manière à simuler jusqu'à un certain point celles que produit la névralgie. On pourra d'autant plus être induit en erreur que souvent les malades ont des motifs pour dissimuler la vérité. Il importe donc de ne pas oublier cette cause de douleurs vésico-urétrales, de façon à la découvrir si elle existe, par les commémoratifs, par des questions prudentes, et, si les présomptions sont assez fortes, par un examen direct au moyen du cathétérisme qui lèvera toutes les difficultés.

Avec la cystite et l'urétrite. Dans ce cas, il existe des douleurs vives en urinant, mais l'inflammation se traduit par des signes particuliers, rougeur, tuméfaction du canal de l'urètre et du méat urinaire, urines souvent rouges et troubles, sécrétion muco-purulente. D'un autre côté, le caractère des douleurs n'est pas le même : dans la cystite et l'urétrite, elles sont continues, pulsatives, ou ne deviennent vives que pendant l'émission, tandis qu'elles sont par élancements, par crises passagères dans la névralgie. Nous avons vu cependant que dans certains cas la névralgie se compliquait de congestion inflammatoire de l'urètre chez l'homme, et qu'alors la part de chaque affection était plus difficile à faire. J'y reviendrai en parlant des causes.

Avec les polypes de l'urètre. On sait qu'il existe parfois au méat urinaire, chez la femme, des polypes formant de petites tumeurs rougeâtres, ordinairement pédiculées, du volume d'un grain de blé et quelquefois d'une noisette. Ils causent des envies fréquentes d'uriner avec cuissons, démangeaisons, agacement nerveux désagréable, symptômes qui ont de l'analogie avec ceux de la névralgie vésico-urétrale. Il est donc important d'examiner la vulve pour reconnaître cette cause possible de douleur. La présence du polype éclairera le diagnostic, et j'allais dire lèvera toute difficulté ; mais je m'arrête en me rappelant deux cas, l'un d'une jeune fille, l'autre d'une femme ayant passé l'âge de retour, qui vinrent me trouver se plaignant de difficulté d'uriner, quelquefois avec impossibilité d'y satisfaire immédiatement, douleurs en urinant et parfois dans l'intervalle. Les renseignements me faisant craindre l'existence d'un calcul vésical, je pratiquai le cathétérisme, qui me permit de constater l'état sain de cette cavité; mais en même temps j'observai au méat urinaire un polype du volume d'un pois, que j'excisai avec soin. Cependant les accidents persistèrent, et, ne trouvant pas d'autres signes physiques, je conclus à l'existence d'une névralgie vésicale que je combattis avec succès.

Avec l'anévrisme de l'aorte. Ce diagnostic différentiel a fixé l'attention de Laënnec. L'illustre auteur du *Traité d'auscultation*, parlant des affections nerveuses des artères et des névralgies artérielles, dit qu'elles consistent en douleurs plus ou moins vives, continues ou intermittentes, et ajoute : « L'augmentation morbide de la force d'impulsion n'est nullement rare dans l'aorte, et le plus souvent elle n'occupe qu'une portion de cette artère qui, sous ce point de vue comme sous le rapport anatomique, peut être divisée en trois parties, savoir : la portion ascendante, la portion descendante pectorale, et l'aorte ventrale; *c'est surtout cette dernière partie qui est le plus souvent le siége des phénomènes dont nous nous occupons.... ce qui peut faire croire à tort à l'existence d'un anévrisme.* J'ai vu plusieurs fois commettre cette erreur qui est bien plus difficile à éviter dans certains cas où des gaz renfermés dans l'arc du côlon ou le duodénum peuvent simuler la tumeur anévrismale en même temps que l'artère, par son action énergique, en simule les pulsations. » Il rapporte à ce sujet une erreur de diagnostic qu'il fit avec Bayle, et il donne comme diagnostic différentiel entre ces deux affections, que dans le cas d'anévrisme on ne sent pas le diamètre de l'artère, tandis que lorsqu'il n'y a que névralgie ce vaisseau a partout son diamètre normal. J'ajouterai que quand l'impulsion est ainsi augmentée dans la névralgie, l'artère est douloureuse à la pression jusque dans ses ramifications, à l'exclusion des parties voisines. Les battements excessifs ne sont pas constants, et lorsqu'on examine les malades à plusieurs reprises, on trouve que parfois il n'y a plus ni impulsion ni douleur notable à la pression, l'aorte étant elle-même difficile à trouver et à limiter. Enfin il y a presque toujours quelque autre point névralgique aux lombes ou à l'abdomen.

Causes de la névralgie lombaire et de la névralgie sacrée.

En dépouillant vingt observations que je possède, je trouve quinze personnes du sexe féminin et cinq du sexe masculin; la proportion est donc très-forte pour le sexe féminin, mais elle le serait encore plus, si on tenait compte des formes de la névralgie, car parmi les cinq hommes on en trouve deux atteints de névralgie ilio-scrotale, trois de névralgie urétrale se propageant une fois aux nerfs de l'aine et de la cuisse. Ainsi donc, le sexe masculin ne nous présente pas un seul cas de névralgie lombaire généralisée, mais seulement quelques-unes affectant les nerfs génito-urinaires. Laissant de côté pour le moment ces cinq cas, j'étudierai d'abord les causes de la névralgie dans le sexe féminin.

L'âge a varié de 20 à 60 ans; aucun cas n'a été observé avant la puberté. Les femmes étaient réglées dans douze cas : trois seulement avaient passé l'âge de la ménopause. Il est digne de remarque, que dans ces trois derniers cas la névralgie était localisée dans la partie antérieure du vagin, dans l'urètre et le rectum avec ténesme vésico-rectal, et si je puis parler d'après mes impressions basées sur un nombre de faits plus considérable que celui dont je possède les observations détaillées, la période qui suit l'époque critique serait une cause prédisposante à cette forme de névralgie.

Depuis que j'ai émis cette opinion (1) j'ai eu de fréquentes occasions d'observer cette forme chez des femmes à l'âge de retour : les principales douleurs se faisaient sentir dans les grandes et les petites lèvres, la partie antérieure du vagin, le méat urinaire, l'urètre, donnaient lieu à un ténesme vésical

(1) *Arch. gén.*, *loc. cit.*

des plus pénibles, tourmentaient les malades pendant des mois et même des années. L'intensité des douleurs, leur forme par élancements, leur opiniâtreté inspiraient souvent des craintes pour le développement d'une affection cancéreuse, et malgré l'intégrité constatée des organes malades, j'ai vu plusieurs fois des médecins conserver des inquiétudes que j'ai, je l'avoue, plusieurs fois partagées, surtout avant qu'une étude attentive de la névralgie qui nous occupe m'ait éclairé et fait connaître la véritable nature de ces douleurs. Pour les autres cas, la névralgie atteint presque exclusivement les femmes adultes ; parmi elles, dix étaient mariées, une était veuve, deux filles et une vierge. Les femmes mariées étant dans une population les plus nombreuses, il est difficile de tirer parti de ces chiffres ; cependant tout indique que cet âge, dans lequel le système nerveux lombo-sacré a toute son activité, doit surtout prédisposer à la névralgie, de même que pour l'âge de retour et la période qui suit, on sait que chez certaines personnes il y a une irritabilité toute spéciale des organes génitaux urinaires qui se traduit par un prurit insupportable à la vulve avec ou sans inflammation. La forme névralgique dont nous avons parlé, n'en est peut-être qu'une modification dans laquelle l'agent irritant a porté sur le système nerveux.

Sur ces quinze cas, sept fois la constitution était nerveuse, cinq fois les malades avaient été atteints de névralgie dans divers organes, et quoique Valleix affirme que les faits n'ont pas appris que la constitution et le tempérament eussent une influence réelle sur la production des névralgies, je considère comme incontestable et démontrée journellement par les faits l'assertion contraire. Nous voyons en effet, d'après les observations particulières, que la constitution nerveuse, sur laquelle je n'ai pas à revenir, favorise éminemment le développement de la névralgie lombaire, qui apparaît alors sous l'influence des causes les plus légères et même sans autre cause que cette prédisposition ; il est évident aussi que les personnes sujettes à des névralgies dans d'autres parties du corps sont par cela même plus aptes à contracter la névralgie lombaire, qu'elles soient douées ou non de la constitution nerveuse.

Parmi les causes accidentelles propre à développer cette affection, le refroidissement paraît jouer un rôle important; dans un bon nombre de cas, cette cause est indiquée, et c'est souvent presque immédiatement après que la maladie éclate dans toute sa violence.

Dans un cas, la maladie paraît avoir été produite par un effort avec craquement; cette cause a déjà été signalée par M. Malgaigne pour la névralgie utérine. La commotion est également une cause de névralgie lombaire; ainsi, j'ai observé un cas dans lequel la névralgie, affectant la région lombaire, la paroi abdominale gauche, mais surtout l'urètre et la paroi antérieure du vagin, avec élancements continus et douleur en urinant, l'utérus et la vessie étant parfaitement sains et bien situés, reconnaissait pour point de départ une chute sur le bassin, avec douleur vive et affaiblissement momentané des membres inférieurs.

Au point de vue des causes, il faut distinguer la névralgie essentielle et la symptomatique. On doit considérer comme essentielle celle dans laquelle un examen attentif ne permet de reconnaître aucune lésion matérielle, et comme symptomatique, celle dans laquelle, outre les symptômes de la névralgie, il existe des phénomènes morbides appréciables dans les organes voisins.

Le rapport entre ces deux maladies est d'une appréciation difficile, la démonstration est parfois impossible; rien ne remplace à cet égard les observations particulières et la discussion sur chaque fait. C'est ainsi, comme on le verra plus loin, que j'ai cherché à procéder.

Au point de vue de la névralgie symptomatique, nous trouvons qu'elle a coïncidé cinq fois avec une métrite; six fois les malades ont rapporté le début des accidents aux suites de couches; trois fois ils ont éclaté très-peu de temps après la couche. Ici il y a deux écueils à éviter : l'un, de se préoccuper exclusivement des douleurs et de méconnaître l'inflammation utérine, l'autre de ne voir que l'inflammation et de méconnaître la névralgie. Nous avons vu que les deux affections peuvent coïncider, et que la métrite chronique est souvent le point de départ de la névralgie. Il y a une cause particulière qui ravive les souffrances, c'est l'époque menstruelle : elle détermine sur le système nerveux abdominal une congestion sanguine qui reproduit la névralgie ; aussi voyons-nous très-souvent l'affection reprendre de l'intensité à cette période. J'ai remarqué aussi que, dans la plupart des névralgies lombaires compliquant la métrite, il y avait abaissement prononcé de l'utérus. Le tiraillement produit par cet abaissement ne serait-il pas une des causes de la douleur névralgique? Parfois à la suite de couches et sous l'influence de la compression exercée par la tête de l'enfant, on observe une grande faiblesse des lombes, difficulté de conserver longtemps la station debout, douleur profonde d'un côté, dans le flanc, dans les aines, dans la partie antérieure de la cuisse, dans un des nerfs sciatiques. Ce n'est pas là une névralgie lombaire proprement dite ; mais, sous l'influence de la même cause, c'est-à-dire à la suite de l'accouchement, on observe parfois une véritable névralgie, avec douleur à la pression sur l'angle du sacrum. On peut alors admettre une métrite, mais il existe souvent des douleurs névralgiques dont le caractère est incontestable.

M. le docteur Marotte (1) s'appuyant sur ses observations personnelles et sur quelques-unes de celles que j'ai consignées dans mon premier mémoire, étudie avec soin la névralgie lombo-sacrée dans l'état de grossesse. Il considère cette névralgie comme pouvant avoir pour conséquence la métrorrhagie, l'avortement, comme déterminant des contractions partielles de l'utérus. Dans l'Observation II, on voit la névralgie coïncider

(1) *Arch. gén. de méd.*, mai 1860.

avec les derniers temps de la grossesse, cesser pendant les premiers jours de l'accouchement et reparaître à l'état aigu. Ici la névralgie n'avait pas empêché la grossesse de suivre toutes ses périodes : il en est de même dans l'Observation III. Toutefois dans l'Observation V, la névralgie lombaire existait avant la grossesse, elle a probablement aidé à la production de l'avortement, mais cette dernière a évidemment exaspéré les accidents névralgiques qui ont persisté avec une opiniâtreté extrême. Depuis la publication de mon premier mémoire j'ai eu occasion d'observer un cas intéressant de névralgie lombo-sacrée liée à l'avortement et à l'accouchement (Obs. VI). Je n'ai pas vu la malade avant la deuxième fausse couche, de sorte que je ne puis pas dire d'une manière absolue qu'il existait avant cette époque une névralgie lombaire bien caractérisée, cependant la malade éprouvait des douleurs vives des lombes et du ventre. La névralgie avec forme intermittente a coïncidé avec l'avortement, et tout porte à croire qu'elle en a été la cause. Elle a persisté avec des caractères très-tranchés immédiatement après, et quoiqu'elle n'ait plus reparu sous cette forme, les deux grossesses qui ont suivi, quoique s'étant terminées heureusement et à terme, ont provoqué constamment des douleurs névralgiques qui donnaient à la malade des inquiétudes continuelles, avec la presque certitude pour elle d'un accouchement prématuré, comme cela avait déjà eu lieu deux fois. Je crois que ce résultat n'a été prévenu que par les grandes précautions auxquelles j'ai soumis la malade, et qu'elle n'avait pas prises précédemment.

Quelle est la cause de cette forme particulière que nous voyons affecter l'urètre chez l'homme? Il faut reconnaître que la congestion sanguine paraît y jouer un certain rôle. Laquelle des deux lésions est cause, laquelle est effet? C'est ce qu'il n'est pas facile de décider; car, si dans un certain nombre de cas la congestion doit être considérée comme secondaire, d'après l'axiome *ubi dolor ibi fluxus*, on doit reconnaître que la cause présumée de la maladie est de celles qui amènent des congestions, et qu'alors la névralgie ne serait que consécutive. Il est curieux, en effet, de voir que ces névralgies aient presque toujours éclaté immédiatement après un coït suspect sans qu'il soit survenu d'inflammation décidée, mais un peu de rougeur au méat; il est important de remarquer aussi que la maladie s'est présentée plusieurs fois chez des individus, habituellement continents, qui dans l'acte vénérien ont eu regret de leur action, qui même ne l'ont pas accompli complétement, de façon que cet acte insolite aurait amené une perturbation nerveuse d'où serait résulté la névralgie, ou bien que la congestion sanguine, qui disparaît d'ordinaire après l'acte, serait devenue permanente. Quelle que soit du reste l'explication que l'on donne de ces faits, ils existent, le médecin est appelé à les traiter, et, chose importante, il doit donner au malade une explication qui le satisfasse et le tranquillise, car en général on est consulté dans ces sortes de cas, parce que le malade s'inquiète en présence d'une maladie insolite dont il ne se rend pas compte et dont il craint les suites.

Plusieurs auteurs s'en sont déjà occupés : ainsi Vidal (de Cassis) (1) cite deux cas de douleurs par élancements le long de la verge à la suite de blennorrhagie, une fois, lorsqu'il ne restait qu'une goutte militaire, une autre fois, sans qu'il y ait eu d'écoulement, mais à la suite d'un coït suspect; il qualifie la maladie *blennorrhagie sèche*. M. Lagneau (2), sous le titre de *sensations extraordinaires du canal de l'urètre, des testicules et de la vessie succédant à la blennorrhagie*, donne une description qui se rapproche beaucoup de celle que l'on trouve plus haut. Les accidents consistent, dit cet auteur, en une sensation continuelle de titillation, de fourmillement continuel du canal de l'urètre, des vésicules séminales, du col et du corps de la vessie, ainsi que dans une

(1) *Bulletin de thérapeutique*, août 1848.
(2) *Traité pratique des maladies syphilitiques*, t. I, p. 310.

sorte de roulement ondulatoire des testicules : il en résulte des envies très-fréquentes d'uriner, un sentiment léger de tension et de fourmillement le long du canal.

Traitement de la névralgie lombaire et de la névralgie sacrée.

Dans le traitement de la névralgie lombaire et de la névralgie sacrée, il y a surtout à considérer l'état général du sujet, les causes sous l'influence desquelles la maladie paraît s'être développée, les complications qu'elle présente.

Ainsi la saignée générale et les applications de sangsues ou de ventouses scarifiées sur les régions douloureuses sont utiles chez les personnes pléthoriques, ou bien lorsque la névralgie paraît s'être développée sous l'influence d'une congestion rachidienne, comme nous l'avons vu plusieurs fois. Car, autant les émissions sanguines réussissent peu en général dans la névralgie lombaire pure, autant on en observe de bons effets lorsqu'elle se complique de congestion rachidienne. J'ai vu souvent dans un cas une application de douze ou quinze sangsues sur les lombes enlever le mal avec une rapidité remarquable.

Les narcotiques en lavement et en potion rendent ici les mêmes services que dans toutes les névralgies. Je ne m'étendrai pas sur ce sujet, me proposant de lui donner plus de détails lorsqu'il sera question de la névralgie brachiale et de la névralgie faciale.

Les toniques, notamment les ferrugineux, trouvent souvent leur application dans les cas de chlorose et de constitution nerveuse coïncidant avec la névralgie. L'emploi de ces diverses médications est usuel et n'offre rien de spécial à noter ; et comme il s'agit ici non d'une histoire de la névralgie lombaire et de la névralgie sacrée, mais d'un mémoire sur quelques points particuliers de ces névralgies, je passe aux médications sur lesquelles j'ai des observations à faire.

Parmi ces médications, j'en citerai surtout une qui m'a été utile lorsque, les indications générales étant remplies, les douleurs persistaient. Elle consiste dans l'administration d'une potion calmante contenant un ou deux grammes d'iodure de potassium, une tisane sudorifique, souvent la salsepareille, l'usage d'un lavement contenant une cuillerée à bouche d'essence de térébenthine, et lorsque le mal résistait, au bout de quelques jours, l'application de plusieurs vésicatoires volants sur les points douloureux. J'avais surtout été disposé à employer cette médication dans des cas opiniâtres, lorsque je soupçonnais un principe rhumatismal, et le succès que j'en ai retiré plusieurs fois m'a engagé à en user même en l'absence de cette cause spéciale. On voit aux observations particulières plusieurs cas dans lesquels j'en ai obtenu d'excellents effets.

L'iodure de potassium à la dose d'un gramme peut être continué longtemps, et a surtout une action sur le principe rhumatismal; dans quelques cas, employé à la dose de trois ou quatre grammes dans la journée, il a supprimé de forts accès, mais on ne doit pas le continuer à cette dose, parce qu'il fatigue l'estomac et détermine parfois une inflammation de la gorge, des narines et des conjonctives. A cette dose, la saveur en est extrêmement désagréable : on la masque en partie en l'administrant dans du sirop de groseille pur : trente grammes de sirop de groseille pour un gramme d'iodure.

L'essence de térébenthine en lavement, délayée dans un jaune d'œuf, est souvent un moyen très-utile : on peut le répéter tous les jours, une et même deux fois. Il a l'inconvénient d'amener chez quelques personnes une légère inflammation à l'anus, mais elle cesse aussitôt qu'on suspend la médication.

Les vésicatoires sont ici de la même utilité que dans la plupart des autres névralgies ; je les ai employés volants, suivant la méthode de Valleix ; cependant je crois m'être bien trouvé d'en avoir parfois maintenu pendant quelque temps sur le point le plus douloureux, et je crois que dans les cas rebelles il y aurait avantage à établir un, ou plutôt deux cautères sur la région la plus douloureuse. L'indication des vésicatoires existe également dans la névralgie urétrale chez l'homme ; elle est conseillée comme un des moyens les plus efficaces par M. Lagneau.

Parmi les narcotiques, l'opium tient toujours le premier rang, mais dans quelques cas j'ai usé avec succès de l'alcoolature d'aconit à la dose d'un gramme ou deux par jour, en potion ou en lavement.

Des indications spéciales se présentent lorsque la névralgie se développe sous l'influence d'une inflammation de l'utérus ou du vagin. Le traitement de l'affection de l'utérus doit marcher de pair avec celui de la névralgie, et même parfois dominer la médication. On verra par les observations particulières, qu'il faut alors choisir les moyens les plus doux, tels que les bains généraux, les cataplasmes, les injections émollientes et narcotiques, les lavements de même nature, parce que les astringents, les cautérisations du col ont presque toujours exaspéré la névralgie. Cependant j'ai observé que dans quelques cas de névralgie urétro-vaginale avec ténesme vésical, les douleurs étaient avantageusement modifiées par l'introduction répétée de bougies dans l'urètre, et parfois par des cautérisations au nitrate d'argent sur la muqueuse vaginale douloureuse mais non enflammée. Peut-être ces moyens agissent-ils en modifiant la sensibilité morbide des tissus et ont-ils une action analogue à celle des vésicatoires volants. Ayant eu occasion de sonder quelques malades afin de m'assurer s'il n'y avait pas de calcul, j'ai observé à plusieurs reprises que le cathétérisme, suivi pendant plusieurs jours de douleurs aiguës en urinant, avait fait complétement disparaître un ténesme vésical ancien et opiniâtre ; et j'ai depuis employé avec succès ce moyen comme traitement principal dans la forme de névralgie qui nous occupe, surtout dans celle que j'ai signalée plus haut comme très-fréquente après l'âge de retour.

Lorsque la névralgie est franchement intermittente, l'indication du sulfate de quinine est précise; mais quoique j'en aie obtenu des effets satisfaisants, je dois dire que rarement il a amené une guérison radicale; le plus souvent la régularité des accès était détruite et leur fréquence moindre, ou bien il y avait un simple retard dans leur apparition. Dans quelques cas de névralgie vésico-vaginale sans régularité, j'en ai obtenu de bons résultats.

Le repos devra être recommandé lorsque la névralgie est survenue à la suite d'une commotion physique avec inflammation ou abaissement de l'utérus. De même les sudorifiques seront très-utiles lorsque la douleur a éclaté à la suite d'un refroidissement.

Enfin en présence de certains cas réfractaires, quoique aucun des moyens précédents n'ait fait disparaître complétement la maladie, il faut insister, les varier et ne pas désespérer trop vite, car il est d'observation que la maladie finit par céder peu à peu sous l'influence des médicaments, tandis qu'abandonnée à elle-même elle persiste, s'aggrave ou récidive avec une grande facilité.

OBSERVATIONS PARTICULIÈRES.

Observation I. *Constitution nerveuse, névralgie faciale, plus tard névralgie intercostale; enfin névralgie lombo-abdominale parfaitement caractérisée. Traitement par l'iodure de potassium, les lavements de térébenthine, les bains alcalins. Guérison.* — Madame J., âgée de 25 ans, d'une taille élancée, plutôt maigre que grasse, mariée depuis deux ans, sans enfants ni fausse couche, jouissait étant jeune fille d'une très-bonne santé, mais était nerveuse et très-impressionnable; dans l'aisance, heureuse en ménage, a fait de fréquents voyages avec son mari, et a déjà réclamé mes soins à diverses reprises. Sans souffrir précisément, elle avait pâli et maigri quelque temps après son mariage : appétit irrégulier, douleur à l'épigastre, insomnies fréquentes, tantôt selles faciles, tantôt constipation opiniâtre; mais ce qui domine surtout, ce sont des symptômes nerveux; ainsi: sentiment très-fréquent de strangulation, comme s'il y avait un morceau à la gorge, petite toux sèche très-fréquente sans que la malade soit enrhumée, ayant tous les caractères de la toux nerveuse; froid pénible et habituel des pieds et des jambes, spasmes avec pâleur du visage, contraction convulsive des muscles des membres; les doigts sont fortement fléchis et la malade éprouve du soulagement lorsqu'on les étend avec douceur. Un jour, après le repas, elle est tombée sur une chaise, sans perdre connaissance, mais éprouvant une angoisse extrême; il lui semblait qu'elle allait mourir; le visage était excessivement pâle: cet état dura une demi-heure environ. Tantôt le moindre bruit l'agace, l'irrite; tantôt elle le recherche et y prend plaisir. Ce qui lui est le plus pénible, c'est une tristesse profonde à laquelle elle ne peut se soustraire, qu'elle reconnaît exister sans motif, et dont elle désire par-dessus tout qu'on la débarrasse: elle pleure souvent sans sujet, et recherche la solitude. Bruits dans les oreilles, de roulement, de cliquetis, de cascade, etc. Sentiment d'oppression hors des crises, sans accélération appréciable de la respiration. Les symptômes disparaissent peu à peu sous l'influence de bains de tilleul, tisane de mille feuille et de valériane, sous-nitrate de bismuth, ferrugineux, etc.

Cette dame, ayant quitté Verdun, continua à jouir d'une bonne santé; mais habitant un climat froid où l'air était très-vif, elle fut prise d'une violente névralgie faciale pour laquelle on lui enleva une dent cariée d'abord, puis une dent saine. Elle revint à Verdun où je reconnus le caractère névralgique des douleurs qui furent enlevées assez rapidement.

Elle était bien portante depuis un an et avait pris un embonpoint remarquable, lorsqu'à la suite d'un refroidissement pendant lequel les règles s'arrêtèrent, elle fut en proie à des douleurs intolérables dans le huitième espace intercostal gauche, s'irradiant jusqu'à l'épaule, se propageant dans la région lombo-fessière droite, au niveau de la crête iliaque, dans le ventre, l'aine et la cuisse du même côté. Elle était alors à Rouen où elle fut traitée pendant plus de six semaines. Quoique très-souffrante, madame J. voulut revenir à Verdun, et son mari était obligé de la porter d'une voiture à l'autre.

Arrivée le 6 février 1853, je la trouve dans l'état suivant : amaigrissement sensible, enjouement habituel qui contraste avec la tristesse de ses névroses antérieures. Pouls normal, appétit très-vif. Actuellement la douleur intercostale droite a disparu ainsi que les douleurs lombaires, qui se sont portées à gauche. Lorsque les crises surviennent, on ne peut toucher la malade sans la faire souffrir, mais dans l'intervalle on constate que les points indiqués comme le siége des douleurs spontanées sont sensibles à la pression. Ces foyers de douleur sont parfaitement en rapport avec ceux indiqués par Valleix ; ainsi la malade signale d'abord la région lombaire au niveau des muscles de la gouttière gauche ; elle place d'elle-même le doigt sur le milieu de la crête iliaque, sur la partie latérale gauche du pubis, sur l'aine où elle prétend qu'il existe du gonflement dans les grandes douleurs. Elle se plaint aussi de souffrir dans la partie antérieure de la cuisse ; il y a quelque temps, les douleurs existaient aussi dans la région externe, jusqu'au genou. Le pincement de la peau dans les parties affectées se fait sentir moins douloureusement que du côté opposé. Ces douleurs forcent la malade à rester sur le dos et rendent la marche impossible. Dans les grandes douleurs elle ne peut laisser les jambes étendues et rapproche les genoux du ventre. Le moment des plus vives souffrances est de deux heures à quatre heures de l'après-midi. Il y a quelque temps, elles venaient régulièrement à huit heures du soir. Le cœur et les poumons sont à l'état normal. Le col utérin est bien placé, peu volumineux, arrondi, avec une légère rougeur au museau de tanche. Les règles apparaissent les jours suivants à l'époque ordinaire, sans modification dans les douleurs. Lorsqu'elles ont disparu, je prescris : iodure de potassium, 1 gramme ; eau distillée de mélisse, 90 grammes ; sirop de pavots, 30 grammes, à prendre tous les jours en quatre fois. Un litre de décoction de salsepareille. Trois frictions par jour avec huile d'amandes douces, 50 grammes ; acétate de morphine, 60 centigrammes. Prendre tous les jours un lavement avec une cuillerée à bouche d'essence de térébenthine broyée dans un jaune d'œuf et eau.

Le troisième jour, douleurs très-faibles, continuation.

Le 1er mars, douleurs presque nulles ; la malade marche sans difficulté. — Suspendre l'iodure de potassium. Le reste *ut suprà*.

Le 15, il n'y a plus la moindre trace de souffrance.

Le 1er mai, cette dame quitte Verdun, n'éprouvant aucune douleur. Elle fait un voyage de 120 lieues sans en rien ressentir.

Je l'ai revue plusieurs fois. Sans être malade elle a toujours une constitution nerveuse. Elle n'a pas d'enfants, mais a éprouvé plusieurs retards suivis de métrorrhagie qui doivent faire soupçonner des fausses couches, provenant peut-être d'une exaltation du système nerveux utéro-lombaire.

Remarques. — Cette observation nous présente un type de la névralgie lombaire avec foyers limités à la pression : nous la voyons liée à une constitution éminemment nerveuse, et la malade, observée à plusieurs reprises, a toujours présenté une remarquable prédisposition aux névralgies dont le siége variait très-souvent; c'était déjà un élément précieux pour le diagnostic d'une affection névralgique, qui a été confirmé par l'existence des foyers limités de douleur à la pression. On remarquera aussi cette diminution de la sensibilité des parties qui ont été le siége de violentes douleurs, fait déjà signalé à la suite des attaques d'hystérie, et que nous verrons plus loin se traduire dans la névralgie brachiale par la paralysie momentanée du deltoïde. Le succès du traitement a été prompt et tel qu'on ne l'obtient malheureusement pas toujours. Il est bon de remarquer que la maladie a été attaquée vigoureusement et de tous les côtés à la fois, ce qui, dans beaucoup de cas, est une condition de réussite.

OBSERVATION II. *Douleurs des lombes et du côté droit avant l'accouchement : quinze jours après, névralgie lombaire très-intense avec cris aigus, se propageant à la vessie et à l'anus. Guérison rapide, sans récidive.* — Madame F., âgée de 35 ans, brune, forte, d'une bonne santé habituelle, enceinte pour la troisième fois, éprouvait de fortes douleurs des lombes et du flanc droit quinze jours avant ses couches; après un accouchement naturel, les douleurs avaient disparu complétement, lorsqu'au bout de quinze jours je fus appelé de nouveau. Je constate des douleurs atroces semblables à des déchirements, des élancements avec agitation continuelle, cris aigus pendant les crises ; elles se font sentir principalement à droite, dans les lombes, le ventre et la cuisse ; douleur à la pression dans l'étendue d'une pièce de cinq francs, dans la région lombaire droite ; autre point douloureux au niveau de la partie postérieure de la crète iliaque ; autre point sous les fausses côtes ; un autre au-dessus du pubis, de la largeur de deux pièces de cinq francs, occupant la région pubienne des deux côtés ; toute la partie interne de la cuisse droite est également douloureuse à la pression ; dans les grandes douleurs, tout le ventre, des deux côtés, devient douloureux spontanément et à la pression ; pendant les crises, les souffrances sont excessives, il survient des vomissements aqueux et alimentaires, selon que la malade est ou non à jeun ; en même temps, douleurs aiguës dans le rectum, ténesme et selles expulsées à plusieurs reprises pendant la crise ; ces phénomènes se présentent pendant plusieurs jours du côté du rectum, puis ils disparaissent, ainsi que les vomissements ; mais les urines qui jusque-là avaient coulé facilement et sans douleur, sont rendues fréquemment, et déterminent en passant des cuissons, comme le ferait de l'eau bouillante ; les grandes lèvres ne sont pas douloureuses, non plus que le vagin ; le col est rosé, de volume normal, indolent au toucher (cet examen est fait avec soin) ; lorsqu'on porte le doigt au pourtour du col, dans le cul-de-sac vaginal, soit à droite, soit à gauche, on détermine des douleurs vives sans que l'on constate de tumeur ; lorsqu'on soulève le col, les douleurs se font sentir dans tout le ventre, surtout au-dessus des pubis ; pouls calme, peu d'appétit, insomnie complète ; on ne constate de pus ni dans les selles, ni dans les urines, ni à la vulve. — 15 sangsues sur les lombes.

Le 16, même état. — Potion avec iodure de potassium, 1 gramme ; alcoolature d'aconit, 1 gramme ; eau distillée de tilleul, 100 grammes : le soir, lavement avec 10 gouttes de laudanum.

Le 17, toujours mêmes souffrances ; les crises se répètent huit à dix fois par jour sans aucune régularité ni dans la marche des accès ni dans leur intensité. — Potion *ut suprà*. Vésicatoire dans la fosse iliaque droite pansé avec 2 centigrammes acétate de morphine : décoction de morelle et belladone en compresses sur le ventre, injections de même nature.

Le 18, diminution notable des souffrances, sensibilité générale du ventre à la pression, mais plus prononcée à droite. — Continuation du traitement.

Les jours suivants, le mieux se soutient, la malade se rétablit rapidement, et n'a depuis cette époque rien éprouvé du côté du ventre, comme j'en ai la certitude, étant toujours son médecin.

Remarques. — Cette observation offre un exemple de la névralgie qui nous occupe à l'état aigu et dans toute son intensité. Nous y retrouvons tous les points douloureux signalés par Valleix ; mais aussi, ce qui justifie ce que j'ai dit de la névralgie sacrée, nous voyons les douleurs se propager à l'anus et y déterminer du ténesme, réagir sur l'estomac et provoquer des vomissements, puis abandonnant ces organes, se porter sur la vessie et y produire tous les effets que j'ai décrits comme caractéristiques de la névralgie vésicale. Il est impossible de nier ici le caractère névralgique des souffrances. Leur acuïté, les rémissions qu'on observait par moments, l'état sain en apparence des régions douloureuses, la cessation rapide et définitive des douleurs sans qu'on ait constaté l'issue de pus par aucun organe, ne permettent pas de doute à cet égard. L'examen des organes génitaux a été fait surtout avec un grand soin : il a permis de constater l'état indolent du col utérin et la sensibilité extrême des régions voisines. Comme il n'existait ni battements ni tumeur, on ne pouvait penser à un phlegmon des ligaments larges, qui, du reste, ne se serait pas terminé aussi promptement ; ces souffrances étaient donc névralgiques et constituaient le point sacré dont j'ai parlé plus haut.

L'état de grossesse paraît avoir été le point de départ des douleurs, probablement par la pression exercée sur les nerfs lombaires et sacrés. L'accouchement a paru les raviver en augmentant la compression, quoique ces souffrances n'aient reparu que quelque temps après. Tout indique ici que la cause déterminante de la névralgie a été mécanique, ce qui peut expliquer son siége à droite, tandis que quand la névralgie est spontanée, elle a lieu bien plus souvent à gauche. J'avais pensé à une congestion sanguine du rachis, et j'ai appliqué des sangsues qui n'ont rien produit. Le traitement ultérieur a amené un résultat rapidement favorable.

Observation III. *Névralgie lombaire gauche avec pulsations fortes et douleur à la pression de l'aorte; difficulté de se redresser, urines fréquentes; craintes non justifiées pour un anévrisme de l'aorte ou une maladie de la colonne vertébrale.* — Madame D., âgée de 25 ans, grande, forte, habitant la campagne, jouissait d'une bonne santé étant demoiselle, devint enceinte et accoucha heureusement. Pendant les suites de couches, elle fut prise de refroidissement, d'abcès du sein et de douleurs dans le ventre. Ces accidents se dissipèrent, mais elle n'a pas repris sa santé habituelle et se décide à demander des conseils, le 21 août 1848, un an après sa couche. Je la trouve dans l'état suivant : bonne constitution générale, pâleur du visage; douleurs habituelles et très-pénibles, augmentant par la fatigue, généralement sourdes, mais par moments très-aiguës comme si on enfonçait un instrument tranchant dans les lombes, le ventre et la cuisse du côté gauche; à la pression, douleur au niveau des masses musculaires de la région lombaire gauche, nulle sur les apophyses correspondantes; point douloureux à la partie gauche de l'épigastre, qui retentit par la pression jusque dans les lombes; sentiment de constriction des reins et du ventre, des deux côtés, comme si la malade était serrée dans un étau; brisement dans les membres inférieurs, fatigue pour la marche, telle que la malade est obligée de se tenir courbée et même de s'asseoir, sous peine de tomber; oppression habituelle très-pénible, sans toux ni expectoration. Parfois la malade ne souffre pas et se croit guérie; dans d'autres moments, les douleurs sont insupportables, s'irradient dans les lombes, le ventre, la jambe, l'épaule et le bras du côté malade; sentiment de froid très-pénible dans ces mêmes régions; ventre fréquemment tendu et rendant un son tympanique, ne permettant pas à la malade d'être serrée. En pressant sur la région épigastrique et au-dessous, on sent des battements très-forts qui correspondent à l'aorte. On trouve ce vaisseau sous forme d'un cylindre dur et profond, la pression en est très-douloureuse ainsi que celle de ses principales ramifications dans lesquelles l'impulsion est également augmentée. A l'auscultation, l'impulsion est très-violente; il semble que l'on frappe sur l'oreille, et la tête est soulevée. En même temps que le choc, on constate un bruit très-fort, semblable au premier bruit du cœur, sans souffle; battements du cœur réguliers, sans impulsion forte. Les artères des aines battent régulièrement, sans impulsion anormale. Toutes les fois que l'on pose les doigts sur l'aorte, la malade dit que c'est bien là qu'elle souffre, qu'on est sur le mal; mais si l'on presse sur les parties voisines, elle n'accuse aucune douleur, de sorte qu'il est bien manifeste que c'est l'aorte elle-même qui est douloureuse. Urines très-fréquentes, sans douleur, aussi bien la nuit que le jour; col de l'utérus, lisse, de volume normal, non douloureux, bien placé. Lorsqu'on soulève tout l'utérus avec le doigt, douleur vive qui retentit dans les lombes, le bas-ventre et les cuisses, analogue à celle qui se produit spontanément; il en est de même lorsqu'on presse fortement avec le doigt dans le cul-de-sac postérieur, mais surtout dans l'antérieur; peu d'appétit, menstruation régulière; urines limpides; disposition à la tristesse, pleurs fréquents; crainte de ne pas guérir; agitation habituelle, insomnies fréquentes; tantôt la malade est brûlante, tantôt elle ressent un froid général; pouls calme. — Tisane de saponaire. Iodure de potassium, 1 gramme par jour; bain d'une demi-heure avec 300 grammes de carbonate de soude cristallisée. Ceinture de flanelle sur le ventre.

Les jours suivants, même état. La ceinture soulage pendant que la malade est levée.

J'examine à plusieurs reprises et je constate que l'impulsion aortique et les douleurs correspondantes sont tantôt faibles et tantôt très-intenses.

Les principaux moyens employés ont été, outre ceux que j'ai indiqués, les pilules de ciguë, la digitale, les frictions narcotiques, les pilules de fer et de quinquina, un large vésicatoire sur le ventre, l'huile de foie de morue, le repos.

Je ne suivrai pas les phases de cette maladie qui fut très-longue; sous l'influence des moyens précédents il survint une amélioration telle que la malade se crut guérie et reprit toutes ses occupations. Elle retomba malade en février 1849, et resta encore souffrante pendant quatre mois. Elle devint enceinte et accoucha, en décembre 1849, d'un garçon vigoureux pour lequel je fis un application de forceps.

En 1850 et 1851 l'état de la malade fut assez bon, cependant toujours de temps en temps des battements aortiques, douleurs des lombes et du ventre; faiblesse des extrémités inférieures. Depuis cette époque, la malade vaque à toutes ses occupations, mais elle a une santé délicate qui cependant ne réclame pas de médication suivie.

Remarques. — Ce fait est certainement fort obscur, et lorsque j'en ai pris l'observation avec des détails beaucoup plus longs que ceux qu'on vient de lire, je l'avais fait surtout dans le but de m'éclairer, et je le considérais comme un problème de diagnostic non encore résolu. J'étais loin, à cette époque, d'avoir sur la névralgie lombaire des idées aussi nettes que celles que j'ai actuellement; les phénomènes morbides du côté de l'aorte m'inquiétaient et je craignais un anévrisme de ce vaisseau. Ce n'est qu'ultérieurement, et il faut le dire, en voyant la terminaison favorable de la maladie, que j'ai été rassuré à cet égard, et appréciant les choses de sang-froid, j'ai compris les idées émises par Laënnec au sujet du diagnostic différentiel de l'anévrisme de l'aorte et de la névralgie de ce vaisseau. Je ne prétends pas dire que tout consistait ici dans une névralgie lombaire, car, outre les signes propres à cette affection, il y avait dyspnée, des douleurs et du froid dans l'épaule, le bras, la jambe, la cuisse. Pendant des années il y a eu affaiblissement des extrémités inférieures, ce qui fait penser que la moelle épinière elle-même participait à l'état morbide, à tel point qu'un de mes confrères appelé en consultation avait diagnostiqué une carie vertébrale probable, avec affection correspondante de la moelle épinière. Le traitement, du reste, s'est ressenti de ces incertitudes, et peut-être le résultat eût-il été plus rapidement satisfaisant s'il avait été dirigé d'une manière plus énergique contre les phénomènes névralgiques. Le fait suivant présente encore un cas dans lequel le diagnostic était fort obscur.

OBSERVATION IV. *Douleurs des lombes à la suite d'un effort, d'abord obscures, puis de plus en plus intenses, se propageant au cou : dyspnée, palpitations, mouvements convulsifs des membres, puis retour à une santé parfaite.* — Une domestique âgée de 25 ans, forte et vigoureuse, d'une bonne santé habituelle, éprouve des douleurs et des pesanteurs des lombes et du ventre qu'elle attribue à un effort fait quelque temps auparavant en soulevant un tonneau qu'elle appuyait sur son ventre. Ces douleurs augmentant, elle me consulte en février 1851. Douleur des lombes, analogue à une ceinture qui comprimerait toute la région lombo-abdominale, s'irradiant dans le dos jusqu'à la région occipitale ; douleur et pesanteur dans la région suspubienne ainsi que dans le sacrum, dans les aines et dans tout le ventre. Douleur à la pression au niveau de l'ovaire gauche, obligation de marcher courbée ; les douleurs persistent dans la position couchée ; envies fréquentes d'uriner, constipation. L'hymen existe, le col de l'utérus est haut placé ; le corps paraît porté en avant, mais à un examen ultérieur l'utérus a la situation normale. Amaigrissement ; menstrues régulières.

Je me borne à conseiller des bains, des injections émollientes, le repos. Cependant les symptômes vont en augmentant. En avril 1851, amaigrissement. Toujours mêmes douleurs, accélération habituelle des mouvements respiratoires comme après une grande course ; palpitations, pouls à 120, peau fraîche. Quelques jours après, crise nerveuse avec mouvements convulsifs dans les membres ; dyspnée, anxiété profonde.

Cette malade quitte Verdun momentanément pour se faire soigner dans un hôpital. Des bains, des frictions irritantes sur la colonne vertébrale, et le repos, amenèrent un très-bon résultat ; elle revint assez bien portante au bout de deux mois. Depuis ce temps, sa santé s'est bien raffermie ; elle a repris ses occupations qui sont très-fatigantes, et ne s'est ressentie de rien.

Remarques. — Quoique dans ce cas les points douloureux à la pression n'aient pas été étudiés avec toute l'attention désirable, il est manifeste que le siége principal des souffrances était la région lombo-sacrée : pour les rattacher à la névralgie qui nous occupe, il fallait s'assurer de leur caractère névralgique. Or des douleurs aussi aiguës, survenant tout à coup, allant en augmentant, s'accompagnant de crises nerveuses, s'irradiant dans le dos et dans le cou, avec une dyspnée et des palpitations très-fortes, et se terminant par le retour à une santé parfaite, ne peuvent être que névralgiques. J'avais pensé à une antéversion, mais la situation des organes utérins ne me permettait pas de m'arrêter à cette idée : il n'y avait pas non plus de cystocèle vaginale. Les douleurs du ventre me firent craindre une péritonite partielle ; mais les autres signes de l'inflammation manquaient, et l'irradiation des souffrances vers le thorax n'aurait pu s'y rattacher. Remarquons le point de départ des douleurs, un effort en soulevant un lourd fardeau appuyé sur le ventre, dans lequel la distension exagérée des muscles et nerfs lombaires paraît jouer un grand rôle.

Observation V. — Madame P., âgée de 24 ans, sujette à de fréquentes névralgies faciales, menstruée irrégulièrement, parents bien portants, mère sujette à de fréquentes migraines, devint enceinte quelques mois après son mariage et fit une fausse couche à trois mois. Pendant sa grossesse elle éprouvait de constantes douleurs dans le ventre ; la moindre pression était insupportable et la marche augmentait les souffrances. La fausse couche fut accompagnée de pertes abondantes qui se continuèrent pendant les mois suivants : je fus appelé trois mois après le début des accidents, en juin 1850. La malade était dans l'état suivant : maigreur modérée, pâleur du visage ; douleurs vives spontanément dans la région suspubienne, dans les aines, le flanc gauche, la cuisse du même côté, augmentant sensiblement dans l'après-midi, et tellement vives à ce moment que la malade marche courbée ; souvent même elle est obligée de rester immobile dans son lit. Ténesme rectal des plus pénibles ; douleur à la pression dans toute la région suspubienne, parfois intolérable ; douleur également très-vive à la pression dans un point limité du ventre à gauche, là où les douleurs spontanées sont si cruelles. Les règles ont duré dix jours ; sécrétion de mucosités transparentes très-abondantes ; col utérin abaissé à un pouce et demi de la vulve, très-douloureux au toucher, volumineux, d'un tissu élastique ; au speculum, col d'un rouge vif, orifice fermé, couvert de fines granulations, fortement enduit de mucosités transparentes très-tenaces. — Saignée du bras, lavements émollients, injection de morelle, repos, régime doux, cautérisation avec le nitrate d'argent.

Les douleurs de l'après-midi reviennent tous les jours de deux à quatre heures, avec une régularité et une intensité remarquables. Dans l'intervalle, la malade souffre à peine et marche sans douleur. — Sulfate de quinine, 60 centigrammes par jour, quatre jours de suite.

Amélioration très-notable ; souffrances de l'après-midi presque nulles.

En juillet 1850, les souffrances étant modérées, nous prescrivons le traitement suivant : potion avec iodure de potassium, 1 gramme, frictions avec pommade iodurée ; injection, *ut suprà* ; cautérisation au nitrate d'argent.

Les douleurs deviennent intolérables à la suite d'une première, puis d'une deuxième cautérisation ; on les suspend ainsi que l'iodure de potassium qui n'est pas supporté ; on les remplace par des pilules de ciguë, tampon imbibé d'extrait de belladone.

Cessation presque complète des douleurs.

Le 28 juillet, les règles arrivent abondantes, mais ne durent que cinq jours, au lieu de quinze comme précédemment.

Le 11 août, on reprend le traitement y compris les cautérisations. Recrudescence des douleurs du bas-ventre, du flanc gauche, du rectum, comme précédemment, reparaissant toujours à deux ou quatre heures de l'après-midi.

Sulfate de quinine, 60 centigrammes.

Toute douleur cesse le second jour.

Le 25, les règles surviennent, elles sont modérément abondantes. Pendant le mois qui suit, les douleurs lombo-abdominales sont sourdes, rarement intenses, quelquefois complétement nulles, même à la pression du flanc, de la région suspubienne et du col utérin. Le col a notablement diminué de volume, les granulations ont disparu, encore des mucosités transparentes.

En septembre, règles très-abondantes.

La malade va passer dix jours à la campagne. La névralgie

lombaire disparaît complétement, mais il survient une névralgie faciale du côté gauche, qui se présente à heure fixe, comme la névralgie lombaire. La malade va bien du reste.

En octobre, cette malade quitte Verdun. J'apprends qu'elle est toujours souffrante, elle suit divers traitements, dont quelques-uns très-énergiques. Peu à peu la poitrine s'irrite, elle tousse et les symptômes de la phthisie se déclarent. Elle a succombé en 1854.

Remarques. — Dans cette observation, la névralgie lombaire est caractérisée par le siége des douleurs, par l'acuïté, l'intermittence et la régularité des crises alternant avec la cessation complète ou presque complète des souffrances, par les névralgies de la face auxquelles la malade était sujette antérieurement, par le retour de cette névralgie, et la cessation momentanée des douleurs abdominales. Les symptômes de la métrite chronique ne sont pas moins caractéristiques, puisqu'il y avait abaissement, augmentation de volume, état granuleux du col, sécrétion utérine très-abondante, hémorrhagies répétées. Y avait-il simplement coïncidence entre ces deux états morbides, ou bien l'un s'était-il développé sous l'influence de l'autre? Il est possible de soutenir, comme l'a fait Valleix, que dans ces sortes de cas il n'est pas plus extraordinaire de voir une métrite coïncider avec une névralgie lombaire qu'avec une névralgie faciale, sans qu'il y ait aucune corrélation entre ces deux états morbides.

Toutefois il n'y a pas à se dissimuler qu'avec une prédisposition aux névralgies, on voit plus souvent les nerfs lombo-sacrés s'affecter que tous les autres en présence d'une métrite. Mais dans le cas actuel, le doute n'est pas permis; car on a vu, à plusieurs reprises, la névralgie reprendre une grande intensité immédiatement après les cautérisations du col, ce qui prouve que là était son point de départ. Du reste, dans cette observation, je n'ai pris qu'un petit coin du tableau, celui qui avait trait à la névralgie lombaire et à ce qui m'a paru s'y rattacher directement; je suis loin de penser que là était toute la maladie. Un état de chlorose avec menstruation difficile et névralgies fréquentes; une grossesse douloureuse avec avortement à trois mois, des métrorrhagies répétées et très-réfractaires, une métrite très-prononcée, des névralgies des lombes et de la face d'une violence et d'une ténacité remarquables, la persistance de cet état sous diverses formes, l'épuisement de la malade et la terminaison par une phthisie pulmonaire, constituent une individualité morbide dont la névralgie lombaire n'est qu'un des traits. Remarquons aussi que le traitement, dont je n'ai fait qu'indiquer les données principales, n'a pas été supporté le plus souvent, comme l'iodure de potassium et la ciguë, a exaspéré les accidents, comme les cautérisations, et qu'il a été d'ordinaire purement palliatif comme le sulfate de quinine et les tampons de belladone.

Observation VI. *Névralgie lombaire intermittente, ayant coïncidé avec deux avortements. Persistance de la névralgie pendant quelque temps après le second avortement. Retour des douleurs pendant deux grossesses successives qui sont arrivées à terme.* — Madame S., âgée de 22 ans, d'une bonne constitution quoique fort maigre et pâle, mariée depuis un an, n'avait jamais été malade, lorsqu'il y a quatre mois environ elle fit une fausse couche étant enceinte de deux mois. Elle garda le repos pendant trois semaines et se rétablit parfaitement, sauf qu'elle ressentait de temps en temps des douleurs dans le côté gauche des lombes et du ventre. Du reste elle n'y avait pas prêté la moindre attention jusqu'au moment où les derniers accidents survinrent.

Elle devint de nouveau enceinte, probablement vers la fin du mois d'octobre 1857. Cette grossesse s'accompagna de diarrhée avec ténesme, mais la malade ne s'en occupa pas jusqu'au moment où de nouveaux accidents apparurent. Ce sont des vomissements avec diarrhée, douleurs abdominales bientôt suivies d'une perte sanguine à l'occasion de laquelle je vois la malade pour la première fois. Trois jours après, expulsion d'un embryon en forme d'œuf transparent avec caillots abondants. Pendant les jours qui suivirent, il y eut des coliques, des douleurs qui paraissaient la suite de l'avortement; mais à partir du troisième jour, le 28 novembre 1857, je remarquai que les douleurs, complétement nulles dans la matinée, devenaient très-intenses à partir d'une heure de l'après-midi et cessaient vers le soir.

Le 29, la malade est dans l'état suivant : maigreur très-prononcée, teint un peu pâle, pouls calme, peau fraîche, langue nette, très-peu d'appétit, selles normales, sans diarrhée. Écoulement sanguinolent modéré, quelques caillots. Dans l'intervalle des douleurs, sensibilité vive à la pression au-dessus des pubis, s'irradiant dans le flanc gauche. Au moment de la crise qui vient à midi et demi, douleur dans le bas-ventre, dans le flanc gauche, dans les lombes du même côté; la malade ne sait comment se tenir assise. Les douleurs sont continuelles avec des redoublements, surexcitation générale, mouvements d'impatience, pleurs involontaires. Parfois douleurs dans le bas-ventre comme au moment de la fausse couche, ou ténesme rectal avec besoin d'expulser et même selles plusieurs fois répétées sans diarrhée, avec ténesme dans l'intervalle.

Prescr. Sulfate de quinine, 50 centigrammes, extrait alcoolique de quinquina, 50 centigrammes le matin en deux fois, à deux heures d'intervalle, cataplasmes émollients, frictions d'huile camphrée.

Le 30, la crise a reparu hier : beaucoup moins de sensibilité au dessus des pubis.

Même prescr. — Les douleurs reparaissent à quatre heures moins intenses.

Prescr. Sulfate de quinine, 75 centigrammes; extrait de quinquina, 2 grammes; lavements avec 10 gouttes de laudanum, injections de morelle et de coques de pavots.

Le 1er décembre, la douleur n'apparaît pas. — *Même prescr.*

Le 2, toujours cessation de la névralgie. Sensibilité diminuée à la pression du bas-ventre et du flanc gauche. — *Même prescr.*

Le 3, calme complet. — On cesse les pilules, on continue les injections.

Le mieux se soutient les jours suivants.

Cette dame est devenue deux fois enceinte depuis cette époque, et les enfants sont arrivés à terme bien portants. Mais pendant les deux grossesses il y a eu depuis le commencement jusqu'à la fin des douleurs très-pénibles dans les lombes, le ventre et les jambes, revenant très-vives par moments, ayant le caractère bien prononcé des douleurs névralgiques, sans affecter cependant un des côtés en particulier, sauf dans les violentes douleurs où elles se font surtout sentir à gauche. Ces douleurs qui faisaient continuellement penser à la malade qu'elle n'arriverait pas à terme, se manifestaient en outre à partir de quatre mois et demi par des duretés douloureuses dans le ventre, variables sous la main, que je constatai plusieurs fois et que je reconnus pour des contractions utérines partielles.

Remarques. — Cette observation est intéressante au point de vue de la névralgie lombo-sacrée, liée à l'avortement et à la grossesse. La névralgie paraît avoir accompagné les deux avortements, qu'elle a au moins aidé à provoquer, et elle fut une complication inquiétante des deux grossesses ultérieures, malgré le caractère plus obscur des souffrances, sur la nature desquelles on obtenait difficilement des renseignements exacts. Car il ne faut pas se dissimuler que si, dans certains cas ou à certaines périodes de la névralgie, les caractères en sont parfaitement tranchés quant à la localisation des points douloureux; dans d'autres cas ou à une autre période de la maladie, les douleurs quoique très-pénibles sont mal limitées quant au siége, et donnent lieu à des sensations fort obscures que les malades ont beaucoup de peine à exprimer.

Observation VII. *Bonne santé antécédente, métrite à la suite de couches, en même temps névralgie lombaire et sacrée avec douleurs des lombes, du flanc, de la grande lèvre; ténesme vésical.* — Une femme de 35 ans, grande, bien colorée, ayant eu deux enfants, le dernier il y a cinq ans; ayant joui jusqu'alors d'une bonne santé, a commencé à souffrir depuis ce second accouchement. Elle a été depuis ce moment affectée de névralgie faciale et de douleurs lombaires pour lesquelles elle a subi divers traitements infructueux, notamment des cautérisations au nitrate d'argent. Ce qui tourmente la malade, ce sont des douleurs très-vives dans le côté droit, contournant la taille, occupant la région lombaire, l'os iliaque, se prolongeant jusque dans la fesse, dans le ventre et surtout très-vives dans la grande lèvre droite ; ces douleurs se font sentir spontanément. On ne trouve qu'un point douloureux à la pression, de la largeur d'une pièce de cinq francs, situé entre l'épine postérieure de la crête iliaque et le rebord des fausses côtes, au côté, dans le sillon qu'on appelle *la taille*. Les douleurs les plus vives ont lieu surtout dans ce point et dans la grande lèvre. Parfois, à des intervalles irréguliers et pendant plusieurs heures, la malade souffre dans tout le côté droit, dans le ventre des deux côtés ; ce sont des élancements, des torsions avec cris : on ne peut toucher les régions malades sans déterminer de vives douleurs. La malade est obligée de marcher courbée. Ténesme vésical des plus pénibles avec douleurs aiguës, déchirantes, besoin continuel de rendre les urines, n'ayant aucun rapport avec l'état de plénitude de cet organe, puisque les besoins sont aussi impérieux lorsque la vessie est vide que quand elle contient de l'urine. Menstruation régulière et sans douleur. Depuis le commencement des souffrances, flueurs blanches abondantes, analogues à du blanc d'œuf ou à du lait. Col utérin très-haut placé, non douloureux au toucher ; par le soulèvement de l'utérus en totalité, vive douleur dans les reins. Au speculum, col lisse, d'un rouge vif, entr'ouvert, augmenté de volume, laissant échapper des mucosités visqueuses et transparentes. La sonde utérine pénètre à un pouce de profondeur ; ventre souple, constipation ; appétit. La malade dit que les douleurs qu'elle éprouve ont beaucoup de ressemblance avec celles de la névralgie faciale qu'elle ressentait autrefois et qui n'a plus reparu. — Iodure de potassium, 1 gramme par jour. Tisane de salsepareille. Lavements tous les jours avec une cuillerée à bouche d'essence de térébenthine ; liniment térébenthiné avec laudanum et alcoolat de mélisse.

Je n'ai pas revu la malade, qui m'avait été adressée par un confrère.

Remarques. — Quoique je n'aie pas suivi cette malade et que je n'aie su qu'indirectement qu'elle s'était bien trouvée du traitement, j'ai rapporté ce fait, parce que c'est un des cas les plus tranchés qu'on puisse voir de névralgie lombaire, et qu'ici, comme dans le cas précédent, elle est liée à une métrite. Cette femme jouissait d'une excellente santé, elle contracte une métrite à la suite d'un accouchement : à partir de ce moment, elle est en proie à une névralgie lombaire très-persistante ; on ne peut nier que l'état névralgique ne se soit développé sous l'influence de la métrite, et la corrélation entre ces deux états est de la dernière évidence. Le ténesme vésical a été extrêmement pénible et ne survenait que dans les grandes crises ; il était produit par l'extension de la névralgie au système nerveux vésical, ce qui justifie ce que j'ai dit de ce symptôme et des motifs qui me l'ont fait rattacher à la névralgie sacrée.

Observation VIII. *Névralgie très-intense de la région lombo-abdominale des deux côtés, se concentrant plus tard dans le côté gauche, survenue en même temps qu'une métro-vaginite ; névralgies antécédentes.* — Mademoiselle F., âgée de 30 ans, sanguine, bien menstruée, ayant toujours eu des flueurs blanches abondantes, sujette à des gastralgies et à des névralgies faciales très-intenses, est employée depuis un an dans un magasin où elle est constamment debout, souffre sourdement depuis six mois, mais elle est obligée de réclamer mes soins, parce que depuis quinze jours, les douleurs sont devenues intolérables et l'obligent à cesser toute occupation.

Examinée pour la première fois le 8 août 1857. Bonne santé apparente, langue nette, peu d'appétit. Tous les jours, à deux heures du matin, des douleurs se font sentir dans les lombes, le bas-ventre et les cuisses ; elles augmentent peu à peu et deviennent intolérables le matin, moment où j'examine la malade, puis vont en diminuant jusqu'à midi. Pendant la crise, la malade gémit, se crispe, sa figure exprime une vive souffrance, elle ne peut rester debout et fait à peine quelques pas, courbée en deux. Les douleurs occupent les lombes, les flancs, les cuisses, les aines des deux côtés : pendant la crise toutes ces parties sont douloureuses à la pression, comme je m'en suis assuré par un examen attentif. Dans l'intervalle des crises, toute douleur à la pression cesse complétement, la malade va et vient sans souffrance, et le soir elle se trouve si bien, qu'elle espère que la douleur ne reparaîtra pas, mais tous les matins son espoir est déçu. La malade me confie qu'à la suite d'un rapprochement sexuel qui paraît avoir été unique, elle a vu ses flueurs blanches devenir jaunâtres et très-abondantes; en même temps ont apparu les souffrances actuelles qui ont toujours été en augmentant. Vulve d'un rouge vif ainsi que la muqueuse vaginale ; col utérin bien placé, lisse, un peu augmenté de volume, sans granulations, sans augmentation notable de la sensibilité; mucus utérin visqueux et abondant. — Sulfate de quinine, 50 centigrammes ; carbonate de fer, 2 grammes; extrait de valériane, 1 gramme; pour 10 pilules, 2 toutes les deux heures.

Le 9, même état. — *Même prescr.* Frictions avec baume Opodeldoch.

Le 10 et le 11, calme très-grand, sauf un peu d'endolorissement. — *Même prescr.*

Le 12, apparition des règles huit jours avant l'époque ordinaire. Les douleurs reparaissent comme précédemment, mais plus fortes à gauche qu'à droite, augmentant uniformément par la pression dans tout le côté, depuis les lombes, l'os iliaque et l'aine jusqu'à la partie antérieure de la cuisse, sans qu'on trouve de point plus douloureux à la pression. — Vésicatoire avec 3 centigrammes de morphine sur la région lombaire gauche.

Le 13 et le 14, nouveau vésicatoire sur la crête iliaque et dans le flanc gauche, points sur lesquels la malade accuse les plus vives douleurs.

Le 16, douleurs dans les lombes et les flancs des deux côtés également, mouvement fébrile, pouls à 120, peau chaude, langue blanche, inappétence; continuation des règles qui sont très-abondantes.

Le 27, bon état général, sauf la faiblesse; les règles ont cessé.

Le 28 et le 29, les douleurs aiguës ont reparu à gauche dans les lombes, le long de la crête iliaque, dans l'aine et à la partie antérieure de la cuisse. Ces régions sont très-douloureuses à la pression pendant les crises et deviennent indolentes dans l'intervalle, ce qui fait dire à la malade que c'est absolument comme quand elle avait la névralgie de la face ; bon appétit. — Iodure de potassium, 20 grammes; sirop de groseille, 50 grammes; eau distillée de menthe, 50 grammes; trois cuillerées à bouche par jour, injection avec décoction de morelle.

Le 1er septembre, très-peu de douleurs, sauf dans l'aine et dans la cuisse ; bon état général, peu d'appétit ; les flueurs blanches ont beaucoup diminué. La malade a terminé la potion qu'elle trouve très-mauvaise. — Six pilules de térébenthine tous les jours, injection avec 4 grammes d'alun pour un litre d'eau.

Le mieux se soutient, les forces reviennent peu à peu ; à peine des douleurs de temps en temps, très-peu de flueurs blanches. — *Même prescr.*

Le 1er octobre, il ne reste qu'un peu de faiblesse ; les douleurs n'ont pas reparu ; à peine des flueurs blanches ; appétit très-vif, gaieté ; la malade va et vient sans souffrance. Je conseille d'insister sur les pilules et les injections.

Le 10, la malade reprend ses occupations. Depuis lors sa santé s'est maintenue très-bonne, sans rechute. (1860.)

Remarques. — Quoique longue, cette observation ne présente que les principales phases de la maladie : on voit qu'elles ont été très-diverses. Ainsi névralgie faciale et fleurs blanches antécédentes, métro-vaginite avec irritation nerveuse durant plusieurs mois ; à un moment donné, peut-être par suite du molimen sanguin produit par l'époque menstruelle, qui a été exceptionnellement abondante, signes de congestion rachidienne, mouvement fébrile prononcé, et seulement à la suite de cette période orageuse, symptômes bien nets d'une névralgie lombaire gauche. J'ai surtout donné cette observation pour faire voir que les caractères de la névralgie lombaire n'existent pas toujours aussi francs et aussi persistants que dans les cas précédents, et qu'ils peuvent être masqués par des accidents plus intenses, dont ils se dégagent plus tard. La prédisposition aux névralgies existait ici, mais la coïncidence avec la métro-vaginite me paraît démontrer que dans cette inflammation était le point de départ de la névralgie lombaire.

Après avoir donné des observations dans lesquelles on voit les principales formes de la névralgie lombaire sévissant sur des régions étendues, je crois devoir rapporter quelques faits, choisis parmi ceux beaucoup plus nombreux que je possède, pour faire voir la névralgie bornée à quelques organes très-limités, ou même à quelques portions d'organes.

Observation IX. *Névralgie urétro-vaginale datant de trois ans, sans avoir changé de siége, chez une femme après l'âge de retour. Antérieurement, douleurs névralgiques du cœur, de l'épaule, des parois pectorales.* — Madame G., 55 ans, grande, forte, veuve depuis dix ans, a éprouvé, il y a huit ans, des douleurs cruelles dans le côté gauche de la poitrine, à la région du cœur et à l'épaule gauche ; douleurs qui durèrent plusieurs années et qui furent tellement vives une fois, qu'on crut qu'elle allait mourir et qu'on l'administra. Ces douleurs ont complétement disparu sans laisser de traces. Depuis trois ans, elle est en proie à des douleurs cruelles pour lesquelles elle n'a pas suivi de traitement, ne voulant pas se soumettre à l'examen des organes génitaux. Elle me fait appeler en décembre 1856, parce que les douleurs sont telles qu'elle n'y peut plus résister. Insomnie, teinte légèrement jaunâtre de la peau, perte d'appétit, insomnie par suite des souffrances ; pouls calme, régulier ; rien au cœur ; constipation opiniâtre, langue rosée, pas de soif.

Les douleurs accusées par la malade siégent à la partie antérieure du vagin, dans le tiers de son étendue jusqu'au méat urinaire ; elles s'irradient parfois jusqu'à l'anus, où elles déterminent un ténesme pénible. La malade insiste sur cette particularité, que les douleurs deviennent intolérables lorsqu'elle veut rendre des gaz par l'anus, et disparaissent momentanément aussitôt qu'ils sont expulsés. Élancements cruels, dont la malade se soulage par la pression avec la main sur les parties douloureuses ; urines limpides rendues fréquemment en petite quantité à la fois, parfois avec douleur ; mais les douleurs ont lieu le plus souvent sans émission d'urine, et siégent dans les deux cas à la région vaginale indiquée. De temps en temps, douleur dans la région lombaire gauche et dans la crête iliaque, n'augmentant pas par la pression, du moins dans les examens que j'ai faits à plusieurs reprises. La région vaginale, qui est le siége des souffrances, est rouge, turgescente, évidemment plus volumineuse qu'à l'état normal, méat urinaire également d'un rouge vif. Les parties sont rénitentes, douloureuses au toucher ; pas de trace de cystocèle, car la pression ne fait nullement disparaître la saillie ; col de l'utérus de volume normal, bien situé, non douloureux au toucher, pas de flueurs blanches, pas d'inflammation ni d'éruption à la peau des grandes lèvres, pas de calcul de la vessie. Rien d'anormal au rectum. — En raison de la constipation opiniâtre, je prescris une cuillerée à café de magnésie lourde tous les matins : introduction d'une bougie dans l'urètre tous les jours pour dilater le canal et modifier sa sensibilité; compresse sur la vulve avec décoction de guimauve et coques de pavots ; tisane de camomille.

Il y a un peu de mieux les jours suivants, puis les douleurs reparaissent sans cause connue. — Aux moyens précédents, je joins une potion contenant 1 gramme d'iodure de potassium, et 1 gramme d'alcoolature d'aconit par jour.

Le lendemain, la malade m'affirme que chaque fois qu'elle prenait sa potion, les douleurs devenaient intolérables : elle y a renoncé après en avoir pris moitié. Tout en réservant mon jugement sur cet effet prétendu, je fais suspendre la potion et continuer les autres moyens.

En janvier 1857, un mois après le traitement par les bougies, les compresses, la magnésie et la camomille, la malade dit ne plus éprouver que de faibles douleurs de temps en temps et se félicite d'un état qu'elle ne connaissait plus depuis trois ans; les urines sont beaucoup moins fréquentes et plus abondantes qu'autrefois. — Continuation.

Vers la fin du mois, il y a des alternatives de calme et de souffrances vives. — Aux moyens précédemment indiqués on joint tous les jours un lavement d'eau de guimauve avec une demi-cuillerée à bouche d'essence de térébenthine délayée dans un jaune d'œuf.

Les douleurs deviennent au bout d'un mois très-rares et peu intenses. Je cesse de voir la malade, que je rencontre de temps en temps, et qui me dit ne plus éprouver que quelques douleurs passagères.

Remarques. — Le caractère névralgique me paraît établi par l'acuïté des souffrances, leur siége particulier, joint à l'intégrité des organes, sauf une légère turgescence, qui doit être considérée comme l'effet et non la cause des douleurs, par la prédisposition aux névralgies, constatée par l'état antérieur de l'épaule, de la poitrine et du cœur. Le siége est digne de remarque : c'est la forme urétro-vaginale aussi nette que possible, devenant rectale avec ténesme par extension : sensibilité exaltée de l'anus, et vives douleurs par l'expulsion des gaz. Ce cas ne se rattache à la névralgie lombaire générale que par des douleurs dans la région lombaire gauche et sur la crête iliaque, mais il se rattache par tous les autres symptômes à la névralgie sacrée. Le traitement a amené un résultat satisfaisant, mais il est difficile de revendiquer pour un médicament en particulier l'amélioration obtenue. La potion d'iodure et d'aconit paraît réellement avoir augmenté les souffrances ; l'essence de térébenthine en lavements, dont nous avons vu dans d'autres observations les bons effets, paraît avoir eu ici également de l'efficacité ; les compresses émollientes et narcotiques soulageaient momentanément. Quant à l'introduction de la bougie dans l'urètre, je l'ai pratiquée dans le but surtout de modifier la sensibilité excessive du conduit, et il semble qu'on a obtenu sous ce rapport un certain résultat. Dans un cas analogue, j'ai guéri au moyen de cautérisations avec le nitrate d'argent de la vulve et du canal de l'urètre; probablement qu'il s'est produit alors une révulsion, une modification de la nature de celle qu'on provoque avec succès dans les névralgies de la peau au moyen de cautérisations transcurrentes, du vésicatoire et des pommades irritantes telles que la pommade au nitrate d'argent, le liniment ammoniacal, etc. Remarquons que la malade avait passé depuis quelques années l'époque de la cessation des règles. Je ne cite qu'un fait de cette nature, mais j'ai observé plusieurs fois que la forme urétro-vaginale se présentait plus particulièrement à cette époque de la vie. J'ai plusieurs fois obtenu dans ce cas un soulagement très-marqué et même une guérison solide au moyen du simple cathétérisme répété plusieurs fois.

Observation X. *Névralgie aiguë vésico-utérine, douleurs analo-*

gues à celles de l'enfantement; tympanite utérine. — Madame F., 55 ans, cuisinière, grande, forte, non réglée depuis sept ans, est un peu souffrante depuis un mois, ce qu'elle attribue à de grandes fatigues, éprouve depuis deux jours de vives douleurs en urinant. Figure naturelle, peau fraîche; envies fréquentes d'uriner, accompagnées chaque fois de vives douleurs; urines limpides et jaunes; sentiment de pesanteur sur le rectum, pas de constipation. En même temps, douleurs violentes à la vulve et plus profondément comme au commencement des couches. Ces diverses douleurs sont si cruelles, que la malade affirme n'avoir pas plus souffert pour accoucher. Le mari me dit, ce que sa femme hésitait à raconter, que depuis qu'elle souffre elle rend des gaz qui sortent par la vulve : la malade confirme cette observation et dit qu'elle ne souffre pas plus à ce moment. C'est la première fois que cela lui arrive. Pas d'écoulement par la vulve ; le cathétérisme permet de constater l'état sain de la vessie ; vulve de coloration normale, col situé à quatre pouces au moins, de volume normal, bien placé, indolent ; pas de cystocèle. — Tisane de saponaire, grands bains, injections de guimauve et pavots, repos complet, 5 centigrammes d'opium.

Le lendemain, moins de douleur ; encore quelques gaz utérins. *Même prescr.*

Les jours suivants, retour à l'état normal.

Remarques. — Ce cas peut être considéré comme un exemple de névralgie vésico-utérine aiguë. On remarquera la présence de gaz utérins, qui peut-être se développent ici avec la névralgie, comme on les voit se présenter si fréquemment dans le tube digestif affecté de névrose; du reste, j'ai entendu plusieurs fois des femmes, même bien portantes, se plaindre de ce petit désagrément.

Observation XI. *Névralgie ilio-scrotale, bornée exactement à l'aine, au cordon et au testicule; disparition rapide des douleurs.* — Monsieur F., âgé de 60 ans, affecté de temps en temps de sciatique, fut pris, à deux heures du matin, le 20 août 1845, de douleurs vives dans le testicule et dans l'aine du côté droit. Ces douleurs se calmèrent le matin, et le reste de la journée fut tranquille.

Le 21, à neuf heures du soir, retour des douleurs; le malade éprouve une pression continuelle, un resserrement pénible dans la région inguinale se prolongeant le long du cordon jusqu'au testicule; augmentation de douleur à la pression des régions indiquées; pas d'augmentation de volume. Pouls normal, peau fraîche, nausées suivies de deux vomissements bilieux; urines de coloration normale, coulant facilement sans douleur; constipation. — Lavements purgatifs, cataplasmes laudanisés, infusion de tilleul, grands bains.

Au bout de deux jours d'alternatives de souffrances et de calme, le malade revient à sa santé habituelle.

Remarques. — Voulant donner des exemples des diverses formes de névralgie lombaire et sacrée, j'ai cité ce fait comme représentant l'état aigu de la forme limitée au cordon et au testicule, et que Chaussier a désignée sous le nom d'ilio-scrotale.

Dans le fait suivant, nous trouverons la même forme à l'état chronique, mais avec irradiation beaucoup plus étendue des souffrances, consécutive à une blennorrhagie chronique, et qui, par son point de départ, nous servira de transition entre la névralgie ilio-scrotale et celle très-intéressante dont je donnerai plusieurs observations sous le nom de névralgie urétrale chez l'homme.

Observation XII. *Blennorrhagie chronique; douleur atroce du testicule survenant surtout après le coït, s'irradiant sur le membre inférieur et jusqu'à la tête.* — Monsieur B., âgé de 25 ans, d'un tempérament sec et nerveux, d'une bonne constitution, contracta une blennorrhagie il y a un an; l'écoulement était abondant, mais sans douleur. M. R. ne donna que des soins passagers à cette inflammation, continuant à boire et à voir des femmes, de sorte que malgré plusieurs traitements suivis irrégulièrement, il était resté un léger écoulement dit *goutte militaire.* Depuis quelque temps, cet écoulement a cessé; mais il est survenu un accident qui a rendu le malade d'insouciant qu'il était, tellement méticuleux et irritable, qu'il ne pense plus qu'à cela et qu'il est déterminé à tout faire pour se guérir. Chaque fois que le malade se livre au coït, mais surtout si l'acte est répété plusieurs fois, il survient un gonflement du testicule gauche avec douleur très-intense retentissant le long du cordon, dans l'aine, la cuisse, le genou, le mollet, remontant parfois dans la poitrine et la tête du côté malade; le testicule et le cordon sont très-douloureux à la pression pendant la crise; le jet de l'urine diffère à peine de ce qu'il était autrefois. Une sonde un peu plus fine que l'algalie ordinaire pénètre avec facilité, mais détermine de vives douleurs dans plusieurs points limités de l'urètre. Jamais de chancres ni de symptômes de syphilis constitutionnelle. Pollutions fréquentes; le malade ne peut rester auprès d'une femme, surtout s'il est un peu excité, sans éprouver une perte séminale qui a lieu presque sans plaisir. — Pilules de fer, et quinquina; tisane de salsepareille, frictions avec un liniment camphré et opiacé.

Quinze jours après je revois ce malade qui est à peu près dans le même état. — Pilules de Méglin en commençant par deux; teinture de gaïac, quatre cuillerées à bouche dans de l'eau de tilleul : promener des vésicatoires sur les points douloureux.

Je fus longtemps sans revoir ce malade. En mai 1849, trois mois après le dernier examen, la névralgie est rare, les pollutions involontaires existent toujours. — Régime doux et tonique de manière à fortifier sans irriter; exercice; lotions d'eau froide tous les matins sur les lombes, les parties génitales et les cuisses; bains de rivière, tisane de nénufar.

En août de la même année, je revois ce jeune homme dont la santé est très-bonne; il n'y a plus ni douleurs névralgiques ni écoulement.

Remarques. — Le caractère névralgique des douleurs est extrêmement marqué ici et paraît avoir son point de départ, non dans une simple inflammation de l'urètre, mais dans une exaltation morbide des tissus, produite par des pertes séminales trop répétées, devenant involontaires par suite d'affaiblissement. Cette observation servira de transition pour arriver à la névralgie urétrale, localisation la plus étroite de la névralgie lombaire, dont la marche toute spéciale, la cause et les symptômes, mériteraient de constituer une espèce morbide distincte, comme on en jugera par les exemples suivants.

Observation XIII. — Je fus consulté en novembre 1848, par un homme bien constitué, d'une bonne santé habituelle, d'une vie ordinairement régulière, qui, étant pris de vin, alla voir une fille publique. Le remords d'une action insolite, la crainte d'une infection interrompirent l'acte ; cependant dès le lendemain, émission très-fréquente des urines avec gêne dans le canal, un peu de rougeur au méat sans suintement. Cet état dura une huitaine de jours. Bientôt de nouveaux besoins d'uriner se firent sentir, et au moment de l'examen, cet état dure depuis huit mois; sentiment de gêne, chatouillement désagréable le long du canal et surtout au gland, élancements avec ardeur dans les mêmes régions, urines fréquentes, non douloureuses, jet des urines normal, un peu de rougeur sans sécrétion autour du méat : bon état du reste. — Régime doux, user sobrement des alcooliques ; opiat de copahu et cubèbe.

J'ai revu ce malade au bout d'un an, lors de son passage à Verdun ; il est à peu près dans le même état. — Extrait d'opium, 1 gramme, de belladone, 2 grammes ; camphre, 6 grammes, pour 40 pilules : deux tous les soirs, poudre de voyageur pour tisane.

Deux mois après, je revois ce malade qui se trouve bien. — *Même prescr.*

Observation XIV. — Un jeune homme de 20 ans, vigoureux, n'ayant jamais eu de maladie vénérienne, se plaint cinq jours après avoir vu une femme suspecte, de légère douleur en urinant, sans suintement.

Opiat de copahu et cubèbe.

Cet état reste stationnaire, mais au bout de deux mois, douleurs vives, soit en urinant, soit après être resté longtemps assis, se faisant sentir par élancements le long du canal, mais surtout dans le gland, pas d'écoulement. En sondant avec une algalie ordinaire, on détermine une douleur vive à la région prostatique, qu'on ne franchit qu'avec une certaine difficulté ; pas de corps étranger dans la vessie ; l'algalie est légèrement teinte de sang.

Tisane de chiendent et réglisse, — iodure de potassium, 1 gramme par jour.

Je revois ce jeune homme de temps en temps. Parfois il y a un léger suintement qui disparaît à la suite de l'administration de la teinture de coloquinte ; les douleurs ne disparaissent que lentement.

Observation XV. — M. V., atteint de chancres il y a un an, fut soumis à un traitement mercuriel pour des ulcères syphilitiques de la gorge, dont je n'ai pas à m'occuper ici. Il éprouve depuis quatre mois, dans le gland, des picotements, des élancements insupportables, qui ont lieu surtout lorsque le malade va en voiture, lorsqu'il fait de longues marches ou qu'il reste longtemps assis ; jet des urines normal ; le cathétérisme est très-douloureux lorsqu'on arrive à la portion membraneuse de l'urètre ; pas de corps étranger, pas d'écoulement.

Je soumets ce jeune homme à un traitement mercuriel, puis ioduré. Les douleurs du canal et du gland reparaissent de temps en temps, et ne se dissipent complétement qu'au bout de plusieurs mois.

Remarques. — De quelle nature était la maladie qui fait le sujet de ces trois dernières observations ? On ne peut l'attribuer à une blennorrhagie, puisqu'il n'y avait pas d'écoulement par l'urètre ; l'exploration de la vessie fait rejeter l'idée d'un calcul. Y avait-il engorgement de la prostate et urétrite sèche ? On ne peut se dissimuler qu'il y a de fortes présomptions en faveur d'une congestion sanguine de ces organes, car l'algalie ne pénètre qu'en déterminant une douleur assez vive au niveau de la région prostatique, et l'on est obligé d'abaisser fortement le pavillon de la sonde pour faire pénétrer l'instrument, ce qui indique une augmentation de volume de la prostate ; de plus, l'instrument a été retiré une fois teint de sang, quoiqu'il ait été introduit avec beaucoup de douceur. Ce sont là évidemment des signes de congestion survenus, dans tous les cas, chose digne de remarque, après un coït suspect. Mais l'existence de cette congestion n'explique ni les douleurs par élancements au périnée et à la couronne du gland, ni les envies fréquentes d'uriner. Ces accidents affectent tout à fait le caractère névralgique ; c'est pourquoi je les ai considérés comme constituant la névralgie urétrale chez l'homme. Je ferai une remarque en terminant, c'est que si la nature de l'affection est considérée comme contestable, elle n'en existe pas moins comme forme morbide intéressante à étudier.

CHAPITRE II.

DE LA NÉVRALGIE DU PLEXUS BRACHIAL

(NÉVRALGIE SCAPULAIRE, BRACHIALE, CERVICO-BRACHIALE DES AUTEURS) (1).

Cette névralgie a peu fixé jusqu'ici l'attention des observateurs; cependant, si j'en crois ce que j'ai vu, elle n'est pas rare, et devrait être placée, par ordre de fréquence, après la névralgie faciale et avant la névralgie sciatique. Quoique heureusement elle n'ait pas, en général, la gravité de cette dernière, elle n'en mérite pas moins d'être étudiée sérieusement pour elle-même d'abord, et ensuite par rapport à la névralgie sciatique, avec laquelle elle a beaucoup d'analogie, et dont l'histoire, encore fort obscure, peut s'éclairer par l'observation des mêmes phénomènes se produisant sur un plexus nerveux moins profondément situé, et plus accessible par conséquent à nos moyens d'investigation.

Symptômes de la névralgie du plexus brachial.

La douleur est le principal et presque l'unique symptôme des affections désignées pour la première fois, par Chaussier, sous le nom de *névralgies;* c'est donc sur elle que doit se fixer tout d'abord l'attention, ainsi que sur les nombreuses et souvent bizarres modifications dont elle est susceptible. Ces modifications ne sont nulle part plus multipliées que dans la névralgie dont il va être question.

(1) *Archives générales de médecine*, novembre 1850.

De la douleur spontanée.

Pour la manière dont la douleur se manifeste, on doit distinguer tout d'abord la douleur spontanée et la douleur à la pression. La douleur spontanée existe dans tous les cas, mais n'est pas continue et revient par exacerbations fréquentes, lors même que le malade évite soigneusement tout ce qui pourrait la ramener. On l'observe à des degrés variables, selon les individus, selon l'époque de la maladie, et aussi selon le moment de l'examen. Ainsi, chez un bon nombre de malades, elle est très-supportable; souvent elle n'attire que faiblement l'attention, et indépendamment des cas pour lesquels on est appelé, il y en a de très-nombreux pour lesquels on ne croit pas devoir recourir au médecin, et qui se dissipent soit spontanément, soit à l'aide de moyens très-simples. Ces cas ne sont pour ainsi dire pas de notre ressort; cependant on aurait tort d'en négliger la connaissance, car dans la pratique toutes les douleurs ne se pèsent pas à la même balance, et tel individu souffrira des douleurs aiguës pendant un mois avant de nous appeler, *espérant que cela se passera*, tandis qu'un autre, pour une douleur plus légère, nous fera relever au milieu de la nuit. Or, lorsqu'un malade pusillanime se plaint amèrement, et exige en quelque sorte qu'on le débarrasse immédiatement de ses douleurs, il faut ramener à une juste mesure ses plaintes exagérées, et avant de déployer coup sur coup toutes les ressources de la thérapeutique, ce que ne manquent pas de faire en général les jeunes praticiens, comme je le sais par expérience personnelle, il faut avoir présents à l'esprit les cas dans lesquels la guérison a été rapide en l'absence de toute médication active.

Mais que l'on emploie ou non une médication énergique, il y a des cas nombreux dans lesquels la douleur persiste avec une grande opiniâtreté. Très-souvent elle se produit par élancements vifs comme des éclairs; d'autres fois c'est une douleur sourde, contusive, ou semblable à un engourdissement profond ; ou bien c'est un sentiment d'arrachement extrêmement douloureux, comme si le bras se détachait du tronc (Obs. V). Ces crises durent plus ou moins longtemps, quelquefois plusieurs heures de suite ; après quoi il survient un peu de calme, puis de nouvelles crises, et ainsi de suite d'une manière irrégulière.

En général, les douleurs spontanées sont d'autant plus vives, qu'on est plus rapproché du début des accidents, et même en se prolongeant, elles tendent à diminuer d'intensité.

De la douleur à la pression.

La douleur à la pression n'accompagne pas toujours la douleur spontanée, et ce n'est pas là une des particularités les moins curieuses de l'histoire des névralgies en généra et de la névralgie brachiale en particulier. Ainsi très-souvent, avec des douleurs spontanées d'une violence extrême, on est tout étonné de ne trouver, malgré les investigations les plus attentives, aucun point douloureux à la pression (Obs. II, IV, VIII, IX). On a beau comprimer l'épaule et toutes les masses musculaires voisines, enfoncer même fortement les doigts dans l'aisselle, sur le trajet du plexus brachial et des nerfs qui s'en détachent, sur les points précis auxquels les malades rapportent leurs souffrances, aucune douleur ne se fait sentir, et les malades les plus douillets, les plus craintifs, qui jettent les hauts cris pendant les crises, appuient fortement eux-mêmes sur les parties affectées, afin de faire constater au médecin cette particularité qui les étonne, c'est qu'il n'y a aucune douleur à la pression.

C'est là cependant l'exception, et en général en même temps que la douleur spontanée, on observe une vive douleur à la pression qui suit la précédente comme son satellite, mais qu'on retrouve parfois lorsque la première ne se fait pas sentir, comme les investigations auxquelles on se livre ne tardent pas à le démontrer. Cet examen, du reste, ne doit pas être répété sans nécessité ; car outre les souffrances dont il s'accompagne, il a quelquefois pour effet de ramener une crise de douleur spontanée. Quelquefois la douleur à la pression n'a lieu qu'à la superficie, elle semble n'occuper que la peau, et rentre dans l'étude de la curieuse névralgie décrite avec soin par M. Beau sous le nom de *dermalgie* (1). La région où l'on retrouve le plus souvent la douleur à la pression est la partie antérieure de l'articulation : souvent même elle n'existe que dans ce seul point. Dans d'autres circonstances, toutes les parties dans lesquelles s'irradie la douleur spontanée sont douloureuses à la pression, et on ne peut toucher aucun point, pour ainsi dire, sans faire pousser des cris au malade.

De la douleur dans les mouvements ou contracture.

Dans cet examen, il y a encore des précautions à prendre, afin de constater la nature de la douleur : en effet, lorsqu'on veut palper l'épaule, on saisit habituellement le bras d'une main, pendant qu'on exerce la compression avec l'autre main ; or, pendant qu'on effectue ces deux mouvements, si le malade pousse un cri, on est disposé à l'attribuer à la pression ; mais il peut reconnaître une autre cause, un spasme convulsif avec contraction douloureuse, déterminé par le mouvement du bras. C'est là une troisième forme de douleur dans la névralgie brachiale. Le plus souvent, elle est constante, et persiste lorsque toute autre a disparu, de telle sorte que non-seulement le moindre mouvement est douloureux par lui-même, mais ramène parfois une crise de douleur spontanée. Aussi voit-on alors les malades se tenir dans une immobilité complète, n'osant faire le moindre mouvement, dans la crainte de provoquer une crise. Cela même est parfois poussé à un tel point, que les malades ne parlent pas, n'osent pas tourner

(1) *Archives de médecine*, septembre 1841.

la tête, et encore un tiraillement involontaire, comme dans l'Observation V, peut, malgré toutes les précautions, provoquer une crise. En général, tous les mouvements sont douloureux ; mais dans quelques cas, cela n'a lieu que pour certains d'entre eux, notamment ceux d'abduction. Une autre particularité curieuse, c'est que la douleur dans les mouvements peut disparaître, puis se reproduire sans cause connue, de façon qu'à un moment donné, le malade se sert de son bras sans rien éprouver, tandis qu'un instant après, le moindre mouvement est impossible (Obs. II). Ce qui est singulier aussi, c'est que les mouvements peuvent être très-douloureux, en même temps qu'il n'existe aucune douleur à la pression (Obs. VIII).

Cette contraction musculaire spasmodique et accompagnée de douleur est un phénomène qui mérite une grande attention : souvent il constitue à lui seul toute la maladie et peut même exister sans douleur : plusieurs auteurs l'ont étudié à part, dans ces derniers temps, sous le nom de *contracture musculaire idiopathique*, et grâce à leurs travaux, la lumière commence à se faire sur ce sujet intéressant et souvent épineux, quoiqu'à côté de cas de contracture idiopathique des muscles avec ou sans paralysie locale, on ait souvent présenté des observations qui se rattachaient évidemment à des altérations de la moelle épinière et de l'encéphale. Je n'ai à m'en occuper ici qu'autant qu'elle existe avec la névralgie brachiale : or, cette complication n'est pas très-rare, comme on le voit par les Observations II, IV, V, VI, VII, VIII ; elle s'explique par la nature du plexus, composé de fibres musculaires et de fibres sensitives. Sans doute le mélange des deux natures de fibres n'a pas lieu intimement, chacune reste isolée depuis son origine jusqu'à sa terminaison ; mais l'observation démontre que malgré cet isolement, il existe entre les deux natures de fibres une sorte de solidarité qui fait que quand l'une souffre, l'autre peut entrer en convulsion, car on remarque que ce phénomène n'est pas constant. Ces variations, du reste n'ont rien de surprenant : si l'altération des fonctions relatives à la sensibilité et à la motilité existe simultanément, c'est que la cause pathologique, quelle qu'elle soit, a agi sur les deux systèmes, ce que l'on conçoit devoir être fréquent, en raison de leurs connexions intimes. S'il y a seulement modification dans la sensibilité, c'est que les nerfs qui président à cette fonction sont seuls lésés; enfin, dans les cas très-nombreux où le symptôme prédominant ou même unique est la contracture d'une portion musculaire de l'épaule, du bras, des doigts, sans trace d'inflammation locale ou de lésion des parties nerveuses centrales, on doit admettre que le siége de la maladie est dans les nerfs du mouvement. Je crois que l'on fera un pas dans la question encore très-obscure de la contracture musculaire idiopathique en rattachant certains cas de cette affection, tels que ceux que j'ai cités (Obs. V, VI), à la même cause que la névralgie proprement dite.

De la paralysie musculaire.

Comme dérivant de la même source, on doit citer la paralysie musculaire qui suit parfois la névralgie du plexus brachial, surtout lorsque les douleurs ont été d'une intensité excessive. Dans les cas que j'ai vus, elle portait principalement sur les mouvements d'abduction et d'élévation du bras, l'avant-bras et les doigts conservant leur agilité (Obs. V); d'où l'on doit conclure que le muscle deltoïde qui reçoit le mouvement du nerf circonflexe est le plus sujet à cette lésion. Voici, je crois, quelle est l'explication de ce phénomène : les expériences sur les animaux vivants prouvent que les influences irritantes, en modifiant la matière des nerfs, peuvent détruire leur irritabilité. Ces irritations sont de plusieurs natures; les plus facilement appréciables sont, dans les expériences physiologiques, l'action de l'électricité, le tiraillement ou la contusion des nerfs. On sait que, dans ce cas, il y a un épuisement de la force nerveuse qui fait que peudant un certain temps, il est impossible, au moyen des excitants les plus forts, de déterminer soit des sensations, soit des mouvements. En d'autres termes, si l'action de ces excitants est trop vive ou trop prolongée, l'irritabilité est détruite dans les nerfs, soit pour un temps, soit pour toujours. En pathologie, on observe les mêmes effets, quoique rarement l'excitement soit assez fort pour léser d'une manière sensible l'exercice des fonctions nerveuses. Cependant on sait combien sont fréquentes les paralysies locales du sentiment, à la suite des attaques d'hystérie; elles me paraissent dues à cette cause. Le tiraillement du nerf circonflexe, dans la luxation de l'épaule, produit fréquemment, par le même mécanisme, la paralysie des muscles de l'épaule, notamment du deltoïde. Tout indique que c'est à l'irritabilité en excès dans la névralgie du plexus brachial, qu'est dû le même effet lorsqu'il se produit. J'ai toujours vu cette paralysie disparaître peu à peu, sans rien produire de fâcheux.

Du siége de la douleur.

Nous avons vu que dans la névralgie du plexus brachial il y avait trois sortes de douleurs : la douleur spontanée, la douleur à la pression, la douleur dans les mouvements. Il importe actuellement d'en examiner le siége : l'anatomie et la physiologie faciliteront, en les expliquant, les phénomènes observés. Pour cela il faut rappeler avant tout que le plexus brachial, faisceau nerveux très-important, a une multitude de branches divisées en collatérales et terminales. Les collatérales se composent de trois groupes que le plexus fournit : 1° au-dessus de la clavicule, 2° au niveau de la clavicule, 3° dans le creux de l'aisselle ; elles se distribuent à toute l'épaule, à la région sus-scapulaire, aux régions thoraciques antérieure, latérale, et postérieure, ainsi qu'à la région sous-scapulaire. Les terminales connues sous les noms de brachial cutané interne et son accessoire, musculo-cutané, médian, radial et cubital, se distribuent dans tout le membre thoracique, et donnent au membre, comme les collatérales à l'épaule, le sentiment et le mouvement.

Comme chaque branche du plexus peut être affectée isolément, le siége de la douleur varie véritablement dans chaque cas particulier, et si, à l'exemple de quelques auteurs, on voulait désigner la névralgie par le siége précis qu'elle occupe, les divisions seraient à l'infini. Le mieux me paraît être, après les avoir ramenées toutes à un type commun, sous le nom de névralgie du plexus brachial, ou névralgie brachiale, pour abréger, d'admettre seulement trois grandes subdivisions basées sur les trois principales régions auxquelles ce plexus envoie des ramifications, et qu'on désignerait sous les noms de cervicale, scapulo-thoracique et huméro-palmaire.

Il y a des cas où la douleur occupe ces trois régions à la fois, mais d'ordinaire l'une ou l'autre seulement, ou même une petite portion de l'une d'elles. Après avoir occupé une grande surface, elle peut se concentrer plus particulièrement dans un point et y persister pendant très-longtemps.

Si l'on étudie séparément ces trois grandes subdivisions, qui, comme il vient d'être dit, peuvent exister simultanément chez le même individu, on remarque les particularités suivantes :

La forme cervicale est la moins fréquente de toutes; elle existe rarement seule, ou plutôt, lorsqu'elle existe seule, elle ne rentre pas dans la névralgie qui fait le sujet de ce mémoire. Lorsqu'elle s'accompagne de douleur dans les mouvements, les malades ont la tête penchée du côté souffrant, ce qui leur donne un aspect tout particulier.

La forme scapulo-thoracique est la plus fréquente de toutes : elle a son siége principal à la partie antérieure de l'articulation, au niveau du tronc de plexus; de là elle s'irradie sur le moignon de l'épaule, fréquemment aussi dans la région pectorale du côté malade, ainsi que dans les régions sus et sous-scapulaire, et plus souvent encore dans la gouttière scapulo-vertébrale. Cette dernière espèce s'accompagne presque toujours de douleurs à la pression : ce sont alors les branches collatérales qui sont affectées, et surtout les branches thoraciques postérieures, les sus et sous-scapulaires, le nerf circonflexe, les branches pectorales antérieures ou thoraciques; sans parler du tronc même du plexus, qui est très-fréquemment douloureux à la pression.

La forme huméro-palmaire est celle qui offre les variétés de siége les plus nombreuses : elle peut occuper l'aisselle, et de là se prolonger tout le long du bras et jusqu'aux doigts, notamment l'annulaire et le petit doigt; d'autres fois la douleur n'existe que dans la partie interne de l'avant-bras et dans les doigts indiqués ; enfin elle peut partir du pli du coude seulement et se prolonger dans les doigts. Les branches le plus fréquemment affectées alors sont le brachial cutané interne et le musculo-cutané, la portion anti-brachiale du médian, la portion palmaire et digitale du cubital; le nerf radial paraît le moins fréquemment atteint.

Lorsqu'on observe attentivement, on ne tarde pas à s'apercevoir que, contrairement à l'opinion généralement reçue, il est rare de voir les douleurs, soit spontanées, soit à la pression, se propager suivant la direction et la distribution des branches nerveuses, et qu'au contraire on les trouve fréquemment occupant une région très-limitée, le moignon de l'épaule, la partie latérale de la poitrine, le pli du bras, le coude, la partie interne du bras, les doigts, etc. Dans un autre travail (1) j'ai cherché à démontrer que cette manifestation de la douleur, dans les affections qui ont les nerfs pour siége, est parfaitement en rapport avec les expériences physiologiques modernes. Les développements étendus que j'ai donnés à cette discussion me dispensent d'y revenir ici : remarquons toutefois que les conditions ne sont pas absolument les mêmes;

(1) *Considérations sur la névralgie faciale* (*Archives gén. de médecine*, juin 1849).

car dans la névralgie de la cinquième paire, il s'agit d'un nerf exclusivement sensitif, tandis que le plexus brachial est à la fois sensitif et moteur.

Pour la paralysie et la contracture qui compliquent parfois la névralgie, le siége principal est : pour la paralysie, le muscle deltoïde; pour la contracture, les muscles de l'aisselle et de l'avant-bras.

Des symptômes généraux.

Outre les symptômes locaux dont il vient d'être question, il existe, dans la névralgie du plexus brachial, des symptômes généraux plus ou moins importants. Dans cette affection, comme dans les névralgies en général, on trouve rarement de la fièvre; le plus souvent, le pouls reste calme, la peau fraîche, et si, par suite de quelques circonstances particulières, le pouls s'anime, le mouvement fébrile est presque toujours peu prononcé. Ce calme du système circulatoire forme même un grand contraste avec l'acuïté des douleurs, qui amène, il est vrai, un grand trouble dans d'autres fonctions. Ainsi, en général, l'insomnie est opiniâtre et dure souvent plusieurs fois vingt-quatre heures : cette insomnie reconnaît pour cause la douleur; cependant il y a autre chose encore, car même en l'absence de la douleur les malades goûtent rarement le sommeil, et, s'ils s'endorment, le plus souvent quelque mouvement involontaire les réveille en sursaut et provoque une nouvelle crise. Il est à remarquer aussi que les douleurs sont généralement plus fortes la nuit que le jour, sans qu'aucun vice spécial puisse être invoqué comme cause. Parfois la violence des crises est telle que les malades délirent momentanément (Obs. V); ils sont, suivant une expression populaire, *fous de douleur*. Il n'y a ordinairement aucune altération dans les fonctions du tube digestif, et les douleurs empêchent seules les malades de manger à leur ordinaire; les urines sont normales, les sueurs souvent abondantes, soit qu'on les ait provoquées, soit qu'elles surviennent spontanément, surtout à la suite des crises.

Diagnostic différentiel avec la scapulalgie.

L'étude à laquelle nous venons de nous livrer nous permet de distinguer la maladie qui nous occupe, d'une autre qui a de l'analogie avec elle quant au siége, et qu'on désigne sous le nom de scapulalgie, terme impropre, puisqu'on est convenu d'appliquer aux affections nerveuses la terminaison *algie*, et que la maladie désignée sous le nom de scapulalgie est une inflammation, qui serait mieux désignée *scapulite*. Quoi qu'il en soit, la maladie dont nous nous occupons a son siége dans le système nerveux, l'autre dans l'articulation de l'épaule et les parties contiguës : l'une est de la nature des névroses, l'autre est inflammatoire : de là des différences tranchées dans les symptômes. Dans la névralgie, la douleur est aiguë, lancinante, intolérable, avec des rémissions complètes; dans la scapulalgie, la douleur a le caractère des inflammations : elle est pulsative, s'irradiant dans les parties voisines, se faisant sentir d'une manière permanente, augmentant ou diminuant avec lenteur, mais ne procédant pas par saccades. En même temps, douleur générale à la pression, chaleur de la partie malade, habituellement réaction fébrile appréciable ; la douleur des mouvements peut exister dans les deux cas, mais elle ne se comporte pas de la même façon. Dans la névralgie, cette douleur porte sur certains muscles; elle apparaît et disparaît tout à coup, et ne persiste pas, une fois la maladie terminée ; dans la scapulalgie, tous les mouvements sont constamment douloureux, cette douleur persiste tout le temps que dure l'inflammation. Il existe très-souvent de la roideur dans les muscles à la suite de l'état aigu; cette roideur est la cause facilement appréciable de la gêne dans les mouvements, et n'a nul rapport avec la paralysie qui suit quelquefois la névralgie, et dans laquelle il n'existe aucune lésion appréciable des muscles paralysés. Les causes sont aussi fort différentes : dans la scapulalgie, elles sont en général facilement appréciables, souvent traumatiques, ou bien elles existent chez des individus en proie à un rhumatisme articulaire aigu, à une diathèse scrofuleuse; dans la névralgie, la maladie survient le plus souvent sans une cause appréciable et en l'absence de toute diathèse capable de provoquer une inflammation soit aiguë soit chronique.

Avouons cependant que si, le plus souvent, la différence est tellement tranchée que le doute est impossible, il y a des cas qui participent de l'une et de l'autre; de façon qu'il est difficile de dire sous quel titre on doit les ranger. Bien plus, elles ne sont pas tellement distinctes qu'elles ne puissent se transformer l'une et l'autre ; et, de même qu'une colique aiguë simple peut devenir inflammatoire, une névralgie du plexus peut, d'après le principe *ubi dolor, ibi fluxus*, amener une véritable inflammation. Je n'ai pas eu occasion d'observer de faits semblables; mais ces réflexions me sont suggérées par la lecture des observations contenues dans un fort bon mémoire sur l'arthralgie, que mon excellent confrère le docteur Caron a publié (1). Dans plusieurs de ces observations, le début a eu la plus grande analogie avec une névralgie du plexus, et le caractère inflammatoire de la maladie ne s'est nettement dessiné qu'ultérieurement par la contracture des muscles et la gêne des mouvements de l'articulation.

Il y a une espèce de douleur d'épaule dont je crois devoir dire quelques mots, bien qu'elle puisse être rarement confondue avec la névralgie simple du plexus; c'est celle qui coïncide parfois avec la pleurésie soit aiguë, soit chronique. En général, les signes locaux et généraux de la pleurésie ne permettent aucune hésitation ; mais il y a, comme on sait, des cas de pleurésie fort obscurs, commençant d'une manière insidieuse, et si le point de côté manque en même temps qu'il existe une vive douleur d'épaule, l'attention pourra être, par

(1) *Journal de chirurgie*, août 1841.

cette raison, détournée de la poitrine. Je considère, dans ce cas, la douleur comme étant de nature inflammatoire, c'est-à-dire qu'elle rentre dans l'étude de la scapulalgie et non de la névralgie du plexus. Cette opinion m'est suggérée par les faits suivants : dans les cas que j'ai observés, la douleur siégeait à la partie antérieure de l'articulation et dans les muscles de la partie postérieure de l'épaule ainsi que de la gouttière vertébrale correspondante ; elle augmentait par la pression sur les parties malades, par les grands mouvements respiratoires, et par les mouvements très-étendus du bras ; jamais elle n'avait le caractère de crise aiguë par élancements rapides, mais elle était continue. Dans un cas que j'ai observé, le malade ayant succombé, on trouva, outre l'épanchement de la plèvre, des traces d'une inflammation dans l'articulation de l'épaule. Moi-même, ayant été affecté d'une pleurésie aiguë, j'éprouvai cette douleur de l'épaule, et depuis ce temps elle reste sous forme dite rhumatismale, augmentant dans les temps pluvieux, et faisant entendre, lorsque la douleur devient plus vive, ce craquement particulier aux articulations qui ne contiennent pas assez de synovie.

Marche de la névralgie du plexus brachial.

Pour bien se rendre compte de la marche de cette affection, il est nécessaire, dans cette névralgie comme dans les autres, d'établir nettement la distinction entre la forme aiguë et la forme chronique : j'ai déjà fait ailleurs (1) cette remarque, sans laquelle tout est confondu. Ainsi, à l'état aigu, la névralgie brachiale est une maladie fréquente, généralement peu douloureuse, et pour laquelle on ne fait souvent pas appeler le médecin. Les individus les plus sains peuvent en être atteints une fois et ne s'en jamais ressentir plus tard ; mais parfois, à l'état aigu, les douleurs sont excessives : elles surviennent tout à coup sans aucun prodrome ou sont pré-

(1) *Archives gén. de méd., loc. cit.*

cédées d'un malaise de quelques jours. Cette forme mérite toute l'attention du médecin ; car lorsqu'elle existe, son intervention est presque toujours réclamée. Dans ce cas, parfois la médication atténue ou fait cesser complétement les douleurs ; mais il n'est pas rare de les voir résister aux médications les plus variées, qui ont fait merveille dans d'autres cas ; la maladie augmente même d'intensité pendant plusieurs jours, et semblable aux affections aiguës des autres organes, elle disparaît, après avoir eu ses périodes d'augment, d'état et de décroissance, dont rien n'a pu empêcher la complète évolution. La durée est alors d'un ou de deux septénaires.

Cependant, même alors il ne faut pas négliger l'emploi des moyens indiqués ; car lors même qu'ils ne produiraient pas les résultats immédiats que l'on observe parfois, et que les malades en proie à la douleur réclament impérieusement, il ne faut pas croire que l'intervention du médecin a été nulle. Indépendamment des cas cités plus loin et dans lesquels on voit la maladie persister des semaines entières, puis disparaître rapidement sous l'influence d'une médication appropriée, il est à remarquer que les cas les plus fréquents de la maladie à l'état chronique succèdent à l'état aigu non traité, ou traité négligemment soit par le médecin, soit plus souvent par le malade.

Dans ce nouvel état, il y a encore plusieurs formes de l'affection : ainsi la maladie peut être primitivement chronique, c'est-à-dire que les douleurs surviennent peu à peu, ne provoquent que de la gêne et du malaise, augmentent, diminuent sans cause connue ou par les influences atmosphériques, et enfin n'attirent l'attention du malade que par leur persistance, ce qui le décide à consulter le médecin. Cette forme est de toutes la plus fâcheuse, et de même que dans les blennorrhagies, celles qui sont sans douleur, sans symptômes inflammatoires au début, avec un écoulement peu abondant, dénotent au praticien, malgré leur apparente bénignité, une affection rebelle à tous les traitements, de même la névralgie qui débute d'une manière insidieuse, et qui se manifeste d'emblée sous l'apparence des maladies chroniques, fait craindre la persistance de cet état. Parfois la forme chronique succède à la forme aiguë, soit que l'art ait été impuissant à empêcher ce passage, soit, et c'est le cas le plus ordinaire, que le malade ait négligé le traitement convenable. Alors la maladie consiste en une gêne habituelle de l'épaule malade, accompagnée de douleurs modérées, et qui varient selon une foule de circonstances. Enfin, dans la forme la plus constante, la maladie se compose d'une série de crises revenant à des intervalles variables, une ou plusieurs fois par an, ou à de longues années de distance. Dans ce cas, la maladie paraît tenir à une cause générale, à une sorte de diathèse dont je m'occuperai plus loin.

Causes de la névralgie du plexus brachial.

Dans un bon nombre de cas, la névralgie survient chez des individus très-bien portants, et sans qu'on puisse la rapporter à aucune cause appréciable. C'est alors que pour suppléer au silence des faits, on a cherché à étudier la nature intime de la névralgie. Or, il ne nous est pas donné de connaître l'altération particulière du système nerveux qui constitue la névralgie, puisque nous ne savons pas par quel mécanisme le système nerveux produit la sensation. Que l'on change les termes en appelant influx nerveux ce qu'on appelait autrefois esprits animaux, qu'on assimile cette force à l'électricité ou qu'on l'en distingue sous le nom de fluide nerveux, on n'en reste pas moins dans le champ des hypothèses, qui n'a rien à faire ici.

Avouant notre ignorance sur ce point, qu'il serait cependant si utile de connaître, nous n'abandonnons pas pour cela l'étude des causes de la névralgie lorsqu'elle peut se justifier par des faits, et je vais essayer de faire quelques pas dans ce sentier si difficile à parcourir, parce qu'il forme la limite entre l'observation et l'hypothèse.

Les agents extérieurs paraissent avoir une grande influence pour le développement des maladies dont l'essence est la douleur : pour la névralgie brachiale en particulier, cette cause a paru plusieurs fois manifeste. Ainsi on a vu les affections de cette nature se multiplier pendant un froid intense et continu, et la répétition des mêmes faits démontre qu'il y a ici autre chose qu'une coïncidence. Une cause fréquente et qui dérive de la précédente, c'est le refroidissement momentané du corps par l'exposition à une basse température ou plus souvent à une pluie froide. Je n'insiste pas sur ces faits, qui ne sont contestés par personne ; mais ce qui paraîtra plus extraordinaire, c'est l'influence des conditions opposées pour produire le même effet, c'est-à-dire d'une température élevée. Ce qui est certain, c'est que j'ai souvent remarqué la grande fréquence de la névralgie brachiale pendant les fortes chaleurs de l'été, quoique *à priori* on se serait cru dans les conditions les moins favorables à sa production. Est-ce la même cause qui agit dans les deux cas : la suppression de la transpiration insensible, d'une part ; de la sueur, d'autre part? C'est probable, mais les faits ne permettent pas de le considérer comme certain.

Indépendamment des causes extérieures qui paraissent propres à développer la maladie qui nous occupe, il en existe d'autres inhérents à l'individu, qui viennent favoriser l'action des précédentes, et dont l'influence, quoique fort obscure, doit être considérée comme très-puissante. Connaître la nature intime de ces causes nous sera sans doute à tout jamais impossible : il ne nous est pas donné de remonter au principe, pas plus qu'il n'est donné au physicien de connaître la nature intime de la chaleur et de la lumière. Dans l'un comme dans l'autre cas, le point de départ est l'observation des faits, et le but scientifique le plus élevé auquel nous puissions aspirer, c'est d'établir une hypothèse qui ne soit en désaccord avec aucun des faits observés. Si le physicien hésite encore entre deux théories, celle de la vibration et celle de l'émission, le médecin est encore moins avancé dans le sujet qui nous occupe.

Un fait incontestable, c'est que la névralgie brachiale se présente fréquemment chez des individus qui ont une aptitude particulière à contracter des maladies dont la douleur est le symptôme prédominant. Le fait existe, il est palpable ; mais l'explication en est difficile, et pour la donner, il faut bon gré, mal gré, mettre le pied dans le champ de l'hypothèse. Ce que l'on remarque chez certains de ces sujets, c'est une susceptibilité nerveuse extrême, par suite de laquelle les influences multipliées au milieu desquelles nous vivons, et qui affectent physiologiquement la plupart des hommes, agissent sur eux d'une manière pathologique : ainsi un bruit violent ou particulier, une émotion morale vive, un froid un peu intense, une fatigue un peu forte, réagissent sur une portion particulière du système nerveux qui n'est pas toujours le même, et y déterminent ces phénomènes morbides qui se traduisent par une douleur avec laquelle nous ne voyons coïncider aucune altération matérielle appréciable, et qu'on est convenu, depuis Chaussier, d'appeler névralgie.

Je crois que cette idiosyncrasie pourrait être désignée avec assez de justice sous le nom de tempérament nerveux. On a distingué par différents noms la prédominance, chez les individus, d'un système particulier : ainsi on a le tempérament sanguin, le tempérament lymphatique, le tempérament bilieux, selon que l'on observe la prédominance des appareils sanguin, lymphatique, bilieux ; or, puisqu'il existe incontestablement des individus chez lesquels l'appareil nerveux domine tous les autres, je crois qu'en employant cette désignation, on faciliterait l'étude des maladies de ce système, comme l'hypothèse d'un fluide électrique facilite l'étude des phénomènes qui s'y rapportent.

Mais si l'explication est satisfaisante pour certains cas, il arrive très-souvent que, même dans le cas d'aptitude particulière à contracter des douleurs dans diverses parties du corps, l'hypothèse de la prédominance du système nerveux ne serait pas satisfaisante. C'est pour les cas de cette espèce qu'on a admis l'existence d'un principe particulier, d'une humeur, d'une sorte de virus existant dans le corps, qui se porte tantôt sur une partie, tantôt sur une autre, et qu'on a généralement désigné sous le nom de vice rhumatismal. Sans me laisser entraîner à la discussion d'une question aussi difficile, il est impossible de nier que chez certains individus il y a une fâcheuse aptitude à contracter des douleurs dans diverses parties du corps déterminées, dont les principales sont l'épaule, la cuisse, la face, etc. Ces individus jouissent en général d'une excellente santé d'ailleurs, ils ne sont malades que par suite de ces douleurs ; beaucoup même sont doués d'une santé robuste, et ont le cachet du tempérament pléthorique. Les personnes que nous avons considérées précédemment comme prédisposées à la névralgie du plexus brachial, par suite du tempérament nerveux, sont généralement des femmes délicates, maigres, pâles, très-impressionnables ; tandis que ceux dont nous parlons actuellement sont plutôt des hommes forts, vigoureux, soit dans la force de l'âge, soit déjà sur le retour.

Ce serait se priver d'un élément important pour la connaissance de la névralgie brachiale, notamment pour le pronostic et le traitement, que de négliger cette hypothèse d'un principe particulier, inconnu dans son essence, mais appréciable par ses effets, et qu'on a généralement nommé rhumatisme chronique, vice rhumatismal. Quoique les idées médicales de notre époque soient peu favorables à ces sortes de discussions, quoique je ne sois nullement en mesure de m'en occuper à fond, de manière à satisfaire les esprits sérieux, je ne puis m'empêcher de citer quelques-uns des faits qui me paraissent favorables à cette hypothèse.

On peut lire plus loin des observations particulières dans

lesquelles se trouve d'année en année la répétition des mêmes douleurs sur le plexus brachial, ce qui démontre déjà une certaine aptitude individuelle à la répétition du même acte pathologique. Dans d'autres cas, c'est tantôt l'une, tantôt l'autre épaule, qui est le siége de la maladie, ce qui prouve que l'aptitude précédemment signalée ne consiste pas dans une modification inhérente à une partie limitée et toujours la même du système nerveux. Cette proposition est corroborée par d'autres faits dans lesquels c'est tantôt le membre supérieur, tantôt le membre inférieur, qui sont le siége des souffrances, comme dans l'exemple suivant.

Observation. — M. L., 55 ans, de petite taille, maigre, vif, fut pris pour la première fois en 1846, d'une douleur très-vive dans l'épaule gauche, ce qui le mettait dans l'impossibilité de remuer le bras et de s'habiller : cette douleur dura plus d'un mois, elle s'exaspérait par le séjour au lit. Des frictions avec l'huile de laurier déterminèrent une éruption très-douloureuse pour laquelle je fus appelé : j'employai des onctions avec la pommade d'iodure de potassium, et peu de jours après, les douleurs d'épaule avaient disparu. Au bout de plusieurs mois, nouvelles douleurs, mais moins intenses, qui se dissipèrent à la suite de l'usage continuel d'une peau de chat sauvage sur l'épaule.

Le malade resta plus d'un an tranquille ; mais dans l'hiver de 1847 à 1848, qui fut très-froid, il fut pris de douleurs atroces dans la hanche gauche et dans la partie postérieure de la cuisse, avec élancements violents, insomnie prolongée, impossibilitéde rester plus de quelques minutes dans la même position, ni d'être couché autrement que sur les genoux et la tête basse. Malgré les traitements les plus variés, il resta souffrant pendant plus de deux mois, et après cette époque il ne pouvait marcher que lentement et en boitant. Cependant il se remit et finit par recouvrer sa santé première. Dans l'hiver de 1849 à 1850, il y eut encore quelques ressentiments dans le nerf sciatique, mais assez faibles pour ne pas l'arrêter.

Il est difficile de ne pas admettre ici une cause inhérente à l'individu et constituant une fâcheuse prédisposition aux névralgies. Il n'est même pas douteux que ce principe peut exercer son action sur d'autres nerfs que ceux des membres, et dans l'Observation IX, entre autres, l'alternative des douleurs fixées une fois sur les intestins, l'autre fois sur l'épaule, la répétition de ces douleurs dans deux parties différentes sous l'influence d'une même cause, l'hiver et le froid humide, la nature des douleurs qui était la même dans les deux cas, c'est-à-dire aiguë avec des rémissions et sans fièvre, les symptômes généraux identiques dans les deux cas, le retour à la santé sans lésion appréciable, permettent de penser que le même principe a produit ces deux effets.

Le fait suivant me paraît devoir être considéré comme venant à l'appui de cette proposition.

Observation. — M. G., grand, d'un embonpoint ordinaire, d'une excellente santé habituelle, fut pris tout à coup, dans le mois de décembre 1849, de douleurs atroces pour lesquelles je fus appelé immédiatement auprès de lui. Ces douleurs avaient leur siége sur la partie latérale droite de la colonne vertébrale, tout à fait à la région du rein ; elles se prolongeaient dans le ventre vers la même région, parfois elles laissaient un peu de répit au malade, puis une crise survenait, pendant laquelle M. G., quoique d'un caractère ferme, se roulait dans son lit en poussant des gémissements. En même temps, il y avait des vomissements verdâtres abondants ; la région du rein était douloureuse au toucher ; du reste, les urines coulaient bien, et l'examen le plus attentif ainsi que les antécédents ne permettaient pas de croire à l'existence d'un calcul du rein : jamais de sang ni de sable dans les urines, jamais rien d'anormal dans la sécrétion et l'émission de ce liquide. Des sangsues et un bain firent cesser tous les accidents en deux jours. En janvier 1850, à la suite d'un refroidissement, M. G. fut pris de fièvre et d'une douleur continuelle et très-intense à la partie supérieure du bras gauche, douleur qui l'empêchait de se servir de ce membre. En mai 1850, la douleur néphrétique reparut et dura également deux jours.

J'ai vu souvent le malade depuis sa première crise, et jamais il n'y a eu d'accidents du côté des organes urinaires, ce qui permet de penser que les coliques néphrétiques dont le malade a été atteint à plusieurs reprises sont névralgiques, c'est-à-dire sans cause matérielle appréciable, et de même nature que les douleurs d'épaule qui ont paru dans l'intervalle. Ce qui le prouve encore, c'est que le malade est sujet depuis longues années à des douleurs violentes qui se portent tantôt sur un point, tantôt sur un autre : je les ai observées sur le rein et sur le plexus brachial. M. G... m'apprend qu'il avait eu avant cette époque une sciatique très-opiniâtre, et qu'il était sujet au lumbago. Il me paraît difficile de ne pas attribuer toutes ces douleurs à un principe particulier toujours le même dans ces différents cas. Des exemples de même nature pourraient être facilement invoqués à l'appui; je me contente d'en citer encore un, parce qu'il présente des particularités intéressantes.

Observation. — M. C....., âgé de 42 ans, d'une bonne santé habituelle, est sujet, depuis quelques années, à des douleurs vagues dont le siége principal est le dos, l'épaule, et surtout la région scapulo-vertébrale du côté droit. Pendant l'hiver de 1846, il fut pris tout à coup, sans cause connue, de douleurs atroces dans tout l'abdomen, douleurs telles qu'il passa la nuit en poussant des cris et des gémissements, sans goûter un instant de repos : il prit, entre autres, 40 gouttes de laudanum. Les jours suivants, les douleurs persistèrent, mais moins violentes; ce qui l'incommodait le plus, c'était une douleur à la région précordiale qui existait sans fièvre et qu'il n'avait jamais éprouvée. A partir de ce moment, il souffrit peu de ses anciennes douleurs, mais éprouvait de fréquentes intermittences dans les battements du cœur; et ce qu'il y a de singulier, c'est qu'il était averti de cette intermittence par une sensation particulière, indéfinissable, qui n'était pas de la douleur, mais tellement précise qu'il indiquait exactement, lorsqu'on lui tâtait le pouls, le moment où survenait l'intermittence. Ce phénomène persista longtemps, le malade était souvent plusieurs mois sans le ressentir, puis il reparaissait sans cause connue. Depuis un an, il ne s'en ressentait plus, lorsqu'en 1849, il fut pris de douleurs violentes dans les membres inférieurs, qui le laissèrent plus de deux mois souffrant, ne marchant qu'avec difficulté. Les intermittences ne reparurent pas, peu à peu la santé redevint bonne, et en octobre 1850 elle était tout à fait satisfaisante.

Je crois que, dans ce cas encore, il est impossible de nier l'existence d'une cause particulière qui a déterminé les douleurs dans les membres, les coliques aiguës du ventre, les douleurs à la région précordiale, et enfin les intermittences dans les mouvements du cœur.

De quelle nature est cette cause? Est-ce un principe morbifique qui circule dans le sang? est-ce une modification individuelle du système nerveux? Est-ce un vice de la sueur, ou une modification de la peau qui empêche la sécrétion normale de ce fluide? Telles sont les questions qu'il est plus facile de poser que de résoudre. Je ne m'en occuperai pas davantage, mon but ayant été seulement d'établir que, dans un certain nombre de cas, il ne faut pas considérer la névralgie du plexus brachial comme simplement locale, mais comme se rattachant à une cause plus générale, dont elle n'est qu'une des manifestations.

Traitement de la névralgie du plexus brachial.

Le traitement de la maladie qui nous occupe doit être divisé en local et général. Le traitement local est le plus important des deux, c'est de lui qu'il sera d'abord question.

Parmi les moyens employés localement, on distingue surtout les antiphlogistiques, les calmants et les révulsifs. Ces trois médications s'emploient souvent successivement chez le même sujet, et quand l'une échoue, il n'est pas rare de voir l'autre réussir. Les considérations auxquelles je me suis livré dans le cours de ce travail ont déjà fait comprendre de quelles difficultés l'expérimentation est entourée : je ne puis ici que répéter ce que j'ai déjà dit, c'est que la maladie suit souvent ses périodes, malgré la médication employée, et peut se terminer par la guérison, quelle que soit la méthode de traitement ; de sorte qu'il est parfois difficile de dire quelle part la nature, quelle part la médication, ont eues dans la terminaison favorable. Ces réserves faites, nous avons vu, d'autre part, qu'il était impossible de nier l'action salutaire de la médication dans des cas nombreux et hors de contestation, lorsque, par exemple, la maladie abandonnée à elle-même persistait pendant des mois entiers, puis disparaissait rapidement sous l'influence d'un traitement approprié ; ou bien lorsque la crise reparaissait de temps en temps, et cédait plus ou moins rapidement selon la médication employée. Mais il est inutile de s'étendre davantage sur ces considérations, qu'on peut faire valoir dans une foule d'autres maladies.

Des antiphlogistiques.

Les antiphlogistiques appliqués localement sont les saignées locales, les cataplasmes émollients, et les onguents de même nature. Les saignées locales se font au moyen des sangsues et des ventouses scarifiées : j'ai généralement employé les sangsues, parce que la conformation de l'épaule ne permet que difficilement l'application des ventouses. Je dois dire que, dans un grand nombre de cas, j'ai retiré de ce moyen d'excellents effets, et souvent il a fait disparaître toute douleur avec une rapidité surprenante : on en peut voir quelques exemples dans les observations particulières relatées plus loin ; mais, dans un bon nombre de cas, la disparition a été assez rapide pour que l'observation n'ait présenté qu'un intérêt médiocre sous les autres rapports, ce qui empêche que l'on n'en prenne une note détaillée. C'est ici surtout qu'il existe des indications formelles, propres à faire adopter ou rejeter la médication. Il est à remarquer, en effet, qu'elle réussit surtout lorsqu'il existe de la douleur à la pression autour de l'articulation, lorsqu'il y a chaleur à la peau, pouls un peu plein, enfin un appareil fébrile même léger. Avec ou sans ces circonstances accidentelles, on aura surtout des chances de réussir si l'individu est robuste, pléthorique ;

et par contre, la médication présentera peu de chances de succès si le pouls est calme et faible, la peau plutôt froide que chaude, le sujet délicat, les douleurs aiguës, lancinantes, *névralgiques*, sans douleur à la pression. Les cataplasmes émollients sont l'adjuvant obligé des émissions sanguines; seuls, je les ai vus procurer un grand soulagement; quant aux onguents émollients, leur action paraît généralement très-faible.

Des calmants.

Les moyens de cet ordre auxquels on a recours sont extrêmement nombreux, et s'emploient sous des formes très-variées : je crois inutile de les énumérer longuement, car ils varient suivant chaque praticien. Quant aux médicaments en eux-mêmes, ce sont l'opium, la belladone, le datura stramonium, la ciguë, etc.; quant aux formes, ce sont celles d'emplâtre, de liniment, de pommade. Sous ces diverses formes, quelques moyens m'ont mieux réussi que d'autres. Une des applications que je fais assez fréquemment est celle d'un emplâtre de thériaque saupoudré d'opium et entouré de diachylon, qui quelquefois enlève la douleur avec une grande rapidité : on emploie de la même manière la belladone et la ciguë. Sous forme d'huile, je me suis servi avec succès d'une préparation composée d'huile d'amandes douces, 30 grammes, hydrochlorate de morphine, 30 à 40 centigr. Cette préparation, qui m'a été indiquée par mon confrère le docteur Labarre, est souvent avantageuse; car lors même qu'elle ne guérit pas, elle procure presque toujours du soulagement.

Nous avons vu plus haut quelles sont les indications des antiphlogistiques; celles des narcotiques paraissent être tout à fait contraires, c'est-à-dire que ces derniers moyens n'agissent jamais mieux que chez les individus maigres, délicats, éminemment nerveux : ils échouent le plus souvent lorsqu'il y a tendance à un mouvement fébrile, chez les individus vigoureux et pléthoriques. Si on croit devoir y recourir dans les cas de cette nature, ils auront surtout des chances de réussir lorsqu'ils auront été précédés par les émissions sanguines.

Des révulsifs.

Après les deux ordres de moyens précédents, il en est un troisième qu'on emploie très-fréquemment, et parfois avec des résultats tellement satisfaisants, que certains médicaments de cet ordre sont populaires : ce sont les révulsifs. Ils peuvent, comme les narcotiques, être variés à l'infini : les principaux sont les cataplasmes sinapisés, les vésicatoires, les pommades irritantes, telles que la pommade stibiée, certaines huiles, notamment l'huile de laurier, qui est populaire dans quelques contrées, l'huile de croton, l'essence de térébenthine et ses composés, l'emplâtre de poix de Bourgogne simple ou émétisé, etc. Parfois même, quelques moyens réputés narcotiques, tels que l'emplâtre de thériaque, agissent à la manière des révulsifs, en déterminant une éruption eczémateuse qui est suivie d'un grand soulagement.

Le mode d'action des révulsifs paraît être, comme son nom l'indique, de détourner l'irritation intérieure pour la porter à la peau : mais ici les indications sont plus obscures, et c'est un peu empiriquement qu'on les emploie. Il semble en général qu'on ne doit pas s'en servir d'emblée, et que les moyens de cette espèce réussissent surtout après qu'on a usé des précédents.

Médications locales diverses.

Enfin, en dehors des moyens déjà indiqués, il en existe un grand nombre qui peuvent rendre des services, et que je me contenterai d'énumérer rapidement. Les principaux sont le *massage* (1), l'acupuncture et l'électro-puncture ; la cha-

(1) Il y a un très-grand nombre de douleurs de l'épaule dans lesquelles on retire d'excellents effets du massage. Mais, une étude attentive de tous

leur, soit qu'on l'ajoute au moyen de corps préalablement chauffés, soit qu'on la conserve à la surface de la peau à l'aide de certains corps mauvais conducteurs, tels que les tissus de laine et de soie, le taffetas gommé, les peaux d'animaux avec le poil. Il en est quelques-uns dont il est difficile d'expliquer l'action, et qui cependant réussissent quelquefois, comme la pommade d'iodure de potassium, qui dans cette névralgie, comme dans d'autres, m'a parfois réussi sans produire d'éruption et lorsqu'il n'y avait pas sûrement d'inflammation.

Telles sont les principales médications à employer localement. Remarquons, avant de passer outre, que, dans un certain nombre de cas, la sensibilité des parties ne permet pas de les utiliser, et que pour les onctions, entre autres, il est parfois de toute impossibilité d'en faire usage.

les symptômes est nécessaire pour employer le remède avec sagacité. Considérer comme identiques tous les cas désignés en nosologie par le même mot, est une erreur que ne commettent pas le bon observateur et le véritable praticien ; les effets du massage dans la névralgie scapulo-humérale nous en fourniront un exemple entre mille.

Lorsque, comme nous l'avons vu plus haut, malgré des douleurs spontanées très-aiguës, il n'existe pas de douleurs à la pression, on peut être à peu près certain que le massage n'amènera ni bon ni mauvais résultat : si la douleur à la pression existe très-aiguë, sur le trajet d'un gros cordon nerveux, notamment à la partie antérieure de l'épaule ou dans l'aisselle, il est presque certain que le massage exaspérera la douleur, sans nul bénéfice ultérieur, et produira quelque chose d'analogue à la compression du nerf cubital à son passage dans la gouttière du cubitus. Si au contraire la douleur à la pression, souvent difficile à trouver pour les personnes peu exercées, siége dans une région presque exclusivement musculaire, dans la région deltoïdienne, dans la région scapulo-dorsale ou dans l'épaisseur du biceps, le massage pratiqué avec force sur les parties douloureuses, au moyen des pouces qui pétrissent en quelque sorte le muscle, détermine une douleur momentanée souvent très-vive, mais est suivi d'un soulagement très-marqué, qu'on ramène par un nouveau massage et qui fréquemment produit une guérison radicale. On consultera avec intérêt l'article *Massage* dans le *Dictionnaire des Eaux minérales et d'Hydrologie médicale* de MM. Durand-Fardel, Le Bret et Lefort, Paris, 1860, t. II, p. 342.

La médication générale, quoique moins nécessaire que la médication locale, ne doit pas être négligée ; elle agit comme adjuvant : dans certains cas, comme nous venons de le voir, elle seule peut être employée ; souvent, enfin, il existe des indications générales qui la rendent indispensable.

Les indications que l'on cherche à remplir par des moyens locaux se retrouvent pour les moyens généraux. Comme antiphlogistiques, on emploie surtout la saignée et les bains. La saignée générale trouve beaucoup plus rarement son emploi que la saignée locale : il n'en est pas de même des bains, qui sont d'un usage très-fréquent et qui rendent de grands services. Les narcotiques, pris à l'intérieur, sont souvent plus utiles qu'appliqués localement : à leur tête se trouvent ici, comme toujours, l'opium et ses diverses préparations, le laudanum, la poudre de Dower, etc. Les narcotiques indigènes réussissent parfois là où l'opium a échoué : leurs préparations sont très-nombreuses : une des formules qu'on emploie le plus souvent est celle des pilules de Méglin ; cependant j'ai remarqué qu'en général elle réussissait ici moins bien que dans d'autres espèces de névralgies.

Un des effets généraux que l'on cherche surtout à obtenir, c'est la sueur : que l'on croie ou non à un principe rhumatismal, il est certain que les sueurs abondantes, dans la névralgie qui nous occupe, sont fréquemment suivies d'une amélioration notable ; aussi a-t-on beaucoup préconisé, dans ces sortes d'affections, les substances réputées sudorifiques, la salsepareille, le gaïac, la douce-amère, etc. Quoique j'aie souvent employé ces médications et d'autres analogues, un peu par routine, il est vrai, je dois reconnaître que j'en ai rarement remarqué d'effet avantageux, et lorsque j'ai voulu provoquer la sueur, j'y suis parvenu bien plus sûrement au moyen d'un bain d'eau tiède, d'un bain de vapeur, des narcotiques aidés par une boisson chaude aromatique, telle que le tilleul et la bourrache. Sous ce rapport, le bain de vapeur mérite une mention particulière et produit souvent d'excellents effets. Lorsqu'on manque d'appareil pour le donner, on y supplée facilement en mettant le malade, entouré d'une couverture, sur une chaise sous laquelle on place un seau ou un grand vase quelconque rempli d'eau de sureau très-chaude.

Je ne parlerai que pour mémoire de certaines médications spéciales qu'on emploie d'après l'existence supposée d'un principe morbifique général, la syphilis, le rhumatisme, la goutte, etc. Une discussion de cette nature m'entraînerait trop loin. Je ferai seulement remarquer que je n'ai jamais trouvé de névralgie brachiale franchement intermittente ; aussi je n'ai employé qu'une fois, et sans succès, le sulfate de quinine.

OBSERVATIONS PARTICULIÈRES.

Observation I. *Névralgie scapulo-cervicale aiguë ; disparition rapide, sans récidive.* — Madame A., 42 ans, grande, sèche, très-nerveuse, ayant éprouvé depuis quelque temps de grandes peines et souffrant de l'estomac depuis cette époque, ressentit tout à coup, sans cause connue, une douleur violente à l'épaule droite. Dans la nuit du 20 au 21 septembre 1849, cette douleur devient atroce, se produisant par exacerbations tellement violentes qu'on a été sur le point de m'envoyer chercher au milieu de la nuit. Le matin, la douleur, quoique moins vive, continue toujours ; les mouvements sont très-douloureux, ce qui fait que la malade éprouve la plus grande difficulté à changer de place dans le lit. La douleur occupe surtout la région sterno-claviculaire, remonte vers le cou, s'irradie le long du bras, et se fait surtout sentir dans l'annulaire. Le moindre contact, surtout aux environs de l'épaule, exaspère la douleur. En même temps, sentiment de courbature générale et douleurs dans les genoux ; pas de fièvre. (Grand bain, frictions avec l'huile suivante : huile d'amandes douces, 30 grammes ; hydrochlorate de morphine, 40 centigrammes ; infusion de tilleul.)

Le soir, le grand bain a procuré du calme. Chaque fois qu'on frictionne avec l'huile, il y a soulagement immédiat.

Le 22, nuit tranquille. La douleur disparaît les jours suivants.

L'observation qu'on vient de lire nous offre la maladie dans sa plus grande simplicité, c'est-à-dire la forme franchement aiguë, survenant rapidement, sans cause connue, et disparaissant en quelques jours, sans se reproduire. C'est ici surtout qu'il faut se tenir en garde contre les merveilleux effets des médicaments; car si, d'une part, on voit les symptômes disparaître rapidement pendant leur administration, il ne faut pas avoir observé beaucoup de cas pour savoir que souvent ils se dissipent presque aussi vite sans traitement, et que, d'autre part, on verra trop souvent tous les moyens échouer, malgré un emploi judicieux et persévérant.

Observation II. *Névralgie axillo-humérale survenue sans cause connue; intermittence dans les douleurs, avec cessation momentanée de la gêne dans les mouvements. Guérison rapide sans récidive.* — Un jeune homme de 25 ans, robuste, transpirant difficilement, fut pris, dans le courant de décembre 1845, par un temps très-humide, d'une douleur vive qui passait alternativement d'une épaule à l'autre, et qui se fixa définitivement dans l'épaule droite. Au moment où je le vis, il était dans l'état suivant : douleur très-vive dans l'épaule droite, continue, mais devenant parfois tellement violente qu'il semble au malade qu'on lui enfonce un fer aigu dans l'épaule; elle a son principal siége dans le creux de l'aisselle, et se prolonge dans le bras lors des crises violentes; les mouvements du bras en avant et en arrière ne développent pas la douleur, mais dans ceux d'abduction elle devient excessive; elle n'existe à la pression qu'à la partie antérieure de l'articulation, encore est-elle très-légère; la chaleur du lit exaspère les souffrances; bon état général. (Tisane de salsepareille; se tenir chaudement; frictions avec la pommade stibiée.)

Quatre jours après, je revois le malade. La pommade stibiée a déterminé des pustules très-douloureuses; toujours mêmes souffrances d'ailleurs. Cette nuit, il n'a pas dormi, à cause de la douleur, et on a été obligé de l'habiller ce matin. Il vient me trouver à neuf heures du matin, ne pouvant remuer le bras ; je lui fais exécuter quelques mouvements, je le palpe avec soin, et je ne trouve ni gonflement ni douleur à la pression. Aussitôt après l'examen, il remue facilement le membre, et peut même lever le bras pour jeter son manteau sur les épaules. J'étais fort surpris de ce résultat, et disposé à l'attribuer à l'espèce de massage que je venais de pratiquer ; mais il me dit que cela lui était déjà arrivé plusieurs fois, et que peut-être, dans une demi-heure, les douleurs seraient revenues de façon à le condamner à une immobilité absolue. (Frictions avec la pommade suivante : axonge, 30 grammes ; iodure de potassium, 4 grammes ; 15 grammes par jour.)

A partir de la première friction, les douleurs ont disparu et ne se sont plus reproduites.

On voit encore ici un exemple de la névralgie brachiale dans sa plus grande simplicité. Mais comme il n'y a pas en pathologie deux cas absolument semblables, on retrouve ici certaines particularités qui manquent dans le cas précédent : ainsi la douleur ne se propageait pas jusqu'aux doigts, elle n'augmentait pas par la pression, certains mouvements étaient douloureux, d'autres ne l'étaient pas ; cette douleur n'était pas continue, mais irrégulièrement intermittente. La durée totale de la maladie a été fort courte, comme dans le cas précédent. On voit signalée une particularité qu'on retrouve fréquemment dans les cas de ce genre ; c'est l'exaspération des douleurs par la chaleur du lit.

Observation III. *Névralgie du cubital dans tout son trajet. Disparition de la douleur, sans traitement, après une durée d'un mois.* — Une femme âgée de 50 ans, bien portante, petite, d'un tempérament sec, n'ayant jamais de douleurs, a commencé, il y a trois semaines, à en ressentir une très-vive dans le bras gauche. Cette douleur est continuelle, mais plus forte lorsque la malade a travaillé ; elle a son siége à la partie interne du bras, depuis l'aisselle jusqu'au niveau du coude, et de là, mais moins forte, dans l'avant-bras, avec un engourdissement fréquent dans le doigt indicateur. La pression, exercée le long du trajet indiqué, est très-douloureuse.

Cette femme est restée jusqu'à présent sans rien faire ; je lui donne une prescription qu'elle n'exécute pas ; la douleur disparaît sans traitement.

J'ai donné succinctement cette observation pour deux motifs, pour montrer une variété assez fréquente de la névralgie qui nous occupe, celle qui se borne à une branche isolée du plexus brachial, et pour faire voir que ces affections sont susceptibles de guérison sans traitement.

Observation IV. *Névralgie scapulo-humérale aiguë, survenue par un froid très-vif; passage à l'état chronique, malgré le traitement.* — Madame C., 45 ans, d'une constitution délicate, quoique étant rarement malade, bien réglée, fut prise, dans le courant de mai 1849, par un temps très-froid, d'une douleur excessive dans l'épaule gauche. Examinée dès le début, le 8 mai, la malade accuse une douleur très-violente dans le cou, dans l'épaule, dans le bras, et surtout dans les doigts. Cette douleur force la malade à se tenir le cou penché sur l'épaule, le bras complétement immobile, car le moindre mouvement exaspère les souffrances. Les douleurs spontanées sont généralement tolérables, mais prennent parfois un caractère d'acuïté extrême. Malgré l'investigation la plus attentive, on ne trouve aucun point douloureux à la pression. Insomnie opiniâtre, rêves effrayants, sentiment de brisement général ; pouls à 100, médiocrement développé ; peau moite, langue nette, perte incomplète d'appétit, constipation, disposition à la tristesse. (Infusion de tilleul, frictions laudanisées.)

Le 9, nuit très-fatigante, avec insomnie ; impossibilité de trouver une bonne position. Les frictions sont intolérables, on les suspend.

Les jours suivants, la douleur du cou disparaît, et la tête exécute sans douleur tous les mouvements. Toute la souffrance s'est concentrée sur l'épaule en arrière, sur le bras et sur le côté correspondant de la poitrine. Parfois la douleur disparaît, de manière à faire croire à une guérison complète ; puis elle reparaît avec violence, sans cause connue. De bonnes nuits alternent avec de mauvaises.

Le traitement se compose de bains généraux. Sangsues sur les points douloureux, cataplasmes émollients, poudre de Dower à l'intérieur ; plus tard, douce-amère pour boisson, et paquets composés de soufre, résine de gaïac et crème de tartre. Les sangsues sont suivies d'un mieux marqué ; mais les jours suivants, la douleur reparaît, quoique moins vive ; les bains calment ; les narcotiques tantôt procurent le sommeil, tantôt restent sans effet ; les paquets de soufre, gaïac et crème de tartre déterminent des garde-robes nombreuses ; un emplâtre de thériaque opiacé amène une rémission dans les douleurs.

Le 24, la malade est mieux : toujours de bonnes nuits alternent avec de mauvaises ; pouls à 80, médiocrement développé ; peau constamment sudorale, peu d'appétit, urines rouges. Depuis quelques jours, toux grasse, avec expectoration jaunâtre très-abondante et sécrétion nasale de même nature.

Au bout de six jours, l'emplâtre de thériaque et opium détermine un eczéma aigu qui gagne le visage et amène un gonflement érysipélateux. Cette complication disparaît en huit jours.

Enfin, quoique dans le même moment j'aie observé plusieurs cas de névralgie de même nature qui se sont terminés en peu de temps par la guérison, chez madame C., malgré les moyens ci-dessus indiqués, auxquels je joignis plus tard les vésicatoires volants, les pilules de Méglin et de petites saignées du bras, j'eus l'ennui de voir la maladie persister, à un faible degré, il est vrai. Actuellement encore (octobre 1850), il y a habituellement des douleurs dans l'épaule, que je soulage toujours au moyen de l'huile de morphine, dont la malade fait un usage habituel, mais je n'ai pu les faire complétement disparaître.

Dans les cas que nous avons vus jusqu'à présent, il a été impossible d'attribuer la névralgie à une cause appréciable ; ici son développement coïncide avec un froid très-vif, on en observe des cas plus nombreux que d'ordinaire, ce sont déjà des présomptions pour penser que le froid a produit la maladie ; ce qui le fait encore présumer, c'est que la névralgie a été compliquée d'une bronchite très-intense qui paraît dériver de la même cause. Le début de la maladie a été très-rapide, les douleurs ont été fortes, et en même temps il y avait un mouvement fébrile. Ces diverses circonstances, chez une personné qui n'était pas sujette auparavant à des douleurs, devaient faire pronostiquer une prompte terminaison favorable. Cependant il n'en a pas été ainsi, et malgré un traitement énergique, malgré la docilité de la malade, la maladie a passé à l'état chronique; ce qui fait voir qu'on ne saurait trop se méfier de ces sortes d'affections qui tantôt se dissipent avec une facilité merveilleuse, tantôt résistent avec une opiniâtreté désespérante. Nous retrouvons encore ici cette particularité remarquable de douleurs très-violentes dans les moindres mouvements, et survenant spontanément, sans aucun point sensible à la pression.

Observation V. *Névralgie aiguë du plexus brachial, remarquable par son extrême intensité, suivie d'une paralysie momentanée du deltoïde.* — Madame E., 35 ans, d'un embonpoint ordinaire, menstruée régulièrement, a joui généralement d'une bonne santé, sauf diverses affections nerveuses. La première et la plus grave a eu lieu à l'âge de 25 ans. Après plusieurs années de mariage, la malade éprouva des douleurs atroces dans le côté, suivies bientôt d'une paraplégie incomplète qui la força de marcher plusieurs mois avec des crosses. Cette maladie fut sans fièvre, et on ne découvrit l'existence d'aucune lésion organique. Plus tard, il y eut des douleurs violentes de la face du côté gauche, de la cuisse et du flanc du même côté : ces accidents s'accompagnent d'un amaigrissement notable, et de battements de cœur assez intenses pour faire croire à l'existence d'une maladie organique. Suivie de près par plusieurs médecins distingués de Paris, elle fut mise à un régime débilitant, aux sangsues (c'était le moment où triomphait la doctrine de Broussais). Elle s'affaiblissait de plus en plus, lorsqu'elle se mit entre les mains d'un autre médecin, qui la rétablit avec des toniques, un bon régime, les bains froids et les bains de vapeurs. Depuis ce temps, sa santé est bonne, sauf qu'elle éprouve fréquemment des douleurs vagues qu'elle attribue à des rhumatismes.

Le 12 août 1846, sans autre cause appréciable qu'une forte chaleur, la malade éprouva, dans le bras et l'épaule gauches, une crise de douleur qui dura cinq heures, et dont la violence était telle qu'elle se roulait dans son lit en poussant des cris. Des cataplasmes chauds la soulagèrent beaucoup.

Le 13, la journée fut assez bonne.

Le 14, les douleurs revinrent plus fortes que l'avant-veille : tantôt c'étaient des élancements dans les parties malades, tantôt il semblait que le bras se détachait du tronc. Le siége de la plus grande douleur était l'épaule, surtout à la partie antérieure de l'articulation ; elle existait également sur le devant de la poitrine, sur le bras, au pli du coude, et un peu dans l'avant-bras et au poignet. La peau était tellement sensible, que le plus léger frottement faisait pousser un cri de douleur. Le moindre bruit exaspérait le mal ; une fois, entre autres, le calme commençait à renaître lorsque la chute d'un corps pesant fit tressaillir la malade et ramena une crise très-violente. Comme le moindre mouvement du bras était très-douloureux et presque impossible, je pense que c'était en produisant un tressaillement dans les muscles que le bruit exaspérait la douleur. Les souffrances étaient généralement plus fortes la nuit, mais elles existaient aussi très-vives de jour, et la malade fut quatre jours et quatre nuits presque sans dormir. Le pouls était calme, l'appétit assez bon.

Le 15, les douleurs devinrent intolérables pendant la nuit, au point d'amener une sorte de délire, et, chose singulière, le calme revint aussitôt qu'on eut relevé fortement les doigts, qui se contractaient convulsivement : tant qu'on maintenait cette position, la douleur était supportable, mais elle devenait atroce aussitôt qu'on abandonnait la main à elle-même.

J'essayai sans succès, pendant quatre jours, et successivement, le sulfate de quinine, les pilules d'extrait d'aconit-napel et d'oxyde de zinc ; l'opium procura un peu de calme ; les cataplasmes de farine de lin très-chauds soulageaient en ramenant de la chaleur dans le bras malade, qui était toujours plus froid que l'autre ; les frictions avec l'huile de jusquiame, le laudanum, l'onguent populéum laudanisé, exaspéraient aussitôt les douleurs ; un emplâtre de thériaque ne produisit aucun résultat.

Le 19, après toutes ces tentatives, les douleurs étaient encore très-fortes, mais la peau moins sensible. J'essayai les pilules de Méglin, 4 par jour. Soit que la maladie fût sur son déclin, soit effet des pilules, les crises diminuèrent tous les jours.

Le 22, il y avait encore par moments des ressentiments de douleur; un bain fut pris avec plaisir, et ne produisit ni bien ni mal. A ce moment, la malade pouvait serrer fortement avec la main du côté affecté, mais il lui était impossible de soulever le bras, qui restait au corps comme paralysé, et qui avait besoin d'être soutenu par une écharpe. Si on le soulevait en entier, il retombait aussitôt, ce qui ramenait la douleur. Quelques jours après, la malade put faire sa toilette de tête, mais elle avait besoin que quelqu'un soutînt le bras; alors elle conservait toute l'agilité des mains. Peu à peu tous ces symptômes disparurent. Depuis cette époque, il n'y a pas eu de récidive, et la santé a été excellente (octobre 1860).

Dans les observations précédentes, la maladie s'était développée tout à coup, sans cause appréciable, sans que rien indiquât une prédisposition individuelle quelconque. Dans le cas actuel, il semble qu'il en est autrement. Déjà plusieurs maladies graves avaient agi sur le système nerveux, et il en était resté une propension habituelle aux affections nerveuses. J'ai indiqué l'extrême chaleur de la saison comme la cause accidentelle à laquelle on doit attribuer, dans ce cas particulier, le développement de la maladie : ce qui me le fait penser, c'est que pendant l'été de cette année, qui fut très-remarquable par sa température élevée, au moment où ces fortes chaleurs régnaient, on remarqua, d'une manière très-appréciable, des névralgies très-violentes de la face, du plexus brachial et d'autres parties du corps, tellement nombreuses, comparées aux autres temps de l'année, que je n'hésite pas à les considérer comme étant sous la dépendance de cette forte chaleur. L'étude de la couleur nous offre plusieurs particularités intéressantes; on trouve peu de cas dans lesquels les souffrances aient été aussi intenses, puisqu'elles ont été jusqu'à provoquer une sorte de délire. On trouve en outre, réunis dans un seul cas, presque tous les symptômes locaux propres à la névralgie qui nous occupe. Ainsi, outre la douleur spontanée, qui a eu les caractères qu'on lui reconnaît généralement, il existait une douleur excessive par le moindre attouchement, névralgie dont le siége est à la peau et qui a été bien décrite par M. Beau sous le nom de dermalgie. Le mal siégeait également dans les parties plus profondes, comme on le voit par la douleur que provoquait le plus léger mouvement; et pour que l'exemple soit complet, nous voyons que les nerfs musculaires participaient à la maladie, comme l'indiquent la contraction involontaire des doigts pendant la crise et la paralysie du deltoïde consécutive à la névralgie. On trouve également, dans ce cas, la douleur aussi violente la nuit que le jour.

Pour le traitement, bien que pendant plusieurs jours des médicaments nombreux et actifs aient été employés sans succès marqué, il faut reconnaître que, malgré l'intensité des douleurs, malgré la prédisposition de la malade et la ténacité des maladies nerveuses précédentes, la névralgie brachiale a disparu complétement et dans un espace de temps moins long qu'on n'était en droit de le craindre.

Observation VI. *Contracture douloureuse des muscles de l'avant-bras et des poignets; emploi de l'acupuncture.* — M. P., tailleur d'habits, d'une excellente santé habituelle, non sujet au rhumatisme, fut pris d'une violente douleur dans l'avant-bras droit, le 8 septembre 1848. Cette douleur augmentant toujours, il vint me trouver à midi, portant le bras en écharpe. Je trouve une douleur excessive qui s'étend depuis le pli du coude jusqu'à l'extrémité des doigts de la main droite, et qui siége surtout à la partie moyenne et interne du bras, dans la région qu'occupent les fléchisseurs. Cette douleur est atroce; elle arrache par instants des larmes au malade; elle est continue avec des exacerbations violentes, et empêche absolument l'usage du bras. Les doigts sont à demi fléchis et rétractés; le poignet est fortement renversé en arrière; on voit le relief très-marqué des tendons. Si l'on veut redresser les doigts, et surtout le poignet, on détermine des douleurs atroces; il en est de même si l'on palpe les parties douloureuses. Bon état général. Je propose l'acupuncture, que le malade accepte. J'enfonce trois aiguilles dans le bras, et le malade n'éprouve aucune sensation de doulèur. La douleur se calme peu après l'acupuncture. Les aiguilles restent deux heures, elles sont peu rouillées.

Le 9, la douleur est moins vive, surtout dans les régions occupées par des piqûres ; mais au poignet même et vers le pli du bras, encore vive douleur et impossibilité de redresser le poignet sans provoquer des souffrances intolérables. Nouvelles aiguilles à acupuncture : l'aiguille du poignet fait éprouver tout de suite la sensation de milliers d'épingles dans le creux de la main, le poignet et les doigts ; celle du bras ne donne que la sensation d'une piqûre ordinaire. Le soir, douleurs moins fortes. — Frictions avec un liniment laudanisé et camphré.

Deux jours après, le malade se servait de sa main pour coudre ; il souffrait à peine. Il n'y a pas eu de récidive.

J'ai cité cette observation après la précédente, parce qu'elle mérite de lui être comparée par ses analogies et par ses différences. L'analogie qu'il y a entre elles consiste dans cette contracture musculaire qui accompagnait les douleurs, et qui était très-marquée ainsi que très-facile à étudier, à cause de son siége à la partie antérieure de l'avant-bras. Cette contracture, dont la cause doit être la même dans les deux cas, c'est-à-dire la participation des nerfs musculaires à l'état morbide, offre cette particularité que toute tentative pour la faire cesser, loin de soulager, comme dans le cas précédent, provoquait une plus vive douleur. Une autre différence, c'est que tandis que, dans le cas précédent, la maladie occupait le tronc et une grande partie des branches du plexus, ici nous la voyons limitée à une très-petite portion de ce même plexus, toutes les autres branches ne donnant aucun signe de souffrance.

On voit que j'ai employé l'acupuncture, tant préconisée dans ces sortes de cas, et qui paraît avoir produit un bon résultat.

Observation VII. *Névralgie scapulo-humérale chronique, avec recrudescence sous forme aiguë. Terminaison rapide par la guérison. Impossibilité des frictions, à cause de la douleur.* — M. Chev.,

55 ans, d'une bonne santé habituelle, n'avait jamais éprouvé de douleurs, lorsque, il y a douze ans, il passa une partie de la nuit exposé au froid ; le lendemain, il reçut une pluie très-froide, et rentra chez lui complétement mouillé. Une heure après, il fut pris d'une douleur atroce dans l'épaule gauche, et l'éprouva pendant plusieurs jours. Depuis cette époque, il est sujet à souffrir de temps en temps de cette épaule, surtout lorsque le temps change. Il a aussi moins de liberté d'agir et moins de force dans ce bras que par le passé. Pendant une partie de l'hiver de 1847 à 1848, il ressentit des douleurs à la jambe et à l'épaule du même côté, mais supportables.

Le 4 avril 1848, sans autre cause appréciable qu'un froid humide longtemps prolongé, il fut pris tout à coup d'une douleur atroce dans l'épaule. Appelé aussitôt, je le trouve dans l'état suivant : Douleur excessive, revenant par crises, par élancements insupportables, ayant son siége principal à la partie antérieure de l'articulation de l'épaule gauche, se prolongeant sur toute la partie antérieure du bras, rendant impossible le moindre mouvement, sous peine d'exaspérer immédiatement les douleurs. Sensibilité extrême à la pression. Langue nette, peu d'appétit, pouls normal, sueurs abondantes, bon état du reste. Le malade s'est appliqué sur tout le bras un sinapisme qui a déterminé une rougeur vive et a exaspéré la douleur. — Infusion de tilleul, teinture de gaïac.

Le 25, nuit agitée, toujours mêmes douleurs, coloration rouge du visage ; pouls fort, à 80 ; peau chaude et sudorale. — 10 sangsues *loc. dol.*

Le 26, les sangsues ont beaucoup donné, nuit tranquille ; les douleurs spontanées ont disparu, mais le moindre mouvement les ramène. Bon état général ; peu d'appétit. — *Même prescription*, taffetas gommé, la sensibilité des parties ne permettant pas la moindre application locale.

Le 27, le taffetas gommé n'a pas été appliqué. Toujours sensibilité extrême à la pression, surtout au sommet de l'épaule ; les douleurs spontanées sont faibles ; toujours impossibilité de remuer le bras ; les mouvements de l'avant-bras sont plus libres. Des frictions avec onguent mercuriel et extrait de belladone ne peuvent être supportées.

Le 29, même état. — Pilules de Méglin, 2 par jour.

Le 1er mai, le malade est beaucoup mieux; il a pu sortir tenant son bras en écharpe (les douleurs violentes ont duré huit jours à peine).

Le 10, bon état, sauf un peu de faiblesse dans le membre malade. Jusqu'à présent (octobre 1850), il n'y a pas eu de récidive.

La marche de la maladie est intéressante, ici, parce qu'elle constitue une variété qui tient de l'état aigu et de l'état chronique. On a vu, en effet, que la maladie a débuté sous forme aiguë, a persisté à un faible degré pendant longtemps, ce qui constitue l'état chronique, et a reparu, au moment où le malade était soumis à mon observation, sous forme très-aiguë bientôt terminée par la guérison. La douleur existait sous ses différentes formes, c'est-à-dire spontanément, à la pression et par les mouvements. Nous retrouvons, entre autres, cette douleur excessive à la peau, que l'on a décrite sous le nom de dermalgie, et qui rendait impossible toute application locale. Quant au traitement, tout indique que les sangsues ont eu une grande part dans la cessation rapide des douleurs. J'ai observé plusieurs autres cas dans lesquels le même moyen a été suivi d'une guérison presque immédiate. Comme cause de la maladie, on ne peut se dissimuler que le froid humide paraît avoir joué un grand rôle, car le début primitif a eu lieu à l'occasion d'un refroidissement très-appréciable, les souffrances reparaissaient en hiver, et la crise violente que j'ai observée avait coïncidé avec un froid humide et prolongé.

Observation VIII. *Névralgie scapulo-cervicale très-aiguë, s'étant reproduite à huit années de distance; douleurs erratiques dans l'intervalle.* — M. Rob., 45 ans, jouissant d'une très-bonne santé, se refroidit fortement pendant les premiers jours de novembre 1848. Pendant plusieurs jours, il éprouva une douleur supportable de l'épaule droite et du cou; il se contenta de se tenir chaudement. Mais le 16, vers trois heures du matin, cette douleur devint tellement violente, que le malade, naturellement courageux, se roulait en poussant des cris; elle avait le caractère d'une crampe occupant la région cervicale, l'épaule et la partie antérieure du bras. Le matin, lorsque je vis le malade, il jouissait d'un calme momentané, auquel succédèrent bientôt, en ma présence, de nouvelles crises d'une intensité extrême. Pas de fièvre; bon état général. Ce qui effraie le malade, c'est qu'il y a huit ans il a eu dans l'épaule gauche une douleur analogue, dont il s'est ressenti pendant trois mois. La palpation la plus attentive ne fait pas percevoir le moindre point douloureux, bien que le mouvement ramène les souffrances, remarques qu'a déjà faites le malade et sur lesquelles il attire mon attention. — Infusion de tilleul; opium, 5 centigrammes, toutes les trois heures. — Les jours suivants, les douleurs diminuent sensiblement; au bout de huit jours retour complet à la santé.

Dans l'hiver de 1849 à 1850, M. R., me consulte de nouveau. Son *rhumatisme*, me dit-il, est fixé entre les deux épaules. Il n'y éprouve pas de douleurs vives, mais un engourdissement continuel qui se prolonge dans le dos et dans les deux bras, de manière à rendre les mouvements moins libres; il en souffre plus la nuit que le jour. Du reste, il vaque à ses affaires et ne m'en parle que par occasion.

Cette observation a de l'analogie avec la précédente, en ce sens que la névralgie s'est reproduite à l'état aigu, et à de longues années de distance. Elle en diffère en ce que, dans l'intervalle, il n'existait pas de douleur sourde dans l'épaule; mais, par contre, le malade était sujet à des douleurs erratiques qui se fixèrent, l'année suivante, entre les deux épaules. La nature des douleurs présente également une différence notable; car, tandis que, dans le cas précédent, le moindre attouchement des parties malades était insupportable, ici la palpation, le massage même, ne produisaient aucune sensation particulière, bien que les douleurs fussent extrêmes dans les mouvements, et spontanément. Comme cause appréciable, nous retrouvons encore le refroidissement, et on remarque, comme dans presque tous les cas précédents, l'augmentation des douleurs pendant la nuit.

Observation IX. *Névralgie scapulo-humérale violente, sans douleur à la pression, précédée de coliques intestinales violentes. D'a-*

bord pas de traitement, persistance de la maladie ; puis disparition à la suite d'un traitement approprié. — M. Rab., 56 ans, grand, maigre, coloré, d'une bonne santé habituelle, sujet à des transpirations abondantes toutes les nuits, qu'il considère comme lui étant salutaires, car, lorsqu'elles manquent, il est souffrant, éprouva, dans le courant de mars 1846, des étourdissements violents qui le faisaient chanceler comme un homme ivre. Ces étourdissements disparurent, et dès lors il éprouva des coliques extrêmement vives dans les intestins, avec sueurs abondantes, calme de la circulation, constipation opiniâtre. Ces coliques durèrent huit jours avec une telle intensité que, pendant les crises, le malade se roulait dans ses couvertures. Peu à peu elles disparurent, et le malade revint à son état de santé habituel. En hiver 1847, elles se reproduisirent, mais moins violentes ; le malade les attribuait à des refroidissements continuels auxquels sa profession de tueur de porcs l'exposait fréquemment.

En juin 1850, les douleurs de colique n'ayant pas paru cet hiver, M. Rab. éprouve de très-violentes douleurs dans le bras, qu'il supporte pendant un mois, espérant toujours les voir disparaître ; cependant, voyant qu'elles augmentent toujours, il me fait demander. Ces douleurs sont lancinantes, quelquefois font pousser des gémissements au malade ; elles reviennent par intervalles très-rapprochés et se font surtout sentir dans la gouttière vertébrale du côté droit, dans la région sus-scapulaire, l'épaule, la partie interne du bras, et surtout l'annulaire et le petit doigt, où elles sont d'une violence extrême et presque continuelles, ainsi que dans la région correspondante de la main. J'ai examiné avec le plus grand soin, pressé, palpé toutes les régions indiquées et les voisines, notamment la partie antérieure de l'épaule et la région axillaire au niveau du plexus, sans que ces tentatives aient provoqué la moindre douleur. — Vésicatoire avec la morphine dans la gouttière vertébrale ; poudre de Dower tous les matins, infusion de tilleul.

Le lendemain 25, nuit un peu plus calme, sueurs abondantes. Le malade avait à peine dormi depuis huit jours ; le lit exaspère les douleurs. — Continuation du traitement.

Le 26, même état, malgré une sueur abondante tous les matins.

Le 27, douleurs un peu moins vives, langue jaunâtre, bouche

amère, constipation. — En raison des symptômes du tube digestif, je prescris : calomel, 10 centigrammes le soir en se couchant; le lendemain, poudre *de tribus*, 1 gramme et demi.

Le 28, dix selles jaunâtres et liquides.

Le 29, nuit bonne, douleurs faibles, appétit.

Les jours suivants, les douleurs diminuent sensiblement; et dans les premiers jours du mois suivant, le malade reprend son travail de maçon. Il a encore de temps en temps quelques légères douleurs dont il ne s'occupe plus.

Je crois que ce cas est un de ceux qui prouvent l'existence d'un même principe morbifique propre à déterminer des effets différents. Je n'ai pas dû donner tout au long la relation des coliques intestinales; mais la nature des douleurs dans les deux cas, l'absence de mouvement fébrile marqué, la disparition complète sans laisser aucune trace, indiquent clairement que la névralgie brachiale et les coliques intestinales étaient de même nature. Les antécédents, aussi bien que les circonstances au milieu desquelles se sont développés les accidents, prouvent que le froid humide a eu une grande influence sur leur apparition dans les deux cas. La névralgie en elle-même est intéressante à étudier : son siége a été très-étendu, et nous la voyons occuper d'espace en espace des régions très-limitées, certains doigts et la partie correspondante de la main, la partie interne du bras, sans que ni l'avant-bras ni la partie externe du bras soient le siége d'aucune sensation particulière. Nous remarquons aussi, malgré l'extrême acuïté des souffrances, l'absence de toute douleur à la pression, et ce caractère souvent signalé, l'augmentation des douleurs par la chaleur du lit. Ce cas est aussi un de ceux qui prouvent le mieux l'heureuse influence d'un traitement approprié; car la maladie est restée abandonnée à elle-même pendant un mois, et les souffrances allaient toujours en augmentant : c'est l'excès des douleurs qui a décidé le malade à suivre un traitement dont le résultat a été une amélioration très-rapide et une guérison presque complète au bout de huit jours.

CHAPITRE III.

DE LA NÉVRALGIE FACIALE (1)

Des symptômes de la névralgie faciale.

Il faut distinguer soigneusement les douleurs spontanées des douleurs à la pression. La douleur spontanée, loin de suivre le trajet des filets nerveux, comme le prétendent certains auteurs, occupe des points très-variables, souvent multiples : ainsi sur vingt observations j'ai trouvé que la douleur spontanée existait neuf fois à la tempe, six fois à la joue, six fois au front, cinq fois dans l'œil, trois fois aux gencives, une fois à la lèvre, deux fois à l'aile du nez, une fois au point d'émergence du sous-orbitaire. La douleur à la pression existait onze fois au point d'émergence d'une ou de deux branches du trifacial, deux fois à la tempe, une fois à l'aile du nez et à la lèvre. Dans la plupart des observations, la douleur à la pression, vive au point d'émergence, allait en diminuant à mesure qu'on s'éloignait de ce point.

Quant au siége précis des douleurs, il existait six fois sur le sus-orbitaire, six fois sur le sous-orbitaire, une fois sur le mentonnier. Depuis que j'ai fait ce relevé, j'ai eu occasion d'observer très-souvent la névralgie faciale, mais j'ai beaucoup moins fréquemment constaté la maladie sur le nerf mentonnier que sur les deux autres branches, contrairement à l'opinion de Valleix.

(1) Cet article n'est que le résumé de deux mémoires que j'ai publiés sur le même sujet dans les *Archiv. génér. de médecine,* juin 1849, octobre 1853, et février 1854.

La douleur spontanée et la douleur à la pression n'ont existé simultanément dans le même lieu que quatre fois. Cette douleur, comme on voit, a manqué complétement neuf fois, et je pense toujours, comme je l'ai dit dans les deux mémoires que j'ai publiés sur ce sujet, que Valleix a exagéré la valeur de la douleur à la pression, qui peut manquer même dans les plus forts accès, et qui, de plus, peut exister pendant la crise et disparaître complétement dans l'intervalle.

Outre leur intensité, les douleurs spontanées et à la pression sont parfois remarquables par leur mobilité, de telle sorte qu'après avoir occupé l'occiput au début de l'accès, on les voit quelquefois à la fin passer au cuir chevelu, à la tempe et se fixer sur la mâchoire. D'autres fois la douleur passe d'un côté à l'autre ; une fois elle occupe les dents, une autre fois l'occiput ou bien le sommet de la tête. J'ai observé en recherchant les foyers de la douleur à la pression, la douleur très-vive au sommet de la tête, puis, quelques minutes après, toute douleur avait disparu sur ce point pour se porter dans l'œil, à l'occiput ou à toute autre région.

Cette fréquente mobilité des douleurs rend souvent toute médication locale insignifiante ou inefficace ; la douleur fuit en quelque sorte devant le médicament.

Du pronostic et de la marche de la névralgie faciale.

La plupart des auteurs qui ont écrit sur la névralgie faciale présentent de cette maladie un tableau désespérant quant à l'intensité des douleurs, à leur persistance extraordinaire, au désespoir dans lequel les malades sont plongés, à l'inutilité fréquente des traitements les plus variés. Cependant l'impression produite par cette lecture ne tarde pas à diminuer, lorsqu'on s'est trouvé plusieurs fois en présence de cette maladie, et on s'aperçoit que l'on a pris pour type les cas violents et d'une extrême ténacité, qui doivent, au contraire, former l'exception.

Pour étudier ce qui se rapporte au pronostic et à la marche

de cet état morbide, il est important de faire une distinction entre la névralgie faciale aiguë et la névralgie faciale chronique.

Sur vingt observations que j'ai recueillies avec détail, treize fois la maladie affecta la marche aiguë, et sept fois seulement la marche chronique. Je dois dire en outre qu'il m'est arrivé souvent de traiter des névralgies aiguës de quelques jours dont je n'ai pas tenu note, ce qui augmente encore le chiffre des cas aigus. J'ai considéré comme étant chroniques celles qui dépassaient vingt-cinq jours. Ainsi donc la névralgie aiguë est une maladie fréquente, du moins dans le pays que j'habite. Une circonstance singulière, c'est que dans les treize cas de névralgie aiguë, ce sont des personnes du sexe féminin qui furent atteintes. Je l'ai depuis rencontrée souvent chez l'homme, mais il est manifeste pour moi que les femmes y sont beaucoup plus sujettes que les hommes. Par contre, je la crois généralement moins tenace que chez ces derniers, car les cas de névralgie chronique m'ont été offerts plus souvent par des hommes.

D'ordinaire, l'invasion est rapide, les accès peuvent affecter la forme intermittente régulière, mais le plus souvent ils présentent des alternatives d'intensité très-grande et de calme momentané qui se succèdent irrégulièrement.

Lorsqu'une cause accidentelle a déterminé la maladie, elle peut disparaître en quelques jours, mais sa durée la plus habituelle est d'un septénaire pour les accès violents, après quoi il reste souvent un sentiment de douleur sourde ou tensive dans les parties affectées, qui se dissipe en un septénaire environ. Dans l'immense majorité des cas où on est appelé dès le début, la maladie se termine favorablement. Dans quelques cas qui se prolongent davantage, on voit les accès diminuer peu à peu d'intensité sans qu'aucun des moyens employés ait paru amener la guérison : il semble qu'alors la maladie suit ses périodes d'invasion, d'augment, d'état et de décroissance. Cependant il ne faut pas oublier que, même dans ce cas, le traitement a une importance capitale, car la névralgie vigoureusement tracassée dès le début, finit presque toujours par disparaître, tandis que si on l'abandonne à elle-même, elle se prolonge parfois, et lorsqu'on est appelé on se trouve en présence de la maladie à l'état chronique : elle est alors extraordinairement réfractaire. C'est à elle que se rapporte ce que disent les auteurs de la névralgie faciale ou tic douloureux de la face. Sa ténacité, sa résistance à tous les traitements, la violence des symptômes, etc., sont autant de points traités depuis longtemps. Lorsque la névralgie est arrivée à ce point, voici ordinairement la marche qu'elle suit : une attaque dure rarement plus d'un mois, et souvent beaucoup moins. Les douleurs sont aiguës, déchirantes, rapides comme l'éclair et se renouvellent fréquemment; ou bien elles sont continues avec des exacerbations. Dans les sept observations que j'ai recueillies, les attaques se renouvelèrent dans six cas plusieurs fois par an. J'ai rapporté (1) deux cas dont l'un se reproduisait tous les ans au printemps depuis vingt-cinq ans; l'autre durait depuis plusieurs années, et ne disparut que quelques mois avant la mort.

La névralgie faciale, comme tant d'autres espèces de névralgies, nous présente des transformations morbides que les idées modernes nous ont appris à dissocier, mais qu'un observateur qui ne se laisse pas entraîner par des idées théoriques doit réunir. Ce ne sont par seulement des douleurs diverses qu'on voit se succéder comme dépendant d'un même principe morbide, mais encore des manifestations pathologiques beaucoup plus dissemblables : ainsi une névralgie faciale disparaît lorsque se présentent : une éruption cutanée, une toux opiniâtre, une diarrhée, des vomissements incoercibles, une inflammation vaginale, des étourdissements, des syncopes répétées, etc. (2).

(1) *Archiv. génér. de médecine*, juin 1849.

(2) Voir pour les observations particulières à l'appui, les deux mémoires cités plus haut.

Du diagnostic différentiel avec la carie dentaire.

L'histoire de la carie dentaire se lie si intimement à celle de la névralgie faciale, que l'étude de la première peut être considérée comme le préliminaire indispensable de celle de la seconde, attendu qu'il y a des cas dans lesquels il est extrêmement difficile, pour ne pas dire impossible, d'affirmer si les symptômes observés tiennent à une névralgie pure ou à une carie dentaire.

D'habitude l'odontalgie est facile à diagnostiquer par son siége précis sur une dent cariée, par le caractère particulier des douleurs, mais elle affecte parfois une autre marche. Après quelques jours pendant lesquels le malade dit qu'il souffre dans toute la tête, dans toute la mâchoire, sans rien pouvoir préciser, la douleur se fixe sur une dent en particulier; alors divers cas se présentent. Tantôt le malade perçoit seul la sensation de douleur fixée sur la dent, et son témoignage seul peut être invoqué, sans contrôle possible; tantôt, et le plus souvent, cette dent devient très-douloureuse; le moindre contact des dents opposées, la moindre pression, y déterminent des douleurs atroces : c'est alors que la dent paraît au malade plus longue que les voisines. Dans ce cas, il y a généralement un léger engorgement avec rougeur de la gencive, appréciable seulement par un examen attentif; tantôt enfin il survient un gonflement très-apparent, qui se termine par résolution, ou plus souvent par un abcès soit imperceptible, soit volumineux.

Dans la plupart des cas qui viennent d'être cités, le diagnostic est encore facile, et l'on est vite fixé sur la question de savoir si l'on a affaire à une carie dentaire ou à une névralgie. Cependant il y a des cas où, on peut le dire sans hésiter, toute la sagacité du médecin se trouve en défaut, et c'est pour diminuer le nombre de ces cas que je vais tâcher d'indiquer les signes rationnels de l'une et de l'autre affection, lorsque les signes sensibles manquent.

Une étude attentive m'a démontré ceci : *Toutes les fois que la douleur est suivie d'une tumeur marquée de la gencive, ce qu'on nomme fluxion, on peut affirmer, même en l'absence de toute altération visible de la dent, qu'il y a carie dentaire.* Quelques personnes considéreront ce que j'avance comme une banalité sans importance ; je suis loin de partager cette manière de voir. J'ai été longtemps sans avoir une opinion aussi arrêtée sur la valeur de cette proposition, et depuis que les faits m'ont convaincu de sa réalité, j'en ai tiré de précieux avantages pour le diagnostic et le traitement. On voit signaler dans différents auteurs le gonflement du côté malade comme accompagnant la névralgie faciale. Comme corollaire de la proposition précédente, je puis affirmer que, sauf quelques cas extrêmement rares où il y a sur toute la joue une augmentation de volume à peine appréciable, ce qu'on avance à ce sujet est une erreur, et ce que les auteurs en ont dit doit être considéré comme se rapportant à la fluxion dentaire.

Il y a une seconde proposition sur laquelle je suis complétement fixé et qui a une importance plus grande encore, c'est celle-ci : *Toutes les fois qu'une dent est douloureuse au toucher et à la percussion, qu'elle paraît, comme on dit, plus longue que les autres, et qu'il n'existe pas de sensibilité anormale dans les dents voisines, lors même qu'on ne trouverait aucune trace de carie, on peut affirmer que cette dent est cariée, et se comporter en conséquence.*

Il n'y a à cette règle qu'une exception, dont on peut faire facilement le départ, parce qu'il y a ébranlement et différence de niveau de la dent ; c'est lorsqu'une dent non cariée est chassée peu à peu de son alvéole par un mécanisme particulier, peu étudié jusqu'à présent.

On observe, du reste, beaucoup de variétés à ce sujet, et l'examen attentif des maladies soulève plusieurs questions difficiles à résoudre, pour savoir quelle part prennent dans cette expulsion de la dent : 1° le système nerveux dentaire et facial, 2° les gencives, 3° l'alvéole, 4° la dent elle-même.

Dans un certain nombre de cas, et cela a lieu principalement chez les jeunes sujets, une névralgie, c'est-à-dire une douleur très-violente, dont le siége est dans une portion du nerf trifacial et souvent dans la pulpe dentaire elle-même, paraît être la seule lésion appréciable, le point de départ des accidents; et la lésion locale (douleurs dentaires, gonflement de la gencive, ébranlement de la dent), paraissent consécutifs à la névralgie; c'est peut-être une inflammation de la pulpe dentaire qui existe primitivement. Dans ce cas, qu'on observe, comme je l'ai dit, principalement chez les jeunes gens, il y a deux terminaisons principales : ou bien la douleur augmente, la gencive se gonfle, la dent se soulève au-dessus des autres, devient vacillante, et les symptômes ne se dissipent que par son avulsion ou sa chute spontanée : ou bien la douleur diminue peu à peu, le gonflement de la gencive devient moindre, la dent reprend son niveau, et devient, comme auparavant, ferme et indolente.

Dans les cas précédents, il n'y a d'ordinaire qu'une dent atteinte; dans d'autres, la maladie est plus générale, c'est lorsqu'une inflammation des gencives a existé primitivement. Alors il arrive que les dents se déchaussent, et n'étant plus fixées dans leurs alvéoles, deviennent vacillantes; soit en raison d'une disposition spéciale, soit à cause de l'âge déjà avancé du sujet, il existe une tendance à l'oblitération des alvéoles; alors on voit peu à peu les dents s'élever, les racines se découvrir, les douleurs des mâchoires devenir très-intenses, avec des alternatives de repos, jusqu'à l'expulsion des principales dents attaquées. Dans d'autres faits, principalement chez les vieillards, on ne peut expliquer la marche des accidents que par la tendance à l'oblitération des alvéoles : alors les gencives se conservent fermes et roses, les dents restent solides, mais elles se déchaussent peu à peu, deviennent douloureuses, s'élèvent d'une manière appréciable au-dessus de leur niveau primitif, et finissent par tomber sans être cariées. Dans ces divers cas, la dent est tout à fait passive, on est même dans l'habitude de la croire immobile, et beaucoup de médecins considéreront comme une erreur ce que j'avance du soulèvement que j'ai indiqué. On dit que les dents *paraissent s'allonger*, parce que la gencive, en s'abaissant, découvre la racine. C'est sans doute un genre d'illusion contre lequel il faut se mettre en garde; mais, indépendamment du retrait des gencives, il y a soulèvement de la dent, car on voit, en examinant avec attention l'arcade dentaire, que les dents atteintes sont sensiblement élevées au-dessus des autres.

Cette forme étant écartée, on observe aussi des douleurs tout à fait semblables à celles de la névralgie faciale, et qui tiennent à une carie dentaire, tantôt apparente, tantôt complétement invisible, par suite de la faible portion altérée et de la situation de la carie. Ces douleurs sont quelquefois d'une persistance extraordinaire; j'en ai vu durer plus de six mois, sans qu'il y ait eu pour ainsi dire un seul jour d'interruption. Je dois dire que, si je ne l'avais pas vu, je n'aurais jamais cru que la douleur produite par la carie dentaire pût amener un amaigrissement et un état de débilité aussi grand que je l'ai observé dans certains cas.

Lorsque la sensibilité de la dent à la percussion permet d'affirmer la véritable cause des souffrances, on éprouve peu d'embarras, mais il y a des cas dans lesquels les dents cariées restent complétement indolentes, et où toute la sagacité du médecin est impuissante à lui faire reconnaître si la dent cariée est bien véritablement la cause des douleurs. J'ai fait voir (*loc. cit.*) que parfois lorsque l'attention du malade est fixée sur ce point, il peut encore donner des indications utiles, en observant attentivement si une dent en particulier paraît être le siége des douleurs au moment de la crise, à l'exclusion des voisines.

Mais il y a d'autres cas très-nombreux dans lesquels une névralgie paraît bien franche, on l'attaque par tous les moyens indiqués, elle disparaît puis reparaît, laissant le patient dans un état de malaise habituel, puis au bout de quelques mois seulement, la douleur se fait sentir dans une dent cariée, qui jusqu'alors n'avait paru avoir aucun rapport avec la névralgie; cependant cette dernière cesse lorsque la dent est enlevée. Dans ce cas, la douleur et la fluxion dentaires ne sont pas la cause de la maladie, mais sa terminaison, sa crise. Il y a là une évolution morbide graduée, et les phénomènes produits par la dent cariée sont à la maladie elle-même ce que l'éruption est à la variole, la sueur ou l'urine critique au rhumatisme, l'expectoration à la bronchite. Il est même manifeste que, dans un certain nombre de cas, c'est la névralgie qui détermine la carie des dents, car j'ai vu plusieurs fois, des personnes perdre presque toutes leurs dents à la suite de névralgie faciale opiniâtre.

Il ne faut pas oublier cependant que si, dans un certain nombre de cas, l'arrachement de dents cariées a guéri des maladies qui présentaient les symptômes du tic douloureux, il est arrivé au moins aussi souvent de voir une névralgie faciale persister ou même redoubler de violence après l'extraction de la dent. L'embarras du médecin en face de certains cas de cette espèce est excusable, et ce qu'il y aurait souvent à critiquer, ce serait une affirmation présomptueuse. En consultant les observations particulières (*loc. cit.*), on verra que, dans certains cas, l'avulsion des dents ayant été pratiquée par d'autres que par moi, on en doit conclure que d'autres que moi ont besoin d'être éclairés; pour d'autres j'ai enlevé moi-même les dents cariées, et malgré des indications qui me paraissaient précises, il n'en est résulté aucun soulagement; enfin on verra l'exemple d'extraction de dents saines, chose fâcheuse de toute façon, et qui prouve qu'il y a encore à faire sur ce point.

Avec les maladies organiques du cerveau.

Nous avons vu à l'article de la névralgie lombaire, que le diagnostic différentiel de cette affection et de la méningite rachidiennne est parfois fort obscur, parce que, surtout au début, il peut exister dans la méningite des douleurs qui simulent la névralgie idiopathique; mais qu'un des signes les plus importants de l'altération organique des méninges et de la moelle consiste dans la paralysie ordinairement incomplète des membres inférieurs, de la vessie et du rectum. Il en est de même pour la névralgie faciale. Quelles que soient l'intensité et la durée de cette affection, je ne l'ai jamais vue se compliquer d'une véritable paralysie. Mais parfois au début de quelques maladies organiques du cerveau, on observe des douleurs bornées à un des côtés de la face, qui simulent parfaitement la névralgie faciale. Le diagnostic différentiel peut être impossible au début, mais au bout de quelque temps il s'y joint des phénomènes de paralysie qui viennent éclairer le médecin; parfois, ainsi qu'on le verra dans l'observation que je cite plus loin, il survient de l'enchifrènement, de la difficulté de se moucher; la sécrétion des larmes cesse du côté malade, l'ouïe se perd également; il y a immobilité de l'œil, puis strabisme. Dans ce cas, il n'y a plus de doute sur l'existence d'une lésion organique du cerveau, dont la névralgie faciale n'est qu'un symptôme.

Voici le fait le plus intéressant que je possède sur ce sujet. Il n'a pas été consigné dans les deux mémoires cités plus haut.

Douleurs névralgiques du côté droit, occupant les dents, la tempe, l'œil, la région malaire : plus tard, perte de l'ouïe de ce côté; suppression de la sécrétion lacrymale, paralysie des muscles de l'œil, strabisme; enchifrènement et inflammation des narines; amaigrissement, délire, coma et mort. — Madame P., âgée de 35 ans, maigre et brune, d'une bonne santé, souffrait de la tête depuis plus d'un mois, ce qu'elle attribuait à de grandes fatigues et à des chagrins, lorsqu'elle réclama mes soins dans le courant de juillet 1852. Douleur dans tout le côté droit de la face, notamment dans la tempe, la région malaire, tout l'œil, l'aile du nez, les dents, les gencives. D'habitude la malade éprouve un engourdissement dans tout ce côté; la tête est lourde, la présence d'esprit moins grande : de temps en temps, tiraillement dans l'œil comme si on l'arrachait de l'orbite. Sensibilité vive au toucher des parties malades, surtout au point d'émergence du sous orbitaire et à la tempe: toutes les dents de ce côté sont douloureuses. Il semble à la malade que les gencives, la lèvre et la joue sont augmentées de volume, quoiqu'il n'en soit rien; et que la lèvre de ce côté se relève, quoiqu'elle soit immobile. Il existe constamment au palais une sensation acide, comme quand on a mangé des fruits verts. Insomnie opiniâtre.

Prescr. J'enlève deux molaires cariées : j'emploie la petite centaurée, le sulfate de quinine, l'hydrochlorate de morphine en frictions sur les gencives ; des fumigations de jusquiame, des vésicatoires derrière l'oreille ; des purgatifs, etc. Il n'en résulte qu'un soulagement momentané.

En août 1852, les douleurs persistent avec des alternatives de violence extrême et de moments de répit : de plus, la malade me fait observer qu'elle devient sourde de ce côté : en effet, la montre mise près de l'oreille n'est pas entendue, tandis que la malade l'entend à quelques pieds de distance, du côté opposé. Elle a remarqué en outre qu'ayant pleuré à plusieurs reprises, les larmes ne coulent pas du côté malade, aussi m'a-t-elle dit plusieurs fois en riant : J'ai pleuré hier de mon œil. Enchifrènement très-prononcé et difficulté extrême de se moucher du côté malade, quoique la narine soit libre. Peu d'appétit, la mastication, même à gauche, ramène de violentes crises de douleur : difficulté d'ouvrir largement la mâchoire : douleur vive du pharynx qui est rouge vif. Menstruation régulière, toujours insomnie opiniâtre, les douleurs augmentant toujours aussitôt que la malade met la tête sur l'oreiller.

Prescr. Bonnet de toile cirée sur la tête, tisane de valériane, potion antispasmodique. Large vésicatoire sur le cou, etc.

En septembre, de temps en temps, il y a une amélioration qui ne se soutient pas. L'enchifrènement augmente et se complique d'inflammation des narines avec sécrétion de mucosités abondantes, semblables à du pus et mêlées de sang. L'inflammation gagne les deux narines à travers lesquelles l'air passe avec difficulté. Persistance des douleurs aiguës dans tout le côté droit de la face, surtout dans l'œil, la tempe et les dents. L'œil du côté malade devient très-sensible à la lumière, il est toujours sec : il y a du strabisme convergent avec diplopie. De temps en temps, douleurs atroces avec gémissements, qui durent vingt-quatre heures. Salivation extrêmement abondante à la suite des crises, sans rougeur ni gonflement des gencives.

Prescr. Calomel, purgatifs, iodure de potassium, etc.

En octobre, persistance des mêmes symptômes : difficulté d'articuler les mots, comme si la bouche était pleine d'aliments. Subdelirium pendant la nuit, alternant avec un côma léger : pouls à 120. Toujours douleurs de la face avec contracture des muscles du cou : les membres deviennent douloureux dans les mouvements. Maigreur excessive. Mort le 20 octobre.

Avec l'inflammation du sinus maxillaire.

L'inflammation du sinus maxillaire est une affection très-rare ; toutefois, lorsqu'elle existe, elle peut donner lieu à des douleurs semblables à celles de la névralgie pure, mais qui tiennent à l'inflammation du sinus, comme dans le cas suivant.

M. L... jouissait d'une bonne santé lorsqu'il se fit arracher la troisième molaire du côté gauche, qui était cariée. Il sortit immédiatement pour faire une course à cheval par la pluie. A son retour, inflammation avec gonflement considérable du côté gauche de la face, douleurs violentes paraissant occuper le sinus molaire de ce côté, s'irradiant dans les parties voisines, dans la tête, avec fièvre vive. Ces symptômes se calment peu à peu, mais depuis ce temps, sécrétion jaunâtre, purulente, d'une odeur extrêmement désagréable, ayant lieu tous les matins par la narine gauche, sans gonflement de la joue.

Dix-huit mois après le début des accidents, douleurs dans

tout l'os malaire; et tous les matins, douleur avec élancements, ayant lieu au niveau de l'arcade sourcilière.

Je pratique au-dessus de l'espace laissé libre par la troisième molaire, une ouverture avec un trois-quart triple de l'ordinaire, et j'agrandis avec peine l'ouverture, au moyen d'un fort bistouri. Une injection poussée aussitôt ressort par la narine et la bouche, entraînant des matières purulentes d'une odeur fétide. Cessation des douleurs névralgiques depuis ce moment.

L'ouverture se rétrécissant, malgré la présence d'une canule en plomb et des injections, je l'agrandis au moyen du trépan perforatif. On continue les injections. Au bout de plusieurs mois, toute suppuration cesse, il reste une légère douleur au niveau de la mâchoire, pour laquelle le malade consulte un médecin de Paris, qui pratique, à son corps défendant, paraît-il, parce qu'il le considérait comme guéri, une nouvelle ouverture avec perte de substance à l'alvéole. Il revient, n'éprouvant plus rien. Sa guérison s'est maintenue.

Des causes de la névralgie faciale.

Disons d'abord que, dans un bon nombre de cas, l'organisme paraît dans de bonnes conditions générales, de façon que la névralgie constitue toute la maladie; alors on ne peut avoir d'action sur la névralgie qu'en l'attaquant directement. L'expérience prouve que ces cas sont souvent les plus rebelles, ce qui doit nous exciter encore davantage à rechercher, lorsqu'elles existent, les causes générales sous l'influence desquelles la névralgie s'est développée.

Il y a un certain nombre de cas dans lesquels la névralgie faciale alterne avec d'autres affections douloureuses, notamment avec la gastralgie. Il est à remarquer que la plupart des personnes chez lesquelles on observe ces phénomènes sont des jeunes filles ou des femmes, dont la constitution générale offre des caractères bien tranchés, et dont les médecins se sont depuis longtemps occupés, sous les noms de névrose générale, hystéricisme, mobilité nerveuse, etc., et qui me paraissent plus convenablement désignés sous le nom de *tempérament nerveux*.

Les personnes qui ont ce tempérament sont généralement du sexe féminin, souvent blondes, mignonnes, délicates, presque constamment maigres, quelquefois indolentes, mais le plus souvent alertes, vives, quoique se fatiguant facilement; disposées à faire au delà de leurs forces, sauf à être brisées, anéanties à la suite. Lorsqu'on a affaire à de semblables malades, il faut les prendre de bien court, à moins qu'elles ne se plaignent. Aux nouvelles qu'on leur demande de leur santé, elles répondent toujours par l'indication de quelque souffrance, ici ou là. Elles sont extrêmement impressionnables à tout, au physique comme au moral. Elles ont toujours froid, surtout aux pieds et aux mains; parfois aussi la paume des mains est brûlante. Le pouls est habituellement calme, mais il n'est pas rare de le trouver accéléré, se maintenant à 100, petit, résistant. En général, le sang tiré des veines est foncé en couleur; et malgré leur apparence débile, ces personnes supportent, sans syncope et sans affaiblissement sensible, les émissions sanguines, qui les soulagent momentanément, et qu'elles réclament fréquemment, quoique en dernier résultat elles leur soient plus nuisibles qu'utiles. Ces personnes sont tantôt gaies, tantôt tristes, passant facilement d'un excès à l'autre, mais plus habituellement disposées à la tristesse; souvent acariâtres, emportées, parfois haineuses et portées à l'envie; d'autres fois d'un caractère doux et triste. Nous avons dit qu'il était rare de les trouver sans souffrance; c'est là ce qui empoisonne leur existence : ces souffrances siégent dans le système nerveux tout entier, occupant les régions les plus diverses. La disposition presque constante à la mélancolie rend pour elles ces souffrances beaucoup plus cruelles, en leur donnant l'idée de maladies qui n'existent pas. S'il y a douleur dans le côté gauche de la poitrine, ou palpitations, elles se lamentent, convaincues qu'elles sont atteintes d'une maladie du cœur; si elles souffrent du dos ou de l'estomac, ce qui est très-fréquent, elles se croient phthisiques; s'il y a douleur des reins ou du bas-ventre, si les urines sont très-fréquentes, elles concluent à une maladie de matrice, et, par le changement successif des douleurs, se croient successivement atteintes de plusieurs maladies mortelles. La langue est nette et rose, les digestions laborieuses; l'appétit tantôt nul, tantôt excessif; la constipation est constante; il y a fréquemment des palpitations, des bourdonnements d'oreille, souvent dyspnée, étouffements, soupirs fréquents sans accélération des mouvements respiratoires. La menstruation est habituellement régulière, très-souvent d'une abondance excessive, de sorte que l'épuisement produit par ce flux exagéré paraît quelquefois la cause de la constitution nerveuse. Lorsque la maladie est plus prononcée, elle constitue en quelque sorte un second degré que l'on a désigné à juste titre sous le nom de *marasme nerveux*, fièvre lente nerveuse, et dans lequel on observe les symptômes signalés plus haut, mais plus intenses, inquiétants, et prédisposant aux maladies chroniques de la poitrine, du foie, au cancer, etc. Dans ce second degré, on observe des syncopes, des demi-faiblesses, pendant lesquelles les malades, tantôt perdant complétement connaissance, tantôt conservant toute leur intelligence, ne peuvent ni remuer ni parler. Le tempérament nerveux est un des états de l'organisme qui favorisent le plus le développement de la névralgie faciale.

L'importance exagérée que quelques travaux, très-bien faits d'ailleurs, ont donné à la chlorose, a disposé les esprits à considérer les phénomènes précédents comme un dérivé presque constant de l'état chlorotique; je crois qu'on ne doit pas les confondre. Le tempérament nerveux fait en quelque sorte partie de l'individu: il se présente rarement d'une manière accidentelle, mais dure en général pendant une partie de la vie; il coïncide fréquemment avec un état de maigreur normal, agit peu sur la régularité de la menstruation, qu'il augmente plutôt qu'il ne la diminue. Tandis que la chlorose existe presque constamment chez les jeunes personnes, décolore les tissus et leur donne un aspect jaune rosé tout particulier, coïncide fréquemment avec de l'embonpoint, trouble ou supprime la menstruation, amène un état de langueur et d'indolence bien différent de ces alternatives d'agitation presque fébrile et d'anéantissement propres au tempérament nerveux, sans parler des bruits carotidiens presque constants dans la chlorose, très-rares, fugitifs et très-aigus dans le tempérament nerveux.

J'ai cherché à établir cette distinction, parce qu'entre ces deux états morbides il y a d'ailleurs des analogies très-grandes : ce sont celles produites par la prédominance du système nerveux dans les deux cas. Cette exaltation du système nerveux rend les névralgies faciales très-fréquentes chez les chlorotiques ; c'est pourquoi je signalerai après le tempérament nerveux, la chlorose comme un des états morbides qui favorisent le plus le développement de la névralgie faciale. Les exemples que je pourrais citer pour justifier cette manière de voir sont si fréquents, qu'il suffit d'indiquer le fait d'une manière générale, chacun trouvant dans la pratique l'occasion de le vérifier journellement.

Il y a des personnes qui sont, comme on dit, sujettes aux douleurs, qui ont des points douloureux errants tantôt dans un organe, tantôt dans un autre, qu'il est impossible de rattacher au tempérament nerveux ou à la chlorose. Parmi les formes de douleurs qui affectent ces personnes, on doit compter la névralgie faciale comme une des plus fréquentes et des plus pénibles. Y a-t-il moyen de rattacher ces névralgies à un état général, à une diathèse particulière ?

Pour parler des cas les plus nets et les moins sujets à controverse, je signalerai, parmi ces causes générales, le principe goutteux. Il y a, comme on sait, des formes différentes de goutte. Dans le plus grand nombre de cas, il survient, à des intervalles plus ou moins longs, des accès réguliers entre lesquels les malades sont tranquilles, et n'éprouvent que des douleurs vagues et peu intenses. Dans ce cas, le principe goutteux semble épuiser son action pour un temps déterminé, et les accès sont une sorte de crise de la maladie. Ce n'est généralement pas chez les individus de cette catégorie qu'on observe la névralgie faciale ; mais il y a un certain nombre de personnes chez lesquelles le principe goutteux a manifesté sa présence d'une manière incontestable quoique incomplète, par des accès languissants, sans réaction vive, sans inflammation prolongée des articulations, chez lesquelles, à de rares intervalles, on observe la rougeur avec gonflement d'un orteil, le développement sourd et inaperçu d'abord de quelques tophus. Ces individus, que des accès réguliers ne viennent pas, d'une manière en quelque sorte périodique, débarrasser du principe morbifique, sont sujets, bien plus que les précédents, à ce qu'on appelle la goutte vague et irrégulière ; ils sont, comme on dit, criblés de douleurs, dont la mobilité est aussi remarquable que l'intensité. L'observation prolongée des mêmes malades m'a permis de constater plusieurs fois que des personnes du sexe féminin surtout, ayant tous les attributs de la constitution nerveuse telle que je l'ai décrite plus haut, passaient ainsi toute leur vie en proie à des névralgies que l'on rapportait à la mobilité du système nerveux, et qui, en définitive, avaient leur point de départ dans un principe goutteux ou rhumatismal, comme on en avait la preuve par l'apparition ultérieure, soit d'accès réguliers, soit de tophus aux articulations, lorsque les malades arrivaient à un certain âge, ou par l'apparition d'une maladie organique du cœur, qui tenait évidemment au développement du même principe morbide sur l'organe central de la circulation. Si la sciatique et la névralgie scapulo-humérale s'observent souvent dans ce cas, on en peut dire autant de la névralgie faciale, qui est chez eux d'une très-grande tenacité.

J'ai parlé du principe goutteux comme favorisant le développement de la névralgie faciale ; mais, par ordre de fréquence, j'aurais dû parler d'abord du principe rhumatismal.

Si je ne l'ai pas fait, c'est que la détermination des cas dans lesquels le principe goutteux produit la névralgie est facile à faire, et l'existence de quelques accès, même rares et peu intenses, de goutte régulière, ne permet pas de douter de la véritable nature des douleurs névralgiques. Il n'en est plus de même du principe rhumatismal; la détermination précise de ce qu'on doit entendre par rhumatisme chronique est loin d'être facile, et le sujet prête fort à la controverse. J'ai déjà traité ce sujet en parlant de la névralgie brachiale; je n'ai rien à ajouter pour le moment à ce sujet, qui cependant est digne de toute l'attention des praticiens.

D'après ce qui a été dit plus haut de la constitution nerveuse et de la chlorose, il semble que les conditions générales propres à favoriser le développement de la névralgie faciale, sont une débilité générale, un affaiblissement du corps, une suractivité nerveuse; c'est en effet ce qu'on observe le plus fréquemment, mais elles ne sont pas les seules, et l'expérience prouve qu'elles n'excluent pas les contraires. Dans certains cas, à l'opposé des précédents, c'est la constitution pléthorique qui paraît être la cause déterminante de la névralgie. C'est là une circonstance dont il faut tenir compte, que je ne fais que signaler ici, me réservant d'y revenir lorsqu'il s'agira du traitement.

Ceci m'amène à parler d'une cause singulière, qui m'a paru, à plusieurs reprises, provoquer le développement de la névralgie faciale : ce sont les narcotiques (voir *loc. cit.* pour les observ. particul.). Ils déterminent, comme on sait, des congestions vers la tête, et il y a lieu de penser que c'est par un afflux plus considérable de sang vers cet organe que la névralgie a été provoquée. Il faut se rappeler aussi quel est le mode d'action des narcotiques sur les nerfs, ce qui nous aidera à comprendre comment ils peuvent tantôt exagérer, tantôt faire disparaître les névralgies. Les expériences des physiologistes ont démontré que les narcotiques agissent sur les nerfs en les irritant et en les altérant dans leur texture. Quelques-uns, à petite dose, principalement l'opium et la noix vomique, agissent comme irritants et notamment peuvent déterminer des congestions ; mais, à plus haute dose, ces substances peuvent agir comme déprimantes sur-le-champ, sans irritation préalable. Ce mode d'action des narcotiques, parfaitement établi par de nombreuses expérimentations physiologiques, explique comment, suivant les doses, suivant la prédisposition et l'organisation des malades, les narcotiques tantôt exaspèrent, tantôt détruisent la névralgie ; car, s'il est difficile de démontrer le fait de la production d'une névralgie par les narcotiques, les exemples fourmillent qui prouvent qu'une névralgie peut être exaspérée par l'administration de ces agents thérapeutiques.

Des observations multipliées démontrent l'étroite association qui existe entre la névralgie faciale et la gastralgie. Cette forme morbide du système gastrique n'est pas la seule qui paraisse se lier à la névralgie faciale ; parfois elle se développe en même temps qu'un embarras gastrique très-prononcé, chez des personnes bien portantes d'ailleurs, disparaît avec cet embarras gastrique, de façon à faire penser que la névralgie était sous l'influence de l'état de l'estomac.

Comme une sorte de dérivé de la cause précédente, je signalerai la fatigue longtemps soutenue, avec amaigrissement général, malaise épigastrique, inappétence et perte du sommeil. Dans cet état, il ne faut souvent qu'une cause très-légère pour provoquer la névralgie faciale : c'est dans des cas de cette espèce que la carie dentaire joue parfois un rôle important pour provoquer ou entretenir les douleurs.

Parmi les circonstances accidentelles propres à provoquer la maladie, je signalerai l'insolation et l'action du froid. Lorsqu'elle est due à la première cause, elle se dissipe en général très-rapidement. Ce n'est pas seulement l'action momentanée d'un froid vif ou d'une forte chaleur qui peut déterminer la névralgie, le froid continu peut encore la provoquer. Mais ce qui paraît plus extraordinaire, c'est que l'action d'une température chaude et continue, même atmosphérique, peut en être la cause déterminante. Pendant les deux étés fort chauds de 1846 et de 1852, j'observai un nombre tout à fait insolite de névralgies tant faciales que d'autres régions. Du reste, on sait qu'une forte chaleur qui affaiblit les fonctions nerveuses ne devient déprimante qu'après avoir été stimulante. Quelquefois les deux effets sont simultanés, car les mêmes personnes qui, par les fortes chaleurs, sont sans énergie et sans courage, incapables d'agir, sont en même temps agacées, irritables, comme on l'observe encore chez les personnes nerveuses à l'approche d'un orage.

Il n'est pas douteux qu'il existe encore d'autres causes prédisposantes qu'on ne peut rattacher à un principe morbifique déterminé, et qui cependant agissent d'une manière incontestable, c'est-à-dire qu'en dehors des causes précédentes, il y a des principes morbifiques existant dans l'économie, et dont les névralgies faciales sont une des manifestations. Telle est l'opinion de Whytt, lorsqu'il dit (1) : « J'ai eu lieu d'être « pleinement convaincu, par nombre de cas qui se sont pré« sentés dans ma pratique, que beaucoup de symptômes que « l'on nomme communément nerveux, hypocondriaques ou « hystériques, ont très-souvent pour cause une matière nui« sible qui se trouve dans le sang, et qui, en différents temps, « offense diverses parties du corps. » Un auteur, qui certes n'est pas suspect aux solidistes, exprimait la même idée, lorsqu'il signalait comme cause des anévrismes de l'aorte « le « transport d'un principe morbifique quel qu'il soit, et parmi « lesquels je suis disposé à croire qu'on peut ranger le pso« rique, le dartreux, le rhumatisant; je n'ose nommer le vé« nérien ni l'écrouelleux. Enfin, je dirai un âcre quelconque, « que nous ne connaîtrons probablement jamais. Je sais, en « avançant cette opinion, que je heurte celle de beaucoup de « médecins, particulièrement parmi les modernes, et surtout « parmi ceux que l'on nomme solidistes... mais je ne puis

(1) *Traité des maladies nerveuses*, trad. Paris, 1777, t. I, p. 448.

« m'empêcher d'avouer, dans toute la franchise dont je suis « capable, que n'ayant pas plus professé le solidisme que l'hu- « morisme dans l'enseignement et la pratique de la médecine, « l'observation, et ce que j'appellerai l'instinct, m'ont mille « fois forcé d'admettre comme principe morbifique, destruc- « teur puissant et rapide, quelquefois du solide vivant, un âcre « délétère de la partie ou du point sur lequel il vient déton- « ner, *produit étonnant et terrible d'un phénomène de chimie* « *animale vivante* qui nous est caché à jamais (1). »

Traitement de la névralgie faciale.

Les narcotiques occupent une place importante dans le traitement des névralgies de la face ; on les emploie en topiques et par l'estomac. On comprend que la nature des narcotiques et la forme sous laquelle on les administre peuvent varier à l'infini ; je n'ai nullement envie de signaler toutes les nuances de cette médication, je me contenterai d'indiquer les moyens qui m'ont donné les résultats les plus avantageux. Un de ceux que je mettrai au premier rang, c'est l'hydrochlorate de morphine de la manière suivante : on divise six centigrammes d'hydrochlorate de morphine en trois paquets, et on fait au malade les recommandations suivantes : avec le doigt mouillé, il porte la substance d'un des paquets sur la gencive du côté malade, y exerce pendant quelques minutes des frictions douces, penche la tête de ce côté, de façon que la salive baigne les gencives, puis avale cette salive. Si la douleur se calme, on en reste là ; si elle est toujours la même, on emploie au bout de quatre heures un second paquet, et le troisième, quatre heures après, si les deux premiers n'ont rien produit ; mais je recommande de n'user ainsi les trois paquets que dans le cas où les douleurs sont très-intenses et ne se calment pas. S'il y a diminution dans les douleurs, si le malade éprouve des étourdissements ou des faiblesses, une

(1) Corvisart, *Essai sur les maladies du cœur*. Paris, 1818, p. 319.

forte somnolence ou des envies de vomir, il faut s'arrêter immédiatement. Cette médication, qui a été recommandée dans les caries dentaires et qui y est souvent utile, réussit surtout dans les névralgies, lorsque la douleur se propage aux dents, aux gencives et à la mâchoire ; on en obtient de moins bons effets lorsque la douleur reste fixée à la tempe, à l'œil, à l'arcade sourcilière, à l'oreille. Les sels de morphine s'emploient aussi, comme on sait, par la méthode endermique, sur un vésicatoire appliqué à la tempe ou derrière l'oreille, mais ils sont généralement moins efficaces que de la manière précédente. L'huile morphinée calme parfois très-bien les douleurs. J'ai guéri également plusieurs névralgies en pratiquant sur le lieu le plus douloureux des mouchetures avec une lancette imprégnée d'une solution concentrée d'hydrochlorate de morphine. Les emplâtres d'opium, les frictions laudanisées, agissent dans le même sens.

Il est bon de faire ici une remarque applicable à tous les narcotiques dans la névralgie faciale : c'est que l'action physiologique de ces agents se lie d'une manière intime à leur action thérapeutique, c'est-à-dire qu'on n'arrive presque jamais à calmer la douleur, à moins que le narcotique n'ait produit préalablement les effets que l'on sait être le propre de ces sortes d'agents, tels que des étourdissements, quelquefois des syncopes, des envies de vomir, la somnolence, etc. Il faut tenir compte de cette observation et ne pas oublier que les narcotiques ont un effet généralement très-rapide, effet qui s'use aussi vite qu'il se produit; d'où il suit que ces moyens doivent être employés pendant un temps généralement fort court, sauf à y revenir s'il est nécessaire, et que de plus on doit augmenter rapidement les doses, de façon à obtenir un effet narcotique en très-peu de temps. Si, ces effets produits, la douleur persiste, il faut y renoncer de suite, car ce n'est pas impunément qu'on userait longtemps de ces moyens.

Les remarques précédentes, applicables à la morphine, le sont également à l'opium et à un autre moyen très-connu et souvent utile, je veux parler des pilules de Méglin. Quoique cette préparation soit moins efficace dans la névralgie faciale que dans d'autres espèces de névralgies, notamment dans la sciatique, on en retire cependant de bons effets. Il faut également augmenter les doses avec rapidité, de manière à produire en peu de temps les effets physiologiques, non-seulement par les raisons citées plus haut, mais pour une autre cause peu connue : c'est que l'usage longtemps continué des pilules de Méglin produit facilement de violentes douleurs d'estomac, qui se prolongent quelquefois pendant des mois entiers, et dont le traitement présente de grandes difficultés.

Comme je l'ai dit plus haut, il y a un certain nombre de cas dans lesquels il n'est pas douteux que les narcotiques ont exaspéré la douleur. Je n'ai pas de données propres à indiquer d'avance les cas dans lesquels on peut présumer ce résultat; mais l'observation répétée du même fait m'a convaincu qu'il était réel et qu'il n'y avait pas simple coïncidence. Cette interprétation est confirmée par les faits dans lesquels l'emploi des narcotiques a déterminé l'apparition de névralgies faciales dont il n'y avait jusqu'alors nulle trace. L'explication que j'en ai donné à l'article des causes ne devra pas être perdue de vue lorsqu'il s'agira du mode d'application; car, si le narcotique exaspère les souffrances, il ne s'ensuivra pas que le médicament était contre-indiqué, mais le médecin devra se demander si ce premier effet d'exaspération des douleurs n'est pas un premier mode d'action du narcotique, et s'il n'y a pas lieu d'insister en augmentant les doses, de manière à amener le second effet qui s'observe d'habitude dans l'expérimentation physiologique, la disparition de l'irritabilité nerveuse après son exaltation momentanée; car, comme l'ont fait voir les expériences de physiologie, les irritations, en déterminant une consommation des forces nerveuses, diminuent, puis abolissent la sensibilité.

De la chaleur appliquée localement.

Dans beaucoup de cas de névralgie, la chaleur appliquée sur la partie malade amène un grand soulagement. J'en ai souvent usé avec succès, et je me servais de coussins de flanelle ou de sacs remplis de son chaud, qu'on adaptait facilement aux anfractuosités du visage. Les bons effets du calorique s'observent surtout dans les névralgies avec débilité générale. La chaleur agit probablement ici comme stimulant; on sait que les stimulants légers rendent l'irritabilité plus forte, parce qu'une partie stimulée répare plus facilement ce qui lui manque.

De l'électricité.

Ce moyen peut être considéré comme agissant dans le même sens que le précédent, mais à un degré plus marqué; les résultats qu'on en a obtenus jusqu'à présent ont été très-variables et en somme peu satisfaisants, de sorte qu'on y avait en partie renoncé dans les névralgies. Un mode d'application de l'électricité a été préconisé dans ces derniers temps avec force réclames dans les journaux, et a permis d'étudier plus largement l'action de l'électricité dans la névralgie faciale, car l'homme est de glace aux vérités, il est de feu pour les mensonges. L'inventeur des chaînes électriques promettait des merveilles, tout le monde s'est mis à en acheter et à les essayer. J'ai vu des malades, qui n'avaient jamais consenti à suivre un traitement méthodique, s'appliquer avec une persévérance digne d'un meilleur sort la chaîne électrique. Assez souvent l'usage de l'électricité employée de cette manière exaspère les douleurs; dans le plus grand nombre des cas, les malades n'en éprouvaient que des résultats nuls ou insignifiants; quelques-uns cependant voyaient les douleurs disparaître aussitôt après l'application. Pour ces derniers, parfois l'effet devenait nul après deux ou trois applications; quelques-uns, en petit nombre, ont été à peu près complétement débarrassés.

Des antipériodiques.

Une des formes les plus remarquables de la névralgie faciale est, comme on sait, la forme intermittente ; elle peut exister à toutes les époques de l'année et chez tous les individus. La relation entre la fièvre intermittente et la névralgie faciale intermittente est difficile à établir, car cette forme de la névralgie est souvent observée à Verdun, où règnent peu les fièvres paludéennes, et je l'ai vue rarement coïncider avec les fièvres intermittentes du printemps et de l'automne. Je dois dire cependant que dans quelques circonstances il m'a été donné d'observer, dans les villages surtout, des séries de névralgies faciales affectant à peu près toutes la forme intermittente, et l'invasion ainsi que le nombre de ces névralgies semblait indiquer une cause générale en quelque sorte épidémique, qui en favorisait pendant un temps la manifestation.

Mais ce qui est curieux, c'est que cette forme intermittente peut se reproduire un grand nombre de fois, pendant de longues années, chez le même individu, conservant le même type de périodicité. J'en ai donné plusieurs observations dans les deux mémoires cités.

Il est important de connaître cette forme à plusieurs points de vue. L'observation prouve que parfois ces attaques périodiques s'usent d'elles-mêmes au bout d'un temps plus ou moins long. Lorsqu'on observe les malades plusieurs années de suite, on s'aperçoit que les mêmes moyens employés n'empêchent pas les douleurs d'être tantôt plus, tantôt moins prolongées ; tantôt plus, tantôt moins intenses. Au point de vue du pronostic, outre les renseignements que l'on tire de ces sortes de cas pour la durée probable de l'attaque totale, on obtient souvent la confiance plus complète du malade en prédisant le retour des douleurs pour l'année suivante, ce qui n'est pas du charlatanisme, mais bien un moyen très-licite de faire comprendre qu'on n'est pas pris au dépourvu, et que la maladie est bien connue du médecin.

A côté des individus qui souffrent beaucoup et presque constamment de la névralgie, il y en a d'autres qui n'ont, comme les précédents, qu'une attaque par an, qui présentent cette particularité d'avoir des attaques intermittentes annuelles, et de plus intermittentes journalières.

Parfois, l'intermittence des accès est peu régulière, difficile à saisir; dans certains cas, il y a deux accès dans les vingt-quatre heures, mais très-souvent la régularité est telle que le malade sait, à quelques minutes près, l'heure qu'il est par l'apparition des accès.

Dans un très-grand nombre de cas, le sulfate de quinine fait disparaître la névralgie faciale intermittente, cependant j'ai quelques remarques à faire à ce sujet. En général, les doses doivent être plus élevées que dans la fièvre intermittente simple. Dans certains cas, il ne faut pas que l'antipériodique soit administré d'emblée. Après l'avoir employé dans quelques cas sans succès, je me suis aperçu qu'il existait un embarras gastrique. J'ai agi comme on doit le faire dans les fièvres intermittentes; j'ai fait disparaître l'embarras gastrique au moyen d'un vomitif ou d'un purgatif, et le sulfate de quinine, employé à la suite, a enlevé la maladie sur laquelle il n'avait eu aucune prise auparavant.

Il y a des cas dans lesquels d'autres indications se présentent, avant d'administrer le sulfate de quinine, souvent une émission sanguine est nécessaire. Mais en dehors de ces cas, qui réclament des médications spéciales en quelque sorte préparatoires, il ne faut pas croire que le sulfate de quinine, même donné à hautes doses, enlèvera constamment les névralgies faciales même les plus franchement intermittentes.

La lecture des auteurs, et le raisonnement par analogie avec les fièvres intermittentes, y portent si bien, que comme tant d'autres, je n'ai pas craint, dans plusieurs circonstances, de promettre une guérison rapide que les suites venaient malheureusement démentir; et par les faits nombreux que j'ai observés, j'ai appris, souvent à mes dépens, que parfois il reste inefficace.

Citer des guérisons dans les cas de cette sorte me paraît superflu; j'en ai observé très-souvent, soit que l'intermittence fût très-franchement dessinée, soit qu'elle fût douteuse; mais on trouvera dans les mémoires cités, plusieurs cas dans lesquels le quinquina et le sulfate de quinine restèrent impuissants, malgré une intermittence très-prononcée, et quoique le sulfate de quinine ait été administré plusieurs jours de suite, à la dose d'un gramme et ait produit des phénomènes presque toxiques, qui ont forcé d'en interrompre l'usage après un temps qui était plus que suffisant pour juger de son action thérapeutique.

Un moyen qui réussit quelquefois très-bien lorsque le sulfate de quinine a échoué, c'est le carbonate de fer ou la limaille de fer à la dose de 1 à 4 grammes par jour. Quelquefois également chez des personnes à constitution nerveuse ou chlorotique, je me suis parfaitement trouvé de la combinaison de ces divers agents, que la névralgie soit ou ne soit pas intermittente. Voici une formule qui m'a réussi: sulfate de quinine, 60 centigr., limaille de fer, 2 grammes, extrait de valériane 1 gramme, pour 20 pilules. 2 toutes les deux heures, 6 par jour. La préparation suivante m'a aussi rendu des services : carbonate de fer, quinquina rouge, poudre d'écorce d'oranges; de chaque 1 gramme : mêlez; à prendre tous les jours dans du pain azyme. Quelquefois un demi-verre de vin de quinquina pris tous les jours a fait disparaître des névralgies qui avaient résisté au sulfate de quinine, et je crois que dans certains cas, le quinquina en substance ou infusé dans du vin a une action plus efficace que la quinine, probablement parce qu'il agit non-seulement comme antipériodique, mais encore comme tonique et astringent.

Des amers.

Je n'ai guère employé les amers proprement dits que sous forme d'extraits, avec d'autres substances, et en tisanes, comme adjuvants au traitement général, surtout pendant l'administration des toniques. Sous cette dernière forme, j'ai surtout employé le trèfle d'eau, la petite centaurée et la mille-feuille. Tissot donne les plus grands éloges au trèfle d'eau dans le traitement des maladies de la tête qu'il désigne sous les noms de céphalée, migraine, etc. Je l'ai expérimenté longtemps, séduit par les éloges de cet auteur recommandable; cependant j'y ai presque entièrement renoncé, parce que l'amertume de cette plante est particulièrement désagréable aux malades, et que je ne lui ai pas reconnu des propriétés plus marquées qu'à d'autres amers pris avec moins de répugnance. Je l'ai surtout remplacé par la petite centaurée. La combinaison du principe aromatique dans cette dernière plante fait que les malades s'y habituent facilement et la continuent pendant le temps nécessaire, point important, et qu'on n'obtient presque jamais avec le trèfle d'eau. J'en ai obtenu d'excellents effets, et dans quelques cas, elle a suffi seule à la guérison.

J'emploie fréquemment une troisième plante, la mille-feuille. Je fais bouillir, comme pour la petite centaurée, 15 grammes de sommités de mille-feuille dans un litre d'eau, pendant un quart d'heure. Cette plante, dont la décoction a une odeur aromatique agréable, a une saveur amère moins prononcée que la petite centaurée, et convient mieux aux personnes d'un goût difficile; elle était très-employée autrefois, et c'est à tort, je crois, qu'elle est tombée en désuétude; avec la feuille de pissenlit, elle entre dans la composition des lavements viscéraux de Kampf, si vantés par Hufeland contre les affections nerveuses. Le même auteur préconise cette plante dans le traitement des hémorrhoïdes. En remontant plus haut, nous voyons Hoffmann vanter ses propriétés comme antispasmodique, antinerveuse et sédative. Selle la considère comme ayant des propriétés antispasmodiques supérieures à celles de la camomille. J'ai fait de nombreuses expériences sur cette plante, d'où il résulte que la fleur est la partie la plus active; la décoction y développe la saveur amère; l'infusion, même prolongée pendant plusieurs heures, n'ajoute rien à la saveur amère, soit qu'on ait fait une infusion à froid ou à chaud, soit qu'on ait fait bouillir préalablement et infuser ensuite; d'où il résulte que la décoction prolongée un quart d'heure est la meilleure préparation.

Des antispasmodiques.

Souvent les moyens les plus simples et les plus dédaignés réussissent là où d'autres sur lesquels on comptait beaucoup ont échoué. J'ai vu parfois une simple potion antispasmodique faire disparaître une névralgie violente et tenace. La valériane est quelquefois très-efficace, mais elle déplaît beaucoup aux malades. Je remplace souvent les potions, qui sont d'une conservation difficile, par des gouttes que le malade prend dans une infusion aromatique, comme dans la formule suivante : teinture de castoréum, 3 grammes; laudanum de Rousseau, 1 gramme; alcoolat thériacal, 4 grammes : vingt gouttes toutes les heures, répétées trois ou quatre fois si les douleurs ne se calment pas.

Des antiphlogistiques.

Dans les névralgies, comme dans une foule d'autres maladies, il faut éviter ces erreurs scolastiques qui tendent à établir un antagonisme, une sorte de dichotomie, entre le traitement dit antiphlogistique, et le traitement dit tonique; de telle sorte qu'il semblerait que dans une maladie donnée, l'une des méthodes exclut nécessairement l'autre. Il n'y a pas à s'arrêter à la nature névralgique de la maladie, ni à se trop préoccuper de l'axiome : *Sanguis moderator nervorum*; ce sont là des préceptes qui disparaissent devant le malade, et c'est de son état seul qu'il faut prendre conseil. Les succès que j'ai obtenus par cette médication m'ont éclairé; s'il y a pléthore, il faut saigner; et ma pratique journalière confirme les remarques déjà anciennes que j'ai faites sur ce sujet. Je n'hésite pas à dire que c'est le traitement le plus efficace des névralgies faciales chez les individus pléthoriques et chez les jeunes filles ou les jeunes femmes bien colorées, et paraissant jouir d'une bonne santé habituelle. Les spécifiques sont un leurre, dans les névralgies comme dans d'autres cas, propres seulement à favoriser la paresse des médecins, et à faire des dupes parmi les malades, lorsqu'ils sont entre les mains des charlatans.

Il est à remarquer que les névralgies faciales sont très-fréquentes au printemps. A ce moment, elles s'accompagnent de pléthore générale et de congestion sanguine vers la tête, probablement en raison de l'expansion des liquides qui arrive avec les premières chaleurs, et qui rend les phénomènes de pléthore si fréquents dans cette saison. C'est aussi à cette époque que la saignée réussit le mieux. Les exemples qui prouvent son efficacité sont plus communs qu'on ne pense, surtout chez les jeunes personnes fortes, pléthoriques, chez lesquelles la menstruation est régulière. L'hystérie est également une affection nerveuse, et malgré l'axiome cité plus haut, on sait combien la saignée y est utile, et parfois indispensable, lorsqu'elle se produit chez les sujets robustes et sanguins. Sans doute il faut tâcher de reconstituer le sang, de donner du ton à des organisations débiles, chlorotiques, chez lesquelles la vie ne semble qu'un souffle toujours prêt à s'éteindre; mais les accidents névralgiques existant chez des personnes fortes et sanguines doivent être combattus par les moyens opposés.

Des évacuants.

La névralgie faciale coïncide souvent, surtout à l'état aigu, avec un malaise général, une courbature, un sentiment de brisement dans les membres. En même temps on observe un petit mouvement fébrile; la langue est couverte d'un enduit blanc ou jaunâtre; il y a bouche amère, nausées, vomissements, perte d'appétit, enfin tous les signes d'un embarras gastrique. Dans ce cas, ni les toniques, ni les antipériodiques, si la névralgie est intermittente, ni les narcotiques, ne procurent un bon résultat. Avant tout autre traitement, il faut employer les évacuants, qui, dans un certain nombre de cas, suffiront à enlever la maladie; et si la douleur persiste, les moyens qui n'avaient rien produit amèneront la guérison, lorsqu'on les emploiera après les évacuants. L'émétique en lavage, suivi ou non d'un purgatif, quelquefois un simple purgatif, produisent le résultat désiré.

De la médication locale.

Depuis quelque temps, les médications locales jouissent d'une grande faveur dans le traitement de la névralgie faciale. Les nombreux moyens employés dans ce but, tels que vésicatoires volants, cautérisations, incisions, cautères, scarifications, section du nerf, pommades à l'infini, de chloroforme, de belladone, etc.; lotions multipliées de cyanure de potassium, d'éther, de jus de citron, etc.; galvanisme, chaînes électriques, etc., ont procuré des résultats variables. Je n'ai pas l'intention d'aborder l'étude détaillée de ces nombreuses médications, j'en dirai rapidement quelques mots; mais pour juger de leur utilité en général, je crois devoir rappeler quelques points de l'histoire de la névralgie faciale, sur lesquels on n'a peut-être pas assez insisté.

Ainsi, comme je l'ai dit plus haut, dans la plupart des cas, la névralgie faciale n'est pas toute la maladie; elle n'est qu'une manifestation particulière d'un état morbide général, avec lequel elle se lie étroitement. Elle n'est pas plus toute la maladie que l'éruption variolique n'est toute la variole; et souvent il n'est pas plus rationnel d'attaquer la névralgie par les simples moyens locaux, qu'il ne le serait de chercher à faire disparaître les pustules varioliques pour faire disparaître la variole. Cela est si vrai, qu'il n'y a pas d'expérimentation plus trompeuse que l'application des médications locales dans un grand nombre de névralgies. C'est le peu de rigueur dans la méthode expérimentale qui a fait croire si souvent au succès dans ces sortes de cas; et il faut convenir qu'il serait difficile qu'il en fût autrement dans les hôpitaux, lieu le moins propre de tous à faire des observations de ce genre. On emploie sur un malade atteint de névralgie une médication douloureuse ou fatigante; et s'il sort peu après, disant qu'il ne souffre plus, on le proclame guéri. C'est ainsi que les sciatiques ont pu présenter des cas de guérison miraculeuse par la cautérisation de l'oreille; la révulsion produite fait disparaître la douleur, d'après le principe : *Duobus doloribus simul obortis, vehementior obscurat alterum.* De plus, un malade trouve souvent le remède pire que le mal; et pour l'éviter, il dit ne plus souffrir; seconde cause d'erreur. Est-ce à dire qu'il en soit toujours ainsi? Non, sans doute, et je demande à être bien compris. Je n'attaque pas l'usage des médications locales; je cherche à en signaler les abus, et à prémunir contre les chances d'erreur. Dans un certain nombre de cas, ces médications m'ont procuré des guérisons solides et rapides; mais, dans le cas même où elles sont suivies de la cessation de toute douleur, il ne faut pas s'empresser de proclamer le succès. On y est tout disposé dans les hôpitaux, où, les douleurs une fois passées, le malade sort et ne revient que rarement; mais, dans la pratique civile, où, pendant des années et des années, on est appelé à donner des soins à la même personne, cela ne se passe pas ainsi. J'ai des malades que j'ai guéris dix fois d'une névralgie faciale..... qu'ils ont encore. Il faut bien se rappeler que la médication locale, et malheureusement aussi la médication générale, agissent fréquemment avec une grande rapidité; mais la névralgie revient, le moyen qui a réussi une ou deux fois ne fait plus d'effet; on emploie autre chose, nouveau succès qui ne se soutient pas mieux que le premier, et ainsi de suite, jusqu'à ce qu'on ait épuisé, en quelque sorte, toute la thérapeutique, si toutefois le malade s'y prête, ce qui est fort rare. J'ai été souvent appelé, afin d'administrer un remède avec lequel j'avais guéri M. un tel, lequel, depuis cette guérison, qu'il s'était empressé de proclamer bien haut, était en proie à des douleurs aussi intolérables que jamais.

Il y a en outre l'extrême mobilité des douleurs, qui rend souvent inefficaces les médications locales. Parfois le mal fuit en quelque sorte devant le médicament, comme un globule de mercure qu'on presse entre les doigts, qu'on croit saisir, qu'on déplace, mais qui échappe toujours sans qu'on puisse s'en rendre maître.

Je vais actuellement dire quelques mots sur les résultats que j'ai obtenus de quelques médications locales.

J'ai peu de chose à dire sur les vésicatoires, après les intéressantes recherches de Valleix sur ce sujet. Sans y avoir autant de confiance que ce regrettable observateur, je les ai souvent trouvés utiles, et supérieurs aux autres moyens. Comme ce mot de vésicatoire effraie les personnes du monde, il m'arrive souvent de conseiller les cantharides sous la forme dite *mouches de Milan* : le mot mouche passe plus facilement que celui de vésicatoire; et cette mouche restant appliquée jusqu'à ce qu'elle tombe, c'est-à-dire pendant plusieurs jours, les malades l'admettent plus volontiers.

J'ai parlé plus haut des narcotiques, je n'ai pas à y revenir.

On a beaucoup vanté dans ces derniers temps la pommade au chloroforme, je ne l'ai jamais trouvée efficace; et dans quelques cas, elle a manifestement augmenté les douleurs. Je sais cependant que quelques-uns de mes confrères ont été plus heureux. Du reste, j'ai eu rarement à me louer des pommades; c'est ainsi que je n'ai jamais rien obtenu d'une pommade fortement belladonée, à laquelle le docteur Debreyne (1)

(1) *Des vertus thérapeutiques de la belladone.* Paris, 1852, in-8.

donne des éloges qui m'avaient séduit. Les lotions sont plus utiles, ainsi que les fumigations, principalement les narcotiques. On m'a indiqué une lotion assez originale, et qui a quelquefois soulagé ceux auxquels je l'ai conseillée : c'est de frotter les parties douloureuses avec du jus de citron. Pour cela, on coupe un citron en deux, et on frotte avec une des moitiés. Je n'ai jamais tenté la section du nerf, et j'ai expliqué dans mon premier mémoire (*loc. cit.*) les motifs qui me paraissent devoir empêcher presque constamment le succès de cette opération.

CHAPITRE IV.

DE LA NÉVRALGIE DU CUIR CHEVELU, ET DE LA NÉVRALGIE CERVICALE.

Arétée (*Traité des maladies aiguës et chroniques*) définit ainsi la céphalée : « Si le mal de tête est accidentel et ne dure qu'un certain temps, quand même ce serait plusieurs jours, on le nomme *céphalalgie;* mais si le mal persiste bien du temps, s'il a des retours périodiques et très-multipliés, s'il va toujours en croissant et devient de plus en plus difficile à guérir, on le nomme *céphalée.* Cette affection prend une infinité de formes diverses : chez les uns, la douleur est perpétuelle, petite à la vérité, mais sans intermission; chez les autres, elle revient d'une manière périodique, et *imite, dans les accès, une fièvre quotidienne ou double tierce;* car tantôt l'accès commence au soleil couchant, et se termine le jour suivant à midi; tantôt il commence à midi, et se termine au soleil couchant, ou bien avant dans la nuit. Chez ceux-ci, c'est toute la tête qui souffre, *ou bien le côté droit, ou bien le côté gauche, le front, le sommet,* et cela le même jour et d'une manière erratique; chez d'autres enfin, *le mal n'attaque qu'une partie, soit à droite, soit à gauche, de manière qu'il n'y a que la tempe ou l'oreille, le sourcil ou l'œil, ou la moitié du nez du même côté, qui souffre,* le mal ne s'étendant pas au delà. Lorsque la douleur est ainsi partielle, on lui donne le nom d'*hétérocrânie* ou *migraine.* »

Y a-t-il rien de plus net et de plus précis que cette description? Et, à ce sujet, je dirai qu'il y a une chose dont il me semble que les médecins praticiens doivent bien se persuader;

c'est que l'étude des auteurs anciens ne doit pas être une simple curiosité scientifique. Rien n'est plus propre que cette étude à briser les langes dont nous enveloppe toujours une éducation médicale qui a nécessairement lieu en vue d'un système plus ou moins exclusif. Les erreurs mêmes, et les idées bizarres que nous remarquons facilement chez eux, nous aident à démêler celles que nous partageons avec la génération médicale dont nous faisons partie. Je crois que la question de la céphalée est un exemple frappant de ce que j'avance : un observateur scrupuleux ne peut s'empêcher de reconnaître la vérité du tableau présenté par Arétée; ses détails symptomatiques sont exacts, les idées médicales qui y sont exprimées ont été acceptées pendant longtemps, et la céphalée était une maladie souvent observée et traitée par les médecins d'autrefois. Le nom de céphalée était impropre peut-être, mais les faits n'en étaient pas moins bien observés, sans omettre la forme fréquemment intermittente de la maladie.

Cependant, à un moment donné, on décrivit, comme entièrement nouvelle, une maladie qu'on désigna sous le nom de *tic douloureux*, et on la crut nouvellement découverte, parce qu'on avait changé le mot. Cette erreur a pris une telle consistance qu'elle est passée à l'état de vérité scientifique, et que dans les descriptions modernes de la névralgie faciale, on fait remonter les premières études à André, de Versailles, et à Fothergill, quoique ces auteurs n'aient pas mieux décrit la maladie qu'Arétée, et n'en aient pas mieux connu le véritable siége; car ce fut plus tard, et par suite des découvertes physiologiques de Bell, qu'on acquit la certitude de son siége dans la cinquième paire, après même que Chaussier lui eut imposé le nom de névralgie faciale. On peut même dire que le fait n'a été accepté d'une manière générale et incontestable que depuis le remarquable article de P. Bérard (1).

(1) *Dictionnaire de médecine* en 30 vol. 2e édition.

Sans contredit, il y a là un grand progrès d'accompli; mais il ne fallait pas perdre d'un côté ce qu'on gagnait de l'autre, et c'est ce qui a eu lieu jusqu'à un certain point. Lorsque la maladie dont nous nous occupons était désignée et décrite sous le nom de céphalée, on entendait par là, et on s'occupait surtout des cas dans lesquels la douleur siégeait à la tête; le mot fixait en quelque sorte l'idée, et empêchait de chercher plus loin (nous avons vu toutefois qu'Arétée décrit la maladie à la tête et à la face). Mais, lorsque l'attention fut fixée sur la maladie désignée sous le nom de tic douloureux de la face, puis de névralgie faciale, on tomba dans l'excès contraire, et la génération médicale en est là. Les moindres cas de névralgie faciale sont observés, rapportés, discutés, traités scrupuleusement, tandis qu'on ne donne qu'une très-faible attention à la même maladie fixée sur le cuir chevelu. Je dirai même plus, c'est que cette dernière forme déroute jusqu'à un certain point les praticiens, qui ne savent à quoi la rapporter; de sorte qu'au lieu d'avoir une vue d'ensemble comme autrefois, nous sommes réduits au particulier; nous avons étudié la variété avec tant d'attention que nous avons perdu de vue l'espèce.

Siége anatomique.

Comme je l'ai déjà dit, les anciens n'ayant pas d'idées arrêtées et préconçues sur le siége anatomique des névralgies du cuir chevelu, les décrivaient telles qu'elles se présentaient à leur observation. Lorsqu'on inventa le tic douloureux de la face, et qu'on eut démontré que la maladie avait son siége dans le nerf trifacial, on décrivit minutieusement les cas de névralgie que l'on pouvait anatomiquement rapporter à un filet quelconque de ce nerf, mais on négligea beaucoup, et on considéra en quelque sorte comme non avenus, les cas de douleur névralgique siégeant dans les autres parties de la tête.

P. Bérard, le premier, rappela l'attention sur ces cas trop négligés, et démontra que le plexus cervical postérieur, notamment la grosse branche de la deuxième paire cervicale, qui recouvre tout l'occiput et arrive jusqu'au sommet de la tête, était susceptible de névralgie. Valleix, d'un autre côté, fit voir que certaines branches du plexus cervical antérieur, la branche cervicale superficielle, la branche auriculaire, la branche mastoïdienne, étaient également susceptibles de névralgies. Ce dernier observateur fixa également l'attention sur les douleurs pariétales qu'on observe souvent seules et plus fréquemment dans les névralgies sus-orbitaires ; il les considère avec raison comme siégeant dans les prolongements des filets du sus-orbitaire, qui arrivent jusqu'au sommet du crâne. On voit donc que peu à peu la névralgie du cuir chevelu s'est reconstituée, puisque cette région, en définitive, reçoit des filets des trois sources que je viens d'indiquer, savoir : du plexus cervical postérieur pour l'occiput, du plexus cervical antérieur pour les parties latérales et auriculaires, du sus-orbitaire pour la partie antérieure, toutes ces branches se prolongeant jusqu'au vertex.

Comme le siége principal des douleurs est tantôt le cuir chevelu, tantôt la région cervicale postérieure, et que, comme je viens de le montrer, l'enchevêtrement des branches nerveuses est tel, qu'il est impossible de désigner la névralgie d'après la branche affectée, j'ai cru devoir emprunter son nom à la région plus spécialement affectée, et dire : névralgie du cuir chevelu ; névralgie cervicale ; comme on dit : névralgie faciale.

Symptômes et marche.

La douleur n'occupe généralement qu'un côté, son siége est parfois fixe, limité à une petite portion de tissu : c'est alors que la maladie a été considérée comme propre aux hystériques, et désignée sous les noms de *clou, œuf*, selon l'étendue de la partie douloureuse. Souvent la douleur siége au sommet de la tête, mais elle peut occuper toutes les parties du cuir chevelu. Lorsqu'elle siége à l'occiput, elle forme la variété que j'ai désignée sous le nom de cervicale, parce qu'alors elle occupe la région cervicale postérieure, d'un côté le plus souvent; se prolonge sur la région mastoïdienne, le derrière de la tête, s'étend sur le côté du cou, souvent jusqu'à l'épaule et alors peut se compliquer de contracture des muscles du cou. (1). Dans plusieurs cas, j'ai vu la névralgie occuper primitivement l'occiput, se déplacer peu à peu et finir par se fixer dans une autre région, soit la tempe, la face, les dents, etc. Le caractère de ces douleurs est parfois d'une violence extrême, et on observe des crises pendant lesquelles les malades poussent des cris aigus et continuels. Aux uns, il semble qu'on ouvre le crâne; chez d'autres c'est un sentiment d'arrachement; il y en a qui entendent des bruits secs dans la tête, et il leur semble que ces bruits doivent être entendus à distance. Presque toujours, pendant les crises, la pression augmente les souffrances: dans l'intervalle des crises, la sensibilité du cuir chevelu diminue; elle produit à la pression quelque chose d'analogue à la contusion. Lorsqu'elle est fixée au sommet de la tête, on constate fréquemment une augmentation de chaleur appréciable à la main, par comparaison avec les parties voisines; chez d'autres personnes il existe un sentiment de froid glacial, non appréciable pour l'observateur, mais qui contraint les malades à se couvrir considérablement la tête, sans qu'ils puissent se soustraire à cette impression de froid. Je connais des personnes qui sont atteintes depuis vingt et trente ans de cette variété de névralgie du cuir chevelu. Les impressions mo-

(1) Dans ce cas les malades craignent de se livrer au sommeil parce que les muscles, n'étant pas soumis à l'empire de la volonté, se contractent convulsivement et provoquent de nouvelles crises.

rales pénibles sont une des causes qui la ramènent le plus facilement. D'autre part, certaines personnes naturellement gaies, deviennent sombres, mélancoliques lorsque la douleur arrive ; cette action sur le moral est la partie la plus pénible de leurs souffrances.

Dans onze cas, quatre fois la douleur était fixe sur le cuir chevelu ; quatre fois elle était fixe au sommet de la tête, dans l'étendue d'une pièce de cinq francs ; une fois elle était fixe au pariétal dans la même étendue ; une fois à l'occiput ; une fois dans toute l'étendue du cuir chevelu, d'un côté.

Sept fois la douleur s'irradiait sur les parties voisines, trois fois à la face, quatre fois sur la partie latérale du cou, deux fois autour de l'oreille, deux fois elle changeait brusquement de côté, une fois il semblait qu'elle traversait la tête d'un côté à l'autre, deux fois elle s'accompagnait d'un état spasmodique des muscles du cou.

Les renseignements précis sur la douleur à la pression sont difficiles à obtenir, parce que cette douleur varie d'intensité et d'étendue, selon qu'on l'examine pendant l'accès de douleur ou dans l'intervalle. Dans un cas où les douleurs spontanées étaient d'une extrême violence, il ne m'a pas été possible, malgré l'examen le plus attentif, de découvrir la moindre douleur à la pression. Dans un autre cas, elle existait au début de la maladie ; mais, malgré la persistance des douleurs spontanées, la douleur à la pression disparut complétement. Dans tous les autres cas, il y avait douleur à la pression pendant l'accès. Dans trois cas, les douleurs étaient nulles dans l'intervalle des crises. La nature de la douleur à la pression variait beaucoup selon les cas et selon le moment de l'examen : je n'ai pas noté avec assez de soin ces variations pour pouvoir préciser exactement, mais en général, on peut dire que, pendant la crise, la douleur à la pression est très-vive, et occupe souvent tout le cuir chevelu ; tandis que, dans l'intervalle des crises, la douleur à la pression produit quelque chose d'analogue à ce qu'on ressent à la suite d'une contusion, et occupe des régions beaucoup plus limitées.

Pour le rapport avec les douleurs dans les autres parties du corps, la névralgie du cuir chevelu a alterné trois fois avec des gastralgies, une fois avec une névralgie faciale franche, une fois avec des névralgies intercostale, lombaire, utérine ; une fois avec des palpitations.

De même que ces douleurs peuvent être très-fixes, elles peuvent aussi avoir une grande mobilité, partir, comme je l'ai dit, de l'occiput, et se fixer définitivement sur une dent, sur la face, au sommet de la tête, etc. Parfois le siége de la douleur est toujours le même, sauf qu'elle se prolonge dans les parties voisines, vers les vertèbres dorsales, sur les parties latérales du cou, vers l'occiput ; mais le plus souvent sur le sommet de la tête, le front ou la tempe. Dans certains cas, elle suit en quelque sorte la marche envahissante d'un érysipèle : ainsi la douleur d'abord fixée à l'occiput ou au sommet de la tête, gagne de jour en jour, à chaque nouvel accès en quelque sorte, et abandonne son siége primitif, à mesure qu'elle envahit de nouvelles régions.

Quant à l'intensité des douleurs, il n'y a pas de doute que la névralgie du cuir chevelu, souvent bénigne et supportable, ne le cède pas, dans certains cas, en intensité à la névralgie faciale. Parmi les cas de l'une et de l'autre névralgie que j'ai observés, les douleurs les plus cruelles ont été constatées dans la névralgie du cuir chevelu ; elles sont parfois tellement atroces, qu'elles arrachent des cris aux personnes les plus courageuses ; il y a une sorte de délire d'action et de parole, une disposition presque irrésistible au suicide ; car plusieurs personnes m'ont dit, après les crises, que les idées religieuses ou le souvenir de leurs enfants les avaient seuls détournés de projets funestes.

La persistance des douleurs agit sur les cheveux. Tantô ils se dressent réellement, et j'ai plusieurs fois constaté, chez des femmes, que pendant la crise les cheveux étaient soulevés d'une manière sensible. Ce redressement est permanent, chez quelques personnes, de manière à ne pouvoir leur permettre de lisser les cheveux de ce côté comme de l'autre. Fréquemment ils tombent en abondance ; ils peuvent tomber sur toute l'étendue du cuir chevelu, parfois cela n'a lieu que sur la portion affectée de névralgie. Si les cheveux ne tombent pas, souvent ils se décolorent ; j'ai constaté cette décoloration beaucoup plus prononcée du côté affecté que du côté sain, mais le plus souvent l'action se fait sentir sur toute la chevelure ; et dans le monde on observe des personnes, surtout des femmes, dont les cheveux ont blanchi avant l'âge, et qui rapportent cette décoloration à des douleurs de tête auxquelles elles sont sujettes depuis longtemps.

La névralgie du cuir chevelu peut affecter le type intermittent, comme la névralgie faciale.

Les phénomènes généraux de la névralgie du cuir chevelu sont les mêmes que ceux de la névralgie faciale. Les personnes atteintes de cette affection sont sujettes à de très-fréquentes récidives, dont la durée et l'intensité sont très-variables. L'époque menstruelle paraît une des causes qui ramènent le plus souvent les crises, surtout lorsque les règles sont peu abondantes.

Il y a des personnes chez lesquelles la névralgie du cuir chevelu précède, accompagne ou suit la névralgie faciale ; mais dans un grand nombre de cas, elle reste fixée au cuir chevelu, sans envahir la face : ce sont celles qui méritent une description à part et dont je m'occupe surtout ici.

De la migraine.

La détermination précise de ce qu'on doit entendre par migraine est quelque chose de très-difficile, et la lecture des auteurs ne permet pas de douter que l'acception n'en ait été souvent différente. Je n'ai pas à faire un examen historique pour prouver cette opinion, n'ayant en vue, dans ce mémoire, que les faits soumis à mon observation ; je me contenterai de la citation suivante, pour prouver que le mot migraine a servi à désigner ce qu'on nomme actuellement névralgie faciale et névralgie du cuir chevelu. Tissot définit ainsi la migraine (des nerfs et de leurs maladies) : « Une douleur vive qui occupe seulement la moitié de la tête, et principalement le front, l'œil et la tempe ; » puis il ajoute : « ce seul caractère, de n'attaquer jamais que la moitié de la tête, suffirait pour la distinguer du mal de tête ordinaire. »

Cependant, ayant eu occasion d'observer, chez certaines personnes, de véritables névralgies de la face, j'en vis qui m'affirmaient être sujettes à la migraine, et qui me disaient pouvoir distinguer très-facilement cette migraine de la névralgie actuelle ; pour eux, ce n'était pas du tout la même chose. Mon attention se porta de ce côté, et j'étais curieux d'observer des faits analogues ; j'en eus assez fréquemment l'occasion. Voici les principaux symptômes que j'observai dans les cas où les malades accusaient une migraine différente de la névralgie faciale ou de la névralgie du cuir chevelu, dans les cas où ils étaient affectés alternativement de l'une ou de l'autre maladie. La migraine est fréquemment héréditaire, existe pendant de longues années chez la même personne, n'empêche pas la santé d'être parfaite d'ailleurs, résiste en général à tous les traitements, et finit par s'user à la longue. Elle consiste en une douleur qui *occupe tout le front*, sourde, avec sentiment de tension plutôt qu'aiguë et lancinante, n'augmentant pas par la pression et souvent soulagée par une pression de toute la main ; elle s'accompagne généralement de vomissements incoercibles. Sa durée, caractère important à noter, n'est habituellement que de vingt-quatre heures, de quarante-huit heures dans les crises violentes, et ne dépasse jamais pour ainsi dire ce dernier terme. Elle se termine par un retour complet à la santé, sans réminiscence dans l'intervalle, et se répète de temps en temps, sans cause appréciable, parfois cependant à la suite de circonstances particulières, telles que écart de régime, travail excessif, insolation, impressions morales tristes, etc. Ces caractères particuliers à la migraine, en même temps qu'ils sont propres à différencier cette affection de la névralgie du cuir chevelu, font penser à un siége différent pour chaque maladie. Il semblerait que la migraine doit être considérée comme une névralgie de l'encéphale lui-même ou de ses enveloppes; car ces symptômes, surtout ceux de réaction sur l'estomac, sont très-fréquents, comme on sait, dans les maladies de ces organes.

J'ai cru devoir signaler, en terminant, cet état morbide, sans y attacher toutefois plus d'importance qu'il n'en mérite. Lors de mes premières observations sur ce sujet, j'étais, je l'avoue, moins disposé à en faire bon marché, et je croyais être arrivé à pouvoir établir une différence radicale entre la névralgie faciale, la névralgie du cuir chevelu, et cette autre affection à laquelle aurait convenu le nom de migraine; mais ces distinctions tranchées, si séduisantes pour l'esprit, se vérifient rarement d'une manière complète dans la pratique. Après les faits favorables à ma théorie, j'en observai d'autres qui l'étaient moins, et quoique, dans la généralité des cas, les choses se passent comme je l'ai dit, je dois convenir que j'ai vu de véritables névralgies de la face et du cuir chevelu qui revenaient fréquemment dans l'année, qui ne duraient que peu de temps, et qui s'accompagnaient de vomissements dans les fortes crises. Elles sont aussi parfois héréditaires; mais en somme, il y a là deux natures différentes de douleurs qu'il est bon de distinguer, et que les malades sujets aux deux formes, ce qui s'observe fréquemment, ne confondent pas ensemble.

Traitement.

Ce qui a été dit plus haut de la névralgie faciale peut s'appliquer à la névralgie du cuir chevelu et à la névralgie cervicale. Il y a toutefois quelques différences qui tiennent au siége de la douleur. Ainsi les applications topiques sont difficiles et peu efficaces lorsque la douleur siége dans les cheveux ; c'est pourquoi j'ai employé topiquement plusieurs moyens dont je n'ai pas usé dans la névralgie faciale. Dans un cas, j'ai débarrassé complétement de douleurs anciennes et persistantes par l'application de deux aiguilles à acupuncture maintenues une heure en place ; dans un autre cas, le même moyen a plutôt exaspéré que calmé les douleurs. J'ai appliqué trois fois la pommade de Gondret au sommet de la tête, en renouvelant l'application à quelques jours de distance ; dans un cas, les cheveux n'ont repoussé que grêles et rares ; dans les trois cas, je n'ai obtenu aucun résultat satisfaisant. Je n'en conclus pas que le moyen est mauvais d'une manière absolue ; car plusieurs fois j'ai observé de bons résultats avec les vésicatoires, moyen de même nature et moins énergique. J'ai ouvert trois fois l'artère temporale, une fois chez un individu pléthorique, deux fois chez des femmes débilitées par la souffrance. Dans le premier cas, je n'ai rien obtenu, dans le second, il en est résulté la cessation des douleurs pendant quinze jours ; dans le troisième, les douleurs ont très-notablement diminué d'intensité dès le lendemain, et ont disparu peu à peu à l'aide du traitement convenable. Cette petite opération m'a donné lieu de constater l'exactitude d'une observation faite de tout temps par les auteurs, qui disent, en parlant des symptômes : les artères du front battent avec force. Dans les trois cas, j'observai, au moment de la crise, que les artères temporales étaient très-saillantes, très-gonflées, et leurs battements très-apparents. Je pensai que l'opération serait des plus faciles ; mais, l'ayant faite dans l'intervalle des accès, je ne retrouvai plus de saillie artérielle ; je fus obligé de la chercher profondément, de constater sa situation par les battements, et comme j'en faisais l'observation aux malades, ils me dirent qu'il en était toujours ainsi, et qu'à la moindre crise les artères devenaient très-apparentes. Les affusions froides, le malade étant dans le bain, ont plusieurs fois amené du soulagement. J'ai appliqué avec des succès variés un bonnet de toile gommée ; ce bonnet provoque généralement des transpirations abondantes à la tête, qu'on sèche le matin avec des linges chauds. Quelquefois ce moyen a produit des succès remarquables, mais souvent il n'en est rien résulté de satisfaisant. Il faut se souvenir qu'il provoque souvent la chute des cheveux ; dans ce cas, le mieux est de l'abandonner de suite. C'est surtout lorsqu'on soupçonne une cause rhumatismale qu'il faut en faire usage.

J'ai dit que la migraine résistait généralement à tous les traitements. Sans avoir la prétention d'indiquer un remède à cette pénible maladie, j'ai observé des cas où il m'a été possible d'apporter à l'état des malades un notable soulagement. J'avais observé que lorsque les vomissements survenaient, la crise de tête était moins intense et revenait moins vite; tandis que si les vomissements ne survenaient pas, les crises se représentaient coup sur coup. D'après cette observation, je fis prendre un vomitif (dix centigrammes d'émétique en lavage), aux malades qui avaient des nausées, la bouche amère, ou qui, vomissant habituellement, avaient depuis longtemps leur migraine sans vomissements. J'ai vu par ce moyen les accès s'éloigner souvent et être moins intenses, surtout si l'émétique avait déterminé des vomissements abondants.

Deux malades m'ont surtout frappé sous ce rapport. L'un était un jeune homme que de fréquentes migraines dérangeaient dans ses études. La mère me fit observer que depuis longtemps elles ne s'accompagnaient plus de vomissements : je lui donnai l'émétique, et les crises devinrent pendant longtemps presque nulles. Lorsqu'elles tendent à reparaître plus fréquemment, je les éloigne par le même moyen.

Dans l'autre cas, il s'agit d'un homme depuis longtemps sujet aux migraines. Il en eut coup sur coup de très-violentes avec nausées, bouche amère, perte d'appétit. Je lui donnai l'émétique, et un an après il me disait que depuis ce vomitif qui l'avait rendu extrêmement malade et avait déterminé des évacuations bilieuses excessives, il se ressentait à peine de sa migraine dont il était tourmenté auparavant tous les huit jours.

OBSERVATIONS PARTICULIÈRES.

Observation 1. *Névralgie du cuir chevelu, récidives fréquentes, bons effets des émissions sanguines, décoloration des cheveux, principalement du côté malade.* — Madame R., 36 ans, forte, bien constituée, ayant eu deux enfants, dont une jeune fille chlorotique et un garçon d'une constitution lymphatique, était autrefois bien menstruée, mais depuis une douzaine d'années, des impressions pénibles, des frayeurs fréquemment renouvelées, sont venues troubler la régularité de la menstruation, qui est également beaucoup moins abondante. Depuis cette époque, elle souffre fréquemment, surtout au moment des règles ; elle est persuadée que sa santé serait beaucoup meilleure si cette fonction se faisait comme autrefois, régulièrement et abondamment. Les souffrances se font sentir à l'estomac, à la tête, dans diverses parties du corps : la malade, autrefois très-gaie, est devenue mélancolique, elle voit tout en noir, pour employer son expression. Depuis un an, les douleurs sont plus ou moins fortes, mais presque continuelles.

Dans les premiers jours d'octobre 1846, quelques jours avant l'époque présumée des règles, ces douleurs deviennent atroces, au point que la malade dit que sans l'idée de ses enfants et de son mari, elle ne sait ce qu'elle aurait fait.

Au moment de l'examen, le 5 octobre, je trouve le visage pâle (d'habitude il est très-coloré), exprimant la souffrance, yeux enfoncés dans les orbites ; douleur très-vive à la plus légère pression du front et du cuir chevelu, occupant toute la région pariétale droite sans région indolente intermédiaire. Les cheveux très-abondants et noirs, sont semés de nombreux cheveux blancs, beaucoup plus nombreux sur la tempe et la région pariétale du côté droit, siége habituel des souffrances. Lorsqu'on demande à la malade de préciser le caractère habituel de ses douleurs, elle dit que c'est comme un battement, comme un cercle de fer, ou bien qu'il semble qu'on lui ouvre le crâne. Langue nette, quelques vomissements, constipation, perte d'appétit, peau fraîche. pouls tranquille. — Potion laudanisée, lavement purgatif, bain de pieds sinapisé.

Le 6, la potion est vomie à chaque cuillerée, la douleur à la pression, au lieu d'être excessive, comme hier, est supportée facilement ; elle est analogue à celle qui suit une contusion. — Eau sédative, le reste *ut suprà*.

Le 7, douleurs de tête insupportables, mais vives à l'épigastre et dans le dos. — Opiat avec extrait de quinquina, valériane et opium.

Le 9, même état ; les règles sont arrivées et coulent peu.

Le 11, aujourd'hui et hier, les douleurs sont venues avec un léger frisson. Les règles ont cessé de couler ; les jambes sont gonflées, sans conserver l'impression du doigt. Toute la journée, les douleurs ont été d'une violence extrême. Jamais madame B. n'a été aussi souffrante ; elle parle par mots entrecoupés, comme si l'action de parler la fatiguait ; balancement continuel du corps pour distraire la douleur. Langue nette, vomissement de tout ce que la malade prend. Pas d'appétit, constipation ; pouls à 70 plutôt faible que fort ; peau fraîche.

Quatre sangsues à la vulve, cataplasme sur le ventre, lavement simple, suivi d'un autre lavement avec asa fœtida 4 grammes, sulfate de quinine, 60 centigrammes, l'eau sédative ne peut être supportée à cause de l'odeur, on la remplace par de l'eau simple.

Le 12, le lavement d'asa fœtida a soulagé aussitôt, mais les douleurs sont revenues aussi violentes qu'hier. — Nouveau lavement qui soulage momentanément. Pouls à 80, dur, figure pâle. Les douleurs se calment à trois heures du matin.

Le 13, douleurs moins vives. — Saignée du bras de quatre palettes. Le sang est d'un rouge assez vif, le jet continu et rapide. La saignée est très-bien supportée.

Le 14, mieux prononcé.

Le 15, le mieux se soutient, quoiqu'il y ait encore des douleurs.

Le 19, la malade souffre à peine de la tête, mais elle est plus pâle que d'habitude et se sent encore faible ; elle est très-tourmentée par des battements de cœur violents et très-douloureux, auxquels elle n'est jamais sujette, et qui sont survenus depuis deux jours. Au moment où j'examine, battements de cœur réguliers, mais avec impulsion très-forte de trois en trois pulsations. Après un exercice violent, comme de monter et descendre vivement les escaliers, les battements deviennent plus intenses, avec impulsion très-forte, soulevant la tête à chaque battement, puis peu à peu tout rentre dans le calme. Le pouls, à 130, après ce violent exercice, descend peu à peu à 80 en un quart d'heure. Jamais d'irrégularité des pulsations.

Les douleurs cessent les jours suivants, et les battements du cœur disparaissent.

Je proposai à cette malade un traitement institué dans le but de prévenir ou de diminuer les récidives, mais naturellement indocile aux médications, elle le suit mal, et enfin point du tout.

Remarques. — Cette observation présente plusieurs points dignes d'intérêt. Nous y voyons une névralgie du cuir chevelu parfaitement caractérisée, ne s'étendant jamais à la face, et sujette à de fréquentes récidives. La crise dont j'ai donné la description fut la plus intense de toutes ; la malade éprouvait souvent des douleurs, mais à un degré beaucoup moindre. On y remarque ce fait, que j'ai dit être exceptionnel, c'est l'existence de vomissements pendant la crise. C'est la seule fois que cela lui soit arrivé, contrairement à ce qu'on observe dans la vraie migraine. Cette dame, quoique jeune encore, avait beaucoup de cheveux blancs, et ce qui prouve l'influence des douleurs sur cette décoloration, c'est que les cheveux blancs étaient beaucoup plus nombreux du côté souffrant que du côté opposé. Pendant les années suivantes, les douleurs ont continué, quoique moins fortes, et la différence entre les deux côtés de la chevelure a été encore plus prononcée. Les frayeurs éprouvées fréquemment par la malade à l'époque des règles, le peu d'abondance de celles-ci, paraissent la véritable cause des souffrances. Cette circonstance faisait penser à l'opportunité des émissions sanguines ; la malade était d'ailleurs d'une constitution vigoureuse ; la cessation presque immédiate des douleurs après la saignée fait voir que c'était la véritable indication, et fournit un argument de plus à ceux que j'ai donnés plus haut en faveur des émissions sanguines dans certains cas de névralgie contrairement à l'opinion générale, qui tend plutôt à les proscrire.

Observation II. *Névralgie cervico-occipitale, puis du cuir chevelu; coïncidence avec l'époque menstruelle; violence extraordinaire des douleurs avec contracture des muscles du cou.* — Mademoiselle M., 26 ans, petite, très-vive, se nourrit bien, a joui d'une bonne santé jusqu'à il y a un an, a eu des chagrins auxquels elle attribue sa maladie. Depuis quelques mois elle a pâli et maigri. Elle se plaint de douleurs fréquentes à l'estomac et dans diverses parties du corps; il existe habituellement une pleurodynie très-pénible du côté droit, des névralgies lombo-abdominale, brachiale, crurale, que j'ai notées avec soin, mais que je ne fais que mentionner ici.

Dans une des nombreuses occasions que j'eus de lui donner des soins, le 21 septembre 1847, elle est prise tout à coup de douleurs atroces qui se renouvellent par crises, et qui siégent à l'occiput principalement. Pendant la crise, les muscles du cou se raidissent, la peau de toute la tête du côté gauche est sensible au toucher; la malade pousse des cris aigus, il y a divagation dans les idées. Les yeux sont très-sensibles à la lumière; pupilles très-contractiles, étroites; intelligence très-nette dans l'intervalle des crises, mais agitation, anxiété continuelle. Langue très-blanche, nausées fréquentes; sensibilité à l'épigastre, nulle dans le reste du ventre, constipation. Peau fraîche, pouls à 68, respiration calme.

Frictions huileuses et laudanisées, sur le cou; eau de gomme, lavements huileux.

Le 22, toujours même état, nuit agitée; les crises sont plus fortes et plus répétées le soir; les règles arrivent, c'est l'époque ordinaire. — *Même prescr.*; de plus, cataplasmes sinapisés aux cuisses, pour activer l'écoulement des règles qui est presque nul.

Le 23, les règles ont peu coulé, le sang a une odeur très-forte, il est très-noir, même état du reste.

Les jours suivants, il survient encore, de temps en temps, des crises de tête avec agitation dans les membres, puis douleur avec oppression épigastrique, mais qui vont toujours en diminuant, le pouls reste calme, les nuits sont mauvaises, et la malade est en proie à des crises de douleur avec contracture des muscles du cou chaque fois qu'elle s'endort, aussi redoute-t-elle surtout le sommeil.

Je purge deux fois avec un gramme de calomel qui donne trois selles ; puis avec une demi-bouteille de limonade purgative, qui donne quinze selles, la malade se trouve très-bien à la suite. Tous les soirs, je fais appliquer, soit aux cuisses, soit aux jambes, des cataplasmes sinapisés qui déterminent aussitôt un écoulement de sang noirâtre, d'une odeur repoussante. Ces diverses applications ont rendu les règles plus abondantes que de coutume ; chaque fois qu'elles sont faites, il y a un soulagement immédiat du côté de la tête.

Le 28, nuit mauvaise, agitation, douleur de tête et entre les épaules ; pouls plein, dépressible, à 80 ; peau chaude, langue blanche ; les règles ont cessé. La pression détermine de la douleur au niveau de la troisième et de la quatrième vertèbre dorsale, ainsi que sous les deux omoplates ; elle se prolonge dans l'occiput et jusqu'au sommet de la tête, mais sans douleur à la pression. — Lotions sur toute la colonne vertébrale, trois fois par jour, avec de l'eau salée.

Il y a des alternatives de bien et de mal jusqu'au 10 octobre, jour où les douleurs deviennent très-vives, surtout à l'occiput et jusqu'au sommet de la tête du côté gauche, ainsi que dans le cou, au niveau des troisième et quatrième vertèbres cervicales. — J'enfonce quatre aiguilles à acupuncture dans la région occipitale. Les douleurs persistent très-violentes à la suite.

Le 11, même état. — Vésicatoire au cou.

Les jours suivants, souffrances modérées, peu d'appétit, grande faiblesse générale.

Le 18, apparition des règles, soulagement de la tête.

Les jours suivants, les règles coulent bien pendant trois jours, les douleurs de tête diminuent. Les cheveux sont comme hérissés sur les portions douloureuses du cuir chevelu ; l'attouchement des cheveux est douloureux, surtout au sommet de la tête, et pendant longtemps on observe un soulèvement très-appréciable qui empêche la malade de se coiffer convenablement, les bandeaux ne s'appliquent pas exactement sur la tête.

Le 21, pilules de Méglin, deux, puis quatre par jour, qui produisent du malaise, des étourdissements, une sorte de contraction des mâchoires.

Le 25, la malade se trouve très-bien.

Le 1er novembre, bon état général, sauf quelques douleurs éparses sur le cuir chevelu, avec sensibilité au toucher; la malade se lève toute la journée.

Mademoiselle M. est tranquille du côté de la tête pendant trois ans environ, jusqu'en mars 1851. A cette époque, les douleurs de tête deviennent très-pénibles, sans avoir l'intensité d'autrefois. Elles ont lieu tantôt à droite, tantôt à gauche de la région pariétale, et fatiguent beaucoup la malade; tantôt fortes, tantôt modérées, elles augmentent toujours à la suite d'un travail prolongé. J'applique six fois la pommade de Gondret, à six jours de distance chaque fois, sur la région pariétale gauche, où la malade accuse les plus vives douleurs. La suppuration s'établit, les cheveux repoussent grêles; mais la douleur de tête n'en est pas sensiblement modifiée. Elle diminue peu à peu à l'aide des antispasmodiques et des pilules de Méglin, mais elle est remplacée par une névralgie intercostale.

Remarques. — Depuis le temps que cette malade est soumise à mon observation, elle a été successivement en proie à des névralgies diverses, d'un caractère parfaitement tranché, et dont l'apparition successive est évidemment dominée par une disposition générale sur laquelle je n'ai pas à insister ici, ayant dû me borner, dans la relation de l'observation, à ce qui se rapportait exclusivement à la névralgie de la tête. Le siége de cette névralgie a été spécialement le cuir chevelu; mais on remarquera que le point de départ était au niveau des troisième et quatrième vertèbres cervicales, ce qui doit faire considérer cette forme comme se rattachant à la névralgie des branches cervicales postérieures, décrite par P. Bérard. Je ferai remarquer, comme particularité intéressante de l'observation actuelle, la contracture des muscles du cou qui venait compliquer la névralgie, et qui rendait le sommeil si difficile, fait que j'ai signalé dans la description générale. L'intensité extraordinaire des douleurs est également à signaler. Cette contracture des muscles du cou, ces crises de douleur s'irradiant sur la tête, le demi-délire qui les accompagnait, l'étroitesse des pupilles, et jusqu'à la lenteur du pouls, étaient des symptômes portés à un tel degré, que j'ai craint pour un moment qu'il n'existât une méningite rachidienne; et, si je ne craignais d'allonger ce mémoire, je citerais un cas dans lequel des accidents en apparence analogues ont été suivis d'une véritable méningite, ce qui prouve que dans certains cas le diagnostic différentiel peut présenter réellement des difficultés. Comme dans l'observation précédente, tout indique que la cause occasionnelle de la névralgie a été l'époque menstruelle. Ce qui fait voir le rôle que le sang peut jouer dans ces circonstances, c'est que l'application des sinapismes, activant la circulation, diminuait les douleurs. La connaissance des moyens qui n'ont rien produit d'avantageux est aussi importante que celle des remèdes qui ont guéri; à ce point de vue, il est bon de remarquer l'inutilité de deux moyens passablement énergiques qui ont été employés : l'acupuncture et la pommade ammoniacale. Enfin, on remarquera ce soulèvement des cheveux au niveau des parties douloureuses, qui a été très-marqué et très-persistant.

Observation III. *Névralgie intermittente du cuir chevelu; différence avec la migraine.*— Monsieur M., 30 ans, d'une bonne santé habituelle, que j'ai soigné en 1849, d'une fièvre intermittente contractée à Verdun, fut pris en 1850, en automne également, d'une douleur aiguë au sommet de la tête, qui durait toute la journée, disparaissait au moment où il se couchait, puis reparaissait le lendemain soir. Il garda cette douleur pendant une partie de l'hiver, et en fut débarrassé après avoir pris une bouteille d'eau de Sedlitz.

Le 3 octobre 1851, il fut pris deux jours de suite de cette douleur, et craignant de la voir persister comme l'hiver précédent, il me fit appeler. Elle siége exactement au sommet de la tête, dans l'étendue d'une pièce de cinq francs; elle est d'une acuïté extraordinaire, a lieu par élancements intolérables, sans douleur vive à la pression; elle a paru vers sept heures du soir ces deux jours-ci; le troisième jour, elle est venue plus tôt. Bon état général.

Le malade précise bien que ce n'est pas la migraine : il est sujet à cette dernière maladie; lorsqu'elle existe, elle siége au front, n'est pas si aiguë, n'a pas des retours fixes, s'accompagne d'envies de vomir. Rien de semblable pour la névralgie actuelle.

Une bouteille d'eau de Sedlitz est prise le lendemain. La douleur cesse sans retour.

Remarques. — J'ai cité cette observation comme un exemple bien caractérisé de névralgie du cuir chevelu franchement intermittente. C'est aussi un des nombreux cas dans lesquels j'ai pu étudier, sur le même sujet, la névralgie et la migraine, de manière à avoir, par le malade lui-même, des renseignements précis sur les différences qui existent entre ces deux affections.

Observation IV. *Névralgie du cuir chevelu, chute des cheveux sur la partie douloureuse; guérison par l'acupuncture.* — Mademoiselle R., 24 ans, taille moyenne, cheveux châtains, yeux bleu clair, d'une bonne constitution, éprouve fréquemment, depuis plusieurs années, des douleurs de tête très-violentes.

Le 13 septembre 1845, je la trouve dans l'état suivant : bon état de toutes les fonctions; douleur de tête existant depuis huit jours avec une intensité inaccoutumée; elle siégeait au sommet de la tête, à partir de la fontanelle antérieure jusqu'à la nuque, et occupait tout le cuir chevelu intermédiaire à ces deux points. Douleur exaspérée par la pression du doigt au sommet de la tête, dans l'étendue d'une pièce de cinq francs : cependant la malade se soulage en comprimant les parties douloureuses avec les deux mains. La chevelure, qui était très-belle, tombe journellement; il y a, au sommet, des parties entièrement dégarnies, à droite; il semble que la chaleur est plus grande dans les parties douloureuses qu'ailleurs. La figure est colorée; mais, lorsque la douleur devient plus forte, le visage pâlit; les traits s'altèrent d'une manière frappante pour les assistants. Les règles ont cessé de couler hier soir; elles duraient depuis huit jours, sans apporter de changement dans l'état de la malade. Cette jeune fille, du reste, est très-courageuse; elle résiste à la douleur, reste levée toute la journée; depuis deux ou trois nuits la douleur l'empêche de dormir. Pouls régulier, pas d'appétit depuis quelques jours. — Compresses de cyanure de potassium sur la tête.

Le 14, nuit agitée; les compresses soulagent lorsqu'on les applique, mais aussitôt qu'elles sèchent, la douleur reparaît. On enfonce au sommet de la tête deux aiguilles à acupuncture, et on les laisse une heure en place; lorsqu'on retire les aiguilles, elles ont moins de brillant, sans être rouillées. Deux heures après, les douleurs ont sensiblement diminué.

Le 15, peu de douleur, si ce n'est à l'endroit des piqûres; pesanteur à la région frontale. — On continue les compresses de cyanure.

Le 19, à peine des souffrances.

Depuis cette époque, les douleurs de tête auxquelles la malade était sujette presque tous les huit jours n'ont plus reparu; mais ce qui la contrarie, c'est qu'une place de la largeur d'une pièce d'un franc, située au sommet de la tête, et qui était le siége habituel de la douleur, est complétement dégarnie de cheveux, sans qu'il y ait le moindre indice qu'ils doivent repousser.

Remarques. — Dans ce cas comme dans deux des précédents, nous voyons la crise violente de névralgie coïncider avec l'apparition des règles; et c'est un fait digne d'attention, que le nombre considérable de cas dans lesquels l'époque menstruelle a été le signal de l'apparition de la névralgie. Nous avons vu, dans un des cas précédents, la décoloration des cheveux être la conséquence des douleurs répétées : ici c'est leur chute générale, puisque la chevelure est devenue moins abondante, mais beaucoup plus prononcée au niveau des parties douloureuses, qui se sont trouvées complétement dépouillées. Si dans un des faits précédents on a vu l'acupuncture échouer complétement, et même exaspérer les douleurs, ici le même moyen les fait disparaître, et, chose singulière, elles ne se reproduisent plus, après avoir eu auparavant de nombreuses récidives. Il faut dire que ce moyen a paru fort pénible à la malade, et qu'elle convient qu'elle s'y soumettrait difficilement de nouveau.

CHAPITRE V.

DU VERTIGE, NOTAMMENT DU VERTIGE NERVEUX (1).

Le vertige nerveux est un état morbide caractérisé par une sensation particulière, pendant laquelle il semble aux malades que tout tourne autour d'eux, qu'eux-mêmes tournent aussi. Cette sensation existe aussi bien lorsque le malade est couché que lorsqu'il est debout ou assis, mais elle se produit beaucoup plus facilement dans la station debout, et disparaît d'ordinaire quand le malade se couche. Lorsqu'il est debout, il est obligé de s'appuyer aux objets voisins pour éviter une chute; d'habitude, et malgré ses craintes, il ne tombe pas; dans quelques cas, les jambes fléchissent sous lui, et la chute a lieu; parfois le malade est, peut-on dire, jeté violemment à terre; il éprouve la sensation comme d'un coup très-rude qui l'abat, ou comme si quelqu'un le tirait violemment pour le jeter à la renverse. (Obs. IV.) La perte de connaissance est l'exception, hors le cas de vertige épileptique; cependant cela arrive quelquefois. Le vertige nerveux existe chez quelques personnes, même les yeux étant fermés, et, chose plus singulière, le malade est obligé, dans certains cas, d'ouvrir les yeux et de se mettre à son séant pour dissiper le vertige, qui reparaît aussitôt que les yeux sont fermés. (Obs. III.) Il s'accompagne ordinairement d'une grande pâleur du visage,

(1) L'Académie de médecine a accordé une mention honorable à ce mémoire, auquel j'ai fait des coupures. (Concours du prix Civrieux, année 1857.)

difficulté ou même impossibilité de parler et de remuer les membres; quelquefois, urines et selles involontaires. La durée de la crise est généralement très-courte, de quelques minutes; si elle est de plus d'un quart d'heure avec syncope, le pronostic est fort aggravé, toutes choses égales d'ailleurs. Souvent le vertige nerveux ne se présente qu'une fois chez la même personne; chez d'autres, il survient de loin en loin et passe rapidement; ou bien il est fréquent et devient parfois presque habituel, c'est-à-dire qu'indépendamment des fortes atteintes il y a un état d'embarras, de lourdeur dans la tête, avec idées moins présentes et moins nettes. Dans cet état, en quelque sorte chronique, les malades ne peuvent rester assis ni dans le lit, et à plus forte raison debout, sinon dans l'immobilité la plus complète et dans un équilibre parfait. La plus petite inclinaison à droite ou à gauche, en avant ou en arrière, fait que la tête, qui semble d'un poids extraordinaire, entraîne tout le corps du côté où elle penche, et, si le malade ne prenait des précautions, il en résulterait une chute ou du moins une sensation très-pénible. (Obs. V.) Ce qui est particulier, c'est que quand ce malaise a disparu, la tête devient, comme disent les malades, très-légère, et peut être inclinée dans différents sens sans qu'il en résulte d'inconvénients. Le vertige s'accompagne aussi d'un état d'éréthisme nerveux général qui se traduit par une impressionnabilité extrême : le bruit d'une porte, un cri, la cause la plus légère, déterminent des soubresauts. Il y a agacement général, explosion de pleurs pour le plus léger motif.

Le vertige se présente dans des conditions diverses de l'économie, et peut être divisé en idiopathique, sympathique et symptomatique.

Je désigne sous le nom de vertige idiopathique celui qui ne s'accompagne d'aucune lésion du cerveau appréciable à nos moyens d'investigation ; sous le nom de sympathique, celui qui, sans altération appréciable du cerveau, a son point de départ dans la maladie d'un autre organe ; sous le nom de symptomatique, celui qui est sous la dépendance d'une altération organique du cerveau. D'où on peut établir deux formes fondamentales : le vertige nerveux ou sans altération organique du cerveau ; le vertige symptomatique ou avec altération organique, renfermant le vertige par anémie et le vertige par pléthore, dans lesquels un agent particulier, le sang, détermine le vertige par des modifications dans sa quantité et ses éléments constituants.

Le vertige nerveux est souvent un état insignifiant, qui apparaît et se dissipe rapidement sous l'influence des causes les plus légères, et même sans cause appréciable, pour ne plus revenir, ou qui se reproduit à de longs intervalles. Dans ces conditions, il n'est pour ainsi dire personne qui n'ait éprouvé une ou plusieurs fois la sensation du vertige. A un degré de plus, il constitue une maladie de quelques minutes.

Tout le monde sait que certaines causes particulières, l'oscillation d'une balançoire, le mouvement d'un navire, particulièrement le tangage, la situation dans un lieu élevé, etc., donnent le vertige. Les commotions physiques et les impressions morales fortes, même chez les personnes bien constituées et dont l'esprit est très-ferme, déterminent souvent des vertiges. C'est ainsi que l'on se plaint d'être étourdi par le bruit, surtout lorsqu'il est violent et brusque comme celui d'une arme à feu, ou continu comme celui que fait une cascade, etc. Il en est de même des fortes contentions d'esprit longtemps soutenues. J'ai été très-souvent consulté par de jeunes séminaristes qui se plaignaient de céphalée habituelle et de vertiges opiniâtres avec inaptitude au travail intellectuel. J'attribuais ces phénomènes à ce que ces jeunes gens se trouvaient obligés de fixer leur attention d'une manière suivie sur les sujets les plus abstraits de la métaphysique et de la théologie. Il m'était difficile de considérer ces phénomènes comme étant sous l'influence d'une congestion cérébrale, car la plupart d'entre eux étaient pâles, maigres; et loin qu'on pût penser à un afflux considérable de sang au cerveau, il y avait plutôt lieu de croire qu'il y en arrivait en quantité insuffisante pour entretenir une stimulation normale. Chez la plupart de ces jeunes gens il y avait en même temps souffrance de l'estomac, atonie gastrique, digestions lentes et pénibles, production abondante de gaz, de sorte que l'on pouvait se demander lequel des deux organes, estomac ou encéphale, était le point de départ des accidents ; et j'ajouterai, comme dernière considération, que cet état se généralisait dans l'établissement, surtout à la suite du carême, c'est-à-dire après l'usage d'une alimentation insuffisante.

Dans la plupart des cas où le vertige est dû à une grande contention d'esprit, il reste à l'état de vertige nerveux, c'est-à-dire qu'il ne détermine aucune altération cérébrale, et se dissipe par la cessation des travaux, par l'exercice en plein air ; c'est pourquoi il me suffisait le plus souvent d'envoyer les jeunes gens passer un mois ou deux chez leurs parents pour que les vertiges se dissipassent de manière à leur permettre de reprendre leurs études.

L'administration à doses élevées de narcotiques et de narcotico-âcres, tels que l'opium, la belladone, le datura-stramonium, le tabac, la jusquiame, la morelle, la ciguë, l'aconit, le gaz acide carbonique, provoquent presque constamment des vertiges. Ce sont là des faits tellement avérés que je crois inutile de rappeler les nombreuses preuves à l'appui. Cette action particulière de tout un ordre de médicaments a quelque chose de très-remarquable, si l'on réfléchit que le vertige idiopathique rentre dans la classe des névralgies et des névroses; car on sait que dans ces affections on tire un très-grand parti des narcotiques et des narcotico-âcres, c'est-à-dire des agents qui, chez l'homme sain, provoquent le vertige avec une grande facilité. Ils déterminent des effets analogues à ceux de l'alcool, c'est-à-dire une sorte d'ivresse. Or, on sait que le vertige est un des phénomènes les plus fréquents de l'ivresse. Non-seulement les objets environnants semblent en mouvement, mais, à un degré de plus, les individus éprouvent un tournoiement, un vertige qui réagit sur eux-mêmes; alors ils marchent en vacillant, conservent difficilement leur équilibre, ou tombent à terre. Cela vient de ce que la sensation du corps dur sur lequel le pied se pose est éprouvée d'une manière obtuse par le cerveau, qui n'est plus apte à provoquer un mouvement reflexe assez énergique pour communiquer à chaque muscle le degré de tension ou de relâchement nécessaires à une marche assurée. En effet, dans la marche normale, les muscles se trouvent alternativement et d'une manière rapide dans le relâchement et dans la contraction. Chez l'homme ivre, cette alternative ne s'exerce pas nettement. Ainsi, comme on le remarque en observant un homme dans cet état, les muscles sont dans un demi-relâchement qui fait craindre à chaque instant une chute; ou bien le buveur ayant conscience de sa position et se méfiant de l'empire du cerveau sur les muscles, se tient dans un état de tension continue qui produit une raideur singulière dans la démarche, risible, parce qu'elle alterne par moments avec une défaillance inopportune de certains muscles.

Ces faits doivent être considérés, depuis le plus léger jusqu'au plus grave, comme formant une chaîne non interrompue. On objectera qu'il n'y a aucune corrélation entre le léger vertige de l'ivresse ou du tabac, et celui qui est produit par l'épilepsie, par une apoplexie, par un ramollissement du cerveau. Je crois cependant qu'il ne faudrait pas se hâter de conclure dans ce sens. Ainsi, pour ne pas sortir de l'influence des alcooliques et des narcotiques, croit-on que l'action de ces agents soit toujours la même sur le cerveau? Un homme bien portant s'enivre accidentellement, il éprouve des vertiges; l'ivresse se dissipe, les vertiges cessent; cet homme revient à son état habituel. Certes, personne ne prétendra qu'il existe alors une altération dans la masse encéphalique. Cependant, que cet homme s'enivre habituellement, la répétition de la même action des alcooliques sur le cerveau restera-t-elle toujours dans les mêmes limites, et des altérations organiques appréciables n'en pourront-elles pas être la conséquence? L'observation de tous les jours répond à cette question : il est certain que sous l'influence des alcooliques on voit se développer des méningites, des encéphalites chroniques, des ramollissements du cerveau, des apoplexies.

Ce qui s'observe pour le vertige alcoolique doit être vrai pour le vertige qui se développe sous d'autres influences ; donc, et c'est à cela que j'en voulais venir, de ce qu'un individu sain et vigoureux est sujet à des vertiges habituels qui ne paraissent être que nerveux, il n'en faut pas conclure qu'il en sera toujours ainsi, et dans ce cas il y a des réserves à faire pour le pronostic.

Les personnes nerveuses, hystériques, hypocondriaques, sont, comme on le sait, très-sujettes au vertige. Ces personnes étant en général plutôt pâles que colorées, plutôt maigres que grasses, plutôt délicates que fortes, il n'est pas possible d'attribuer à une congestion cérébrale les vertiges auxquels elles sont sujettes. Il est à remarquer que, chez elles, le vertige a lieu plus facilement dans certaines conditions, parmi lesquelles les impressions morales jouent un grand rôle. Ainsi je connais plusieurs personnes nerveuses, et il n'est pas de praticien qui n'en puisse citer également, qui ne peuvent aller dans une réunion nombreuse, à l'église, au spectacle, dans une foule, sans éprouver presque aussitôt un sentiment d'anxiété, de malaise et enfin de vertige ; quelques-unes tombent, ou se trouvent tellement mal à l'aise qu'il faut les emporter. Une impression morale vive, un cri inopiné, la crainte d'un danger même imaginaire leur donnent immédiatement le vertige. Tout indique que, dans ce cas, il y a affaiblissement du système nerveux auquel participe le cerveau qui en est le centre.

J'ai vu souvent le vertige compliquer les névralgies, notamment la névralgie faciale et la névralgie du cuir chevelu. Dans d'autres cas, les deux maladies se succèdent. J'ai actuellement en traitement un jeune homme de vingt-cinq ans, fort et vigoureux qui a été atteint sans cause appréciable, d'éblouissements, de vertiges très-incommodes, pendant une huitaine de jours ; il pouvait à peine se tenir debout et se fit faire une saignée du bras. Quelques jours après, le vertige cessa complétement et fut remplacé par une névralgie faciale du côté droit pour laquelle je lui donne des soins.

Comme forme importante de vertige nerveux, on doit citer le vertige épileptique, qui existe quelquefois comme symptôme précurseur de l'attaque, avec des nausées, des vomissements et un malaise général. Il y a alors demi-perte ou perte complète de connaissance, quelquefois le malade tombe à terre en jetant un cri. Dans des cas plus rares, mais signalés par tous les auteurs, le malade s'arrête au milieu de sa phrase pendant une minute ou deux, puis reprend la conversation au point où il l'a interrompue sans se douter de ce qui vient de lui arriver. Le propre du vertige épileptique, c'est la perte de connaissance qui l'accompagne. Dans l'immense majorité des cas, le malade n'a pas conscience de sa situation ; il se plaint rarement d'éprouver des vertiges, et le nom donné à cet état dans l'épilepsie est plutôt appliqué d'après des idées théoriques, c'est-à-dire que voyant le malade tomber ou n'avoir pas conscience de ce qui se passe autour de lui, on dit qu'il a le vertige, sans que lui-même accuse la sensation de tournoiement qui caractérise cet état.

En précisant bien les termes, nous écartons ainsi de l'histoire du vertige proprement dit un grand nombre d'épilepsies qui, malgré les assertions des assistants, ne s'accompagnent réellement pas de vertiges. Cependant ils existent réellement dans un certain nombre de cas d'épilepsie, et alors ils méritent une très-sérieuse attention au point de vue du diagnostic et du pronostic. M. Calmeil dit que les étourdissements qu'il nomme le petit mal, précèdent souvent de plusieurs années le grand mal; le plus souvent encore ils se manifestent dans l'intervalle des grands accès ou les annoncent par leur apparition. Le même auteur ajoute : Un étourdissement paraît quelquefois si peu de chose, que beaucoup de personnes le remarqueraient à peine; cependant il est des plus graves, il est le signe certain de l'épilepsie, il tourmente les malades et les plonge dans l'abrutissement.

Le pronostic du vertige épileptique étant si grave, comment le distinguer du vertige non épileptique? Un signe d'une valeur capitale, ce sont les absences. Lorsque le malade s'arrête dans la conversation, qu'il laisse tomber ce qu'il portait ou qu'il ne paraît plus avoir conscience de ce qu'il fait, et qu'après un espace de temps très-court, il revient à lui et ne peut rendre aucun compte de ce qui s'est passé, lorsque ces faits se renouvellent et qu'ils ne tiennent pas à une faiblesse passagère dont la cause est facilement appréciable, à une grossesse, à l'odeur du charbon ou des fleurs, à une perte de sang, à une frayeur subite, etc., il y a les plus fortes présomptions sur l'existence du vertige épileptique.

Le vertige épileptique doit-il rentrer dans le vertige nerveux? Pour établir ce point il faudrait, étant admis que l'on nomme vertige nerveux celui dont on ne peut reconnaître la cause organique, il faudrait, dis-je, discuter l'anatomie pathologique de l'épilepsie en général, contrôler les opinions des auteurs dont les uns croient à l'existence constante d'une lésion organique, dont les autres nient ces lésions en s'appuyant sur les faits nombreux dans lesquels on a trouvé le cerveau très-sain, et considérant comme des lésions accidentelles indépendantes de l'épilepsie, celles que l'on constate dans quelques cas. Cet examen m'entraînerait hors de mon sujet; je me contenterai de dire que me rangeant à l'opinion de la majorité des auteurs, je crois que presque constamment le vertige lié à l'épilepsie est nerveux, c'est-à-dire que l'on ne constate à l'autopsie aucune altération cérébrale appréciable à nos sens, et que celles qu'on y trouve parfois, épanchements sanguins, méningites, hémorrhagies méningées, tumeurs diverses, n'ont d'ordinaire avec le vertige épileptique que des rapports tout à fait accidentels; sans méconnaître, toutefois, que ces altérations peuvent être exceptionnellement le point de départ de vertige à forme épileptique, comme on voit certaines hémorrhagies cérébrales, et l'on sait que ce sont les plus graves, se manifester parfois sous l'apparence d'une attaque épileptiforme, chez des individus qui n'y étaient nullement sujets.

Nous avons vu certains agents toxiques tels que l'opium, le tabac, l'acide carbonique, l'alcool, introduits dans le corps y manifester leur présence par des vertiges. La relation entre la cause et l'effet est ici tellement facile à constater, qu'elle ne peut être niée par personne. Cela nous aide à comprendre la manifestation des vertiges sous l'influence d'agents inconnus dans leur essence, mais dont les effets ne sont pas moins manifestes.

Ainsi il est bien connu que les vertiges sont observés dans une foule de maladies. Déjà Hippocrate les avait étudiés au point de vue du pronostic. Depuis lors, ils ont été l'objet de nombreux travaux. Arétée a consacré à leur étude un chapitre de son immortel ouvrage; et si, parmi les modernes, on ne peut pas citer de recherches très-importantes dans ce sens, il y a peut-être là une lacune regrettable. Dans l'embarras gastrique, il y a presque constamment une céphalalgie intense et des vertiges qui disparaissent avec l'embarras gastrique. Tout le monde sait que la constipation donne de la céphalalgie et des vertiges. Dans la fièvre typhoïde, la céphalalgie, la titubation, les vertiges sont des symptômes très-fréquents. Il en est de même dans une foule de maladies graves, surtout dans celles qui ont un caractère de malignité, ou dont le caractère épidémique est fortement accusé.

Dans l'épidémie de choléra de 1854, j'ai observé toutes les variétés du vertige, et cette maladie (fait trop peu remarqué), présentait dans ses moindres manifestations une prédisposition singulière à la production des désordres cérébraux, depuis le vertige le plus léger jusqu'au délire le plus furieux ou au coma le plus profond. Je ne parle pas de la période ataxique ou adynamique qui succédait à la période algide, et qui constituait très-souvent le plus grand danger; mais j'ai constaté à ce moment que nombre de personnes, bien portantes du reste, se plaignaient d'une lourdeur, d'une pesanteur de tête, dans les globes des yeux, d'une fatigue cérébrale qui leur ôtait toute énergie et empêchait le sommeil. A un degré de plus, il y avait difficulté de rester debout, défaillance avec tournoiement des objets, douleur de tête. Cette céphalalgie avec vertige était des plus pénibles chez une foule de personnes qui n'éprouvaient qu'une indisposition, et cela seul les forçait à rester couchées. J'ai beaucoup soulagé, et j'ai nombre de fois débarrassé les individus souffrants, au moyen de bains de pieds de sel ou de moutarde, suivis de frictions rudes et sèches avec une flanelle, et de compresses d'eau vinaigrée sur la tête. Dans nombre de cas de choléra confirmé, le vertige devenait plus intense et plus pénible. J'ai plusieurs fois observé des malades qui avaient le vertige ténébreux à un tel degré, qu'ils restaient des heures entières sans voir clair. Ils me disaient : Vous êtes devant moi, mais je ne vous vois pas. L'affaiblissement général n'était pas suffisant pour expliquer cette perte de la vue ; presque tous ces cas se sont terminés par la mort. Les pupilles étaient très-peu contractiles, avec tendance à la dilatation.

Du reste, l'existence des vertiges dans les maladies épidémiques et pestilentielles a été signalée de tout temps, et très-souvent des individus, soit dans le choléra, soit dans d'autres épidémies, ont affirmé avoir été subitement infectés, et avoir éprouvé, entre autres, de violents vertiges au moment de l'infection. Ambroise Paré raconte ainsi ce qui lui est arrivé :

« J'allégueray ici pour un exemple du danger qu'il y a de han-« ter les infectez, ce qui m'advint une fois, allant panser un « pestiféré qui avoit un bubon en l'aine dextre et deux charbons « au ventre ; près duquel étant arrivé, je levai de dessus lui le « drap et la couverture, dont après me vint saisir une odeur « très-fétide, provenant tant de la sueur de son corps que de « l'exhalation putride du coulement de la boue de son apos-« tème et de ses charbons, et lors ayant esté englouty de cette « vapeur, je tombay promptement à terre comme mort, ainsi « que font ceux qui syncopisent, c'est-à-dire à qui le cœur « fait défaut, mais sans aucune douleur ni mal de cœur ; mais « tôt après m'estant relevé, *il me sembloit que la maison « tournoit*, et fus contrainct d'embrasser un des piliers du « lict où étoit couché le malade, autrement je fusse tombé de « rechef (1). »

La présence des vers dans le tube digestif produit des vertiges et des convulsions. Les recueils médicaux fourmillent de faits de cet nature ; parmi ceux que j'ai observés, je citerai le suivant.

Une jeune fille de 14 ans, bien portante d'habitude, est prise de vertiges très-intenses pendant plusieurs jours, puis tout à coup éclatent des convulsions formidables avec perte de connaissance ; je combats ces accidents par une application de sangsues, un lavement purgatif, etc., les convulsions cessent. Un mois après, les mêmes vertiges se présentent, suivis également de convulsions, et cèdent à l'usage des mêmes moyens. Le troisième mois, lorsque nous étions dans une parfaite sécurité, retour des mêmes accidents. On me propose d'administrer un anthelmintique, quoique la jeune personne n'ait pas rendu de vers ; je fais prendre le semen-contra pendant trois jours, vingt-quatre lombrics sont

(1) *Œuvres complètes*, édition J. F. Malgaigne, Paris, 1840, livre de la Peste, t. III, p. 360.

expulsés. Depuis ce temps, il n'y a plus de vertiges ni de convulsions.

Le vertige est évidemment nerveux dans ce cas. Il était sympathique de l'irritation du tube digestif causée par les lombrics, puisque après leur expulsion tous les accidents ont cessé sans retour. Je ne dis pas cependant que dans tous les cas de cette espèce le vertige soit nerveux, car on sait que l'irritation, même sympathique, qui agit longtemps et avec force sur le cerveau, peut y déterminer des lésions organiques. La dentition, les vers, ont été considérés de tout temps comme pouvant provoquer des méningites, et ces idées n'ont pas été repoussées par les novateurs modernes les plus hardis, car Broussais a dit et répété que les symptômes cérébraux sont dus à l'irritation de l'encéphale, mais que cette irritation peut être primitive ou provoquée par la phlegmasie d'un autre organe, et que les symptômes nerveux, même produits par une irritation sympathique, ne peuvent persister pendant un certain temps sans laisser après la mort des traces de leur existence.

Quelquefois la corrélation est si intime entre le malaise gastrique et le vertige, les deux phénomènes concordent et disparaissent si bien ensemble, que le doute sur l'irritation cérébrale sympathique n'est pas permis : je viens d'en voir récemment un exemple.

M. L., 45 ans, replet, tempérament lymphatico-sanguin, ayant parfois la gravelle et des douleurs rhumatismales, sujet aussi à des vertiges passagers qu'il éprouve principalement au sortir du lit et qui ne durent pas, prend le matin en se levant une tasse de lait presque froid. Cinq minutes après, il éprouve un vertige d'une extrême intensité pour lequel on me fait chercher précipitamment. Arrivé une demi-heure après, le malade me raconte qu'il a senti tout à coup un tournoiement dans la tête, comme une force invincible qui le tirait en arrière, de sorte qu'il est tombé plutôt qu'il ne s'est assis sur une chaise qui se trouvait près de lui. Il est encore assis dans un fauteuil au moment où j'arrive, mais il n'ose pas remuer la tête de crainte d'éprouver le vertige, et s'il fait un mouvement il pousse des cris, non de douleur, mais d'effroi en sentant se renouveler les accidents : en même temps il y a malaise épigastrique, mal de cœur, dit le malade. Je le fais coucher avec beaucoup de peine, il se trouve assez bien dans cette position, mais à la moindre tentative pour lever la tête de dessus l'oreiller, il éprouve un vertige extraordinaire, il est comme tiré en arrière. En effet, la tête retombe sur l'oreiller comme si elle y était poussée avec force. La figure est naturelle, non colorée, le pouls calme. — Sinapisme aux jambes, infusion de feuilles d'oranger. Une heure après, le malade vomit le lait qu'il avait pris le matin et se sent soulagé. Le soir, il y a encore disposition au vertige. Nuit bonne. Le lendemain matin je trouve le malade levé, il a mangé légèrement et ne se sent en rien de son indisposition de la veille.

Dans d'autres cas, on voit une véritable gastrite alterner avec des vertiges dont le caractère peut être assez fâcheux pour faire craindre un véritable ramollissement cérébral, comme dans l'observation suivante.

Madame G., d'une bonne santé habituelle, plutôt pâle que colorée, âgée de 60 ans, d'une position aisée, ayant eu de vifs chagrins, est prise en 1845 de vertiges extrêmement intenses avec céphalée frontale. Souvent la malade ne peut pas se soutenir : elle est parfois tellement faible par suite de vertiges qu'elle passe des journées entières au lit. Il existe en même temps des bourdonnements d'oreilles insupportables. L'intelligence est très-nette, mais la malade parle peu et se plaint d'éprouver parfois de la difficulté à rendre ses idées : elle a pâli et maigri. L'appétit est peu prononcé, le sommeil rare et souvent interrompu. Constipation opiniâtre. Un praticien célèbre de Paris a été consulté et a caractérisé cette affection, ramollissement cérébral. Soit influence des remèdes, soit bénéfice du temps, les accidents diminuèrent, puis disparurent; mais à partir de ce moment les digestions devinrent difficiles avec éructations inodores, douleur très-vive à la pression de la région épigastrique, sans tumeur appréciable, parfois vomissements de matières transparentes. Je ne veux pas relater cette observation dans tous ses détails, je dirai seulement qu'après avoir craint un ramollissement, puis un cancer de l'estomac, j'ai vu cette malade revenir à un état de santé assez satisfaisant, qui persiste encore actuellement. Voilà quatorze ans que ces accidents ont éclaté, et je crois que ce n'est pas trop s'avancer que de considérer comme nerveux les vertiges qui ont éclaté à cette époque, et les vomissements qui ont suivi.

Voici encore une observation qui me paraît intéressante comme exemple de vertige grave, alternant avec une maladie nerveuse du tube digestif.

M. H., 45 ans, pâle et maigre, d'une bonne santé habituelle, faisant parfois des excès de boisson, fut sujet pendant deux mois à des étourdissements avec céphalalgie opiniâtre qui ne lui permettaient pas de rester debout. Il y avait amaigrissement, insomnie, peu d'appétit, pouls à 55, souple et faible : douleurs dans les jambes. La persistance de cet état me faisait craindre un ramollissement cérébral. Les rafraîchissements, les doux laxatifs, la diète, le repos, firent peu à peu disparaître les accidents, auxquels succéda un œdème des membres inférieurs assez considérable pour masquer complétement les malléoles; il disparut peu à peu à la suite de lotions aromatiques. Six semaines après, le malade fut pris de coliques abdominales d'une extrême intensité qu'il compare à des crampes, à une torsion des intestins : constipation opiniâtre sans nausées ni vomissements. Sans entrer dans les détails de cette observation, je dirai seulement que la maladie avait la plus grande analogie avec la colique de plomb, sans qu'il ait été possible de constater que le malade ait été soumis à l'action d'une préparation saturnine quelconque. Ceci se passait en 1853. Depuis ce temps, le malade a eu trois fois ses coliques, les vertiges n'ont plus reparu. Actuellement (1860), la santé est excellente.

Quoique la lecture de ces observations successives soit fastidieuse, je crois devoir cependant donner encore un exemple de la sympathie qui existe entre l'encéphale et le tube digestif, en rapportant un cas dans lequel le principe rhumatismal paraît avoir agi successivement sur l'épaule, le tube digestif et le cerveau.

M. R., 55 ans, sobre, maigre, d'une bonne santé habituelle, sauf qu'il est sujet à des douleurs rhumatismales quelquefois très-cruelles, surtout dans l'épaule droite, éprouve en mars 1846 des vertiges très-violents avec céphalalgie gravative, impossibilité de marcher sans chanceler comme un homme ivre; pouls naturel, appétit, bon état du reste. Au bout de quelques jours, sous l'influence du repos, de la diète et de la limonade pour boisson, il se trouve mieux. J'administre un purgatif salin et le malade retourne à ses travaux. Quinze jours après, il est repris, sans cause connue, de douleurs atroces dans l'estomac pendant lesquelles il se roule dans son lit en gémissant. Les vertiges n'ont pas reparu. Cette affection si douloureuse du tube digestif, que je considérais comme de nature rhumatismale, fut combattue par la saignée, les bains, les narcotiques, les purgatifs, et ne se dissipa après plusieurs alternatives de mieux et de plus mal qu'au bout de six semaines.

Il y a parfois dans le corps certains principes âcres qui provoquent des vertiges, auxquels se substituent d'autres formes morbides. Ainsi, les érysipèles, surtout lorsqu'ils n'affectent pas une forme très-aiguë, sont précédés pendant plusieurs jours de vertiges très-prononcés qu'on ne sait à quoi attribuer et qui disparaissent lorsque l'érysipèle se manifeste.

Dans l'observation suivante, il n'est pas douteux que le même principe qui a déterminé l'éruption du cuir chevelu, avait produit également les vertiges, puisque ces derniers, après avoir persisté pendant quinze jours et avoir résisté à une médication énergique, ont disparu aussitôt que l'éruption s'est montrée.

M. T., 60 ans, gras, d'un tempérament pléthorique, jouissant d'une très-bonne santé, se plaignait dans le courant de décembre 1848 d'éprouver de violents étourdissements. Il pouvait marcher dans la rue, mais quelquefois il lui semblait qu'il était ivre : s'il voulait lever la tête pour regarder en l'air, ou bien s'il se baissait, il était pris d'un étourdissement plus violent. Le visage n'est pas plus coloré que d'habitude, le pouls calme, l'appétit bon. La persistance et l'intensité de ces accidents le décident à me faire appeler au bout de huit jours. — Saignée du bras, limonade, bains de pieds, deux purgatifs.

Cet état persista une huitaine de jours sans changement, puis les vertiges disparurent complétement et furent remplacés par une éruption eczémateuse du cuir chevelu qui dura une quinzaine de jours, et le malade revint à son état de santé habituel.

Il y a encore un grand nombre de maladies dans lesquelles on observe le vertige sympathique. Il est très-fréquent dans les affections dyspnéiques de la poitrine, principalement lorsque domine l'élément nerveux comme dans l'observation suivante.

Madame C., 36 ans, délicate, nerveuse, éprouve depuis plusieurs mois, à la suite d'un cruel chagrin qui a bouleversé son existence, des accès d'oppression qui surviennent principalement la nuit et la forcent à se lever. Dans certains de ces accès auxquels j'ai assisté, il y a état pénible à voir, respiration précipitée (60 par minute), écourtée, soulevant les parois de la poitrine, paupières très-ouvertes, yeux comme saillants ; la malade s'accroche aux bras de son fauteuil pour pouvoir respirer : on dirait que la vie va l'abandonner : râles sibilants dans toute la poitrine, pouls à 120, régulier, rien d'anormal au cœur. A ces symptômes du côté des bronches se joignent des vertiges continuels qui se produisent la malade étant assise ou couchée : ils rendent la démarche chancelante et sont assez intenses pour faire craindre des chutes. Les symptômes vertigineux augmentent avec l'oppression, ainsi que pendant l'époque menstruelle, dernière circonstance qui tend à faire rejeter l'idée d'un vertige par pléthore. En même temps il y a une extrême fatigue dans les yeux que la malade peut à peine ouvrir : elle distingue difficilement les objets, ne peut ni lire ni travailler, parce que, dit-elle, la vue se brouille. Dans les premiers temps du traitement, la malade attirait mon attention sur ce point autant que sur les symptômes bronchiques. Comme j'administrais la belladone, je considérais les accidents cérébraux comme étant sous l'influence de ce médicament ; mais après l'avoir cessé les vertiges persistèrent, et je reconnus qu'ils étaient sous l'influence de l'état morbide. L'affection des bronches s'est depuis cette époque considérablement améliorée, et la malade n'a plus que des vertiges passagers et très-supportables.

Du vertige produit par la pléthore.

L'état pléthorique des vaisseaux cérébraux est une cause fréquente de vertiges. Cet état peut être local ou lié à une pléthore générale. Dans l'un et l'autre cas, on observe, outre les vertiges, divers symptômes, tels que des éblouissements, des tintements d'oreille, de la surdité, des aberrations passagères de la vue, des milliers d'étincelles d'un blanc très-pur ou rouges, une coloration vive du visage, les yeux rouges et injectés, le pouls large et plein. Tous ces symptômes augmentent par la chaleur, par un régime excitant, par le séjour au lit, par tout mouvement, toute situation horizontale qui favorise l'abord ou le séjour du sang dans les vaisseaux de la tête. J'ai ainsi observé des personnes sujettes aux vertiges, qui ne les éprouvaient qu'au moment où elles posaient la tête sur l'oreiller. Ils étaient alors produits évidemment par la pléthore cérébrale et s'expliquaient par les mouvements toujours assez prononcés que l'on fait pour entrer au lit, et par la situation horizontale qui succédait à la verticale. Chez d'autres personnes, au contraire, les vertiges ont surtout lieu le matin, après le sommeil, et c'est au moment où elles se lèvent que les vertiges apparaissent, pour se dissiper quelque temps après. Il est probable que dans ce cas la situation de la tête et la chaleur de l'oreiller favorisent la pléthore cérébrale, et l'on sait combien la plupart des malades sont soulagés lorsqu'on remplace l'oreiller de plume par un oreiller de crin.

Les vertiges liés à la pléthore cérébrale constituent ordinairement une affection légère, qui se dissipe rapidement sous l'influence des moyens les plus simples. C'est ce qu'on observe si souvent au printemps chez les sujets jeunes et vigoureux, chez les personnes disposées aux congestions cérébrales, et chez lesquelles le retour des chaleurs provoque des vertiges avec embarras de tête qui se dissipent sous l'influence d'un régime un peu sévère, de quelques bains de pieds et de boissons rafraîchissantes.

Parfois ces vertiges sont plus fâcheux et s'accompagnent d'une pesanteur de tête avec somnolence et tintements d'oreilles, phénomènes dont la persistance peut nécessiter l'emploi d'une saignée.

Dans des cas plus graves, il y a embarras momentané de la parole, crampes et fourmillements plus prononcés d'un côté que de l'autre : ordinairement la face est colorée, les yeux injectés, le pouls large, plutôt ralenti qu'accéléré.

Enfin, dans les cas les plus fâcheux, le vertige lié à la simple pléthore cérébrale peut offrir les symptômes d'une attaque d'apoplexie, d'une méningite, d'une encéphalite, s'accompagner d'hémiplégie, de surdité complète, de perte de la vue, et même déterminer une mort prompte. Toutefois, ce dernier cas est rare, et ce qui aide à distinguer le vertige lié à la pléthore simple de ceux qui sont déterminés par une lésion organique, c'est leur disparition généralement rapide dans le premier cas, leur persistance ou leur diminution lente dans le second.

Tels sont les principaux symptômes qui accompagnent les

vertiges liés à la pléthore. Mais, comme je l'ai dit plus haut, la pléthore peut être purement locale ou bien générale. On reconnaît la pléthore générale aux signes qui annoncent la constitution sanguine. On l'observe sur les personnes dans la force de l'âge, vigoureuses, dont tous les tissus sont bien colorés, ce qu'il faut distinguer avec soin de la coloration du visage, qui peut être vive et donner l'apparence d'un état pléthorique général, tandis qu'en examinant les mains, le cou et le reste du corps, on constatera plutôt de l'anémie et de la maigreur. La pléthore générale et les vertiges qui en résultent sont souvent causés par la suppression d'une hémorrhagie, soit normale, comme les règles ; soit accidentelle, comme les hémorrhoïdes ou l'épistaxis habituelle ; soit provoquée par l'art, comme une saignée ou une application de sangsues. On observe en même temps de la paresse, moins de vivacité dans l'intelligence, un sommeil plus lourd et plus prolongé, de la propension à l'assoupissement.

Il y a un signe qui semble d'une grande valeur dans cette circonstance, et dont je crois qu'il faut se méfier : c'est l'état du pouls. Il semble qu'un pouls dur et plein doit indiquer une pléthore générale ; cependant ce signe est trompeur, car, s'il existe dans le vertige avec pléthore générale, on l'observe aussi quand la pléthore n'est que locale ; et, si l'on tire du sang dans l'un et l'autre cas, le pouls reste ou redevient très-promptement dur et plein, si les accidents locaux ne sont pas diminués. C'est que les troubles de l'encéphale, par eux-mêmes, indépendamment de l'état général, donnent de la dureté au pouls. Tout le monde en peut faire l'observation dans les apoplexies, où le pouls est très-souvent dur et sec, même chez les individus pâles, maigres, présentant un état tout opposé à celui qui caractérise la pléthore générale. Je signalerai à ce sujet un fait qui me paraît peu connu : c'est que très-souvent, dans les fortes apoplexies, le sang tiré de la veine darde fortement et offre un aspect rutilant qui le rapproche du sang artériel, même chez des individus plongés dans le coma. J'ai fait trop souvent cette observation pour ne pas croire que cet état du sang se lie à la maladie du cerveau, comme la dureté du pouls.

Les vertiges avec pléthore locale nous offrent les signes précédemment indiqués du côté de la tête, mais chez des individus dont la constitution générale est faible ou affaiblie par des maladies antécédentes. Dans ce cas, le vertige ne s'explique que par une pléthore locale, c'est-à-dire que le cerveau seul est plus gorgé de sang, les autres organes ne présentant pas de traces d'hypérhémie. Cet état peut être en quelque sorte physiologique, c'est-à-dire qu'il y a des individus qui, sans être d'un tempérament sanguin, offrent une singulière prédisposition à la congestion, à l'engorgement d'un organe en particulier. Le cerveau est un de ceux qui subissent le plus facilement cette influence. Ces sortes de vertiges, dont je citerai des exemples avec congestion cérébrale, constatée à l'autopsie, ont pour sujets, dans les cas graves, des individus débilités par une maladie antérieure, telle que maladie organique du cœur, tumeurs abdominales, ascite, phthisie, etc. Quoique on trouve un engorgement du cerveau, ces individus, loin d'être pléthoriques, sont maigres, anémiques, épuisés depuis longtemps ; et si, ne se contentant pas du fait matériel constaté à l'autopsie, on réfléchit aux conditions vitales générales, on verra que ces vertiges sont plutôt produits par défaut que par excès. Dans la période ultime des maladies chroniques, cancer, phthisie, pleurésie chronique, etc., ce n'est presque jamais par l'organe primitivement malade que la vie s'éteint, mais une pneumonie hypostatique, une pleurésie ultime, une congestion cérébrale surviennent et enlèvent le malade.

Examinons maintenant les influences qui provoquent le vertige avec pléthore.

On présumera que les vertiges sont produits par la pléthore cérébrale, lorsqu'ils ont lieu sous l'influence d'une forte chaleur, d'une insolation prolongée. C'est ce qu'on observe fréquemment chez les militaires après une longue marche au soleil, comme on l'a constaté surtout en Afrique. Il en est de même chez les moissonneurs, chez les faucheurs et chez tous ceux qui sont exposés longtemps à un soleil ardent. Dans ce cas, outre les vertiges, les malades ressentent des maux de tête, des bourdonnements d'oreilles, un obscurcissement de la vue; il y a parfois perte de connaissance ou délire furieux, face rouge, injection des yeux avec larmoiement. Dans les cas de mort, on trouve tous les signes d'une congestion encéphalique très-prononcée.

Si les vertiges survenant dans ces conditions doivent être considérés comme produits par la pléthore, les circonstances absolument contraires, c'est-à-dire un froid excessif, en faisant refluer le sang vers le cerveau, produisent également le vertige avec congestion encéphalique.

J'ai eu de fréquentes occasions de constater l'influence d'un froid vif et prolongé pour la production des congestions cérébrales, à la Salpêtrière, où j'ai séjourné un an comme interne. J'y ai remarqué l'extrême fréquence des congestions cérébrales et des apoplexies, pendant l'hiver, nécessitant de nombreuses saignées, tandis que pendant l'été, qui fut très-chaud, j'étais très-surpris de ne voir dans les salles que de rares malades, et aucun cas d'affection cérébrale, soit par congestion, soit par épanchement. Comme j'en manifestais ma surprise au médecin et aux personnes du service, j'appris que ce fait, loin d'être exceptionnel, était au contraire la règle à peu près constante.

L'usage immodéré des boissons fermentées est une cause fréquente et parfaitement connue de maladies organiques du cerveau, notamment de ramollissement et de méningite. Donc, lorsqu'un individu qui fait des excès de ce genre devient sujet aux vertiges, et qu'on ne constate l'existence d'aucune lésion organique, il y a à penser, s'il est fort et sanguin, que les vertiges sont sous l'influence d'une congestion cérébrale. Toutefois il y a de grandes réserves à faire à ce sujet :

si certains faits d'autopsie dans le cas d'ivresse mortelle tendent à faire penser que ces vertiges se lient à une congestion cérébrale, elles ne paraissent pas l'établir d'une manière irréfragable, et sans nier que les vertiges, dans le cas d'ivresse grave, ne puissent parfois s'expliquer par la pléthore cérébrale, je ferai remarquer que dans le cas d'alcoolisme avec accidents cérébraux, on réussit très-mal avec les saignées. Aussi dirai-je avec le très-habile observateur que je viens de citer, lorsqu'il parle de l'hypérhémie qu'on observe dans les empoisonnements par les narcotiques : « Ce n'est « pas la congestion cérébrale qui est cause des accidents « tout spéciaux que déterminent les différentes substances « que nous venons de nommer : cette congestion n'est qu'un « des éléments de l'état morbide auquel elles donnent nais- « sance, élément secondaire dont l'intensité ne croît pas « avec la gravité des symptômes, et qui peut même man- « quer, sans que ces derniers cessent d'exister (1). »

L'augmentation de volume du sang dans tout l'organisme peut provenir de la suppression d'une hémorrhagie habituelle, d'où résulte un vertige par pléthore. Je suis souvent appelé à constater des vertiges de cette espèce par suppression de la menstruation, dans une maison centrale de religieuses où l'on reçoit un grand nombre de novices, c'est-à-dire de jeunes personnes d'une constitution saine et robuste. Une aménorrhée de quelques mois est tellement habituelle lors de l'entrée au noviciat, que dans le plus grand nombre des cas je ne suis pas appelé à donner mon avis, attendu que ces dames connaissent les moyens peu actifs que j'emploie d'ordinaire pour remédier à un accident qui se dissipe le plus souvent de lui-même. Mais il y a certains cas où mon intervention est réclamée, et parmi les accidents que je suis appelé à traiter, je trouve souvent des vertiges intenses avec coloration rouge du visage, impossibilité de rester debout sans chanceler, tinte-

(1) Andral, *Clinique médicale*, t. V, p. 056.

ments d'oreilles, vue obscurcie ou bluettes rouges et blanches, impossibilité de lire, de travailler à des ouvrages délicats ou de se livrer à une contention d'esprit un peu forte, sans éprouver des vertiges, du trouble dans la vision. C'est très-souvent à l'église, lorsque les jeunes personnes sont debout ou à genoux, que les accidents deviennent très-intenses. Quelques-unes sont tombées sans connaissance, et ont été obligées de renoncer momentanément à aller à la chapelle.

Les femmes enceintes sont, comme on sait, très-sujettes aux vertiges. C'est, pour un grand nombre, le signe qui leur indique le début de la grossesse, et fort souvent aussi j'en ai vu se tromper, parce que éprouvant des vertiges sans cause connue elles se croyaient à tort enceintes, n'en ayant jusqu'alors éprouvé que dans cette situation. La pléthore générale produite dans ce cas par la suppression des règles, la gêne de la circulation abdominale, indiquent suffisamment la cause de ces vertiges.

Les eaux minérales chaudes, notamment les eaux sulfureuses de Bagnères, Baréges, Cauterets, Aix, etc., les eaux alcalines chaudes, notamment celles de Bourbonne, Plombières, etc., agissent avec une grande énergie pour produire les vertiges. J'ai eu nombre de fois l'occasion d'observer des malades qui, à leur retour des eaux, devenaient sujets à des vertiges très-répétés avec céphalée opiniâtre. Ces accidents ne se dissipaient qu'avec lenteur : plusieurs de ces malades avaient éprouvé pendant le traitement par les eaux des accidents inquiétants, qui avaient forcé d'interrompre leur administration et de recourir aux émissions sanguines. Il y avait un embarras vertigineux de la tête, et même des vertiges avec perte subite de connaissance. Enfin au retour, la persistance des mêmes accidents m'a plusieurs fois forcé de recourir de nouveau aux émissions sanguines et à un régime approprié. La pléthore, tantôt générale, tantôt locale, selon la constitution des sujets, explique parfaitement ces accidents : le calorique en excès, le séjour dans les bains chauds, dans les étuves, sont éminemment propres à déterminer cette pléthore, dont les signes se manifestent, indépendamment des vertiges, par la coloration rouge de la face, par son état vultueux, par la pesanteur de la tête, des bouffées de chaleur, des bourdonnements d'oreilles, le pouls large et plein.

Du vertige produit par l'anémie.

Avant d'étudier les vertiges produits par l'anémie, il faut s'entendre sur ce qu'on doit désigner sous ce nom. Voici la définition qui me paraît répondre le mieux aux desiderata de la science et de l'art (1) : « État opposé à la pléthore, qui « consiste, non pas, comme le mot l'indique, en une dimi- « nution absolue de la masse du sang, mais en un abaisse- « ment des globules de ce liquide à un nombre proportionnel « plus ou moins inférieur à leur nombre normal. » Cette définition du reste n'était possible que depuis peu : elle indique d'une manière très-nette, les remarquables travaux de MM. Andral, Gavarret, Bouillaud, Piorry, Beau, etc., sur cette question.

Les vertiges par anémie se distinguent des autres par les phénomènes locaux et généraux qui indiquent cet état particulier du sang. Si donc ils se présentent à la suite d'hémorrhagies abondantes, de fatigues excessives, d'alimentation insuffisante, chez des individus naturellement ou accidentellement pâles ; si, pendant le vertige, le visage reste décoloré et que rien n'y indique un afflux sanguin, on doit les considérer comme développés sous l'influence d'un état anémique. Dans la chlorose, on observe aussi des vertiges, des bourdonnements d'oreilles : ici également, les vertiges doivent être considérés comme produit par l'anémie, dans le sens de la définition donnée plus haut, c'est-à-dire avec diminution des globules sanguins ; car, sans entrer dans une discussion hors

(1) *Dictionnaire de médecine de Nysten*, 11e édition, par MM. Littré et Robin. Paris, 1858, art. *Anémie.*

de propos sur l'anémie, qu'il y ait diminution dans la masse du sang, comme le veulent quelques auteurs ; qu'il y ait même volume avec diminution des globules, comme l'admettent la majorité des médecins ; qu'il y ait pléthore séreuse, comme le pense M. Beau, qui attribue à cet excès de volume du sang les accidents observés dans la chlorose et dans les autres espèces d'anémie, le diagnostic sera toujours facile par la décoloration des tissus, par l'existence des signes généraux de l'anémie, palpitations, essoufflements, et surtout par le signe sur lequel tout le monde est d'accord comme caractéristique de cet état du sang, les bruits anormaux des vaisseaux du cou.

De sorte que malgré les dissidences scientifiques auxquelles peut donner lieu cette question, la forme de vertige par anémie est généralement facile à diagnostiquer et son traitement demeure le même, puisque tout en admettant l'augmentation de volume du sang, la diminution des globules sanguins contre-indique formellement la saignée, et met tout le monde d'accord sur l'utilité de l'administration des ferrugineux, des toniques, d'une alimentation substantielle.

Les différentes cachexies, tuberculeuse, cancéreuse, toutes celles qui accompagnent ordinairement les maladies chroniques, déterminent, comme on sait, un état anémique d'où résultent des vertiges très-persistants et remarquables par cette particularité qu'ils sont souvent ténébreux. Le vertige nerveux et le vertige par anémie ont souvent entre eux une étroite corrélation, surtout dans les cachexies et en général dans les affections qui agissent simultanément sur le sang et sur les nerfs. Chez une femme affectée d'un cancer utérin arrivé à sa dernière période j'ai observé des étourdissements, des vertiges avec anéantissement général, sans perte de connaissance, mais avec perte momentanée de la vue, dont l'anémie était le point de départ, mais l'anémie plutôt que l'hydrohémie, car outre la pâleur de tout le corps, on constatait un amaigrissement extrême ; les mains étaient d'un blanc mat ; les veines affaissées complétement ne se distinguaient que par une ligne bleuâtre ; on voyait que le sang manquait dans les vaisseaux. Bruit musical dans les artères du cou, fugitif et intermittent.

Cette anémie vraie n'est pas aussi rare qu'on serait porté à le penser d'après les auteurs modernes, qui se sont principalement occupés de l'hydrohémie ; et les vertiges qui existent alors s'expliquent par un abord de sang réellement moins considérable au cerveau.

Lieutaud, parlant de l'anémie comme d'une maladie distincte qu'il se plaint de ne pas voir étudier, dit qu'on ne peut parfois la reconnaître qu'à l'inspection anatomique, et il ajoute : « J'ai vu des cadavres dont on avait ouvert la tête, la « poitrine et le ventre, aussi secs que s'ils avaient été de cire : « les moyens et les petits vaisseaux ne contenaient point de « sang, les gros étaient à demi vides : on voyait dans les uns « et dans les autres *beaucoup d'air*, qui était surtout très-« apparent dans les vaisseaux du cerveau. » J'insiste sur ces faits d'anatomie pathologique signalés par Lieutaud, parce qu'ils démontrent l'existence d'une véritable diminution dans la masse du sang, et la production des vertiges sous cette influence. L'existence de cette forme de vertige par anémie vraie est encore démontrée par ce qu'on observe à la suite de la saignée, lorsqu'il y a vertige, perte de la vue, suivie ou non de perte de connaissance.

J'ai observé à plusieurs reprises sur moi-même une forme de vertige qui résultait évidemment du défaut de stimulus au cerveau. Lorsque j'habitais Paris, je me baignais fréquemment et je nageais quelquefois un demi-heure ou trois quarts d'heure sans prendre pied. Je n'éprouvais jamais rien dans l'eau, mais plusieurs fois je sentis en sortant un malaise singulier : tout tournait autour de moi, je devenais d'une pâleur effrayante pour ceux qui m'entouraient ; puis tout en restant debout et m'appuyant à une des colonnes du bain, je me trouvais dans une obscurité profonde, ayant toute ma connaissance et les yeux largement ouverts. Peu à peu la vue revenait, je n'éprouvais que quelques vertiges légers, et après m'être habillé j'allais dîner avec mes camarades. Si je me couchais sur le plancher du bain je revenais beaucoup plus vite. Ce fait se reproduisit plusieurs fois, et ce qui m'intriguait, c'est que lorsque je me baignais en province, cela ne m'arrivait jamais. En y réfléchissant j'en eus l'explication : je me baignais à Paris vers trois heures de l'après-midi, après avoir mangé le matin, en tout, du pain et de la confiture, du beurre ou autre chose d'aussi peu substantiel ; joignant à cela un peu avant le seul repas copieux de la journée un exercice aussi fatigant que celui de la natation prolongée, j'étais épuisé et j'éprouvais un vertige ténébreux suite de faiblesse, pendant lequel l'afflux sanguin au cerveau était manifestement diminué, comme l'indiquait l'extrême pâleur du visage. D'après ce raisonnement, j'essayai de manger plus copieusement les jours de bain, et depuis lors je n'éprouvai plus rien d'insolite.

Du vertige produit par une lésion organique cérébrale.

Les vertiges qui reconnaissent pour cause une lésion organique cérébrale sont très-intenses et très-opiniâtres, l'attention se fixe sur eux tout d'abord, et au point de vue du pronostic ils demandent la plus grande attention. Ces vertiges précèdent souvent pendant de longues années une maladie cérébrale grave. Si l'on parcourt les ouvrages des principaux auteurs qui ont écrit sur les maladies organiques du cerveau, on remarque que, dans un grand nombre de cas, les vertiges, les éblouissements, avec ou sans céphalalgie ont existé quelquefois pendant dix ans, quinze ans, et que ce n'est qu'après ce long temps qu'on observe les signes d'une apoplexie, d'un ramollissement, d'une méningite chronique, reconnus à l'autopsie.

Ces auteurs considèrent les vertiges comme produits sous

l'influence d'une congestion sanguine qui a déterminé à la longue les lésions organiques dont on a trouvé les traces à l'autopsie.

Voici comment Lallemand, entre autres, explique sa pensée à ce sujet. Après avoir indiqué la marche que suivent les hémorrhagies dans divers organes, l'épistaxis, l'hématémèse, le flux hémorrhoïdal, après avoir fait voir que ces divers flux sanguins sont toujours précédés longtemps à l'avance par des congestions répétées, il applique les mêmes règles au cerveau et considère les conséquences suivantes comme l'expression abrégée des faits : « Fluxion ou congestion céré- « brale brusque, générale, rapide, distension des vaisseaux, « *vertiges*, *éblouissements*, illusions d'optique, tintements d'o- « reille, etc., plus énergique et sans rupture des vaisseaux, « coup de sang, paralysie des deux côtés, parce que l'in- « jection vasculaire est générale, mort prompte ou dispari- « tion rapide des symptômes. Si dans l'intervalle de ces « espèces d'accès, les vaisseaux restent plus ou moins en- « gorgés, état de somnolence habituelle, stupeur, diminu- « tion des facultés intellectuelles, à la suite de ces fluxions « répétées, dilatation habituelle des vaisseaux, affaiblisse- « ment de leurs parois. Congestion plus énergique ou con- « centrée sur un point du cerveau, ou résistance moindre « des vaisseaux, hémorrhagie, épanchement de sang plus « ou moins considérable ; dépression ou compression subite « du cerveau, paralysie instantanée, apoplexie sanguine, « congestion moins rapide et plus continue, ramollissement, « désorganisation du cerveau. »

Nous trouvons résumée dans le tableau qui précède, la marche habituelle de la congestion cérébrale, les symptômes qui la caractérisent, les conséquences qu'elle peut entraîner, et pour en revenir au sujet de ce mémoire, nous y voyons ce qu'on a à redouter des vertiges persistants, opiniâtres, récidivants, lorsqu'ils se trouvent liés à la congestion cérébrale.

S'il existe un épanchement cérébral avec hémiplégie ou

bien un ramollissement, les vertiges qui surviennent de temps en temps peuvent être facilement rapportés à leur cause. La difficulté devient plus grande lorsqu'il s'agit d'une de ces méningites chroniques qui se manifestent par des symptômes obscurs. Les tubercules cérébraux, les tumeurs intra-crâniennes, seront encore d'un diagnostic bien plus difficile. Dans ce cas, les vertiges peuvent être utiles au diagnostic, parce qu'en présence de quelques symptômes même peu prononcés au cerveau et aux membres d'un côté principalement, leur existence peut mettre sur la voie d'une lésion organique trop obscure pour être reconnue par des signes plus rationnels.

J'en citerai comme preuve, ces vertiges si persistants qu'on voit coïncider avec des vomissements incoercibles. Les vomissements seuls ne fixeraient pas l'attention sur le cerveau dont ils sont cependant sympathiques ; mais lorsqu'ils coïncident avec des vertiges opiniâtres, ils peuvent mettre sur la voie d'une lésion cérébrale grave, masquée d'ailleurs par les symptômes gastriques qui détournent l'attention du véritable siége de la maladie.

Parmi les lésions qui donnent lieu à des vertiges opiniâtres et persistants pendant plusieurs années, on doit citer les tumeurs, de quelque nature qu'elles soient, qui se développent à l'intérieur du crâne. La marche lente de la lésion organique, l'obscurité des phénomènes qui signalent sa présence, rendent souvent le diagnostic difficile ou impossible pendant de longues années. Dans ce cas, les vertiges sont répétés, opiniâtres, reparaissent sans cause connue : ils s'accompagnent parfois de perte de connaissance complète; on observe des crampes, des secousses tétaniques, des fourmillements ; un sentiment de froid ; de la paralysie dans les membres d'un côté ; ou à un moindre degré, une maladresse insolite du malade dans les travaux habituels. L'état des organes des sens doit attirer l'attention et peut souvent aider au diagnostic différentiel, car l'affaiblissement ou la perte de l'ouïe, de la vue des deux côtés ou d'un seul, doivent faire craindre, lorsqu'ils persistent, l'existence d'une lésion organique. (Voir plus haut, *Névralgie faciale symptomatique des altérations organiques du cerveau*).

Itard, parlant de la surdité par compression du nerf acoustique, cite des faits très-intéressants de compression cérébrale par des tumeurs, des liquides, du pus, un stéatome, et donne pour symptômes de cette compression, une céphalalgie plus ou moins intense et continuelle, *des vertiges*, des tintements, l'affaiblissement de la vue, de l'ouïe, des facultés intellectuelles et particulièrement de la mémoire. D'après les faits cités par Itard, et ceux que j'indiquerai ultérieurement, il est évident que les vertiges coïncidant avec les phénomènes que je viens d'indiquer doivent être presque toujours considérés comme tenant à une compression du cerveau par un liquide ou par une tumeur.

Du reste, la marche de ces affections est souvent d'une lenteur extrême, ainsi Itard cite deux personnes qui depuis quinze à dix-huit ans sont affectées de vertiges, céphalalgie, surdité, affaiblissement de la vue, et rien, dit-il, ne fait espérer que ce déplorable état touche à sa fin.

Parmi les cas de vertiges qui étaient dus à une lésion cérébrale, il n'en est pas de plus remarquable que celui de Jonathas Swift, poëte anglais, dont l'histoire est rapportée par Itard avec des circonstances du plus haut intérêt (1).

La compression du cerveau peut donc produire le vertige. La question est de savoir, le vertige étant donné, comment on pourra s'assurer qu'il est produit par une compression du cerveau.

Examiné dans ces conditions, le problème est fort complexe et souvent insoluble. Ainsi, quoique, d'après les nombreux exemples cités dans la science, les vertiges liés à l'affaiblissement ou à la perte d'un des sens, notamment de

(1) *Traité des maladies de l'oreille et de l'audition*, t. II, p. 220.

la vue ou de l'ouïe, doivent rendre le pronostic grave et faire penser qu'il existe une lésion organique du cerveau, il n'en est pas toujours ainsi. Itard lui-même, qui accorde une grande valeur à ces signes, cite une religieuse (Obs. XIV), âgée de quarante ans, encore menstruée, sujette à diverses affections nerveuses, qui vint le consulter en 1815 et qui était devenue sourde depuis six ans. Son infirmité avait été précédée par des vertiges, par des bourdonnements qui imitaient toutes sortes de bruits, par une exaltation morbide de la sensibilité du nerf auditif. Le chagrin paraissait être le point de départ de tous ces accidents que ce sagace observateur considéra comme nerveux. Il dirigea le traitement dans ce sens, au moyen des antispasmodiques et des toniques, et sans obtenir une guérison complète, rétablit en partie l'ouïe et la santé générale, amélioration qui devint constante.

Ce fait, dont la relation est pleine d'intérêt, comme tout ce qu'a écrit cet éminent praticien, prouve qu'il admettait des surdités, et pour ce qui est de mon sujet, des vertiges purement nerveux, pouvant se compliquer exceptionnellement de la perte d'un sens.

Pour m'assurer de la valeur du vertige dans les affections organiques du cerveau, et l'étudier au point de vue du diagnostic différentiel avec le vertige nerveux, j'ai compulsé les neuf lettres de Lallemand sur les maladies de l'encéphale, et je suis arrivé aux résultats suivants : sur deux cent quarante-quatre observations d'altérations organiques les plus diverses de l'encéphale que contient cet ouvrage, le vertige n'est signalé que trente fois, ce qui, d'après les idées qu'on se forme à ce sujet, paraîtra une bien faible proportion. Je sais que ce signe n'attire pas toujours l'attention, qu'il est très-fugitif, qu'il peut n'apparaître que momentanément au début, et qu'en général les renseignements que l'on peut obtenir sur les antécédents sont très-incertains et paraissent peu dignes d'attirer l'attention de l'observateur ; le phénomène morbide a quelque chose d'abstrait par lui-même, qui fait que le malade s'y arrête peu, et trouve difficilement des expressions propres à en donner une idée exacte. Malgré tout, constatons la rareté de ce signe, et remarquons que la céphalalgie, entre autres, existe beaucoup plus souvent, puisque sur le même nombre de cas on la trouve signalée cent six fois dans l'ouvrage de Lallemand.

Quant aux affections cérébrales avec lesquelles a coïncidé le vertige, les différences de nombre sont trop faibles pour qu'on puisse en tirer des conséquences d'une certaine valeur, car dans les épanchements et les ramollissements nous n'en observons pas un plus grand nombre que dans les indurations osseuses.

L'âge auquel on a observé le vertige lié aux maladies organiques présente une certaine importance ; or, parmi ceux chez lesquels l'âge est indiqué, dix-neuf avaient dépassé quarante ans, les autres étaient au-dessous, un seul avait dix-sept ans, un autre dix-huit, six avaient trente ans et plus. Tout indique donc que le vertige qui se développe sous l'influence d'une maladie organique du cerveau se présente surtout à l'âge où ces maladies sont le plus fréquentes, c'est-à-dire surtout à partir de l'âge mûr. Lors donc qu'on verra le vertige commencer à cette époque de la vie, il y aura plus lieu de se préoccuper d'une maladie organique que si le sujet était plus jeune. Si l'on se rappelle, d'autre part, que le vertige nerveux se présente surtout chez les hystériques, chez les personnes nerveuses, on verra que cette dernière forme existe plus spécialement dans la jeunesse.

Une autre question intéressante à résoudre est celle de l'époque à laquelle ont apparu les vertiges. Dans douze cas, ils existaient depuis une ou plusieurs années, d'où il résulte que lors même qu'on verrait le vertige dater de plusieurs années sans provoquer de maladie organique du cerveau, il ne faudrait pas porter un pronostic trop favorable, puisque des accidents graves peuvent n'éclater qu'un grand nombre d'années après leur apparition. Je n'ai pas besoin de faire ressortir de quel intérêt cela est dans la pratique. Remarquons que si par l'observation des vertiges et des autres symptômes, le médecin pronostique l'apparition ultérieure d'une maladie organique du cerveau, il arrive souvent que le malade se remet, revient à un état de santé plus satisfaisant, et le médecin semble s'être trompé; lui-même peut croire qu'il a pris l'alarme trop vite et revenir sur son premier jugement. Cependant, plus tard, quelquefois à plusieurs années de là, soit spontanément, soit à la suite de chagrins, d'impressions morales diverses, une hémiplégie éclate et vient confirmer le pronostic porté depuis longtemps et qui n'avait qu'un tort, celui d'être venu trop tôt. Combien de fois m'est-il arrivé, dans la pratique, de voir des individus pris de vertiges opiniâtres, de céphalalgie, de diminution d'activité physique et intellectuelle, que je considérais comme menacés d'une maladie organique du cerveau, et qui se remettaient en apparence très-bien. Continuant à suivre ces malades, comme cela a lieu fréquemment dans la pratique civile, je les ai vus très-souvent finir par une attaque d'apoplexie.

Il reste à examiner une question importante, c'est de savoir si, dans les cas de vertige avec maladie organique du cerveau, il arrive en même temps des signes particuliers, propres à éclairer le diagnostic. Or, voici ce que je trouve dans les observations précédemment citées de Lallemand. Dans quelques cas rares, les vertiges ont existé seuls pendant un temps assez long; mais ces faits paraissent exceptionnels, et le plus souvent ils ont coïncidé avec d'autres symptômes dont les plus fréquents sont : la céphalalgie, l'obscurcissement ou la perte de la vue d'un côté, la coloration rouge des objets, des engourdissements des membres d'un côté, de la difficulté pour s'en servir, des contractures, une hémiplégie soit complète, soit obscure d'abord et s'aggravant tout à coup, l'embarras de la langue, la difficulté d'exprimer les idées.

Dans sept cas, la perte de connaissance a coïncidé avec le

vertige, et tout indique que cet accident doit rendre très-réservé sur le pronostic, attendu qu'il a été très-souvent lié à une maladie organique du cerveau. Les absences momentanées, la perte de mémoire, l'engourdissement, la pesanteur de tête, la somnolence, doivent également faire craindre une lésion organique, lorsqu'ils coïncident avec les vertiges, surtout chez les personnes âgées, car dans la jeunesse ils peuvent être l'indice d'une forme particulière d'épilepsie dont il a été question plus haut.

Poursuivant l'étude du vertige par lésions organiques et compulsant dans ce but les faits de maladies organiques du cerveau contenus dans la clinique du professeur Andral, je trouve que sur quatre-vingt-onze cas de maladies organiques du cerveau, le vertige n'a été signalé que dix-sept fois et la céphalalgie quarante fois. On voit aussi que la céphalalgie est très-fréquente dans l'arachnoïdite (seize fois), et le vertige très-rare (deux fois). Dans les hémorrhagies et les ramollissements le vertige est plus fréquent ; cependant d'après les chiffres cités, il est loin de pouvoir être considéré comme constituant un signe habituel.

Quant à l'âge, sur les dix-sept cas, douze étaient au-dessus de quarante-cinq ans, cinq au-dessous, le plus jeune avait dix-sept ans. Ainsi comme dans les observations de Lallemand, c'est dans l'âge mûr et la vieillesse qu'on observe le plus souvent le vertige produit par les maladies organiques.

Pour l'époque à laquelle ont apparu les vertiges, sur les dix-sept observations, quatre fois ils dataient de plusieurs années, cinq fois de plusieurs mois ; dans cinq cas on ne les avait constatés que depuis plusieurs jours, dans deux cas, depuis plusieurs heures ; dans un cas, ils furent postérieurs à l'attaque.

Nous venons de voir comment se comporte le vertige lié aux altérations organiques de cause interne : il est bon d'étudier le même phénomène dans les altérations organiques du cerveau de cause externe ou par traumatisme. En analysant sous ce point de vue les observations particulières contenues dans l'ouvrage de Pott sur les lésions de la tête, on trouve sur quarante-trois observations de contusions avec ou sans plaie, de fractures ou enfoncements du crâne, d'inflammation des méninges et du cerveau, terminés par la mort pour le plus grand nombre, le vertige signalé sept fois, la céphalalgie vingt-cinq fois. Les malades ont été dans vingt-six cas étourdis sur le coup. Cet étourdissement a duré, pour quelques-uns, pendant quelques minutes, pour la plupart d'un quart d'heure à plusieurs heures ; dans quelques cas, les malades sont morts sans recouvrer la connaissance.

Pour le sujet qui nous occupe spécialement, et mettant de côté le vertige signalé au moment de l'accident, le plus souvent le vertige s'est présenté après une dizaine de jours et a précédé la mort de quelques jours. Dans un seul cas, quoiqu'il y ait eu vertige, le malade a guéri.

On sait que très-souvent des individus paraissent guéris pendant un temps plus ou moins long, puis, après cette période de fausse sécurité, des phénomènes graves se manifestent. Le vertige n'est pas signalé une seule fois par Pott dans l'intervalle des accidents primitifs aux accidents secondaires, de manière à faire craindre l'apparition de ces derniers : il ne peut donc pas servir au pronostic dans ce cas. Le vertige, la perte de connaissance au moment de l'accident sont généralement considérés comme aggravant le pronostic, ce qui est justifié par le relevé ci-dessus.

J'ai été tenté d'analyser au point de vue des vertiges, d'autres ouvrages traitant des lésions traumatiques de la tête ; mais après avoir relu avec attention un grand nombre d'observations à ce sujet, notamment celles très-nombreuses contenues dans les *Mémoires de l'Académie de chirurgie*, j'ai remarqué que le vertige n'était signalé que très-rarement et d'une manière succincte, de sorte que je n'en pouvais tirer aucun profit au point de vue du diagnostic et du pronostic. J'en ai cependant conclu que ce signe n'est habituellement signalé que d'une manière exceptionnelle, dans une foule de lésions cérébrales où, de prime abord, on croirait devoir le rencontrer.

Résumé du diagnostic différentiel entre les différentes formes de vertiges.

De la discussion à laquelle je viens de me livrer, on peut tirer les conclusions générales suivantes :

Le vertige doit être considéré comme nerveux lorsqu'il est peu intense, se dissipant facilement, lorsqu'il est passager, non habituel, qu'il survient sans cause connue ou bien à la suite de causes particulières facilement appréciables, telles que le mouvement d'un navire, d'une balançoire, la situation dans un lieu élevé ; lorsqu'il existe chez les personnes nerveuses, hypocondriaques, hystériques, et qu'il s'accompagne d'insomnie opiniâtre ; lorsqu'il a été précédé de l'administration d'un narcotique ; qu'il est la conséquence de l'ivresse ; qu'il a lieu chez des personnes bien portantes d'ailleurs, mais sujettes à des névralgies. Les fortes commotions physiques et morales, les contentions d'esprit longtemps soutenues, peuvent encore déterminer un vertige purement nerveux, lorsqu'il n'existe d'ailleurs aucun des signes qui seront signalés plus loin comme propres à démontrer l'existence d'une lésion organique cérébrale. Le vertige nerveux se reproduit plus que tout autre lorsque les personnes se trouvent dans une grande réunion, ou éprouvent des impressions morales brusques. On l'observe aussi dans une foule de maladies aiguës, dans lesquelles le cerveau n'est pas particulièrement le siége du mal, telles que la constipation, l'embarras gastrique, la fièvre typhoïde, les maladies qui ont un caractère de malignité, les maladies épidémiques, le choléra, la peste. Quelquefois alors il affecte la forme de vertige ténébreux, quoique cette particularité s'observe rarement dans le vertige nerveux idiopathique. Toutes les irritations du tube digestif causées par les vers, l'inflammation chronique, un principe âcre, rhumatismal, herpétique, peuvent irriter sympathiquement le cerveau et y produire le vertige nerveux. On l'observe aussi dans les maladies d'autres organes, notamment dans les affections dyspnéiques et nerveuses des bronches et du poumon.

Les présomptions pour un vertige purement nerveux sont très-grandes, lorsque le pouls reste calme ou qu'il est faible et rapide quoique régulier avec intégrité de l'intelligence : lorsque malgré le retour fréquent des vertiges la santé se maintient bonne, la mémoire et l'intelligence aussi développées qu'auparavant, et surtout lorsqu'on voit les accidents tendre à diminuer peu à peu.

Lorsque le vertige est suivi de perte momentanée de connaissance, dont le malade n'a plus souvenir lorsqu'il revient à lui, lorsqu'en même temps il a les yeux hagards, exprimant une grande frayeur, qu'il s'interrompt au milieu de sa phrase pendant une minute ou deux, puis reprend la conversation sans se douter de l'interruption, le vertige constitue une des formes de l'épilepsie.

Le vertige sera considéré comme produit par la pléthore, lorsqu'il s'accompagnera d'éblouissements, de tintements d'oreilles, de surdité, d'aberrations passagères de la vue, d'étincelles rouges et blanches, lorsqu'on observera en même temps les yeux rouges, une coloration rouge du visage, le pouls large et plein, plutôt ralenti qu'accéléré, un sommeil plus prolongé et plus lourd qu'en santé, contrairement à l'insomnie du vertige nerveux ; lorsque ces symptômes augmentent par la chaleur, par un régime excitant ; lorsqu'ils ont lieu au printemps chez des personnes fortes et vigoureuses ; qu'ils se dissipent rapidement à la suite d'une émission sanguine. Le vertige par pléthore peut être suivi, dans les cas graves, de mort subite ou d'hémiplégie, mais cela est très-rare. Lorsque l'atteinte est grave, il y a plus habituellement perte de connaissance ou bien sentiment d'engourdissement dans tous les membres, parce que la compression du cerveau est générale et non bornée à une portion de cet organe comme dans l'épanchement sanguin. Il y aura présomption de vertige par pléthore lorsqu'il surviendra à la suite de la suppression d'une hémorrhagie habituelle, telle que saignée, application de sangsues; suppression des hémorrhoïdes ou des règles; grossesse, séjour habituel dans un lieu renfermé; lorsqu'il se produira pendant ou après l'administration des eaux minérales chaudes, en boisson, en bains ou en douches.

Les vertiges par anémie s'accompagnent habituellement de bourdonnements et de sifflements dans les oreilles; ils sont souvent ténébreux et peuvent s'accompagner de perte de connaissance ou d'une demi-syncope avec anéantissement général et conservation de l'intelligence. Les tissus sont décolorés, le pouls est petit et rapide, parfois d'une lenteur anormale pendant le vertige, surtout s'il s'accompagne d'une demi-syncope. On observe en même temps les signes généraux propres à l'anémie, la pâleur, l'amaigrissement ou une légère bouffissure du visage et du reste du corps, des palpitations, de l'essoufflement, enfin des bruits de souffle, de diable, des bruits musicaux aux vaisseaux du cou. On les observe à la suite d'hémorrhagies abondantes, d'alimentation insuffisante, de fatigues excessives intellectuelles et physiques; dans l'anémie vraie, notamment dans celle que l'on a nommée anémie des mineurs; dans la chlorose; lorsque la santé est altérée depuis longtemps par une maladie chronique, ou par une cachexie telle que les tubercules, le cancer, etc.

Les vertiges produits par une lésion organique cérébrale peuvent précéder souvent pendant un temps très-long, pendant plusieurs années, les autres symptômes de la maladie du cerveau. Des phénomènes particuliers existant simultanément, tels que : éblouissements, obscurcissement de la vue, coloration rouge des objets, embarras momentané de la parole, perte de connaissance, engourdissement d'un côté ou crampes, secousses tétaniques, pesanteur de tête, maladresse particulière du malade dans ses travaux habituels, sentiment de froid d'un côté, à un degré de plus, contracture permanente, hémiplégie, et tous les symptômes qui indiquent un épanchement, un ramollissement ou la présence d'une tumeur comprimant le cerveau.

Si en même temps qu'un ou plusieurs des signes précédemment indiqués le vertige persiste, reparaît et devient fréquent chez un sujet qui a dépassé l'âge de 40 ans, il y aura de fortes présomptions pour l'existence d'une lésion organique, tout en réservant certains cas particuliers sur lesquels je me suis longuement étendu plus haut, en traitant du vertige nerveux et du vertige produit par les maladies organiques cérébrales.

Traitement.

Avant d'instituer le traitement du vertige, il faut s'assurer avec soin de sa nature. Si le vertige est produit par la pléthore, on le combattra par les émissions sanguines locales et générales, les rafraîchissants, les dérivatifs, par un régime doux, par l'éloignement de toutes les causes signalées plus haut comme propres à le provoquer ou à l'aggraver. J'ai vu chez quelques malades sanguins ou simplement prédisposés aux congestions sanguines, la privation absolue du vin, du café et des alcooliques, faire disparaître des vertiges habituels et une céphalée qui avaient résisté à tous les autres traitements, et ces accidents reparaître par l'usage du vin.

Si le vertige tient à l'anémie ou à la chlorose, on le combattra par les ferrugineux, les toniques, un régime substantiel. S'il est lié à quelque cachexie, son traitement se confondra le plus souvent avec celui de la cachexie elle-même. S'il est provoqué par une lésion organique cérébrale, on cherchera autant que possible à distinguer la véritable nature de cette lésion, qu'on combattra par les moyens habituels, et qu'il n'entre pas dans mon sujet de développer.

Les formes précédentes étant écartées, et le vertige étant reconnu nerveux, on emploiera les moyens suivants. On s'enquerra avec soin de la cause, et s'il est accidentel, peu intense, non habituel, s'il a lieu chez une personne ordinairement bien portante, on se contentera de quelques moyens peu actifs, plutôt hygiéniques que médicaux, tels que faire respirer un air frais, desserrer les vêtements; mettre le malade dans une situation horizontale, lui bassiner les tempes avec de l'eau fraîche ou du vinaigre; lui faire respirer également du vinaigre ou de l'éther; appliquer sur le front une compresse trempée dans l'eau fraîche mêlée à de l'éther, du vinaigre ou de l'ammoniaque; ou encore un cataplasme de pulpe de carottes; donner un bain de pieds additionné de sel ou de moutarde, avec la précaution de frotter vigoureusement les pieds au sortir du bain, afin de provoquer une dérivation et une stimulation sur un point éloigné du siége du mal.

S'il existe quelque cause accidentelle qui ait pu déterminer le vertige, il faudra y soustraire le malade. Parmi ces causes, on observera surtout le mouvement d'une balançoire, le séjour dans un lieu renfermé et contenant un grand nombre de personnes, tel qu'une salle de spectacle, de festin, une église, même une foule en plein air, la situation sur un lieu élevé, etc. Dans ce cas, il faudra immédiatement éloigner les personnes du lieu qui a produit le vertige. On observera aussi si le malade a pris quelque narcotique ou des alcooliques en excès; s'il vient d'éprouver une forte émotion; ou s'il s'est livré exceptionnellement et avec suite à une grande contention d'esprit. Dans le premier cas, il faudra attendre la cessation des effets narcotiques pour se prononcer, administrer des boissons vinaigrées, une tasse de café; dans le second, on fera cesser les travaux intellectuels et on cherchera à procurer des distractions agréables. On devra également soustraire le malade aux causes morbides telles que : les miasmes délétères, ceux du charbon, des maladies infectieuses et épidémiques dont la première impression sur l'économie se traduit souvent par un vertige.

Si le vertige persiste ou revient fréquemment, on examinera avec une grande attention les divers appareils et les diverses fonctions afin de voir s'il n'en est pas quelqu'un dont le dérangement serait de nature à provoquer le vertige nerveux sympathique, et dans le traitement on ne négligera pas d'en maintenir le jeu facile et l'intégrité physiologique.

Dans le cas particulier de vertige épileptique, on se conformera aux préceptes généralement admis relativement au traitement de cette redoutable maladie, et dont l'oxyde de zinc devra souvent former la base.

Ces diverses conditions étant remplies, et le vertige continuant à tourmenter et à inquiéter les malades, on l'attaquera directement et par les moyens les mieux appropriés au cas particulier. Parmi ces moyens, je signalerai surtout les suivants, en m'appuyant sur les résultats que j'ai obtenus.

En première ligne se trouvent les émissions sanguines, parce que c'est le moyen auquel on est disposé à recourir tout d'abord, lorsqu'on constate un embarras vertigineux de la tête. Cependant je dois reconnaître que, s'il produit en général des résultats extrêmement satisfaisants dans le vertige par pléthore, il réussit rarement aussi bien dans le vertige nerveux proprement dit. Il y a des cas cependant, où l'indication est formelle, c'est lorsque le vertige nerveux a lieu chez des personnes fortes, vigoureuses, sanguines, chez lesquelles l'irritation céphalique, d'abord purement nerveuse, peut devenir congestive, ou même inflammatoire par son intensité et sa répétition. Dans ce cas, c'est de la médecine en quelque sorte préventive, on dépouille l'organisme pour prévenir des accidents ultérieurs, aussi n'observe-t-on pas généralement la cessation rapide du vertige à la suite de l'émission sanguine, comme on en voit un exemple dans l'Observation IV, où malgré un état pléthorique assez prononcé et des vertiges d'une grande intensité, les saignées n'ont pas amené de modification appréciable dans l'état morbide. Il en est de même dans l'Observation Ire, bien que l'état général et la coloration habituelle du visage fussent de nature à faire croire que le sang contribuait à provoquer les accidents. La saignée du bras a surtout été employée dans ces deux cas, ainsi que chez le sujet de l'Observation III. J'essayai aussi la saignée de la temporale (Obs. Ire), et celle du pied (Obs. IV), mais je n'obtins pas un résultat plus marqué que de la saignée du bras que j'avais pratiquée auparavant chez ces malades. Pour ne pas trop dépouiller l'économie, j'ai fait aussi à l'anus plusieurs applications de sangsues que je considérais surtout comme dérivatives. Le résultat ne m'en a pas paru mauvais; cependant j'ai fait, notamment chez le sujet de l'Oservation IV, une remarque assez particulière, c'est que le lendemain de chaque application de sangsues, que je répétais méthodiquement tous les quinze jours, il y avait augmentation très-manifeste des vertiges.

Si dans cette forme de vertige nerveux les émissions sanguines étaient indiquées, et si, en définitive, elles ont paru aider à la guérison, il n'en était pas de même dans les cas beaucoup plus nombreux où elles étaient évidemment nuisibles : je veux parler des vertiges coïncidant avec une névralgie, une névrose générale, l'hystérie, la constitution nerveuse. C'est alors qu'on retire de très-bons effets des antispasmodiques, des toniques et des amers.

Parmi les antispasmodiques, ceux que j'ai surtout mis en usage sont : la poudre de valériane, de feuilles d'oranger, l'assa fœtida, le castoréum. Les infusions de mélisse, de menthe, de sauge, paraissent avoir été des adjuvants utiles. Chez madame V. (Obs. Ire), dans le moment des fortes crises, des lavements d'assa fœtida et de castoréum calmaient manifestement les vertiges, et plus tard ils furent avantageusement modifiés sous l'influence de doses journalières de poudre de valériane et de feuilles d'oranger, 4 grammes du mélange, qu'on administrait dans du pain azyme. L'assa fœtida m'a également été très-utile dans les cas de vertige nerveux chez des personnes douées d'une grande mobilité nerveuse. Ainsi dans l'Observation Ire nous voyons que la plupart des remèdes avaient échoué, et l'assa fœtida continué pendant plusieurs mois avec persévérance a fini par faire disparaître complétement les accidents. Les résultats très-satisfaisants qui suivirent les premières doses fixèrent mon attention, et la malade qui constatait cette amélioration se décida à employer le remède avec suite. C'est ce qu'on n'obtient malheureusement pas d'ordinaire dans les maladies longues, de quelque nature qu'elles soient, mais surtout dans les maladies nerveuses, dans lesquelles la mobilité des malades est aussi souvent morale que physique. L'assa fœtida, à la dose de 40 centigr. par jour en pilules, a été très-bien supporté, on peut aller plus haut; cependant il faut tâter la susceptibilité de l'estomac et commencer par de faibles doses, parce qu'il détermine souvent des pincements, des ardeurs, une gastralgie qui forcent à en interrompre l'usage. Dans ce cas, je prends l'habitude de l'administrer au moment du repas, il se mêle aux aliments, l'absorption a lieu et l'action immédiate sur la muqueuse gastrique est beaucoup plus supportable. Cullen, en parlant de cet agent, insiste fortement sur son administration en solution, et affirme que sous cette forme son action est beaucoup plus sûre; je l'ai essayée ainsi en potion, mais le plus souvent la répugnance des malades était telle que j'étais obligé d'y renoncer. Dans le cas où je voulais agir rapidement je l'administrais en lavement, à la dose de 4 à 8 grammes broyé dans un jaune d'œuf. Dans ce dernier cas, il produisait constamment un effet laxatif.

Comme la constipation accompagne presque constamment le vertige nerveux, l'indication des purgatifs se présente naturellement, d'autant que la plupart des malades insistent sur ce point, et demandent instamment qu'on rétablisse la liberté du ventre, après quoi, disent-ils, les accidents cesseront du côté de la tête. Il est certain que j'ai vu très-souvent la tête se débarrasser en même temps que le ventre devenait libre, et d'autre part, la constipation qui avait disparu, reparaître en même temps que les vertiges. Il y a, à mon avis, une corrélation très-fréquente entre ces deux phénomènes morbides. Cependant pour être vrai, je dois dire que les garde-robes rétablies artificiellement ne paraissent pas avoir sur les vertiges une influence aussi favorable que quand la constipation cesse d'elle-même. Je n'en ai pas moins combattu la constipation, et la liberté du ventre rétablie a paru souvent aider à un résultat favorable. J'employais les laxatifs et surtout l'huile de ricin, qui n'est pas suivie d'une constipation aussi opiniâtre que les autres purgatifs ; mais le plus souvent j'usais de préparations qui, employées journellement, entretenaient le ventre libre, sans produire de purgation proprement dite. Ce résultat était souvent très-difficile à obtenir, et le moyen qui l'avait amené pendant quelque temps s'usait souvent fort vite ; d'où la nécessité de varier. Parmi les agents dont j'ai eu le plus à me louer sous ce rapport, j'ai déjà cité ailleurs la magnésie hydratée lourde ; mais à la longue ce moyen amenait des irritations à l'anus, un ténesme, des cuissons qui rendaient les selles douloureuses ; il semblait que cela avait lieu par l'action mécanique de la poudre qui irritait l'anus au passage. Lorsque l'estomac et les intestins étaient en bon état, je me servais volontiers de graine de moutarde blanche à la dose d'une à deux cuillerées à bouche : ce moyen réussissait parfaitement chez un certain nombre de malades, mais chez quelques-uns il déterminait au bout d'un certain temps des selles sanguinolentes qui forçaient à y renoncer. Enfin, un moyen dont j'usais avec avantage, et qu'Hufeland considère comme une sorte de spécifique dans le vertige, c'est un mélange de soufre, 1 gramme, crème de tartre, 2 grammes, résine de gaïac, 1 gramme. Cette dose administrée tous les matins dans de l'eau sucrée, ou dans du pain azyme, entretenait le ventre libre, produisait même plusieurs selles sans qu'il en résultât d'ailleurs aucun inconvénient. On peut voir dans les observations particulières plusieurs cas dans lesquels j'en ai fait usage, et sans pouvoir ratifier les éloges que lui accorde Hufeland, je dois reconnaître qu'il m'a paru souvent efficace dans le vertige.

Comme laxatifs, j'ai employé aussi très-fréquemment les lavements. Au lieu de lavements simples ou laxatifs ordinaires, j'use très-habituellement d'une forte décoction de feuilles de chicorée amères, fleurs de camomille et sommités de mille-feuilles. Ces lavements, connus sous le nom de lavements viscéraux, et préconisés depuis longtemps par les auteurs allemands, notamment par Stoll, Kampf, Hufeland, etc., sont laxatifs en même temps que toniques : continués avec persévérance, ils ont paru plusieurs fois contribuer à rétablir ces garde-robes naturelles que nous avons vues coïncider avec la cessation définitive du vertige.

Les toniques et les amers doivent aussi compter parmi les moyens les plus utiles dans le vertige nerveux, comme dans toutes les névroses, où leur usage est si fréquent. J'ai essayé à plusieurs reprises le trèfle d'eau, vanté par Tissot ; cependant malgré la confiance que m'inspirait la recommandation de ce médecin célèbre, je n'ai jamais pu lui découvrir d'action bien marquée et supérieure aux autres amers, c'est pourquoi je l'ai délaissé peu à peu, le remplaçant par la gentiane, la petite centaurée, dont l'amertume déplaît infiniment moins.

Au premier rang des amers, ici comme toujours, se place le quinquina. Les excellents effets que j'en ai obtenus dans la névralgie faciale, m'engagèrent à en user dans le vertige nerveux, et sans en avoir retiré d'aussi bons résultats, je lui ai dû quelques guérisons et beaucoup d'améliorations. C'est surtout sous forme de vin que je l'emploie, depuis la dose d'une cuillerée à bouche jusqu'à un demi-verre par jour. Outre ses effets comme tonique et stomachique, je l'ai vu très-souvent amener des selles naturelles chez des personnes en proie à une constipation très-opiniâtre que les agents purgatifs indiqués plus haut avaient été impuissants à détruire.

Les révulsifs sont aussi d'un usage habituel dans le vertige nerveux. La pratique journalière indique tout d'abord les bains de pieds, et surtout les bains de pieds irritants, de moutarde, de sel et de cendres. Je ne suis pas disposé à employer ce moyen d'une manière banale, comme on le fait d'ordinaire, et voici à cet égard ce que j'ai cru remarquer. Dans le vertige avec pléthore vraie, le bain de pieds irritant est souvent nuisible, probablement parce qu'il active la circulation générale, et qu'il peut ainsi refouler au cerveau une quantité de sang plus grande que celle qui y était déjà. Ainsi j'ai vu une jeune fille hystérique et d'un tempérament sanguin, avec suppression des règles, affectée de vertige, être prise d'une attaque formidable d'hystérie, immédiatement après un bain de pieds sinapisé, et souvent j'ai vu ce moyen aggraver le vertige. Si le vertige est nerveux, et qu'en même temps il y ait tendance à la pléthore locale sans pléthore générale, le bain de pieds soulage d'une manière très-marquée. Mais le plus souvent dans le vertige nerveux simple, il échoue complétement : de sorte qu'à moins de contre-indication par suite de pléthore générale, j'essaie le bain de pieds ; s'il soulage, on recommence, s'il ne produit rien, je n'insiste pas. Les cataplasmes sinapisés sont encore un révulsif utile dont plusieurs malades se sont bien trouvés, et dans le cas de pléthore, ils ne m'ont pas paru avoir les inconvénients des bains de pieds. Parmi les autres révulsifs, ceux que j'ai surtout employés, sont les cautères et les sétons à la nuque, la pommade de Gondret sur la tête ; mais sauf l'Observation IV, où les cautères ont paru amener de l'amélioration, je ne puis invoquer aucun fait qui soit bien probant pour leur efficacité. Je ne crois pas devoir pour cela y renoncer, car j'ai positivement guéri par ces moyens plusieurs céphalées opiniâtres et invétérées, affections analogues au vertige nerveux. Zacutus Lusitanus, cité par Lazare Rivière, rapporte l'observation d'un homme affecté depuis longtemps d'un vertige ténébreux, qui, après l'emploi inutile d'une foule de moyens, notamment d'un séton à la nuque, fut guéri par l'application d'un cautère au sommet de la tête. J'ai proposé ce moyen à plusieurs personnes ; mais comme je ne promettais pas la guérison, elles n'ont pas voulu consentir à l'essayer, à cause de la place incommode et inusitée où je voulais établir le cautère.

OBSERVATIONS PARTICULIÈRES.

OBSERVATION Ire. — Madame B., 36 ans, maigre, viasge coloré, d'une bonne constitution, d'un caractère gai, d'une impressionnabilité nerveuse excessive, ne s'écoutant pas et convenant difficilement de ses souffrances, ayant eu un enfant, a éprouvé à plusieurs reprises des gastralgies très-opiniâtres et des névralgies faciales, qui ont disparu il y a deux mois sous l'influence de la teinture de datura stramonium.

Peu après (décembre 1852), elle éprouve des vertiges, des faiblesses, des anéantissements très-pénibles. Il semble, dit la malade, que la vie l'abandonne, et elle demande qu'on lui rende la force qui lui manque. Cet état arrive tout à coup sans cause connue, mais il survient constamment lorsqu'elle veut agir ou travailler. Je la vois à plusieurs reprises dans ses crises : le pouls est calme, la figure a sa coloration normale ; la malade est étendue sur son lit sans pouvoir faire un mouvement, pouvant à peine et n'osant ouvrir les yeux sous peine d'éprouver des vertiges qui la contraignent de suite à l'immobilité la plus absolue. Peu à peu elle se ranime, parle à voix basse et reprend son enjouement habituel ; mais pendant toute la journée elle est comme anéantie.

Après plusieurs traitements infructueux, j'arrivai à débarrasser la malade au moyen de l'assa fœtida pris à la dose de 40 centigr. par jour pendant plusieurs mois.

Depuis décembre 1853, la santé est excellente. Madame B. n'a plus ressenti que des atteintes très-légères de ses anciennes névralgies, comme j'ai pu m'en assurer, étant toujours son médecin.

OBSERVATION II. — Madame V., 36 ans, brune, maigre, colorée, mariée, sans enfants, bien menstruée, d'une bonne santé habituelle, n'ayant jamais fait de maladie grave, sujette de temps en temps à des gastralgies et à des douleurs de tête qui jusqu'alors ne l'avaient jamais forcée à s'aliter ; mère morte jeune d'une maladie aiguë ; père fréquemment atteint de violentes migraines qui duraient vingt-quatre heures environ avec vomissements, et qui se terminaient par le retour immédiat à une santé parfaite ; ayant succombé dans un âge avancé à une attaque d'apoplexie.

Madame V. était un peu souffrante d'une courbature avec diminution d'appétit et légère céphalalgie, lorsqu'elle fit par la chaleur une longue course le 10 septembre 1855. Immédiatement après, douleurs vives de tête avec vestiges.

Le 11 au matin, je la trouve dans l'état suivant : figure colorée comme d'ordinaire, aspect normal du visage, yeux n'indiquant pas la souffrance, cependant légère douleur de tête, mais surtout impossibilité de se mettre à son séant, de soulever la tête de dessus l'oreiller, et même de la tourner d'un côté ou d'un autre sans qu'il survienne des vertiges très-prononcés pendant lesquels tout tourne autour de la malade, ce qui lui donne un aspect particulier, à cause de l'immobilité absolue dans laquelle elle est contrainte de rester. Peau fraîche, pouls tranquille, à 75, ni dur ni faible, langue blanchâtre, appétit diminué sans être aboli, constipation opiniâtre.

Je ne suivrai pas jour par jour l'histoire de cette crise qui dura près d'un mois, et qui fut encore aggravée par une impression morale très-vive, les inquiétudes pour un frère alors commandant une batterie devant Sébastopol : c'était au moment où on venait d'apprendre par le télégraphe l'assaut et la prise de Malakoff, et comme on ne connaissait pas ceux qui avaient succombé parmi les assaillants, la malade resta quinze jours dans une inquiétude cruelle, qui fut heureusement calmée par de bonnes nouvelles.

Les symptômes ne se modifièrent qu'avec lenteur ; ils y ont des alternatives de mieux et de recrudescence : ainsi il y avait des jours où la malade pouvait s'asseoir sur son lit, remuer la tête, sans presque sentir de douleur ni de vertige ; puis le lendemain je m'apercevais qu'il y avait recrudescence, parce qu'à mon arrivée la malade restait dans une complète immobilité, la tête appuyée sur l'oreiller. Elle parlait alors avec lenteur, parce que l'ébranlement produit par ses propres paroles retentissait dans la tête et y amenait un redoublement de douleur et de vertige.

Ce dernier symptôme était prédominant. La douleur était rarement vive, jamais je ne pus constater de douleur à la pression, soit au cuir chevelu, soit à la face, malgré une investigation très-attentive. La coloration du visage fut toujours bonne, et, chose singulière dans ces sortes d'affections, la malade dormait très-bien pendant toute la nuit et n'éprouvait les vertiges que le matin en s'éveillant. La langue était à peine blanchâtre, l'appétit conservé en partie, la constipation n'était vaincue que difficilement et pour un temps très-court.

Peu à peu les vertiges diminuèrent d'intensité, la malade put rester quelques heures dans un fauteuil, puis marcher, et le vingt-cinquième jour elle commença à vaquer à ses occupations. Elle éprouva encore pendant quelque temps un embarras dans la tête et quelques vertiges.

En février de l'année suivante (1856), elle éprouva sans cause appréciable autre que l'arrivée des règles à leur époque habituelle, des vertiges qui la forcèrent à s'aliter pendant trois jours seulement.

Depuis cette époque, la malade a souvent des vertiges avec embarras de la tête, mais à un faible degré, ce qui ne l'empêche pas de sortir et de s'occuper activement comme autrefois.

Dans la première atteinte, qui fut la plus longue, je fis une saignée du bras qui n'amena aucune amélioration ; il en fut de même d'une saignée de la temporale pratiquée un peu plus tard. Les règles qui survinrent le dixième jour ne modifièrent en rien les vertiges. J'employai des potions antispasmodiques, des lavements d'abord laxatifs, puis composés de castoréum et d'assa fœtida : ces derniers moyens furent parmi ceux qui amenèrent le plus de soulagement. Je fis prendre des bains de pieds avec la moutarde ; j'appliquai à la partie interne des cuisses et des jambes des cataplasmes de farine de lin saupoudrés de moutarde, qui parurent à plusieurs reprises amener un soulagement momentané. Des boissons émollientes, laxatives, de la magnésie, procurèrent un ténesme des plus pénibles sans soulagement marqué du côté de la tête. Des compresses d'eau vinaigrée ou aiguisée avec l'ammoniaque, le camphre, l'éther, ne parurent pas produire d'effet appréciable. J'obtins un résultat très-satisfaisant d'un mélange par parties égales de poudre de valériane et de feuilles d'oranger, pris à la dose de 4 grammes par jour dans du pain azyme. Ce moyen, que la malade continua plus de six semaines, calmait très-manifestement les vertiges, comme elle s'en apercevait facilement si elle cessait pendant quelques jours.

Remarques. — Il est difficile de ne pas admettre ici un vertige idiopathique et nerveux. En effet, il n'était l'indice d'aucune maladie organique du cerveau, comme le démontre l'état antécédent et celui qui a suivi la maladie. Était-il symptomatique d'une pléthore cérébrale ? Il est difficile d'arriver à une démonstration catégorique. Remarquons cependant que le teint habituellement coloré n'a pas changé, ce qui écarte la présomption d'une congestion alternant avec l'état normal ; le pouls n'était ni accéléré ni dur, ce qui éloigne l'idée d'une pléthore générale. La saignée, même de la temporale, n'a produit aucune amélioration ; il en a été de même lors de l'arrivée des règles. Les cataplasmes sinapisés paraissent avoir amené du mieux, mais il peut y avoir eu aussi bien révulsion par substitution d'une irritation à une autre que déplétion sanguine du cerveau. D'un autre côté, cette personne est maigre, sujette à des névralgies faciales et à des gastralgies ; elle est vive, avec prédominance du système nerveux ; de plus, son père est sujet à des migraines très-fréquentes. Tout autorise donc à penser que les vertiges sont nerveux, c'est-à-dire de même nature que les accidents qu'on observe à l'estomac et ailleurs chez la malade. Cette irritation nerveuse de l'encéphale paraît exister ici par elle-même, mais elle peut être en même temps sympathique de l'irritation d'un autre organe, et cette remarque s'applique à un grand nombre de cas analogues. L'irritabilité nerveuse du cerveau peut être mise en jeu par une multitude de causes : l'insolation, un appartement trop chauffé, une impression morale vive, peuvent amener l'excitation cérébrale d'où naissent les vertiges, qui sont alors nerveux ou idiopathiques. Mais, chez la même personne, ils peuvent, tout en restant nerveux, devenir sympathiques ; c'est qu'au lieu d'être produits par des causes extérieures ou morales de la nature de celles que je viens d'indiquer, ils sont produits par l'irritation d'un organe autre que le cerveau ; le point de départ peut varier, et, dans l'espèce, je citerai l'utérus. Ainsi, la seconde crise de vertige éprouvée par madame V... a coïncidé avec l'époque menstruelle, et a cessé avec elle : tout indique que dans cette crise l'irritabilité cérébrale a été mise en jeu par l'irritabilité utérine ; et, comme cette cause était beaucoup moins puissante que l'affection morale très-pénible de la première atteinte, elle a duré beaucoup moins longtemps.

On objectera que, s'il en est ainsi, les malades dans ces conditions devraient éprouver des vertiges à chaque époque menstruelle. Sans entrer dans la discussion des nombreuses raisons à opposer à cette assertion absolue, je ferai remarquer que les accidents de la menstruation, coliques vives, ténesme, etc., ne se présentent pas à chaque époque menstruelle chez une personne qui les a éprouvés une fois, et qu'il n'y a rien de plus absolu sous ce rapport dans le retour des vertiges. Toutefois, les vertiges s'observent souvent aux époques menstruelles, et il en est souvent ainsi des névralgies faciales et de la céphalée, affections qui ont beaucoup d'analogie avec le vertige nerveux.

Observation III. — Monsieur G., 36 ans, grand, robuste, bien coloré, ayant les apparences d'une bonne santé sauf les paupières un peu chassieuses, se plaint d'être depuis longtemps dans un état pénible. Voici ce que j'observe en mai 1851. Vertiges presque continuels ; lorsque le malade marche, il lui semble qu'il va tomber, ou bien il ne sent pas le sol sur lequel il s'appuie. S'il se couche et qu'il ferme les yeux, il éprouve un tournoiement, un malaise inexprimable, qui le forcent à ouvrir les yeux et à se tenir à son séant : alors tout se dissipe, mais le même état se reproduit aussitôt qu'il se couche de nouveau en fermant les yeux, et il en résulte habituellement une grande difficulté à s'endormir. Son sommeil n'est pas calme, la moindre chose le frappe vivement; ainsi lorsqu'il a lu une histoire émouvante, quelque procès sombre, quelque catastrophe comme on en voit habituellement dans les journaux, cela devient chez lui une idée fixe dont il a toutes les peines à se débarrasser. Du reste, l'intelligence est parfaitement saine, jamais la moindre tendance au délire ni aux hallucinations. Le malade rend compte de son état avec une précision et une intelligence remarquables. Pouls calme, jamais de fièvre. Il y a parfois une faim irrésistible qui est plutôt une souffrance de l'estomac, puisqu'elle survient aussi bien au milieu de la nuit qu'immédiatement après le repas. Dans ce cas, le besoin est tellement impérieux, que le malade tomberait en faiblesse s'il ne mangeait pas quelque peu. Diarrhée fréquente depuis quelque temps. Monsieur G. a eu une jeunesse orageuse, il a abusé des alcooliques. Depuis quelque temps, il a une vie réglée et sobre.

Prescr. Les symptômes du côté du tube digestif étant les plus récents et ceux sur lesquels le malade appelle surtout mon attention, je dirige le traitement dans ce sens et je prescris: décoction blanche de Sydenham, sous-nitrate de bismuth et cachou, de chaque 40 centigrammes par jour. Grand bain tous les deux jours. Alimentation légère; potages, légumes, quelques viandes rôties. Résister absolument au sentiment de la faim entre les repas et prendre alors un verre de décoction blanche.

Le 5 juin, sous l'influence de ce traitement, la diarrhée a presque cessé, la faim est beaucoup moins pressante, les vertiges ont diminué, le sommeil est meilleur.

Le 12, la diarrhée a repris pendant quarante-huit heures, et le malaise vertigineux a redoublé. Le malade attribue sa rechute au temps humide qui règne en ce moment.

Même prescr. Ceinture de flanelle.

Le 20 juin, il y a une amélioration très-sensible dans les vertiges, la diarrhée et la faim. — *Même prescr.*

En octobre 1851, la santé est meilleure qu'elle ne l'a été depuis bien longtemps : le malade n'a plus de diarrhée, même à la suite de quelques excès de table. La tête est parfois lourde, les vertiges et les insomnies reparaissent de temps en temps, mais le malade les considère comme insignifiants comparés à ce qui existait autrefois, et se félicite vivement de sa situation. Je me contente de lui prescrire un régime de vie sobre.

J'ai continué à voir de temps en temps ce malade. Les vertiges et la diarrhée sont revenus parfois, mais à un faible degré qui n'a jamais nécessité un traitement complet. L'amélioration a semblé encore plus prononcée depuis une variole confluente qu'il a eue en 1854.

Remarques. — Cette observation est intéressante par la forme du vertige, qui se présentait à un degré beaucoup plus intense lorsque le malade était couché et les yeux fermés. Tout indique ici un vertige nerveux, et la santé, qui s'est bien soutenue depuis dix années, ne permet pas de penser qu'il existe de lésion organique. Je ferai remarquer la coïncidence entre les vertiges et la diarrhée. Cette dernière a paru postérieurement au vertige, et a disparu la première; cependant sa recrudescence influençait les vertiges, qui augmentaient en même temps, de manière à faire penser qu'il y avait corrélation entre ces deux phénomènes morbides. Le système nerveux encéphalique peut subir l'action d'une irritation du tube digestif aussi bien que les nerfs de l'estomac lui-même, et je ne vois rien de plus inexplicable dans le redoublement du vertige sous cette influence que dans l'apparition simultanée d'une faim canine, c'est-à-dire d'une névrose de l'estomac.

Observation IV. — Monsieur C., 60 ans, maigre, peu coloré, n'ayant jamais fait de maladie grave, éprouve depuis quelques années des accidents singuliers pour lesquels je lui donne des soins. Voici en quoi ils consistent : malaise général, embarras dans la tête, étourdissements qui le forcent à s'appuyer contre les meubles pour marcher ou s'asseoir. Dans les crises violentes, il se sent tout à coup tiré en arrière avec renversement de la tête, comme si, dit-il, il y avait dix chevaux qui le tiraient. En même temps il ressent dans la tête un sifflement comme une forte bise et tombe à la renverse, frappant de la tête contre les corps qui se trouvent là, de manière à en éprouver des contusions. Cependant il ne perd jamais connaissance : jamais il n'y a eu ni écume à la bouche ni morsures à la langue; on le relève et il marche péniblement jusqu'à son lit. Un jour il est tombé ainsi dans la rue. Arrivé au lit, il éprouve de violentes douleurs de tête, des vomissements bilieux et aqueux très-abondants; la figure devient pâle, la peau se couvre d'une sueur visqueuse, le pouls bat avec une très-grande lenteur, 55 à 60 par minute, il est mou. Cet état dure en général plusieurs jours, le malade se remet plus ou moins vite, parfois il est plus de trois semaines avant de revenir à son état de santé habituel, dans d'autres circonstances il se trouve très-bien au bout de trois ou quatre jours. Il existe alors presque constamment de la perte d'appétit, de la constipation, une insomnie complète. Les crises dans lesquelles le malade tombe à la renverse sont rares; le plus souvent il y a seulement des vertiges et des vomissements. Dans l'intervalle des crises, le malade, quoique habituellement pâle, n'éprouve ni étourdissements ni douleurs de tête.

La marche de ces crises est singulière. Parfois le malade reste plusieurs mois sans en éprouver; d'autres fois elles reviennent tous les quinze jours. Il est remarquable que pendant un temps leur retour a coïncidé avec le renouvellement de la lune. Sans qu'on puisse assigner aucune cause pour le début de la maladie, les fatigues, souvent excessives dans sa profession de charcutier, et des chagrins ont paru plusieurs fois en être la cause occasionnelle, mais elles se présentent le plus souvent sans cause appréciable.

Je soigne ce malade depuis l'année 1851. La crise la plus forte a été en 1854; dans cette crise, il a été jeté violemment à terre sans perdre connaissance : les vertiges, les vomissements de matières aqueuses ont été très-persistants, et le malade a été plusieurs mois languissant. Il éprouvait des vertiges depuis quarante-huit heures lorsque la crise est venue.

Les traitements les plus variés et les plus énergiques ont été employés : saignées du bras, sangsues à plusieurs reprises à l'anus, séton à la nuque, vésicatoire au bras, purgatifs répétés, graine de moutarde, poudre anticéphalique de Hufeland, etc. Au moment des crises, ce qui calme le mieux, c'est la potion de Rivière et l'eau sédative sur la tête.

En 1855, le malade a été consulter à Paris M. Chomel, qui a noté sur l'ordonnance : vomissements avec vertiges, provenant *probablement* de l'estomac : il conseilla l'exercice, peu de fatigue et les eaux de Plombières. Le malade ne voulut pas se décider à aller aux eaux. Les accidents se sont dissipés peu à peu, et les crises étaient courtes et rares il y a deux ans, lorsque je le perdis de vue par suite de son départ de Verdun.

Remarques. — Cette observation est une de celles qui ont primitivement attiré mon attention sur les affections vertigineuses. J'étais surpris de la violence des accidents, de leur retour si fréquent, et frappé de leur forme singulière. J'avais été tenté, dans les premiers temps, de porter un pronostic grave, et je pensais que le malade était sous l'imminence d'une attaque d'apoplexie. Voyant les accidents se dissiper et reparaître à plusieurs reprises, je craignais qu'il n'y eût un ramollissement cérébral ; cependant la santé se maintenait parfaite dans l'intervalle des crises, et un pronostic grave paraissait remis à une époque plus reculée. Des congestions sanguines auraient expliqué les vertiges ; mais la pâleur du visage, le pouls ralenti et mou, les vomissements, l'insuccès des émissions sanguines, soit déplétives, soit dérivatives, ne permettaient pas de se fixer à cette idée. La violence des attaques et leur soudaineté faisaient penser à l'épilepsie ; mais il n'y avait jamais eu ni morsure à la langue, ni perte de connaissance, ni écume à la bouche, ni convulsions ; la santé et l'intelligence étaient intactes dans l'intervalle. Enfin, cet état, qui a presque disparu sous l'influence des remèdes signalés plus haut, et du temps, n'altérant en rien la santé générale, je devais renoncer à le considérer comme tenant à une lésion organique du cerveau. Le pronostic était forcément moins fâcheux, et je crois que cette forme doit être considérée comme nerveuse. Est-elle sous l'influence de l'estomac, comme paraissait le penser M. Chomel ? Tout en croyant devoir rester dans le doute, je pense que les probabilités sont en faveur de la tête comme point de départ des accidents, car les crises sont souvent précédées de vertiges pendant plusieurs jours, la chute ou la démarche incertaine surviennent, et c'est seulement à ce moment qu'on observe les vomissements.

Observation V. — Monsieur L., 50 ans, brun, vif, d'une intelligence remarquable, n'ayant jamais été malade, apprend par une lettre une nouvelle très-pénible. Il parcourt une distance de quatre-vingts lieues sous cette impression, et se remet peu à peu. Sept mois après cette commotion, pendant lesquels une vie sédentaire a succédé à une vie très-active, il est pris tout à coup de vertige intense. On me fait appeler de suite : je le trouve assis dans un fauteuil, ayant l'intelligence parfaite et raisonnant sa situation : il ne peut se tenir debout, tout tourne autour de lui : il éprouve un poids dans la tête; au lieu de la tenir droite sur ses épaules, il y ressent une fatigue qui la fait incliner à droite ou à gauche. S'il essaie de se lever, il retombe aussitôt : il n'éprouve aucune sensation de faiblesse dans les jambes et dans les bras, mais le poids de la tête et les vertiges l'empêchent de se tenir debout. Il parle facilement et avec volubilité selon son habitude, mais l'action de parler le fatigue et lui répond dans la tête : il éprouve dans les yeux un sentiment de cuisson, comme s'ils étaient gonflés. Il affirme à plusieurs reprises qu'il ne souffre pas, mais qu'il est *tournis*. La langue est nette, pas la moindre nausée, peau fraîche, pouls lent, à 55 par minute, médiocrement développé.

Les compresses d'eau fraîche sur la tête le soulagent. Saignée du bras, bain de pieds sinapisé. Lavement avec une cuillerée de sel.

Cet état dure toute la journée, mais à un moindre degré, nuit bonne. Le lendemain matin, le malade est bien, mais lorsqu'il se retourne vivement dans son lit ou qu'il porte la tête de côté, il sent un étourdissement. Assis sur son lit, la tête droite, il est parfaitement bien : s'il se lève et se tient debout ou assis, la tête bien droite, il n'éprouve qu'un étourdissement très-modéré; mais pour peu qu'il penche la tête en avant ou en arrière, à droite ou à gauche, il ressent un poids excessif qui entraîne tout le corps du côté où la tête penche, ce qui le ferait infailliblement tomber s'il était debout. Ainsi le matin, à son réveil, il se rend compte de sa situation en inclinant la tête dans un sens ou dans l'autre, et se trouve bien ou mal selon qu'il n'éprouve rien ou sent un poids qui entraîne le corps du côté où il incline la tête. Alors il faut qu'il se tienne bien droit, ce qui lui donne une attitude particulière, qui fait facilement deviner à son entourage son état actuel. Pouls toujours lent, appétit très-vif.

Les jours suivants, le malade se remet et peut sortir, mais il a encore une tendance à avoir la tête embarrassée. Des vertiges peu intenses lui reviennent de temps en temps sans cause appréciable.

En mai 1855, il perd son petit-fils qu'il aimait beaucoup, et des affaires d'intérêt l'occupent et le contrarient. Quelque temps après, un vertige très-intense survient, se comportant absolument comme celui que j'ai signalé plus haut, c'est-à-dire sans douleur de tête, sans rien aux membres, l'intelligence parfaite, la parole vive, pouls ralenti et un peu dur, état parfait de l'estomac.

Prescr. Compresses d'eau froide sur la tête, saignée du pied.

Le vertige continue toute la journée, sommeil la nuit.

Les jours suivants, le vertige est beaucoup moindre, le malade peut se lever, se promener, mais éprouve toujours de l'embarras dans la tête. Il y a des jours où il ne ressent absolument rien, et d'autres où il a de légers vertiges, surtout au moment du réveil. Il se promène au jardin des heures entières et s'en trouve bien, mais il ne peut supporter ni coiffure ni le grand jour, de sorte qu'il s'abrite au moyen d'un parapluie. Il y a des picotements dans les yeux, sans rougeur; les pupilles sont contractiles et médiocrement développées; la mémoire est beaucoup moins bonne qu'autrefois, le caractère plus irascible, quoique l'intelligence soit parfaite et que le malade se prête à tout ce qu'on désire de lui. Ainsi il a un appétit extrêmement vif et ne le satisfait pas, d'après l'avis que je lui en ai donné. Selles naturelles, sommeil bon.

Prescr. Deux cautères profonds à la nuque. Poudre tous les matins avec : crème de tartre soluble, 2 grammes; soufre lavé, 1 gramme; résine de gaïac, 1 gramme. Des selles liquides ont lieu quelque temps après l'administration de chaque paquet. Bains de pieds avec du sel, exercice, alimentation légère.

Malgré ces moyens, un nouveau vertige assez intense se présente le 30 juin 1855 : le pouls est à 60, plutôt faible que fort, ce qui fait renoncer à la saignée. J'ai remarqué que le pouls était entre 50 et 60 par minute lors des vertiges, et que dans l'intervalle il remontait à 70 et 75.

Prescr. Huit sangsues à l'anus; 30 centigrammes d'aloès tous les jours; couper les cheveux très-court; continuer les cautères.

Le malade ayant remarqué que les vertiges étaient plus intenses le matin, et sachant qu'un de ses frères actuellement bien portant avait été longtemps sujet aux vertiges, et qu'il se trouvait très-bien de dormir les fenêtres ouvertes, essaie le même moyen. Le lendemain, à peine de l'embarras dans la tête.

Je fais continuer l'aloès, les cautères, mettre des sangsues tous les quinze jours, et le malade, se trouvant mieux de dormir les fenêtres ouvertes, continue tout l'été.

En octobre, le malade est bien, n'éprouve que de temps en temps un léger malaise et des vertiges qui ne surviennent que dans des circonstances données, par exemple lorsqu'il passe sur un pont; aussi pour s'assurer de son état, il regarde en bas, et juge de sa situation selon qu'il en résulte ou non des vertiges.

L'hiver se passe tranquillement (1856), je n'ai que rarement occasion de donner des avis à M. L. Sa santé est bonne, les vertiges sont presque nuls, mais il ne peut toujours supporter que difficilement sa coiffure, et le soleil le gêne. On continue les cautères. Actuellement (1860) la santé est bonne, il n'y a que de temps en temps de légers vertiges qui n'empêchent pas le malade de s'occuper et de sortir. J'ai supprimé les cautères et cessé tout traitement, sauf que de temps en temps, lors de quelques vertiges, le malade prend de l'élixir anti-apoplectique des jacobins dont il se trouve bien.

Remarques. — J'ai rarement eu occasion d'étudier le vertige d'une manière plus complète et avec des détails aussi particuliers que dans le cas actuel, parce que j'avais affaire à un homme intelligent, qui était en état de rendre parfaitement compte de ses sensations. Je n'ai pas à revenir sur ces impressions singulières, que j'ai consignées dans le cours de l'observation; elles ne nous éclairent que faiblement sur la nature du vertige; cependant ces remarques sont bonnes à retenir, et une série d'observations semblables pourrait donner lieu à des aperçus nouveaux sur le vertige, et sur son diagnostic différentiel. Quelle était sa nature? Chez un homme dans la force de l'âge, on devait penser à la pléthore cérébrale : telle fut ma première pensée, et celle qui me dirigea dans le traitement des premiers accès. Cependant je n'obtins des émissions sanguines aucun résultat décidé, les vertiges reparurent, et le pouls était faible, ce qui m'empêcha d'y recourir de nouveau. On remarquera aussi cette lenteur de la circulation lors des crises vertigineuses. Je craignais une apoplexie cérébrale ; mais jusqu'à présent rien n'autorise à croire à une lésion organique, car le malade n'a plus que de très-légers vertiges. Une présomption en faveur de cette opinion, c'est l'état de son frère, qui cessa complétement d'avoir des vertiges après en avoir souffert pendant plusieurs années.

Parmi les moyens employés, celui qui paraît avoir eu la plus grande influence, c'est l'application des cautères à la nuque, et, parmi les moyens hygiéniques, la promenade fréquente et l'habitude de dormir les fenêtres ouvertes.

Comme cause de la maladie, je suis porté à croire que les deux impressions morales très-violentes, ressenties à quelque temps de distance l'une de l'autre, ont été le point de départ des accidents, et que cette situation s'est prolongée, surtout à cause de la vie inactive qui a succédé à ce moment à une carrière très-occupée. Tout le monde connaît l'influence très-souvent fâcheuse que ce changement d'habitude produit vers l'âge de cinquante ans chez les personnes livrées à une vie active, et qui se retirent, tels que les commerçants, les militaires, etc.

Observation VI. — Madame R., 25 ans, très-colorée, d'une constitution sanguine sans être grasse, n'ayant jamais été malade, n'ayant eu jusqu'à présent ni vertiges, ni éblouissements, bien menstruée, a eu un enfant il y a huit mois, n'a pas nourri, éprouve depuis ce temps des douleurs des lombes et du ventre, des pesanteurs, et a moins de force qu'autrefois. Sans cause connue, elle ressent depuis un mois des vertiges, des éblouissements à chaque instant, surtout lorsqu'elle se relève après avoir été baissée quelque temps. La vue est alors obscurcie sans être perdue ; les yeux sont nets, pas de céphalalgie forte, mais sentiment de serrement aux tempes. Depuis ce moment, vomissement de matières transparentes, jamais d'aliments ; langue nette et rose, appétit diminué depuis quelques jours, constipation, urines limpides, sommeil comme en santé. Les règles ont paru depuis quinze jours, ce qui éloigne l'idée d'une grossesse. Pouls calme. La malade vaque à ses occupations habituelles, mais est très-gênée par les vertiges.

Prescr. Saignée du bras, le 9 avril 1856.

Les jours suivants, les éblouissements diminuent, il y a encore des vomissements. Les douleurs des lombes et du ventre augmentent, elles siégent principalement dans le côté gauche de l'abdomen qui est douloureux à la pression. Constipation opiniâtre.

Le 15 avril, les vertiges et les vomissements ont complétement disparu. La malade se plaint de flueurs blanches, de pesanteur à l'anus, difficulté de marcher. Ces symptômes ont augmenté depuis qu'il n'existe plus de vertiges et d'éblouissements. J'examine l'utérus que je trouve légèrement entr'ouvert avec son volume et sa coloration normales. Il existe à l'anus un bourrelet hémorrhoïdal douloureux au toucher.

Prescr. Lavements émollients, grands bains, bouillon de veau, onction avec l'onguent populéum.

Les jours suivants, les douleurs disparaissent, les selles redeviennent faciles, l'appétit est bon. La malade fait plusieurs longues promenades sans fatigue, et ne tarde pas à revenir à un état de santé complet, sans que les vertiges aient reparu.

Remarques. — Je crois difficile de trouver un exemple de vertige par pléthore mieux caractérisé que celui-ci, ayant lieu chez une femme jeune, sanguine, sans aucune cause accidentelle, et dans lequel une émission sanguine a rapidement débarrassé la malade, ce qui vient confirmer la nature du vertige. Remarquons aussi le déplacement de la congestion à la suite de la saignée. Lorsque j'ai vu la malade pour la première fois, elle ne se plaignait que de vertiges, de vomissements et de constipation opiniâtre. Quand elle se trouva débarrassée de ce côté à sa grande satisfaction, elle accusa, quelques jours après, les nouveaux symptômes du côté du ventre, des lombes et de l'anus, dont jusque-là elle ne s'était pas ressentie. Je l'examinai dans le but de savoir s'il n'existait ni lombago, ni névralgie lombo-abdominale, ni métrite, et ne trouvant rien de ce côté qui expliquât suffisamment les symptômes, je fus édifié sur la véritable nature de l'affection, lorsque apparurent les douleurs de l'anus et le bourrelet hémorrhoïdal. Je fus quelques jours dans l'incertitude, parce que le déplacement sanguin du cerveau se fit d'abord sur les vaisseaux lombo-abdominaux, puis plus tard apparut le bourrelet hémorrhoïdal qui en donnait l'explication, mais qui n'en était que la manifestation dernière, la crise en un mot.

Observation VII. — Monsieur C., 40 ans, très-replet, très-coloré, vivant bien, d'une excellente santé habituelle, alternant entre des occupations assidues de bureau et le jardinage auquel il se livre avec ardeur, s'aperçoit depuis quelque temps qu'il a l'ouïe dure. (Il n'existe pas de sourds ni d'apoplectiques dans la famille.) Cette dureté de l'ouïe s'accompagne de bruissements dans les oreilles et de vertiges avec étincelles rouges et blanches devant les yeux. Les éblouissements augmentent et l'ouïe devient plus dure lorsqu'il est très-assidu à son bureau, lorsqu'il reste quelque temps baissé en jardinant, ou qu'il est sous le coup d'une impression morale pénible. Dans ces différents cas, le visage devient beaucoup plus coloré, mais cela est surtout beaucoup plus sensible sur toute l'oreille externe.

Prescr. Le malade redoutant à l'excès la saignée du bras, je fais appliquer tous les quinze jours douze sangsues à l'anus. Pilules écossaises, trois à quatre tous les matins ; injections d'eau fraîche dans les oreilles ; régime doux, exercice en plein air.

Sous l'influence de ce traitement, les vertiges disparaissent, la dureté de l'ouïe diminue très-notablement ; lorsqu'elle devient plus forte, le malade fait dans les oreilles des injections qui le soulagent beaucoup, parce que, dit-il, cela lui rafraîchit la tête.

Monsieur C., assez négligent de sa nature, ne faisait plus rien depuis plus d'un an, n'éprouvant plus de vertiges et n'ayant qu'une légère dureté de l'ouïe, lorsqu'en mai 1856, à la suite d'impressions morales tristes et du retour des travaux de jardinage, les vertiges reparurent avec la surdité.

Les mêmes prescriptions que ci-dessus furent suivies d'un résultat satisfaisant pour les vertiges, mais la dureté de l'ouïe persiste au même degré (1860).

Remarques. — Ce fait, que j'ai donné en raccourci, présente un type parfaitement caractérisé de vertige par pléthore. La surdité est évidemment produite par le même engorgement sanguin des vaisseaux cérébraux; et la constitution sanguine, les habitudes de bonne chère, le travail du bureau alternant avec le jardinage, entretiennent une pléthore cérébrale habituelle, avec distension des vaisseaux. Le traitement employé a pallié les accidents, mais la malade ne s'y prête pas avec la persistance nécessaire pour amener un résultat définitif.

Itard cite plusieurs observations remarquables qui ont une grande analogie avec celle qui précède, surtout parce qu'elles se compliquent de surdité. Elles ont d'autant plus de valeur, au point de vue qui nous occupe, que n'étant citées par Itard que comme des cas de surdité par pléthore, les vertiges y occupent un rang secondaire, mais n'en sont pas moins relatés très-expressément par cet éminent observateur. Ainsi, dans sa CLI[e] Observation (1), il s'agit d'une jeune fille qui, étant enceinte, exerce une forte pression sur le ventre pour dissimuler sa grossesse. Au troisième mois, il y eut des *vertiges*, oppression, un peu de surdité et des tintements d'oreilles. Après les couches, elle fut dans un bien-être momentané, mais les vertiges, les éblouissements, la chaleur aux oreilles, la surdité augmentèrent, les règles, autrefois très-abondantes parurent à peine. En raison de la constitution pléthorique de la malade, Itard pratiqua une saignée du bras, fit appliquer des sangsues aux oreilles, et n'obtenant pas d'amélioration fit une saignée du pied, laquelle fut suivie d'un succès très-complet, car tous les accidents, vertiges et surdité, disparurent.

Le même observateur cite encore trois faits de vertiges liés à une pléthore locale. Le sujet de l'Observation CLVI, en particulier, présente un tableau frappant de vertige par pléthore. Il s'agit d'une dame âgée de 30 ans, d'un tempérament san-

(1) *Traité des maladies de l'oreille et de l'audition*, 2e édition, publiée par l'Académie de médecine, t. II, p. 260.

guin, très-grasse et vivement colorée, qui, outre les symptômes d'une surdité incomplète avec bruits divers dans les oreilles, éprouve des étourdissements et *des vertiges très-fréquents*, assez forts pour rompre l'équilibre de la station et faire chercher à la malade un appui solide qui l'empêche de tomber. Ce dernier symptôme augmentait chaque fois qu'elle se baissait pour ramasser quelque chose. Itard n'hésite pas à rapporter tous les accidents à la pléthore cérébrale.

Diverses maladies en gênant la circulation peuvent provoquer des vertiges avec pléthore cérébrale rapidement mortelle. La première observation de congestion cérébrale rapportée par M. Andral (1) en est un exemple. Il s'agit d'une femme de 53 ans, avec face rouge et vultueuse, qui se plaignit tout à coup de voir tout tourner autour d'elle. A peine avait-elle proféré ces paroles, qu'elle jette un cri, porte la main à sa tête et tombe sans connaissance. A l'autopsie, toute la masse cérébrale est injectée, chaque tranche qu'on lui enlève présente un sablé rouge. Le cœur est hypertrophié avec quelques ossifications aux valvules aortiques. Ce cas présente le degré le plus intense et le plus grave du vertige par pléthore.

La troisième observation du même auteur (2) est également très-remarquable au point de vue des vertiges liés à la pléthore cérébrale. Elle a pour sujet une femme qui, depuis une dizaine d'années, ne passait guère de semaine sans éprouver des étourdissements assez forts pour la forcer à chercher un appui sous peine de tomber. Après qu'ils ont cessé, la malade éprouve des picottements incommodes au bout des doigts, qui sont parfois comme engourdis. Cependant il ne lui est jamais arrivé de perdre complétement connaissance. On lui fit la ponction pour une ascite consécutive à une tumeur abdominale. Trois jours après, elle éprouve un nouvel étourdissement sans perte de connaissance, avec engourdissement

(1) *Clinique médicale ou Choix d'observations recueillies à l'hôpital de la Charité*, 4e édit., 1840, t. V, p. 218.

(2) *Loco cit.*, p. 227.

incommode des deux mains, surtout à droite. Le lendemain, hémiplégie droite complète : mort au bout de quatre jours. — A l'autopsie on trouve les vaisseaux cérébraux fortement gorgés de sang ainsi que la substance cérébrale sans épanchement.

Comme exemple de vertiges très-persistants liés à la pléthore cérébrale, je citerai la XIIIe Observation de la première lettre de Lallemand (1). Il s'agit d'une femme de 54 ans, forte et pléthorique, ayant avec une petite taille beaucoup d'embonoint, atteinte d'anévrisme du cœur et de l'aorte. A chaque époque menstruelle, elle éprouvait des vertiges, des éblouissements et les règles s'établissaient difficilement. En 1814, à l'âge de 81 ans, elle éprouve une congestion cérébrale plus forte que d'ordinaire, pendant laquelle tout semblait tourner autour d'elle, et tout ce qu'elle voyait lui semblait coloré en rouge. Ces symptômes se dissipèrent spontanément sans laisser de traces. Les éblouissements devinrent plus fréquents et bientôt elle n'osa plus se baisser sans risquer de se laisser tomber. En 1817, elle éprouva des tintements d'oreilles, perdit connaissance et fut amenée à l'hôpital dans le coma. Ayant succombé, on trouva à l'autopsie l'arachnoïde rouge, épaisse, injectée, un ramollissement de la partie centrale du nerf optique. Lallemand n'hésite pas à rapporter à la congestion les vertiges qui ont précédé la dernière maladie.

(1) *Recherches anatomo-pathologiques sur l'Encéphale et ses dépendances.* Paris, 1820-1836.

FIN.

ERRATA.

Page	ligne	au lieu de		lisez
Page 16,	ligne 16	*au lieu de*	XIe,	*lisez* XIIe.
— 32,	— 26	—	XI,	— X.
— 208,	— 11	—	40,	— 30.
— 302,	— 17	—	place,	— plaie.
— 306,	— 24	—	mes malades,	— le malade

TABLE DES MATIÈRES

DEUXIÈME PARTIE. — MALADIES DE LA MATRICE.

TROISIÈME PARTIE. — NÉVRALGIES ET NÉVROSES.

FIN DE LA TABLE.

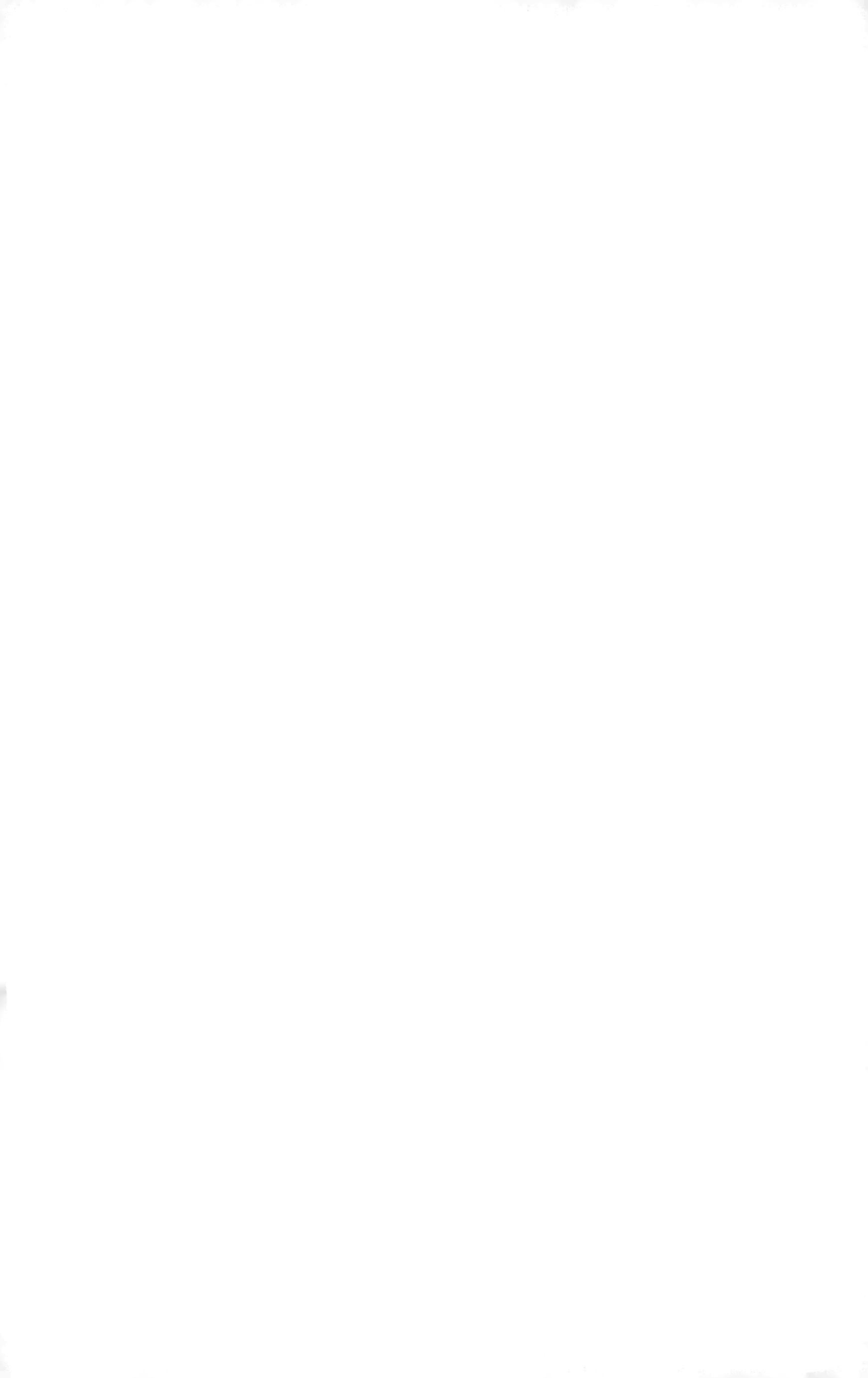

www.ingramcontent.com/pod-product-compliance
Ingram Content Group UK Ltd.
Pitfield, Milton Keynes, MK11 3LW, UK
UKHW020149250726
13967UKWH00002B/946